Parce que les patients ont besoin
de prendre leur santé en main
Rassurer quand c'est possible
Alerter quand c'est nécessaire

Bien à vous

URGENCES SANTÉ

ISBN : 978-2-412-08734-3

Dépôt légal : janvier 2024

Imprimé en Espagne

Directrice éditoriale : Marie-Anne Jost-Kotik

Responsable éditoriale : Aline Sibony

Éditrice : Alexandra Rousselle

Correction : Céline Dutt et La Machine à mots

Indexation : Anne-Sophie Guénégues

Mise en pages : Maogani

Éditions First, un département d'Édi8
92, avenue de France
75013 Paris – France
01 44 16 09 00
firstinfo@efirst.com
editionsfirst.fr

Dr Loïc Étienne

URGENCES SANTÉ

EST-CE GRAVE ?
QUE FAIRE ?
QUI APPELER ?

FIRST ÉDITIONS

Sommaire

Avant-propos

Depuis 1980, et pendant une quarantaine d'années, ma mission d'urgentiste a été de voir des patients que je ne connaissais pas et que je ne reverrais pas. Une véritable aventure chaque nuit et à chaque visite ! J'ai ainsi examiné pas loin de 100 000 patients, tous différents, issus de tous les milieux et de toutes les conditions, dans Paris et sa banlieue. Il m'arrive encore, en passant devant certains immeubles, de me souvenir de l'un ou l'autre de ces patients d'un soir.

Et puis à partir de 1987, devant la solitude des patients livrés à eux-mêmes et à leur inquiétude, nous avons monté avec plusieurs médecins passionnés et utopistes de SOS Médecins le 3615 Écran santé. Ce service destiné à répondre aux questions des « patients » et ces échanges sans filtre ni tabou, grâce à l'anonymat, ont été pour nous d'une force et d'une chaleur incroyables. Ils ont profondément modifié la façon dont j'ai exercé la médecine par la suite. Sur ces 6 millions de minitélistes, nous avons effectué près de 450 000 « téléconsultations ». Ce mot n'existait pas encore, nous avions trente ans d'avance.

Cette expérience et cette connaissance transférées sur le site docteurclic.com que j'ai fondé en 2001 et administré jusqu'en 2009, m'ont permis d'analyser et de modéliser la façon dont raisonnent les médecins comme nous, qu'ils soient urgentistes ou médecins régulateurs.

Aussi surprenant que cela puisse paraître, notre mission est moins de poser un diagnostic précis que d'évaluer la gravité d'une situation et de prendre la décision qui en découle.

Tout cet exercice exaltant et de longue haleine, fondé sur la parole et la plainte du patient, a donné naissance à l'intelligence artificielle MedVir[1], dont le rôle est de poser un nombre limité de questions en utilisant un langage de tous les jours.

L'ouvrage que vous avez entre les mains est le résumé de ces trente-cinq années de recherche et de développement, au carrefour entre la médecine réelle de terrain et la médecine virtuelle sur internet. Attention ! Il ne se substitue en aucun cas à un médecin réel ni à la décision que vous prendrez. Il a pour objectif de vous aider de façon claire, simple et pratique à mieux comprendre votre situation et celle de votre entourage.

Dr Loïc Étienne

---

1. MedVir est une intelligence artificielle organisée en réseau neuronal, à disposition des services d'urgence et des professionnels de santé (médecins, pharmaciens, infirmières…) comportant 1200 diagnostics, fondés sur la plainte du patient, et qui est en mesure d'évaluer la gravité d'une situation (selon la classification de Médecine d'Urgence) et d'émettre des hypothèses diagnostiques.

Introduction

Les conseils et les propositions présentés dans ce livre ne se substituent en aucune façon à une consultation médicale. Ils sont simplement destinés à rassurer quand c'est possible et à alerter quand c'est nécessaire, en vous fournissant les clés simples et de bon sens pour vous aider à prendre la bonne décision.

De la même façon, les gestes et les médicaments proposés ne sont pas un traitement, mais seulement des moyens simples pour se soulager le temps qu'un médecin vous examine.

L'un des principes de la médecine moderne est le diagnostic. C'est le travail du médecin, dont le rôle est de partir de la « plainte » du patient, donc de la façon dont celui-ci ressent son mal, et de la transformer en « symptômes ». De la plainte au symptôme, il y a un travail de décodage, d'interprétation de la part du médecin de ce que dit le patient. Et parfois, l'un et l'autre ne parlent pas très exactement de la même chose. Pourtant, nous, les médecins, sommes bien obligés de partir d'un langage commun, les mots médicaux, qui nous permet de communiquer entre nous avec certitude. Ainsi, quand le patient déclare qu'il a « des sensations de toiles d'araignée sur la peau », les médecins traduiront cela par le mot médical « paresthésies », et ils y ajouteront « comme une sensation de toiles d'araignée sur la peau ». Parfois, le patient y trouve son compte et parfois, non.

Ensuite, le médecin interroge le patient à propos de divers signes pour lesquels il a besoin d'obtenir une réponse. Et là, c'est le phénomène inverse qui se passe : le médecin doit « traduire » en mots compréhensibles pour le patient le symptôme qu'il exprime en mots médicaux. « Dyspnée » deviendra alors « essoufflement » ou « gêne respiratoire », et c'est au patient, à son tour, de faire le lien avec ce qu'il ressent véritablement.

Ce n'est qu'à ce prix d'une double traduction obtenue au cours du dialogue que le médecin, en associant ces symptômes, pourra envisager des hypothèses diagnostiques. Celles-ci seront confirmées – ou pas – grâce à l'examen physique du patient (l'auscultation, la palpation, l'inspection, etc.) et par les examens complémentaires (examens biologiques, imagerie médicale, prélèvements, etc.). En l'absence de ces deux types d'examens, on ne peut réellement pas parler de diagnostic, mais seulement d'hypothèses.

C'est la raison pour laquelle ce livre ne permet pas de faire un « autodiagnostic », mais d'envisager, à partir des seuls symptômes, l'univers des possibles, et, en fonction de cela, de prendre la décision adaptée. Ce livre vous aidera à caractériser vos symptômes, qui sont les signes d'une maladie éventuelle et à vous faire entrer dans la tête d'un médecin régulateur du Samu ou de SOS Médecins.

Finalement, qu'est-ce qu'un symptôme ? C'est ce qu'on peut décrire avec des mots (localisation, intensité, ancienneté, durée, description, etc.), exactement comme lorsqu'on parle au téléphone avec un médecin. Dès lors que l'on tente d'explorer ce symptôme (par exemple en s'appuyant sur le ventre pour une douleur abdominale, ou en ouvrant la bouche devant un miroir pour voir le fond de la gorge, etc.), on effectue en fait les prémices d'un examen clinique que l'on n'est pas forcément en mesure d'apprécier (par exemple la douleur dans le ventre est-elle une défense, une contracture, un spasme ?). Et donc on franchit la limite qui existe entre la description des symptômes et l'autodiagnostic.

On pourrait se dire que le franchissement de cette limite est anodin. En fait, non, car « l'autodiagnostic » que vous êtes tenté d'effectuer risque d'aboutir à une décision non adaptée : foncer aux urgences parce que vous pensez à une méningite, ou au contraire vous dire que vous avez une névralgie intercostale alors qu'il s'agit d'un authentique infarctus.

Ce livre n'est donc pas un outil « d'autodiagnostic », mais « d'aide à la décision ». Ce qui revient à se demander :

Est-ce grave ?
Est-ce normal ?
Que faire ?
Quels secours appeler ?
Où aller ?

À propos de ce livre

Avec l'expérience, qu'il s'agisse de parents avec leurs enfants ou de personnes atteintes de problèmes chroniques, tous finissent avec le temps par maîtriser certains symptômes (la fièvre, la douleur abdominale…), comprendre le mécanisme de leurs maladies et acquérir au long des années une véritable culture médicale. C'est le but de ce livre : vous aider à agir, à comprendre pourquoi et, finalement, à explorer les mécanismes de votre propre corps.

Pour cela, vous aurez droit pour commencer à un cours d'***anatomie***, cela peut paraître superflu, mais c'est indispensable pour fixer le théâtre des opérations, et vous verrez, c'est assez simple *a priori* : la tête, le cou, le ventre, le thorax, les membres… Mais, quand on y regarde de plus près, ce n'est pas si évident, notamment lorsqu'on parle de la zone intermédiaire entre le thorax et l'abdomen, ou de la zone entre la tête et le cou. C'est un peu flou. Savoir comment tout cela est organisé permet de comprendre la suite.

Car c'est bien de cela qu'il s'agit : comprendre que notre corps est le réceptacle d'***organes*** dont chacun a un ou plusieurs rôles particuliers. **Quand on dit qu'on a mal à l'estomac, c'est un abus de langage, car bien souvent, dans la zone désignée, il s'agit en fait du côlon, du pancréas, de la vésicule biliaire ou de bien d'autres choses.**

Et cela va bien au-delà, car tous nos organes sont interreliés grâce à des nerfs, des vaisseaux, des hormones, des canaux…, bref, tout un enchevêtrement de structures et de médiateurs qui définissent ce qu'on appelle la ***physiologie***.

Or ce que la médecine moderne – laquelle remonte à Claude Bernard, un médecin de la fin du XIXe siècle – a compris, c'est que tout symptôme ou ensemble de symptômes est dû à une maladie, laquelle n'est pas autre chose qu'un mauvais fonctionnement (un **dysfonctionnement**, retenez bien ce mot, vous le retrouverez souvent) de nos organes et/ou des fonctions qu'ils sont censés assurer.

Nous vous le mettons bien en exergue : **« Les symptômes sont le témoin d'un dysfonctionnement de nos organes. »** Au point que René Leriche, un chirurgien de la fin du XIXe siècle, avait écrit cette phrase lumineuse : **« La bonne santé est le silence des organes. »** On n'a pour l'instant pas trouvé de meilleure définition.

Bien sûr, vous pouvez zapper ces pages et aller directement à la quatrième partie, qui concerne les 176 symptômes dont nous pouvons souffrir, et comprendre ce qui doit inquiéter, ce qui peut rassurer, les gestes à adopter, les médicaments et les décisions à prendre, le tout en urgence !

Ce mot : **URGENCE** fait peur à tout le monde, car il évoque l'hôpital, la réanimation, la chirurgie, ces maladies aux vocables effrayants (péritonite, infarctus, AVC, etc.). **En fait, il faut savoir que seuls 3 % des cas sont des urgences réelles, et que parmi ceux-là, 3 % seulement sont des urgences vitales.** En simplifiant, cela fait 1 cas sur 10 000 où on risque de se retrouver au cimetière ! Certains urgentistes usent d'ailleurs souvent de cet aphorisme : « Il n'y a pas d'urgences, il n'y a que des gens pressés ! » Nous leur laissons la responsabilité de ce propos…

Malgré tout, on peut se demander pourquoi les urgences sont aussi encombrées. Vaste sujet ! Le but de ce livre est justement de vous aider à foncer aux urgences à bon escient, voire à appeler le 15, le 18, le 112 ou le 116 117 si c'est justifié, et au contraire, à attendre le lendemain ou même plus tard si ce n'est pas nécessaire.

Il a aussi pour but de montrer que notre corps et notre esprit sont liés par des phénomènes très variés et que nous ne sommes pas des machines (comme le décrivait Descartes), mais des êtres complexes où tout est intriqué et où le regard de notre entourage est là pour nous apporter ses éclairages, mais aussi parfois… ses erreurs.

Conventions utilisées dans ce livre

Il existe donc environ 200 symptômes qui regroupent l'ensemble des problèmes que l'on peut rencontrer en urgence. Une bonne quinzaine correspond à des symptômes majeurs, c'est-à-dire complexes (exemples : fièvre, mal au ventre, douleur thoracique, etc.), auxquels sont rattachés de nombreux diagnostics (exemple : péritonite, infarctus, otite, etc.), dont certains sont graves et d'autres non. Une cinquantaine sont des symptômes mineurs (éructations, pets, sueurs, ballonnements, etc.), et les autres sont des symptômes intermédiaires, en particulier tout ce qui concerne les troubles fonctionnels (parole, vision, audition, etc.), dont certains peuvent en fait masquer des problèmes graves.

Chaque symptôme a ses spécificités, et est subdivisé en paragraphes ou en petits schémas signalés par des pictos : description, signes d'alerte, signes rassurants, attitude à adopter, degré de gravité, hypothèses diagnostiques évoquées par les symptômes.

Tout cela n'a vraiment de sens que si l'on comprend ce que les symptômes veulent dire, et à quoi ils correspondent. C'est pourquoi la partie dédiée à ces 200 symptômes est précédée de ces trois parties : anatomie, organes et physiologie… Pour chacun des chapitres de ces parties, vous verrez le petit encadré avec le picto 🔍.

C'est ce qui vous permettra de relier mentalement tous ces éléments d'anatomie, d'organes et de physiologie qui apparaîtront ***en gras et italique*** tout au long du livre et auxquels vous pourrez vous référer, notamment grâce à l'index, p. 533.

Et puis, à la fin de ce livre, dans les annexes, vous trouverez les gestes à effectuer, les secours à appeler et les médicaments sans ordonnance que vous pouvez prendre en attendant de voir le médecin ou que la « bonne nature » vous mène directement à la guérison dans des délais raisonnables.

Aucun de ces éléments ne vous permettra donc de faire de l'autodiagnostic. Ils vous serviront à examiner le plus calmement possible les symptômes et à en tirer les décisions adaptées à votre cas.

Comment ce livre est organisé

Ce livre n'est pas destiné à être lu du début jusqu'à la fin. Il vous est tout à fait possible de n'aller que sur la partie « symptôme » pour régler un problème urgent – ou supposé l'être –, quitte à revenir à l'une ou l'autre des parties précédentes.

Première partie : L'anatomie

Ce n'est pas du tout ce que vous imaginez, une façon très scolaire et rébarbative de parler des os, des muscles, des vaisseaux, etc. Ce sera plutôt un moyen de comprendre pourquoi notre corps est ainsi fait, ce qui expliquera déjà bien des symptômes dont on peut souffrir. Vous pouvez tout à fait zapper cette partie, mais il est vraisemblable que vous y reviendrez après avoir consulté la quatrième partie sur les symptômes.

Deuxième partie : Les organes

Cela fait bien sûr partie d'une description anatomique, mais là encore, le but est d'expliquer où se trouve chaque organe, pourquoi il est là et pas ailleurs, et quels sont les symptômes dont chacun peut être responsable lorsqu'il se met à mal fonctionner. Comme pour la première partie, le zapping est tout à fait possible.

Troisième partie : La physiologie

Le terme est sans doute rebutant, mais il décrit simplement comment différents organes, parfois très éloignés les uns des autres, collaborent pour effectuer leurs missions. Certains organes ont des fonctions complètement insoupçonnées, qui peuvent là encore expliquer beaucoup de symptômes. Comme pour la première et la deuxième partie, le zapping est tout à fait possible.

Quatrième partie : Les symptômes

Cette partie correspond au cœur de ce livre, là où vont être traités l'un après l'autre les 200 symptômes qui sont divisés en 11 chapitres :

- **Les douleurs :** elles sont localisables avec la main, ou descriptibles avec des repères évidents (nez, mamelon, genou, etc.).
- **Les problèmes généraux :** ils correspondent à tout ce qui n'est pas individualisable dans les 10 autres chapitres (les accidents, les symptômes graves, les problèmes visibles et l'état général).
- **Les accidents :** chute, choc, plaie, etc.
- **Les gonflements localisés :** ils peuvent se situer n'importe où dans le corps et sont à la fois visibles et palpables.
- **Les écoulements :** ils se font soit par un orifice (nez, bouche, oreille, etc.), soit par la peau au travers d'une plaie, ou directement au travers des pores de la peau.
- **Les saignements :** ce sont des écoulements, comme précédemment, mais constitués de sang. On pourrait les regrouper, avec les écoulements, mais un saignement est (à part les règles) toujours un phénomène anormal, alors que les écoulements ne le sont pas toujours.
- **Les boules :** ce sont des reliefs arrondis, palpables sous la peau ou au sein d'organes ou de muscles superficiels. Certaines de ces boules, lorsqu'elles sont dans des localisations particulières (aisselles, aine, sous la mâchoire...), sont le plus souvent des ganglions, que les médecins appellent « adénopathies ».
- **Les problèmes de peau :** ce sont toutes les façons que la peau possède pour se manifester (changement de couleur, de chaleur, consistance, aspect, hydratation, boutons, lésions, etc.).
- **Les troubles :** cela correspond à une perturbation d'une activité ou d'une fonction habituelle (mouvements, coordination, comportement, etc.).
- **Les problèmes « psy » :** ce sont toutes les manifestations qui nous permettent d'interagir avec notre entourage (agitation...) ou d'exprimer un mal-être intérieur (anxiété, angoisse, déprime...).
- **Les problèmes localisés** qui ne sont pas des douleurs, mais qui peuvent être désignés ou sont localisables.

À lire impérativement avant de vous lancer

- Pour les symptômes « compliqués » ou pour lesquels les enjeux sont importants, vous trouverez une double page.
- Pour les symptômes « simples » ou pour lesquels les enjeux sont moins importants, le texte se trouvera sur une seule page en début de partie.
- Chaque symptôme offre une description globale et un renvoi éventuel vers l'anatomie, les organes ou la physiologie si vous avez besoin d'explications préalables.

Cinquième partie : Les annexes

D'abord, les gestes de premier secours et les médicaments d'urgence. Ensuite, la façon dont sont organisées les urgences en France, ainsi que les numéros de téléphone et les sites utiles à connaître.

Les icônes utilisées dans ce livre

- 5 — Urgence grave nécessitant l'appel au 15
- 4 — Urgence nécessitant une consultation rapide, voire les urgences
- 3 — Urgence modérée nécessitant une consultation ou une téléconsultation
- 2 — Urgence faible pouvant attendre
- 1 — Pas d'urgence
- Femme enceinte
- Bébé/jeune enfant
- Femme
- Homme
- Personne âgée
- Voir aussi... (reportez-vous à l'index p. 533)
- Symptômes à traiter en urgence

Et maintenant, par où commencer ?

Soyons pragmatiques !

- Soit **un symptôme vous inquiète ou vous fait souffrir en ce moment** : dans ce cas, pas d'hésitation, allez directement dans la quatrième partie sur les symptômes.
  - → Soit vous cherchez votre symptôme par petit chapitre (douleurs, écoulements, saignements, etc.).
  - → Soit vous cherchez dans la liste des symptômes. Afin de vous aider, le glossaire des symptômes contient des synonymes qui convergent vers l'un ou l'autre des 176 symptômes.
- Soit rien ne vous tourmente en ce moment, mais vous avez déjà ressenti certains symptômes, et **vous auriez aimé savoir ce qu'il aurait fallu faire**. Dans ce cas, allez directement dans cette quatrième partie, mais en regardant bien les mots écrits dans l'encadré « Correspondances ». Et peut-être, à ce moment-là, aurez-vous envie de passer par l'anatomie, ou par les organes, ou par la physiologie… qui sait ?
- Soit **la médecine vous passionne**, les urgences en particulier, et dans ce cas, pas de secret, c'est par le début qu'il faut commencer !

Pour bien utiliser ce livre, trois éléments sont essentiels à comprendre :

L'urgence, la gravité et la décision

Ce sont trois choses différentes :

- **L'urgence** correspond à la nécessité d'une prise en charge urgente en raison de la situation et des signes que présente la personne.
- **La gravité** d'une hypothèse diagnostique est le risque qu'elle peut représenter : par exemple, un infarctus dont on n'a pas la preuve puisqu'il n'a pas été diagnostiqué par un médecin, mais dont les signes font penser à la probabilité que c'en soit un.

- **La décision :** c'est la conséquence de l'urgence de la situation.

On voit là toute la difficulté de la régulation médicale effectuée par les médecins urgentistes. Ce livre ne prétend s'y substituer en aucun cas, mais seulement vous donner les éléments de réflexion et de compréhension.

L'urgence de la situation

L'urgence de votre état se calcule avec la flèche verticale à 5 niveaux (de 1 : pas d'urgence, à 5 : urgence maximale). La valeur à retenir pour calculer le niveau d'urgence doit **TOUJOURS** être la plus élevée, même s'il y a plus d'éléments qui sont d'un niveau inférieur (par exemple : un seul élément d'urgence 5 l'emportera toujours sur les autres, même s'il y a plusieurs autres éléments de niveau d'urgence inférieur).

Au fil des heures, le niveau d'urgence peut abaisser (ce qui signifie une amélioration) ou s'élever (ce qui signifie une aggravation).

La gravité de l'hypothèse diagnostique

Cette gravité est relative, car elle dépend :

- de l'état général de chaque personne (une personne âgée ou immunodéprimée peut être emportée par une simple grippe) ;
- de l'importance ou de l'étendue des lésions qui sont à l'origine de cette maladie (un infarctus massif du myocarde n'aura pas la même gravité qu'une lésion très localisée du myocarde) ;
- de l'importance des signes qui est souvent relative (une perte de sang massive au cours des règles, par exemple, n'aura pas le même niveau de gravité que des règles un peu plus abondantes que d'habitude) ;
- des antécédents de la personne (par exemple, une fatigue sans gravité apparente, mais qui, chez une personne diabétique sous insuline, prend un caractère de gravité) ;
- du contexte (une chute en hauteur n'a pas la même valeur qu'une chute du haut d'une chaise) ;
- du symptôme de départ qui peut en lui-même constituer un signe de gravité (exemple : une crise d'asthme suivie et traitée, donc de gravité 3, mais qui s'accompagne d'une somnolence, ce qui en fait un signe de gravité majeur).

La décision

Elle résulte de l'urgence de la situation : une urgence 5 entraîne une décision D5, une urgence 4, une décision D4, etc. Les facteurs de gravité, mentionnés plus haut, peuvent aider à la prise de décision, mais ne doivent en aucun cas mener à l'autodiagnostic.

Les secours à appeler

La décision D5 nécessite l'appel au 15, au 18 ou au 112.

La décision D4 nécessite :

- soit l'appel au 15 ;
- soit une ambulance, mais après qu'un avis médical a été fourni ;
- soit une voiture par vos propres moyens, mais un avis médical est là aussi nécessaire.

La décision D3 est délicate :

- soit vous rendre à l'hôpital par vos propres moyens (ce qui dépend de la **proximité**) ;
- soit consulter un service médical de garde ou un médecin (ce qui dépend de leur **disponibilité**) ;
- soit solliciter une téléconsultation.

La décision D2 nécessite une simple consultation sans qu'il y ait urgence *a priori* :

- soit en appelant un service médical de garde (type SOS Médecins) ;
- soit une Maison médicale de garde (se renseigner sur les heures d'ouverture) ;
- soit en prenant rendez-vous avec votre médecin ;

- soit en sollicitant une téléconsultation.

La décision D1 ne nécessite qu'une simple surveillance, ou bien une consultation ultérieure de votre médecin, ou une téléconsultation à l'occasion.

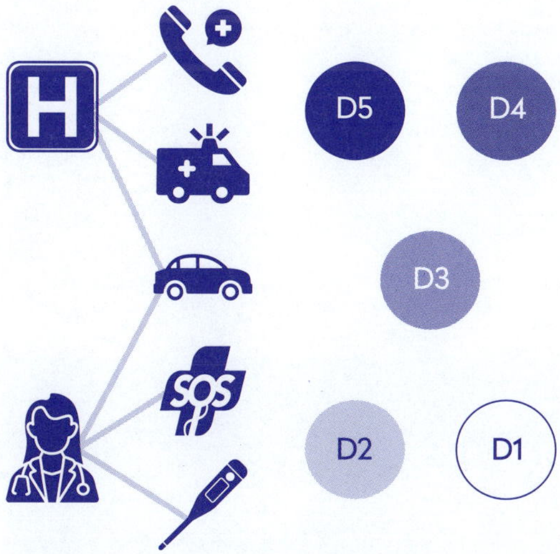

La classification des degrés d'urgence

À l'hôpital

Il y a 5 degrés en médecine d'urgence (de 1 à 5) auxquels on a rajouté 2 autres degrés : P pour patient psychiatrique et D pour patient décédé.

La CCMU (Classification de médecin d'urgence), communément utilisée par les médecins, comporte 5 niveaux (de 1 à 5) :

- CCMU1 : patient stable, ne nécessitant pas d'intervention aux urgences et gérable par un cabinet médical.
- CCMU2 : patient stable, mais qui nécessite un acte diagnostique ou thérapeutique soit dans un cabinet médical, soit aux urgences en raison de la nécessité d'actes diagnostics (radios, échographie…) ou thérapeutiques (sutures, plâtres, petite chirurgie). Toutefois, les cabinets médicaux disposant de ces outils et techniques peuvent tout à fait gérer ce type de patients. On a rajouté récemment le CCMU2 +, qui correspond à des patients pour lesquels des techniques plus approfondies sont nécessaires, notamment des actes invasifs (ponctions, pose de cathéter, évacuation d'hématomes ou d'épanchements…) pouvant nécessiter une prise en charge rapide.
- CCMU3 : ce sont les patients dont l'état lésionnel et/ou fonctionnel est jugé instable, avec possibilité d'aggravation, mais sans mise en jeu du pronostic vital à court terme. La plupart de ces patients seront hospitalisés dans un service de médecine ou de chirurgie.
- CCMU4 : ce sont les patients dont la pathologie engage le pronostic vital, mais qui ne nécessitent pas de prise en charge en réanimation, mais une surveillance rapprochée, permettant, en cas d'aggravation, la bascule dans un service de soins intensifs ou dans un bloc opératoire, et ce dans des délais très courts.
- CCMU5 : ce sont les patients dont la pathologie engage le pronostic vital, et qui nécessitent une prise en charge en réanimation (respiration artificielle, soins cardiologiques intensifs, comas, etc.).

Ces degrés d'urgence permettent de gérer le flux des patients au sein de l'hôpital ou en amont de celui-ci (entre le domicile et l'hôpital).

Dans ce livre

Ce livre s'inspire de la CCMU en 5 niveaux (de 1 à 5) qui permettent de juger de la gravité d'une situation, mais en considérant que la personne est à son domicile, ou du moins en amont du circuit hospitalier. Ces degrés d'urgence sont donc une classification parallèle à la CCMU, mais fidèle à ses principes.

- Urgence 1 : ce sont les personnes dont l'état de santé n'inspire pas d'inquiétude immédiate. Leur état est stable et ils ne nécessitent aucun acte complémentaire diagnostique ou thérapeutique aux urgences. Ce sont, pour simplifier, les consultations simples qui peuvent largement attendre une consultation prochaine chez le médecin généraliste.
- Urgence 2 : ce sont les personnes dont l'état de santé n'inspire pas d'inquiétude immédiate, mais qui nécessitent un acte diagnostique ou thérapeutique de la part d'un médecin généraliste lors d'une consultation prochaine.
- Urgence 3 : ce sont les personnes dont l'état de santé est instable, ce qui signifie qu'il peut tout aussi bien s'améliorer (retour en gravité 2) que s'aggraver (passage en gravité 4, voire 5). La consultation d'un médecin s'impose.
- Urgence 4 : ce sont les personnes qui souffrent d'un problème potentiellement grave, car leur aggravation peut amener à une réanimation ou un passage en soins intensifs.
- Urgence 5 : ce sont les personnes dont l'état est grave et potentiellement mortel si on n'y porte pas remède au moyen d'une hospitalisation en soins intensifs, voire en réanimation.

La question qui se pose alors est de se demander qui appeler et dans quel délai selon le degré de gravité. La réponse n'est pas simple à apporter, car l'encombrement actuel des urgences et la désertification médicale compliquent considérablement la décision.

Dernier point très important

Ce livre ne prétend être exhaustif ni sur tous les symptômes (certains symptômes un peu atypiques peuvent ne pas s'y trouver) ni sur toutes les hypothèses diagnostiques en urgence, car de nombreuses maladies peu fréquentes ou rares peuvent se manifester brutalement par des signes urgents.

De même, les conseils qui sont donnés sont des indications et non un traitement.

Rappelons enfin une nouvelle fois qu'un diagnostic ne peut être posé qu'après examen en présentiel par un médecin et le plus souvent après examens complémentaires (biologie, imagerie, prélèvements). On ne parlera donc ici que d'hypothèses diagnostiques.

Bonne lecture !

Partie 1
L'anatomie

Pourquoi s'embarrasser d'une telle partie ? L'anatomie, c'est fait pour les médecins !

En fait, non. L'organisation du corps n'est pas due au hasard, elle est le fruit d'une évolution qui remonte au moment où la vie est apparue sur terre, et dont le résultat a engendré nos capacités humaines. **Connaître la structure du corps, c'est donner un cadre aux symptômes**, ce qu'on pourrait appeler le « théâtre des opérations ». De plus, la façon dont nous l'explorerons vous permettra de comprendre certains symptômes dont on peut souffrir. Donc tentez le voyage !

Notre corps est avant tout un assemblage de cellules réunies – on pourrait même dire « organisées » – en *organes*, avec pour but de remplir des *fonctions* physiologiques. Tout cela dans une seule et même enveloppe. Or les cellules ont besoin de trois éléments essentiels pour fonctionner : de l'eau, de l'énergie et de l'oxygène.

Comment décrire le corps ? Ou, plus exactement, par où commencer ? De haut en bas ? Ou l'inverse ?

Ou bien en replaçant cette description anatomique dans ce qui est la finalité de la condition humaine : d'abord gérer la formidable usine de transformation des aliments en eau et en énergie. C'est le rôle dédié au ventre. Ensuite, apporter de l'oxygène pour que cette usine puisse fonctionner, et le thorax est là pour cela, avec la colonne vertébrale, qui en fait partie. Et enfin, mettre en action cette usine pour aller chercher ces éléments : les membres supérieurs et inférieurs, mais avant eux, le cou, qui est le passage obligé entre cette « usine sur pattes » et notre tête, siège de notre volonté de notre pensée et, finalement, de notre plaisir, de nos peurs, mais surtout de nos espoirs dans l'existence. C'est donc la tête qui clora cette visite du corps humain.

Diaphragme, œsophage, estomac, pylore, duodénum, pancréas, vésicule biliaire, foie, intestins, cæcum, appendice, côlon, rectum, aorte, reins, uretère, vessie, urètre, testicules, épididyme, canal déférent, prostate, vésicules séminales, ovaires, trompes utérines, utérus, col de l'utérus, vagin, hymen, périnée, placenta, glandes de Bartholin, surrénales, rate.

Chapitre 1
Le ventre

Une cavité...

Le ventre, c'est d'abord et avant tout une cavité, un contenant que l'on pourrait assimiler grossièrement à un cube aux bords arrondis. Un cube, donc six côtés. Le plafond de cette cavité, c'est le diaphragme, ce muscle en forme de double coupole qui sépare le thorax de l'abdomen et qui nous sert à respirer. Le fond de cette cavité abdominale est également musculaire, c'est ce qu'on appelle le « plancher pelvien » ou encore le périnée. Cet ensemble de muscles et de ligaments se doit d'être très résistant, car c'est lui qui retient tous les organes de l'abdomen. Il est aidé en cela par le bassin, un ensemble d'os très solides sur lequel reposent et s'arriment les « muscles du bassin ».

Restent quatre parois qui sont en continuité les unes avec les autres, et qui sont protégées par notre peau : devant, ce sont les muscles abdominaux (les tablettes de chocolat pour les athlètes, la bedaine pour ceux qui le sont moins), lesquels se prolongent de chaque côté par divers autres muscles avec, derrière, la paroi postérieure de l'abdomen qui correspond en fait au bas de notre dos, ce qu'on appelle la région lombaire, ou plus communément « les reins ». Cette paroi postérieure a une particularité : à la différence des cinq autres, c'est la seule à disposer d'une armature osseuse mobile, la colonne vertébrale sur laquelle viennent se fixer les muscles dorsaux. Cette continuité entre les muscles abdominaux et dorsaux permet, grâce à leur coopération, tous les mouvements du corps qui nécessitent la mobilisation du tronc, c'est-à-dire la quasi-totalité des gestes que nous accomplissons quotidiennement. Le ventre n'est donc pas seulement le réceptacle de nos organes digestifs, il est partie prenante dans nos ***mouvements***.

Voilà sommairement pour le contenant.

Le contenu de la cavité abdominale en fait la complexité, car c'est un enchevêtrement d'organes dont certains nous sont familiers (l'***estomac***, objet de bien des maux, le ***foie***, la fameuse « ***vésicule biliaire*** », les ***intestins***), mais aussi d'autres moins évidents (les ***reins***, la ***rate***, la ***glande surrénale***, etc.). Tous ces organes se côtoient et doivent rester en place et continuer à fonctionner même lorsque nous sommes en mouvement. Cette capacité est assurée par le « ***péritoine*** », responsable de la redoutée péritonite.

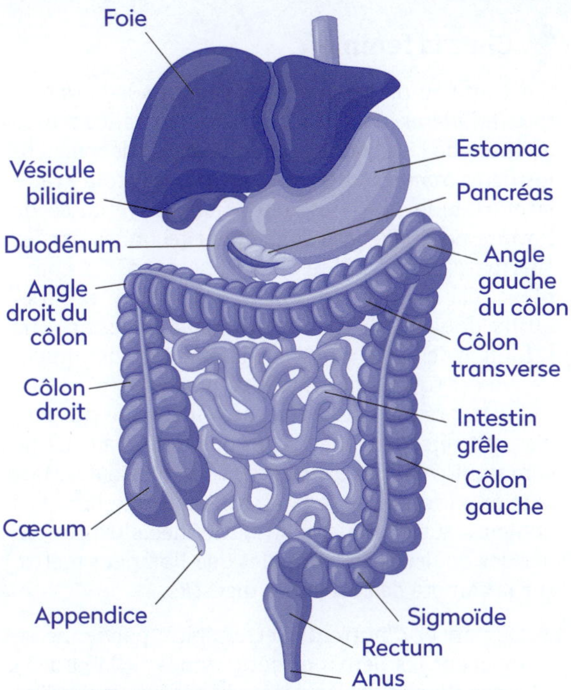

... tapissée par le péritoine

Le péritoine est un tissu qui sert à envelopper tous les organes de la cavité abdominale. Il a finalement, en 2018, été considéré comme un organe à part entière. Plus exactement, on parle du mésentère, qui est un repli du péritoine qui abrite les artères mésentériques supérieures et inférieures, ces artères qui irriguent les intestins et dont l'interruption de leur flux provoque l'***infarctus du mésentère***.

Du fait qu'il s'agit d'un organe, on l'étudiera dans la partie « organes », vous verrez, c'est un organe méconnu et en réalité tout à fait essentiel.

... divisée en neuf zones

1. En haut à droite, c'est-à-dire sous les côtes à droite : **l'hypochondre droit**. S'y trouve ce malheureux ***foie*** (que nous maltraitons en le surchargeant en alcool et médicaments). Mais demeure également la fameuse ***vésicule biliaire***, que nous maltraitons aussi avec des repas trop gras. Il peut également s'y trouver l'***appendice*** de façon totalement anormale. Dans cette région passe par ailleurs l'angle du ***côlon droit*** sur lequel vient se reposer le foie.
2. En haut à gauche, c'est-à-dire sous les côtes à gauche : **l'hypochondre gauche**. Peu d'organes à cet endroit : la ***rate***, organe très fragile qui se cache sous la coupole gauche du diaphragme, l'***angle gauche du côlon*** en continuité avec le ***côlon transverse***, lui-même en continuité avec l'angle droit, et puis... rien d'autre. Cela explique que l'angle gauche puisse prendre ses aises. Avec toutefois cette petite restriction, c'est que le pancréas, qui se trouve juste à côté dans l'épigastre, s'enfonce à cet endroit dans les profondeurs de l'abdomen. Et on verra que dans les pathologies pancréatiques, certaines douleurs dues à cet organe peuvent irradier dans l'hypochondre gauche.
3. **L'épigastre, c'est-à-dire le creux de l'estomac**, cette zone que l'on désigne avec les doigts de la main et qui est comprise entre le nombril en bas et le sternum en haut (donc le thorax). Bien sûr, c'est l'***estomac*** qui en est le principal occupant, mais il y a aussi le ***côlon transverse*** qui barre l'abdomen à cet endroit (d'où son nom, tendu entre l'angle droit et l'angle gauche), et plus profondément, le ***pancréas***, dont la tête est cerclée comme une sorte de diadème par le ***duodénum***, qui est la partie d'intestin située juste à la sortie de l'estomac. L'épigastre se trouve finalement à la jonction entre le bas du thorax en son milieu, l'hypochondre droit, l'hypochondre gauche, mais également avec la région périombilicale (autour du nombril).

4. Justement, parlons-en ! **Le nombril**, si vous ne le saviez déjà, est la cicatrice qu'a faite dans notre ventre le cordon ombilical une fois qu'il est tombé après notre naissance. Aucun être humain ne peut prétendre n'avoir pas de nombril ! En profondeur de notre ventre se trouvent les vestiges des vaisseaux qui nous ont nourris durant toute la période où nous étions dans le ventre de notre mère. C'est un lieu étrange, car il ne correspond à aucun organe. Ou plutôt, si ! Il est le point central autour duquel on pourrait localiser l'intestin grêle. D'une manière générale (et sauf exception), lorsqu'une douleur est « périombilicale », c'est que l'intestin grêle est en cause. À partir de ce point, la description des zones du ventre devient simple.

5. À droite du nombril, c'est **le flanc droit** : un occupant privilégié, le côlon ascendant. Mais pas que ! Il y a l'intestin grêle, qui déborde un peu, parfois, tant il doit se contracter, se démener pour faire progresser son contenu. Et puis, bien caché, en rétropéritonéal, le ***rein droit,*** d'où descend l'***uretère droit***.

6. À gauche du nombril, c'est **le flanc gauche**. Exactement pareil que le flanc droit, sauf que l'occupant principal, outre le rein gauche et l'uretère gauche, est le côlon descendant.

7. Il reste, tout en bas, trois zones réparties sur **le petit bassin appelé aussi pelvis**. C'est pour cela que les médecins parlent souvent de « douleurs pelviennes ». Au centre, il n'y a généralement pas d'anses intestinales, car toute cette région est occupée par la ***vessie***, qui doit pouvoir aisément se remplir et éliminer les urines dans l'***urètre***. Plus en profondeur se trouvent les organes génitaux.

Chez l'homme

Ils sont essentiellement externalisés (testicules, épididyme, canal déférent). L'organe situé juste en dessous de la vessie et traversé par l'urètre est la fameuse ***prostate***.

Chez la femme

C'est un peu plus compliqué, car sous la vessie se trouve l'***utérus***, dont la taille sera multipliée par 10 au cours de la grossesse, et dans lequel débouchent les deux ***trompes*** (dites de Fallope) qui font transiter chaque mois les ovules en provenance de l'***ovaire*** pour être éventuellement fécondés par les spermatozoïdes. Toute cette zone est assez complexe, car les organes ont peu de place, et lorsqu'ils doivent s'expandre (utérus et vessie), ils refoulent les intestins vers la cavité abdominale. Ce qui est très important de comprendre, c'est que tous les organes de cette partie centrale du pelvis sont rétropéritonéaux, et que de ce fait, ils ne communiquent pas avec la cavité abdominale. Mais leur proximité avec les intestins fait que bien des douleurs authentiquement pelviennes s'expriment par des douleurs abdominales que l'on peut mettre sur le compte de problèmes digestifs.

8 et 9. De part et d'autre de cette région pelvienne se trouvent les deux dernières zones : d'abord, **la fosse iliaque droite**, siège du célèbre ***appendice***, appendu au ***cæcum***, qui est le début du côlon ascendant que nous avons vu ; et de l'autre côté, **la fosse iliaque gauche**, qui est la fin du côlon descendant, et qui se tord vers l'arrière pour rejoindre l'anus. Cette forme contournée lui donne un aspect de S, d'où son nom de ***sigmoïde***, en référence à la lettre grecque *sigma*. Lorsqu'il sera parvenu à peu près à la hauteur de la raie des fesses, le sigmoïde prendra le nom de ***rectum***, nommé ainsi parce qu'il est tout droit. Il aura la capacité de se distendre en une ampoule, d'où son nom d'***ampoule rectale***, où seront stockées les ***selles*** avant d'être éliminées lors de la ***défécation***.

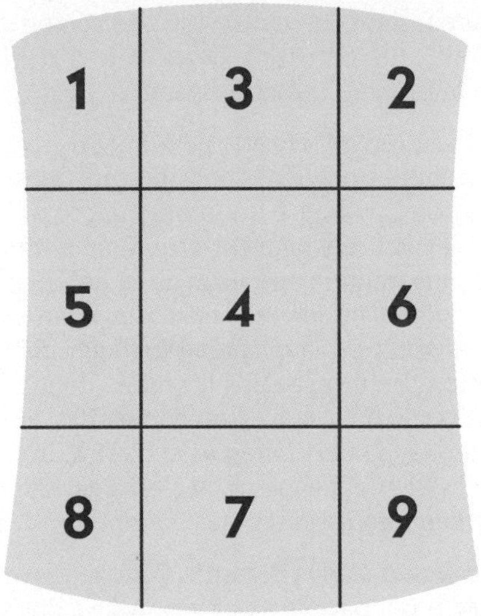

1. L'hypochondre droit
2. L'hypochondre gauche
3. L'épigastre
4. L'ombilic
5. Le flanc droit
6. Le flanc gauche
7. L'hypogastre
8. La fosse iliaque droite
9. La fosse iliaque gauche

À quoi sert le ventre ?

Avant de passer en revue les organes présents dans la cavité abdominale, dans la partie « organes » (voir page 47), il faut comprendre globalement ce qu'on pourrait appeler la « philosophie du ventre », c'est-à-dire tenter de répondre à la question : **à quoi sert le ventre ?**

- **À bouger.** On l'a vu, les muscles abdominaux participent du maintien du haut de notre corps, des mouvements que nous imprimons à notre tronc, et de quasiment tous les gestes du quotidien : on le sait bien avec les courbatures des muscles abdominaux que l'on subit au cours d'une grippe ou à la suite d'un exercice inhabituel. Mais il participe également de la respiration (la respiration abdominale) en contribuant au travail du diaphragme grâce aux muscles abdominaux.
- **À nous nourrir.** Le ventre contient l'ensemble des organes (estomac, intestins, foie, pancréas…) qui nous permettent d'accomplir la ***digestion***. Et de ce fait, on a trop tendance à assimiler les douleurs abdominales à des douleurs digestives.
- **À éliminer nos déchets.** Bien sûr, au travers des ***selles***, qui correspondent à tout ce que nous ne pouvons pas assimiler dans notre nourriture, mais également au travers des ***urines***. L'appareil urinaire, on l'oublie trop souvent, est situé dans le ventre, que ce soit les ***reins*** (dans la partie postérieure du ventre), les ***uretères***, qui véhiculent les urines jusque vers la vessie dans le bas-ventre, et l'***urètre***, pour les éliminer à l'extérieur. Bien des douleurs d'origine urinaire s'expriment par des douleurs abdominales.

•••

●●●

- **À nous reproduire.** L'appareil reproducteur, que ce soit chez l'homme, avec la ***prostate*** et les ***testicules***, mais surtout chez la femme, avec les ***ovaires***, les ***trompes*** et l'***utérus***, peut être le siège de douleurs du bas-ventre qu'on appelle alors des « douleurs pelviennes ».
- **À grandir.** Certes, c'est le cerveau (plus exactement, l'***hypophyse*** située en dessous du cerveau) qui produit l'hormone de croissance qui fera que nos ***os*** et nos ***muscles*** s'allongent et grossissent, mais c'est grâce aux nutriments, et notamment au calcium présent dans l'alimentation et les boissons, que nos ***intestins*** assimilent que nous pouvons grandir.
- **À nous défendre.** Notre système immunitaire est présent dans la moindre parcelle de notre corps. Or on sait à quel point ce « deuxième cerveau » que constitue notre microbiote, c'est-à-dire les bactéries présentes dans nos intestins, a des relations très intimes avec notre système immunitaire destiné à nous protéger contre les infections extérieures.
- **À assurer le passage de tous les fluides**, notamment sanguins et lymphatiques, entre le haut du corps et le bas du corps. Le ventre est un lieu de passage obligatoire entre notre système nerveux non volontaire (le système sympathique et le système parasympathique) et tous les organes, au premier rang desquels se trouve le cerveau

Évidemment, le ventre est une région complexe, qui contient beaucoup d'organes. Quelques points sont à retenir :

- Cet enchevêtrement et cette proximité des organes abdominaux et pelviens font que certaines douleurs qu'on attribue à un organe parce qu'il est juste à cet endroit peuvent être dues à un autre organe plus lointain en raison de ce qu'on appelle des « douleurs projetées » ou des irradiations. Un simple exemple est la ***colique néphrétique***, due à une stagnation des urines dans les reins (donc *a priori* dans le bas du dos) et qui peut donner des douleurs « pseudo-appendiculaires », si c'est à droite, ou « pseudo-sigmoïdiennes », si c'est à gauche, voire uniquement testiculaires chez l'homme.
- Certains signes *a priori* digestifs, comme les vomissements, n'ont parfois rien à voir avec la digestion, mais avec un autre organe (la torsion du testicule, par exemple, ou la rupture d'un kyste de l'ovaire).
- Certains signes peuvent être sur le devant de la scène (malaises, fièvre, pâleur, sueurs froides, etc.), avec une douleur abdominale très minime qui passera au second plan, alors que le fond du problème est bien là.

En conclusion de cette anatomie rapide du ventre, et que vous retrouverez tout au long de cet ouvrage : ne cherchez pas à faire un diagnostic, cherchez plutôt à **évaluer la gravité**. Car c'est de cette évaluation de la gravité que dépendra votre appel aux secours les mieux appropriés.

Œsophage, diaphragme, trachée, bronches, poumons, plèvre, cœur, péricarde, aorte, seins.

Chapitre 2
Le thorax

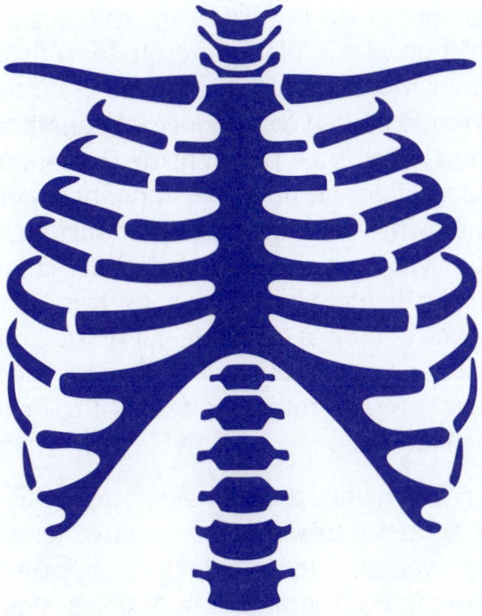

Une boîte...

Tout comme le ventre, on peut assimiler le thorax à une boîte. On parle d'ailleurs de « cage thoracique ». Car c'est bien d'une cage qu'il s'agit, destinée à protéger nos organes vitaux que sont, entre autres, le ***cœur*** et les ***poumons***. Quand on regarde un squelette, on voit à quel point tout ce qui constitue cette boîte est fragile, car elle est carrément suspendue dans l'air, et si elle ne tombe pas, c'est grâce à la ***colonne vertébrale***, qui est une sorte de mât auquel la cage thoracique est rattachée. Gardez en mémoire cette image du mât, on y reviendra plus loin, car la colonne vertébrale, qui fait environ 80 cm chez l'adulte, part de la tête et descend jusqu'au bassin, et est un élément fondamental pour la statique du corps.

Sur ce mât sont fixées les côtes, qui partent de la colonne vertébrale vers l'extérieur (notre dos, du moins la partie thoracique du dos), puis qui reviennent vers l'avant (les parties latérales droite et gauche de la cage thoracique), et qui, enfin, reviennent vers le centre du thorax pour se souder sur un os central bien connu : le sternum. Vous l'avez compris, chaque côte est donc un demi-cercle tendu entre la colonne vertébrale et le sternum. C'est cela, la cage thoracique.

Tout cela ne tient vraiment que grâce à des ligaments qui relient chaque élément osseux à celui qui lui est contigu et à des muscles très puissants dont le rôle est à la fois de maintenir la cohésion de l'ensemble, de protéger le plus possible la cage thoracique et de permettre des mouvements. Certains de ces muscles sont connus (les muscles dorsaux, les muscles intervertébraux, les muscles intercostaux, le grand pectoral), d'autres le sont moins (le grand dentelé, le spinal, etc.).

Une particularité chez la femme, la présence des ***seins***, qui sont en fait une masse graisseuse suspendue par des ligaments au muscle grand pectoral et contenant la glande mammaire, laquelle fabrique le lait et est nourrie par des vaisseaux. Chez l'homme, cet ensemble est très atrophié en raison de l'absence d'hormones féminines.

... fermée en bas et ouverte en haut

La base de la cage thoracique est fermée par le ***diaphragme***, qui est un muscle en forme de parapluie (on dit en double coupole) qui sépare les organes contenus dans le thorax et ceux contenus dans l'abdomen, et qui nous sert également à respirer.

Et puis, tout en haut du thorax, il n'y a rien. Un trou dont les bords sont constitués par la première côte (une de chaque côté), la première vertèbre dorsale et le haut du sternum. Un trou destiné à laisser passer la totalité des vaisseaux, des nerfs et des vaisseaux lymphatiques contenus dans le cou.

Mais si la cage thoracique n'était qu'une simple boîte fermée avec un trou vers le haut, ça n'expliquerait pas comment elle se rattache aux bras et au cou. C'est là qu'interviennent deux os connus de tous : la clavicule et l'omoplate, qui participent de la constitution de l'épaule, et qui permettent également de relayer la force des muscles du dos et du cou en direction de l'épaule. Deux mots, donc, sur ces os qui sont au carrefour du cou, du thorax et du membre supérieur.

... à laquelle se rattachent deux os essentiels

La clavicule

C'est grâce à cet os très solide, tendu horizontalement depuis la base du cou jusqu'à l'épaule, que celle-ci ne s'affaisse pas vers l'avant. Derrière la clavicule droite et gauche se trouvent ces deux petits creux qu'on appelle les « salières ». La clavicule est rattachée au niveau de la base du cou à l'extrémité supérieure du sternum grâce à des ligaments très résistants. Et à l'extérieur sur une partie de l'omoplate que l'on verra après. Elle sert également de point d'attache aux muscles qui constituent la poitrine, en particulier les fameux « pectoraux ». Et enfin, elle permet de protéger le paquet de nerfs et de vaisseaux en provenance du thorax, du cou et du membre supérieur, et qui passent juste derrière elle.

L'omoplate

On la voit bien chez les enfants très maigres. Ce sont ces sortes d'ailes qui semblent leur pousser dans le dos. On peut les faire ressortir en cambrant son dos vers l'arrière et en le lui faisant toucher avec son bras. C'est un os très plat qui reçoit des muscles permettant les mouvements de l'épaule et du thorax. À son extrémité un peu compliquée, et constituant une partie de l'épaule, se trouvent deux éléments aux noms impossibles : d'une part, l'apophyse coracoïde, qui a une forme de doigt crochu, et surtout, l'acromion, qui vient en protection de l'articulation de l'épaule, sur lequel vient s'attacher très solidement le bout extérieur de la clavicule. La fin de l'omoplate à l'extérieur comporte une cavité, la glène, où viendra s'articuler la tête humérale, c'est-à-dire l'extrémité supérieure du bras.

Si nous n'avions pas d'omoplates, nos mouvements du bras seraient très limités, et surtout, tous les autres mouvements de l'épaule (torsion, haussement, rabaissement, etc.) seraient impossibles. Donc adieu la danse ! Ce serait dommage.

... tapissée par la plèvre

Tout comme la paroi abdominale avec le péritoine, la cage thoracique est tapissée par la plèvre qui est un double feuillet de l'épaisseur d'une crêpe. Elle est constituée d'un feuillet dit « pariétal » puisqu'il est adhérent à la paroi intérieure de la cage thoracique, et d'un feuillet « viscéral » qui enrobe les lobes pulmonaires (deux à gauche et trois à droite), comme un film plastique empaquette les aliments. Et entre les deux, il n'y a rien. Du vide ! Et c'est grâce à ce vide que nous pouvons respirer ! Je vous laisse sur cette énigme, car on y reviendra dans l'explication de la ***respiration***.

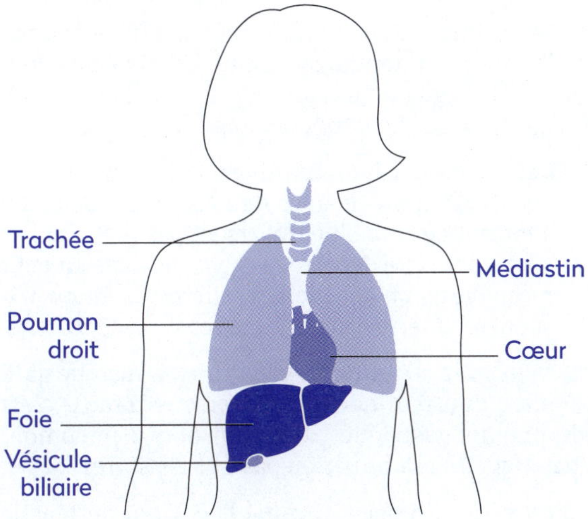

... contenant trois éléments vitaux

À tout seigneur, tout honneur, le ***cœur***. On le situe à gauche, en fait, il est un peu décalé au milieu, juste derrière le fameux sternum. Il occupe une place importante entre le poumon droit et le poumon gauche, dans une région qu'on appelle le médiastin. Il est très en avant, presque sous les côtes (c'est pour cela qu'on le sent parfois battre très fort en posant la main sur la poitrine). Mais il est aussi protégé par les poumons de chaque côté.

Partant du cœur, les gros vaisseaux, que l'on reverra (l'***aorte***, les ***artères pulmonaires***, les ***veines caves***), qui occupent le ***médiastin*** juste derrière le cœur et qui remonteront, pour certains, vers le cou (d'où l'intérêt du trou ménagé à la partie supérieure du thorax), et pour d'autres longeront la colonne vertébrale et passeront dans un espace prévu pour cela dans le diaphragme. Si on décrit le cœur, on ne peut pas passer sous silence les fameuses ***coronaires***, qui sont des artères nourricières du cœur et qui viennent directement de l'intérieur de l'aorte.

Présentons succinctement le ***péricarde***. Comme son nom l'indique, il entoure le cœur. C'est un sac à double paroi : la paroi la plus interne, c'est le péricarde « séreux », lui-même constitué, comme le péritoine et la plèvre, de deux feuillets. Le feuillet « viscéral », qui empaquette le cœur, et le faisceau « pariétal », qui est autour. Et entre les deux, il y a quoi ? Comme vu plus haut, du vide ! Ou plus exactement, un vide avec un liquide qui permet aux deux feuillets de glisser l'un contre l'autre. Sans ce péricarde, les mouvements du cœur ne seraient pas possibles. C'est ce qui se passe dans la ***péricardite***. Et puis, autour de ce péricarde séreux, se trouve la paroi la plus externe du péricarde, le péricarde fibreux, qui entoure le cœur et les gros vaisseaux. Son rôle est de maintenir le cœur en place dans la cage thoracique, tout en lui laissant suffisamment de liberté pour battre et pour qu'il reste rattaché à certaines structures osseuses du thorax, le sternum et les vertèbres mais également au diaphragme (donc à la cage thoracique) grâce à des ligaments. Et puis, le péricarde a aussi pour rôle de conserver le cœur à proximité des ***poumons***, de l'***œsophage*** et du paquet de nerfs qui traversent le médiastin. Si ce système de péricarde à double paroi n'existait pas, le cœur se baladerait n'importe comment dans la cage thoracique, dans ce lieu intime entre les deux poumons et qu'on appelle le médiastin.

Le poumon droit a trois lobes, et le poumon gauche n'en a que deux. C'est logique, car comme le cœur est un peu à gauche, il faut bien lui laisser un peu de place. Chaque lobe est tapissé par le « feuillet viscéral » de la ***plèvre***. Cependant, il y a une petite discontinuité au niveau du médiastin pour laisser passer les vaisseaux, qui fileront vers le cœur, on l'a vu plus haut. Le rôle du poumon est d'oxygéner le sang, raison pour laquelle il reçoit des artères pulmonaires pleines de sang bleu et envoie vers le cœur des veines pulmonaires pleines de sang rouge. On verra ça dans la ***circulation du sang***.

Mais son rôle est de recevoir de l'air en provenance des voies respiratoires : la ***trachée***, qui part du ***larynx***, juste derrière la pomme d'Adam, laquelle se divise en deux bronches souches, une à droite et une à gauche, chacune se divisant en trois bronches à droite et deux bronches à gauche, lesquelles se divisent à leur tour en des bronches plus petites, jusqu'à devenir des bronchioles fines comme des cheveux, et en alvéoles pulmonaires, ces unités microscopiques où se passent les échanges gazeux avec le sang.

... ainsi que d'autres éléments tout aussi importants, mais moins connus

Il ne faut pas oublier que si le thorax est le lieu où se passe l'oxygénation du sang, qui est une fonction indispensable à la vie, il est aussi un lieu de passage.

- **Les grosses artères**, qui viennent toutes de l'***aorte***, cette grosse ***artère*** qui sort directement du cœur. L'aorte est dans la partie antérieure du médiastin, juste au-dessus du cœur. Mais elle doit sortir du thorax pour apporter du sang à l'abdomen et donc filer vers l'arrière, juste contre la colonne vertébrale, pour sortir entre les piliers du diaphragme. Seul moyen pour l'aorte, c'est au sortir du cœur, de décrire une crosse vers l'arrière. L'intérêt aussi, c'est que lors de ce trajet, elle pourra émettre trois grosses artères qui passeront dans le cou. Vers la gauche, il y a deux artères : la sous-clavière gauche (sous-clavière comme clavicule !) et la carotide gauche (cette artère que l'on sent battre dans la partie antérieure du cou, de part et d'autre de la pomme d'Adam). Et vers la droite, c'est le tronc brachiocéphalique, qui se divise en peu plus haut en sous-clavière droite et carotide droite. La raison de cette subtilité, c'est que comme le cœur est quand même un peu à gauche, que l'aorte l'est aussi et que sa crosse est assez courte, ce tronc brachiocéphalique permet de rattraper quelques centimètres pour rejoindre le côté droit. Pas bête, l'aorte !
- **Les grosses veines**, qui viennent soit du cou (la veine cave supérieure), soit de l'abdomen (la veine cave inférieure).
- L'***œsophage***, qui fait transiter les aliments jusque vers l'***estomac*** et qui doit lui aussi faire tout un chemin pour sortir entre les piliers du ***diaphragme***.
- Le seul nerf crânien qui n'est pas utilisé que par la tête : le **pneumogastrique**, appelé également « nerf vague » (d'où le terme de malaise vagal), qui reste collé contre l'œsophage.
- **Des vaisseaux lymphatiques**, ces sympathiques éboueurs en provenance de l'abdomen. Ceux qui viennent de la tête ne traversent pas le thorax, ils s'arrêtent juste derrière la clavicule, dans un petit réservoir qu'on appelle la « citerne de Pecquet » et qui se déverse dans la veine sous-clavière droite.

Si vous avez été attentif, vous aurez remarqué qu'il n'y a qu'un seul nerf qui traverse le thorax, c'est le pneumogastrique (d'où son nom : pneumo... gastrique). Et donc par où passent les autres ?

C'est pour cela que j'ai gardé la colonne vertébrale pour plus tard, car c'est en son milieu que passe la moelle épinière, dans le « trou vertébral ».

Tout cela se fait sans que nous en ayons vraiment conscience, et pourtant, c'est souvent là que nous mettons symboliquement le centre de nos émotions, de notre amour pour les autres. C'est aussi là, grâce à notre torse d'homme et de femme, que se tisse une partie des liens de la sexualité. Et c'est également là que nous sentons que se trouve cet élan vital qui nous abandonne lorsque nous ne pouvons plus respirer ou que nous prenons soudain conscience que c'est notre cœur qui nous fait vivre.

Le thorax est finalement beaucoup plus simple en apparence que l'abdomen, en raison du peu d'organes qu'il contient : cœur, poumons et arbre respiratoire, vaisseaux, nerfs. Mais les modes d'expression des symptômes qui témoignent de maladies qui le touchent sont nombreux. Tous ces symptômes sont ressentis à juste titre comme vitaux : la douleur dans la poitrine, avec son cortège de signes inquiétants (fièvre, vomissements, toux, sueurs froides, cyanose, etc.), la gêne respiratoire, les sensations de cœur rapide, lent ou irrégulier.

Ces signes sont d'autant plus vitaux que si le cœur s'arrête ou si la respiration cesse, ce sont tous les organes du corps qui sont menacés gravement : le cerveau, les reins, le foie et tous les organes digestifs essentiels à la vie.

Il manque toutefois un élément important pour terminer cette anatomie du thorax, c'est la colonne vertébrale.

À quoi sert le thorax ?

- Tout comme l'abdomen : **à bouger.** L'épaule, on l'a vu, et donc le bras, mais aussi le haut du corps grâce à tous les muscles qui constituent le dos et la poitrine, et grâce à la colonne vertébrale.
- **À respirer.** Pas de poumons ni de bronches en son sein, pas d'oxygène. De même, si le diaphragme ne se soulève plus, ou si la plèvre ne joue plus son rôle de transmission des mouvements de la cage thoracique, les poumons ne peuvent plus se remplir d'air.
- **À envoyer le sang dans les artères** en direction de tous les organes du corps, et à récupérer par les veines le sang veineux en provenance des mêmes organes. Pas de circulation du sang, pas d'oxygène.
- **À laisser passer tous les fluides** liquides, solides ou gazeux depuis le cou jusque vers l'abdomen et *vice versa*.
- **À participer à l'attirance sexuelle** grâce aux seins, et par la suite, à nourrir l'enfant par l'allaitement.

Moelle épinière, méninges, nerfs rachidiens.

Chapitre 3
La colonne vertébrale

C'est grâce à la colonne vertébrale que notre corps ne s'effondre pas sur lui-même.

Elle part de la tête, se prolonge par le cou, descend dans le thorax puis l'abdomen, et enfin se termine par le sacrum. Il y a en tout 33 vertèbres. Le cou en compte sept, le thorax et une partie de l'abdomen 12, l'abdomen et le bassin cinq, ce qui fait en tout 24 vertèbres mobiles. Les neuf dernières sont soudées entre elles : cinq vertèbres sacrées qui forment le sacrum et quatre vertèbres coccygiennes, le coccyx, vestige de la queue des mammifères.

Un mât...

C'est donc une sorte de mât qui subit plusieurs courbures dont l'harmonie est essentielle pour que l'ensemble tienne.

La première vertèbre cervicale s'appelle l'atlas (C1). Sa face supérieure est attachée solidement à la base du crâne, et sa face inférieure comporte un ensemble fibreux très puissant où viendra s'emboîter la deuxième vertèbre cervicale (C2). Si notre tête peut tourner, c'est grâce à cette dernière, qu'on appelle l'Axis parce qu'elle possède un axe, arrondi « l'apophyse odontoïde ». La stabilité et la mobilité de notre tête tiennent donc à cette articulation entre l'axis et l'atlas. En dessous viendront les autres vertèbres cervicales qui constituent la nuque. Un point de repère à connaître, c'est la septième vertèbre cervicale (C7) qu'on repère en fléchissant la tête et qui est la plus proéminente. En dessous, ce sera la suite, la succession des autres vertèbres qui constituent la colonne dorsale. Cette colonne cervicale est concave vers l'avant de façon à limiter le travail des muscles de la nuque lorsque la tête est droite. Sans cette courbure, notre tête serait perpétuellement penchée vers l'avant, obligeant nos muscles de la nuque à un travail permanent et épuisant.

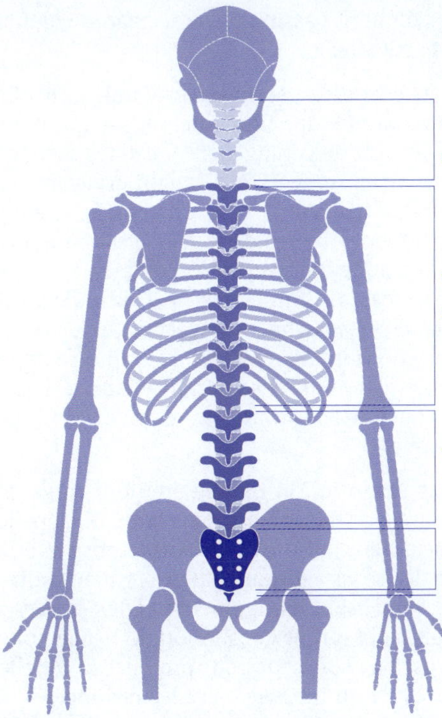

En dessous, c'est la colonne dorsale, composée d'un empilement de 12 vertèbres dorsales (D1 à D12), sur lesquelles viennent s'attacher les 12 côtes, les 10 premières constituant la cage thoracique. Sa courbure naturelle est légèrement convexe vers l'arrière.

Puis ce sont les vertèbres lombaires, au nombre de cinq (de L1 à L5), objets de bien des tracas, dont la courbure est légèrement concave vers l'arrière. Cela se voit de façon particulièrement nette chez les femmes africaines, qui ont souvent une courbure lombaire très marquée.

Et puis enfin le sacrum, qui est un empilement de vertèbres soudées entre elles et qui se termine par le coccyx, bien connu pour ses fractures douloureuses. Le sacrum, qui a globalement une forme de triangle pointant vers le bas, sert à réunir entre eux les deux os du bassin.

... dont chaque élément a une forme précise

Mis à part l'atlas et l'axis qui ont une forme très particulière, chaque vertèbre, bien que différente des autres, a une structure bien définie. C'est une sorte de galette d'os qu'on appelle le corps vertébral. Chaque corps vertébral se prolonge de chaque côté par des pédicules qui se rejoignent à l'arrière pour former les apophyses épineuses, ces petites bosses régulières que l'on sent sous les doigts : c'est la seule partie des vertèbres accessible au toucher. La continuité corps vertébral, pédicule et apophyse épineuse forme un trou central qui laisse passer la ***moelle épinière***. Chaque vertèbre (prenons la première, D1, qui se trouve tout en haut du thorax) est séparée de la vertèbre en dessous (D2) par un coussin amortisseur appelé le « disque intervertébral ». Grâce à ces disques, chaque vertèbre peut bouger dans tous les sens, mais de façon assez limitée par rapport à celle du dessus et à celle du dessous. C'est par exemple grâce à l'empilement des vertèbres capables de pivoter légèrement l'une par rapport à l'autre que nous pouvons faire des mouvements de torsion du tronc qui nous permettent de tourner les épaules vers l'arrière de 90°. Et si l'on fait la somme de tous ces petits angles sur les 24 vertèbres capables de participer à cette torsion du tronc, on est quasiment en mesure de regarder presque derrière soi. Enfin... les contorsionnistes !

... séparé des autres par les disques intervertébraux

Les disques intervertébraux permettent également les mouvements d'inclinaison sur le côté et même, de façon plus limitée, vers l'arrière. Et puis, les disques jouent aussi un rôle d'amortisseur lors des compressions que subit le corps.

L'intégrité des disques est essentielle, car entre chaque vertèbre sortent sur le côté les ***nerfs rachidiens*** que la moelle épinière envoie de chaque côté. Ces nerfs sortent par un trou dit de « conjugaison ». Si le disque est lésé d'un côté ou s'affaisse, le diamètre du trou de conjugaison diminue et le nerf correspondant est coincé entre deux vertèbres. C'est ce qui se passe au niveau lombaire pour les personnes souffrant de ***sciatique***, maladie qui est un abus de langage puisque le sciatique est justement l'un de ces nerfs.

... et constituant une structure solide et mobile à la fois

La colonne vertébrale est donc un ensemble, comme un empilement d'assiettes. Le décalage de l'une dans un sens se répercutera sur celle du dessus qui, pour compenser ce décalage, se décalera de l'autre côté pour que le corps reste bien droit à la verticale. C'est ce qui se passe au cours de la scoliose, où certaines vertèbres pivotent légèrement les unes par rapport aux autres, ce qui finit par donner à la colonne vue de l'arrière la forme d'un S et donc, la fameuse bosse des bossus. Ce qui fait tenir cet ensemble, ce sont des ligaments et des muscles puissants. Ils permettent à la fois la solidité et la mobilité.

... avec en son centre la moelle épinière

La colonne n'est pas qu'un mât structurant de notre corps, elle est aussi une voie de passage essentielle de la ***moelle épinière***. Ce tissu nerveux est la seule voie existante qui relie nos structures cérébrales (***cerveau*** et ***tronc cérébral***) à tout le restant de notre corps. On en a la preuve, hélas, lorsqu'elle est rompue ou endommagée à la suite d'un traumatisme de la colonne vertébrale, paraplégie par exemple, qui entraîne une paralysie totale des membres inférieurs ainsi qu'un arrêt de fonctionnement de tous les organes du petit bassin gouvernés par la volonté (***vessie*** en particulier).

Au niveau de chaque espace intervertébral, la moelle épinière abandonne des fibres nerveuses qui passeront par le trou de conjugaison (l'espace ménagé entre deux vertèbres voisines) et innerveront un territoire spécifique. Ainsi, les nerfs émis entre les quatre dernières vertèbres cervicales et la première vertèbre thoracique innerveront l'épaule, le membre supérieur et certains muscles de l'omoplate. À force d'abandonner à chaque espace intervertébral bon nombre de fibres nerveuses, le diamètre de la moelle épinière diminue et se termine en un faisceau appelé la « queue-de-cheval » en raison de sa forme caractéristique.

Autre point essentiel, la moelle épinière traverse toute la colonne de haut en bas dans ce qu'on appelle le canal rachidien, qui n'est pas autre chose que la succession des trous centraux qui existent au centre de chaque vertèbre. Les ligaments et les muscles intervertébraux assurent la cohésion de l'ensemble, mais ce n'est pas suffisant pour protéger la moelle épinière. C'est là qu'interviennent les ***méninges***, qui sont un tissu protecteur sur lequel on reviendra et qui contient le liquide céphalorachidien, celui qu'on prélève lorsqu'on effectue une ponction lombaire pour diagnostiquer une ***méningite***.

Et puis, cet ensemble a besoin d'énergie et d'oxygène pour fonctionner, lesquels lui sont fournis par les artères vertébrales qui l'accompagnent tout au long de son trajet.

À quoi sert la colonne vertébrale ?

- Comme toutes les autres structures osseuses, **à soutenir l'ensemble du corps**, en particulier en ce qui concerne la stature, la posture, le maintien de la cohésion entre la tête et le reste du corps, mais également entre le thorax et l'abdomen, et la compensation permanente de ce que nous imposent les mouvements des bras et des jambes. Ainsi, l'élégance, l'harmonie et la fluidité des mouvements ne sont possibles que grâce à la souplesse de notre colonne vertébrale.

- Elle participe donc **aux mouvements**. Sans ces petites articulations aux mouvements de faible amplitude, à part remuer bras et jambes, aucun mouvement de notre corps ne serait possible, la respiration serait extrêmement limitée, et la plupart de nos activités quotidiennes seraient impossibles sans une aide extérieure.

- Elle permet de **transmettre au corps tous les ordres venus de notre cerveau**, et de l'informer de tout ce qui se passe en temps réel dans notre corps grâce aux ***nerfs*** qu'elle distribue à chaque étage, qu'il s'agisse de perceptions conscientes ou inconscientes.

- Elle est un **témoin de l'état de la partie centrale de nos structures cérébrales** grâce aux *méninges*. C'est la raison pour laquelle une infection des méninges, qui touche donc l'ensemble de nos structures protectrices nerveuses, se manifeste entre autres par une raideur de la nuque, caractéristique de la méningite.

- Et puis, elle est le **lieu d'expression de nombre de nos émotions**. Les expressions « en avoir plein le dos », « être déséquilibré, déstabilisé », « se voûter », « rester droit dans ses bottes », « avoir avalé un manche à balai », etc., témoignent du fait que notre psychisme s'exprime beaucoup au travers de cette structure.

La colonne vertébrale est donc une partie essentielle et peu connue de notre corps, et ses modes d'expression dépassent la simple rhumatologie ou neurologie lorsqu'elle se manifeste de façon pathologique.

Pharynx, œsophage, larynx, cordes vocales, thyroïde, parathyroïdes, amygdales, glandes salivaires.

Chapitre 4
Le cou

Sauf lorsqu'il se manifeste douloureusement, il est souvent considéré comme une pièce intermédiaire entre la tête, le siège de notre pensée, et le thorax, le siège de notre survie.

De fait, c'est un cylindre de circonférence 36 cm chez les femmes et 40 cm chez les hommes. Sa longueur est plus variable selon qu'on a le « cou enfoncé dans les épaules » ou un « cou de girafe », et qu'on le mesure au niveau de la nuque (12 cm environ) ou de la gorge (9 cm).

C'est pourtant grâce à lui que notre tête tient en place et c'est lui qui permet sa mobilité.

Une formidable masse musculaire...

Il contient sept vertèbres, comme on l'a vu dans la ***colonne vertébrale***, dont il fait partie.

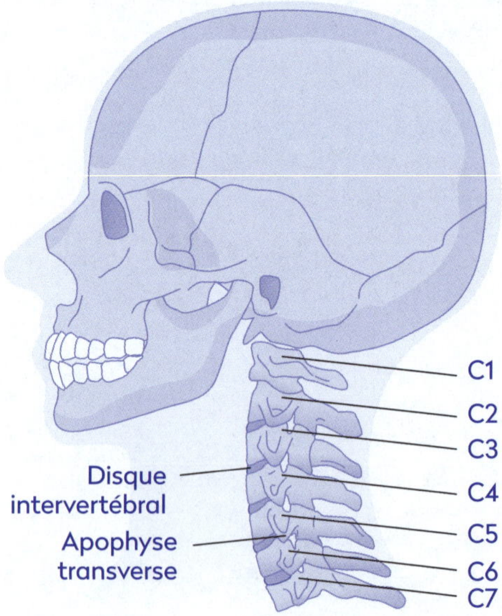

Cet ensemble est maintenu et animé par des muscles très puissants : les muscles de la nuque en arrière, les muscles prévertébraux en avant de la colonne, et un faisceau de muscles enchevêtrés dans toutes les directions sur les côtés. Parmi eux, deux sont plus ou moins connus, le sterno-cléido-mastoïdien qui, comme son nom l'indique, relie le sternum et la clavicule en bas jusqu'à la mastoïde, ce relief osseux à la base du crâne en dessous de l'oreille, et les scalènes, qui partent des deux premières côtes et remontent vers les vertèbres cervicales. Ce sont tous ces muscles qui participent de tous les mouvements imprimés à notre tête. Et ce sont ceux-là qui souffrent en cas de ***torticolis*** ou de coup du lapin.

Mais là intervient une petite structure osseuse, l'os hyoïde, qui est situé en profondeur derrière la « pomme d'Adam ». Il est en forme de U, et il servira de relais entre le thorax et la mâchoire. Il n'existe pas moins de huit muscles principaux rattachés à ce petit os, sans compter tous les petits faisceaux musculaires de raccordement et qui contiennent tous le mot « hyoïdien ». Sans cet os, nous aurions un « cou de bœuf » qui partirait du sternum et monterait directement sur la mâchoire, mais nous ne pourrions pas non plus avaler, parler, ouvrir la bouche… !

Voilà pour les muscles, mais vous l'aurez compris, tous ces muscles sont enchevêtrés, se dirigent dans tous les plans de l'espace, et ont une structure fine autrement plus complexe que ce qui est décrit ici.

… seul et unique lieu de passage entre la tête et le reste du corps

Outre le fait de maintenir la tête, le cou est un lieu de passage de vaisseaux et de nerfs. On peut considérer qu'aucune information venue de la tête ou remontant à la tête ne peut transiter sans passer par lui.

Pour les vaisseaux, c'est assez simple. L'aorte, cette artère qui émerge directement du corps pour distribuer tout le sang dans le corps, a émis des artères qui transiteront dans le cou : les carotides que l'on sent de part et d'autre de la pomme d'Adam, et les artères vertébrales qui partent directement de l'artère sous-clavière (celle qui est cachée derrière… ? La clavicule, c'est bien, vous suivez !).

Ce qui est finalement assez terrifiant, c'est de se dire que notre cerveau n'est oxygéné que par ces quatre artères, deux de chaque côté, et que toutes passent uniquement par ce petit cylindre de 12 cm de diamètre environ qu'est le cou ! Heureusement, vous verrez que plus haut dans le cerveau, il y a des moyens de rattrapage si l'une ou l'autre de ces artères se bouche.

Pour les veines, c'est un copier-coller sur le modèle des artères, sauf que l'équivalent de l'artère vertébrale est la veine jugulaire externe, et l'équivalent de la carotide est la jugulaire interne.

Évidemment, tous ces vaisseaux, qu'ils soient artères ou veines, envoient de nombreuses branches collatérales dans tout le cou, ce qui fait, dans un espace aussi étroit, une proximité très importante, ce qui explique ici au passage l'intérêt du port de l'écharpe en hiver.

Pour les nerfs, c'est un peu plus compliqué. Le cerveau émet par le tronc cérébral, qui est juste en dessous de lui, 12 paires de ***nerfs crâniens***. Ces nerfs servent à gérer nos cinq sens, à animer les muscles de notre visage, à parler, etc. Mais il y en a quatre qui ont une vocation particulière : le IX, dit glosso-pharyngien, qui innerve la langue et le pharynx et participe à la ***déglutition*** qui se passe à la jonction entre la tête et le cou ; il en est de même du XII, le grand hypoglosse qui est responsable de la langue, dont la base se trouve dans le cou ; le X, le fameux pneumogastrique, qui est le seul nerf crânien qui descend dans le thorax et jusque dans l'abdomen, et dont certains rameaux dits « récurrents » remontent jusqu'au larynx, lequel se trouve… dans le cou ; et enfin, le XI, le spinal, qui sera spécifiquement moteur des muscles du cou.

Chacun de ces nerfs émet bien entendu une énorme quantité de branches qui, parfois, se rejoignent et coopèrent pour gérer des fonctions *a priori* éloignées comme la parole, la déglutition, la flexion du cou vers l'avant et l'ouverture de la bouche pour y introduire la fourchette !

Ce petit exemple montre à quel point certains symptômes peuvent avoir des causes totalement éloignées de leur lieu d'action apparent. Exemple : une voix qui devient bitonale (elle émet deux sons en même temps) n'est pas forcément due au larynx qui émet ce son, mais peut être due à une compression du nerf récurrent par une tumeur située… dans le thorax.

Le cou est bien sûr le passage obligé de l'air depuis la bouche jusqu'aux poumons. Cet air passe par la trachée, tuyau situé à l'avant du cou, constitué d'anneaux cartilagineux réunis par des ligaments, qui est tapissée d'une muqueuse très fragile, laquelle, lorsqu'elle devient inflammatoire, provoque une ***trachéite***.

Il est également le passage de la nourriture, solide et liquide, depuis la bouche dans l'***œsophage***, lequel file vers la colonne cervicale, accompagné par son inséparable acolyte, le nerf pneumogastrique.

Et c'est là qu'intervient une pièce essentielle dans l'anatomie du cou, le ***larynx***. C'est un cartilage, pas bien grand, qui ne paye pas de mine et qui est situé dans la partie médiane du cou, au-dessus et derrière la pomme d'Adam, et juste en dessous de l'os hyoïde dont on a parlé précédemment. C'est grâce au larynx qu'on peut parler et ne pas s'étouffer quand on avale des aliments.

Il ne nous manque plus que deux acteurs dans ce lieu exigu, et ils sont assez étranges. Le premier, c'est la ***thyroïde***, connue de tous, avec, de chaque côté, les parathyroïdes. Il s'agit d'une glande qui a, en gros, la forme d'un gros papillon protégé par le cartilage thyroïdien, qui est l'un des cartilages du larynx, et c'est lui qui constitue cette fameuse pomme d'Adam dont on vous parle depuis cette exploration du cou. Son rôle est essentiel dans notre ***métabolisme***, ainsi que dans la régulation de la ***température du corps***, mais on se demande bien ce que la thyroïde fait là, il eut été plus logique qu'elle soit non loin des organes digestifs, donc dans l'abdomen. À la réflexion, ce n'est pas idiot qu'elle soit là, car elle est sous le contrôle direct de l'***hypophyse***, une autre glande essentielle du métabolisme, de la croissance, etc., située dans le crâne, exactement au niveau des yeux. Mesurés à « vol d'oiseau », ils sont très proches, moins de 15 cm, et cela permet une connexion très rapprochée entre ces deux glandes qui travaillent en interaction totale, à la fois par voie nerveuse et grâce à des hormones qui passent par le sang. Si la thyroïde était dans l'abdomen, il faudrait fabriquer une grande quantité de ces hormones, car entre-temps, le foie, qui manque de discernement dans son travail de raffinage, aurait détruit toutes ces hormones.

Autre glande étrange, le thymus. Cette glande chargée de soutenir l'immunité de l'enfant qui vient de naître se trouve au carrefour du cou et du thorax. Sa durée est éphémère puisque le thymus se développe chez l'enfant jusqu'à l'âge de 3 ans et involue jusqu'à l'âge de 25 ans, après quoi il disparaît au profit d'un tissu adipeux.

À quoi sert le cou ?

- **À faire bouger la tête** dans tous les sens, ce qui explique les douleurs du cou que l'on ressent en cas de torticolis.
- **À respirer et à parler** grâce au larynx, le même larynx étant capable de s'escamoter pour le passage des aliments.
- **À déglutir**, la base de la langue située dans le cou permettant de pousser les aliments vers l'œsophage, mais également à mâcher puisque certains muscles participent de l'ouverture de la bouche.
- C'est aussi le **lieu de passage obligé** entre la tête et le thorax de vaisseaux artériels, veineux et lymphatiques et de nerfs, mais aussi des aliments et des boissons, ainsi que de l'air que l'on respire.
- De façon inattendue, il **aide à l'immunité du nourrisson** grâce au thymus.
- Il **accompagne de nombreux métabolismes** et permet la régulation de la température, la thyroïde fabriquant des hormones essentielles dans ces domaines.
- Et de façon beaucoup moins connue, il **participe de la croissance des os**, car la parathormone fabriquée par les parathyroïdes contribue à l'absorption et à la fixation du calcium sur les os.

Os, ligaments, muscles, tendons, articulations, bourses séreuses, ménisques.

Chapitre 5
Le membre supérieur

On sait bien où il finit, mais où commence-t-il vraiment ? Si l'épaule fait partie du membre supérieur, qu'en est-il de la clavicule et de l'omoplate, qui contribuent marginalement aux mouvements du bras ? Cette épineuse question n'est en fait pas plus importante *a priori* que se demander si le mont Saint-Michel est en Normandie ou en Bretagne, les deux régions les revendiquant depuis des siècles. Pourtant, à y regarder de près, ce n'est pas si évident.

Une articulation complexe : l'épaule...

On l'a vu, c'est une articulation complexe constituée d'une cavité, la glène, dans laquelle vient s'encastrer la tête de l'humérus (donc le bras). Mais les mouvements du bras sont amplifiés par la capacité de l'omoplate et de la clavicule de se déplacer. Or le cou, on l'a vu, participe des mouvements de l'épaule. Pour s'en convaincre, il suffit de regarder le service d'un joueur de tennis pour constater que sans l'épaule, le cou et même le thorax, le bras ne suffit pas pour effectuer un service, jouer au golf, ou tout simplement accomplir les gestes quotidiens. C'est pour cela qu'on parlera ici du membre supérieur proprement dit, c'est-à-dire le bras à partir du moignon de l'épaule, le coude, l'avant-bras, le poignet et la main.

On n'évoquera pratiquement que les os, car pour le reste, c'est assez classique : des artères, des veines, des nerfs et des muscles.

Une petite incise toutefois : le plexus brachial. C'est en fait un enchevêtrement très complexe de racines nerveuses venues des quatre derniers nerfs cervicaux et du premier nerf dorsal, lesquels émergent des vertèbres cervicales et de la première dorsale.

Et puis les ganglions axillaires, situés sous les aisselles.

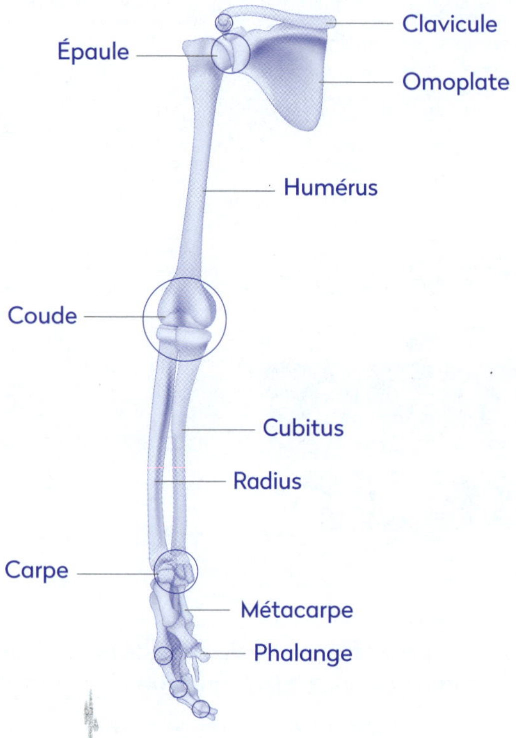

... qui se prolonge par des os bien connus

Tout le monde connaît les noms : humérus, radius, cubitus ! Avec les articulations du coude et du poignet, et ce fantastique outil qu'est la main.

L'humérus

C'est l'os qui part de l'épaule et qui va jusqu'au coude inclus. La tête de l'humérus est capable de bouger dans tous les sens. Lorsqu'elle bute sur un relief osseux de l'épaule (l'acromion qu'on a vu avec l'omoplate), en levant le bras à la verticale, c'est tout le reste du corps qui bascule pour amplifier le mouvement s'il faut aller au-delà. L'humérus est un os très solide, mais il peut casser, et selon la localisation (fracture du col chirurgical), cette fracture du bras devient en quelque sorte une fracture de l'épaule. Comme la glène n'est pas très recouvrante, elle est entourée par de puissants ligaments qui la maintiennent en place. Lorsque ceux-ci cassent à l'occasion d'une chute sur le bras par exemple, la tête de l'humérus sort de la glène, c'est la ***luxation de l'épaule***.

Les muscles participent également de la solidité de l'épaule, notamment le biceps, qu'on ne présente plus, mais aussi d'autres muscles venus de l'omoplate, de la clavicule, et même du thorax. Pour que tout cela fonctionne harmonieusement, des « bourses séreuses » permettent le glissement de ces muscles et de ces tendons. Lorsque la bourse est inflammatoire, on parle de ***bursite***. Lorsque c'est l'insertion d'un tendon comme le biceps qui est inflammatoire, on parle de ***tendinite de l'épaule***. Quand l'un des tendons de l'épaule est rompu, on parle de rupture de la coiffe des rotateurs. Lorsque c'est l'articulation elle-même, on parle d'***arthrose de l'épaule,*** plus rarement d'arthrite. Et lorsque c'est l'ensemble des muscles, tendons, ligaments, etc., qui sont inflammatoires, on parle de ***périarthrite scapulo-humérale***. Tout est dit dans ce mot. En fait, l'épaule est l'une des articulations les plus complexes, ce qui explique sa fragilité et la longueur de la rééducation après un traumatisme.

Le coude

La partie inférieure de l'humérus, c'est la « palette humérale », ainsi appelée car elle a une forme aplatie. Sans entrer trop dans les détails, son articulation est constituée d'une sorte de poulie, ou plus exactement de diabolo, qu'on appelle la trochlée. C'est là-dedans que viendra s'encastrer la partie supérieure du cubitus qui permet au coude de fléchir (ce qu'on fait quand on veut gonfler son biceps pour montrer qu'on a du muscle.) L'extrémité supérieure du cubitus est en forme de bec et vient s'adapter exactement à la forme de la trochlée.

Mais, vous l'aurez remarqué, le coude ne fait pas que fléchir, il peut permettre à l'avant-bras de tourner (en pronation pour dévisser ou en supination pour visser). Sans être spécialement bricoleur, il est clair qu'on utilise en permanence cette fonction dans tous les actes quotidiens. Cela n'est possible que grâce au condyle, qui est une sorte de boule ronde à l'extérieur de la trochlée. C'est autour de cette boule que le radius tournera et permettra à l'avant-bras de remplir son office. À part les fractures, qui sont assez problématiques, les problèmes de coude sont essentiellement tendineux : l'***épicondylite***, cauchemar des joueurs de tennis qui provoque une douleur très forte à l'extérieur du coude et qui empêche tous les mouvements s'apparentant au salut nazi (désolé et toutes mes excuses, mais impossible de trouver une image plus parlante) ; l'***épitrochléite***, c'est plus pour les golfeurs, ça gêne pour les mouvements de dévissage et ça se situe dans la partie interne du coude. Chez les jeunes enfants, la pathologie classique est la ***luxation du coude*** quand on tire l'enfant par le bras vers le haut pour lui faire franchir un obstacle.

Le cubitus

Il part du coude jusqu'au poignet. C'est un os assez fin, mais somme toute plutôt résistant. Sa partie supérieure est en forme de bec, on l'a vu pour le coude. Quant à sa partie inférieure, c'est le relief interne du poignet dans le prolongement du 5e doigt, et une surface articulaire qui permet de s'articuler avec le carpe, que l'on reverra et qui correspond au « talon de la main ». Ce qui est intéressant dans la partie inférieure du cubitus, c'est qu'il est également capable de pivoter par rapport au radius, et de ce fait de permettre les mouvements de pronosupination (visser/dévisser).

Le radius

Il est parallèle au cubitus et forme avec lui les deux os de l'avant-bras. Sa partie supérieure s'articule avec le condyle de l'humérus, et c'est grâce à cela qu'on est capable de plier le coude tout en vissant (les joueurs de ping-pong le font en permanence quand ils frappent en coup droit avec un effet lifté). Sa partie inférieure est très large, et c'est elle qui s'articule en quasi-totalité avec le carpe, qui est l'ensemble d'os qui constituent le poignet.

Le carpe

Il est composé de huit os.

Si vous voulez frimer dans les salons, voici un petit moyen mnémotechnique très simple. Les os du carpe sont en deux rangées désignées par les initiales STOP :

S	**S**caphoïde	**S**emi-lunaire
T	**T**rapèze	**T**rapézoïde
O	Grand **os**	**O**s crochu
P	**P**isiforme	**P**yramidal

Tous ces os sont reliés entre eux ainsi qu'avec le radius et le cubitus. La main peut s'incliner sur le côté (15° seulement de chaque côté), mais elle permet surtout au poignet de s'étendre en extension et même de se plier légèrement vers l'avant-bras.

À part cela, rien de plus à dire, sinon que ces petits os permettent au talon de la main d'être mobile et déformable. Le plus problématique est le scaphoïde, qui se prolonge par le pouce, car sa fracture peut être très invalidante.

La seconde rangée des os du carpe s'articule avec les métacarpes (la paume de la main). Petite astuce, il y a quatre os du carpe et cinq métacarpes. L'intérêt de cette disposition est que chaque métacarpe est en contact avec deux os du carpe, ce qui permet à la fois une mobilité et une solidité. Quand on dit que la nature est bien faite... !

Le poignet

Il a une tâche très difficile, car il doit être solide, mobile, mais surtout agile ! Il suffit de regarder les mains d'un violoniste sur le manche de son instrument ou les doigts du pianiste courir sur le clavier, rien de cela ne serait possible sans un poignet qui doit rester souple dans ses mouvements, et permettre aux tendons fléchisseurs et extenseurs des doigts de coulisser au-dessus et au-dessous du carpe. Si on ajoute les nerfs (les branches du nerf radial, du nerf médian et du nerf cubital) qui doivent passer, ainsi que les artères et les veines qui irriguent la main, et tout cela dans un espace très réduit, on comprend à quel point une ***fracture du poignet*** peut avoir des conséquences désastreuses, avec des risques d'***arthrose du poignet*** ainsi que du ***syndrome du canal carpien***.

Les métacarpes

Ça semble plus simple : en haut, le carpe, et en bas, les doigts. Les métacarpes peuvent donc fléchir et s'étendre, c'est leur rôle. Mais ils doivent également pouvoir s'écarter, sans cela, nos doigts seraient incapables de s'écarter et se rapprocher les uns des autres. Cette possibilité est fournie par les muscles interosseux du carpe qui, en se contractant et en se relâchant, permettent aux doigts de se mettre en éventail ou au contraire de serrer le poing.

Ce qui les menace le plus, ce sont les fractures, ce qu'on appelle plus communément les ***fractures de la main***. Mais leurs articulations avec le carpe et avec les doigts sont également susceptibles de se déformer dans certaines maladies rhumatismales, comme la polyarthrite rhumatoïde, ou de s'enraidir avec l'arthrose des doigts.

Les doigts

À part le pouce qui peut bouger dans tous les sens (c'est grâce à la mobilité du pouce que l'on peut accomplir de nombreux travaux manuels), les quatre autres doigts ne savent faire qu'une chose : se plier et s'écarter. Ces cinq doigts sont capables de prouesses techniques extraordinaires : les musiciens, les prestidigitateurs, les artisans, et tous ceux qui utilisent leur main avec dextérité sont là pour le prouver. En fait, s'ils y parviennent, c'est grâce à tout cet attirail d'os et d'articulations du membre supérieur, dont le rôle est de positionner la main de façon optimale face à la tâche à réaliser.

Finalement, c'est bien parce que nous avons une main que nous avons un membre supérieur aussi développé et aussi mobile !

Os, ligaments, muscles, tendons, articulations, bourses séreuses, ménisques.

Chapitre 6
Le membre inférieur

Tout comme le bras, son rattachement au reste du corps est difficile à délimiter exactement. En effet, la fesse, bien que située en regard du bassin, est, avec ses muscles, un constituant essentiel pour la mobilité de la jambe. Pourtant, elle n'appartient pas strictement à ce qu'on appelle le « membre inférieur ».

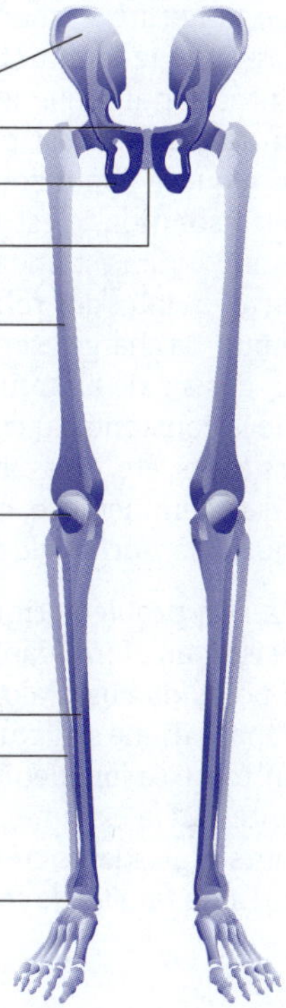

La cuisse

Elle commence au pli de l'aine, cette pliure où passe la couture inférieure du slip. À cet endroit, à l'intérieur, marquant la limite avec le testicule chez l'homme et les grandes lèvres pour la femme, on sent une sorte de cordon très dur qui bouge quand on mobilise la jambe : le tendon du grand adducteur, la victime principale des joueurs de foot. Un peu plus en dehors, on peut sentir de petites boules, normalement indolores, petites et souples, parfois impalpables : les ganglions inguinaux, que l'on reverra avec les ***vaisseaux lymphatiques***. Et puis, très profondément, on peut sentir un cordon qui bat : l'artère fémorale accompagnée de la veine fémorale et du nerf fémoral. Visuellement, l'intérieur de la jambe part de ce pli de l'aine.

Pour que la jambe puisse bouger, il faut une articulation improprement appelée l'articulation de la hanche et dont le nom médical est l'articulation coxo-fémorale, qui, lorsqu'elle vieillit, provoque la très connue ***coxarthrose*** ou arthrose de la hanche.

Cette articulation est en fait une sorte de cratère rond (la cavité cotyloïde) creusé à l'extérieur de l'os iliaque, le plus grand os du bassin où viendra se loger la tête du fémur. Lorsque celle-ci sort de la cavité, à la suite de traumatismes très violents chez l'adulte, ou chez certains enfants dès la naissance, cela réalise une ***luxation de la hanche***.

Ce qu'il faut bien comprendre, c'est que notre bassin est large, à la fois parce que la femme doit pouvoir y accueillir un fœtus, mais également chez l'homme, car l'abdomen contient quantité d'organes. Or la jambe, elle, est bien dans le prolongement exact du bassin, alors que la tête du fémur est à l'extérieur du bassin. De plus, il faut que la cuisse puisse fléchir, aller sur le côté, en arrière, tourner, bref, il lui faut de la place. Le fémur devra donc être encore plus déjeté vers l'extérieur du bassin, mais pas trop, puisque le genou est bien dans l'axe du bassin. La solution que la nature a trouvée est, d'une part, de faire en sorte que le fémur (l'os de la cuisse) revienne vers l'intérieur afin que le genou soit bien dans l'axe, ce qui fait qu'il n'est pas du tout vertical, et d'autre part, que le fémur soit à distance de la tête du fémur. Cette solution, c'est le très emblématique « col du fémur », qui est une pièce osseuse complètement en porte-à-faux qui relie la tête du fémur au reste du fémur. Sa charge est colossale : tout le poids du corps au-dessus de lui, tout cela en mouvement, avec des chocs constants au cours de la marche, de la course, des sauts, etc. Cela explique qu'il puisse, avec l'âge et s'il se déminéralise, casser à l'occasion d'une simple chute : la ***fracture du col du fémur***.

Mais la problématique du fémur est également de résister aux formidables contraintes qu'exerce sur lui le poids du corps alors qu'il est en porte-à-faux. Il dispose d'une structure osseuse complexe qui réalise sur toute sa longueur des lignes de force très importantes. Cela explique que s'il casse, généralement au cours d'accidents très violents, la fracture du fémur entraîne un ***état de choc*** majeur.

La problématique de la cuisse, c'est la mobilisation de la jambe. Pour cela, il existe des muscles qui sont rattachés au bassin sur le devant (les fameux adducteurs), des muscles pour fléchir la cuisse (le très honorable quadriceps) et d'autres non moins importants, comme les muscles fessiers, les ischio-jambiers et le psoas iliaque. En effet, sans cette puissante armada musculaire, nos jambes ne pourraient pas fonctionner, et nos genoux ne seraient d'aucune utilité.

L'extrémité inférieure du fémur est la partie haute du genou, et c'est souvent sa forme que l'on représente dans les dessins qui symbolisent les os : les deux surfaces rondes qu'on appelle les condyles fémoraux. Ils s'articulent avec le tibia en dessous, et avec la rotule devant, deux os qui constituent avec lui le genou.

Le genou

Très simple, en apparence, très solide, mais en fait très fragile. Le genou supporte près de quatre à six fois le poids du corps, notamment lors de la marche, et comme le col du fémur, il subit des contraintes énormes, à cette différence près qu'il est obligé de coopérer avec l'articulation de la hanche au-dessus et l'articulation de la cheville en bas, l'une et l'autre ayant parfois des destins contraires. Cela explique la fréquence des ***entorses du genou***, avec à la clé la possibilité de ***rupture méniscale***, de ***luxations du genou*** et de ***fracture de la rotule***.

Lors de la flexion et de l'extension du genou, les deux condyles fémoraux glissent sur le plateau tibial, qui possède deux surfaces articulaires peu marquées. Autant dire que l'équilibre est plus qu'instable et que le genou ne demande qu'à se déboîter à tout instant. Pour éviter cela et augmenter artificiellement la surface articulaire, le genou possède deux ménisques (un à l'intérieur du genou et l'autre à l'extérieur), qui sont des cartilages remontant sur les côtés. De forts ligaments latéraux le renforcent donc sur les côtés, mais comme ils sont adhérents aux ménisques, une entorse grave peut déchirer le ménisque : c'est la ***rupture méniscale***. Et puis, ce n'est pas suffisant, car les condyles peuvent se déboîter vers l'avant comme vers l'arrière. Pour éviter cela, il y a devant la rotule, petit os très solide qui affleure sous la peau du genou, et qui est tenu en haut par le tendon du quadriceps, ce puissant muscle de la cuisse, et en bas par le tendon rotulien, qui s'insère sur le tibia juste en dessous de la rotule. C'est ce tendon que percute le médecin avec son marteau à réflexes. Mais ce n'est pas suffisant, car le genou peut encore, pour s'échapper, faire des mouvements de tiroir vers l'avant ou vers l'arrière. C'est là que se trouvent les ligaments croisés, particulièrement menacés au ski et dont la rupture donne une instabilité importante.

À la longue, le risque, c'est l'usure des surfaces articulaires du genou et la survenue d'une arthrose fémoropatellaire ou plus généralement d'une arthrose du genou, selon que la rotule est impliquée ou pas.

Et puis, il faut bien que passent les artères, les veines et les nerfs. Ils le font par l'arrière du genou, dans le creux poplité, lequel est protégé, comme toutes les ***articulations***, par une capsule et une synoviale.

La jambe

Elle part du genou (le plateau tibial) et descend jusqu'à la cheville. Elle est constituée de deux os : le tibia, os massif et très solide qui est à fleur de peau ; et le péroné, petit os très fin, et caché par les muscles de la jambe.

Au niveau de la cheville, le tibia donnera un petit relief appelé malléole interne, et le péroné un autre relief appelé malléole externe.

Ces deux os ont pour rôle de loger les insertions des muscles fléchisseurs et extenseurs du pied et des orteils, et les muscles extenseurs du pied. Un petit mot sur ce relief situé derrière la cheville, le très célèbre tendon d'Achille ! Son insertion sur le calcanéum est très solide, mais il peut parfois se rompre (***rupture du tendon d'Achille***) ou devenir inflammatoire (***tendinite***).

La cheville

Cette ***articulation*** est sujette aux entorses. Il est rare que personne ne se soit jamais, au cours de sa vie, tordu la cheville. Les deux malléoles forment les reliefs internes et externes de la cheville, un peu comme une pince qui enserre une surface articulaire tout arrondie, l'astragale. Cette articulation a très peu de liberté, et les ligaments qui l'enserrent de toutes parts sont là pour le lui rappeler. Selon leur gravité, les ligaments peuvent ou non arracher un bout d'os, ce qui revient à une fracture de la cheville. L'une d'elles est assez connue : la fracture bimalléolaire.

Outre le fait de pouvoir fléchir et s'incliner, la cheville doit laisser passer les tendons des muscles fléchisseurs et extenseurs des orteils, ainsi que les artères et les veines, ceci dans un espace très exigu. Cela explique la fréquence des tendinites dans cette région.

Le pied

Très compliqué. Comme la main, mais en pire.

Le talon, c'est le calcanéum, on marche dessus, c'est l'appui postérieur du pied. Parfois, il s'y forme une excroissance osseuse douloureuse, c'est une ***épine calcanéenne***. Au-dessus, recevant la pince constituée par le tibia et le péroné, c'est l'astragale. Devant, un ensemble d'os portant des noms impossibles (cuboïde, cunéiforme, etc.) et qui composent le tarse. Comme le carpe pour la main, ils font le lien avec les cinq métatarses, qui sont des os donnant au pied l'essentiel de sa longueur. Et puis, tout au bout, les orteils, dont la mobilité est très réduite, sauf pour ceux dont les muscles interosseux permettent de mettre les « pieds en éventail ».

Les mouvements qu'on demande au pied ne sont pas très complexes, mais ils doivent être accomplis avec tout le poids du corps dessus, et ceci sans écraser les tendons fléchisseurs et extenseurs. L'astuce que la Nature a trouvée a été de créer deux voûtes : d'abord, la voûte plantaire, que l'on connaît bien, qui forme un arc entre le talon constitué par l'os du calcanéum et l'avant-pied situé juste avant les orteils. Cette voûte permet de laisser glisser les tendons fléchisseurs par-dessous.

Et c'est là, au niveau de l'extrémité des métatarses qui constitue l'appui antérieur du pied, que se situe la voûte antérieure, au-dessous de laquelle passent les tendons fléchisseurs des orteils. Le problème, c'est qu'avec le temps, les deux voûtes peuvent s'affaisser, ce qui donne… les pieds plats et les douleurs de compression des tendons.

À quoi servent les membres inférieurs à part nous déplacer ?

Ils participent de façon évidente à la **sexualité**. De belles jambes attirent le regard, que l'on soit homme ou femme.

Ils sont irremplaçables pour nombre d'**activités ludiques** et donc participent du plaisir.

Lorsqu'on sait à quel point la marche est essentielle pour maintenir une activité physique, on comprend qu'ils contribuent grandement au **maintien de notre poids et de notre équilibre métabolique**, dont la dégradation est à l'origine d'un grand nombre de maladies.

On ne comprend réellement l'impact qu'ont nos membres inférieurs sur notre vie que lorsque, hélas, on en est privé.

Tête, dents, gencives, langue, sinus, hypothalamus, hypophyse, cheveux, cerveau, cervelet, tronc cérébral, oreille interne, méninges, nerfs crâniens, œil, cornée, glandes lacrymales, rétine, tympans, oreille moyenne.

Chapitre 7
La tête

À tout seigneur, tout honneur, et c'est pour cela que la tête vient en dernier, car rien de tout ce que nous venons de voir n'aurait d'intérêt si nous n'en avions pas conscience.

C'est bien sûr la partie la plus difficile à décrire, tant les structures neurologiques sont complexes et imbriquées dans une sphère de la taille d'une petite pastèque et qui pèse, chez l'adulte, entre 5 et 8 kg, soit le dixième de notre poids total. La tête, c'est une boîte ronde à deux faces, le crâne d'une part, qui est en continuité avec le cou, lequel a fort à faire pour la maintenir en place et la bouger, et le visage d'autre part, qui est notre principal outil de communication avec nos semblables, et qui sera également le premier gestionnaire des besoins de nos cellules : l'eau, l'énergie venue de l'alimentation et l'oxygène.

Le visage

Tout le massif inférieur est mobile : la mandibule avec la mâchoire qui est articulée avec le reste du crâne grâce à l'articulation temporo-mandibulaire. Tout ce qui se situe derrière, en profondeur, est destiné à se nourrir grâce aux ***dents*** qui reposent sur les ***gencives***, à la ***langue***, au ***pharynx***, mais également à respirer et à parler grâce au ***larynx***, qu'on a vu dans le cou. Sous la mâchoire, sous la langue et derrière l'angle de la mâchoire se trouvent les ***glandes salivaires*** (sous-maxillaire, sublinguales et ***parotide***), ainsi que des ***ganglions*** qui assurent notre défense immunitaire. Ceux-ci sont aidés par les ***amygdales***, sorte de bastion de défense au fond de la gorge, qui lorsqu'elles sont débordées par certaines infections bactériennes ou virales, donnent des ***angines***. La mandibule est en relation musculaire très étroite avec le cou, avec la tête à cause du masséter, le muscle le plus puissant de notre corps, et de façon plus lointaine avec le thorax.

Le massif supérieur qui porte la mâchoire supérieure appartient à un os du crâne très important : l'os maxillaire. Il part en dessous de l'orbite et se

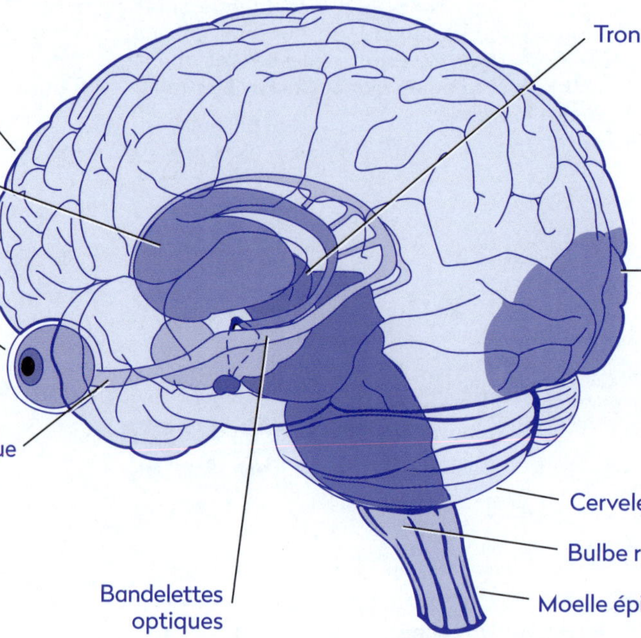

prolonge à l'extérieur par l'os zygomatique qui constitue les pommettes, et il supporte toute la dentition supérieure. Il faut bien imaginer que cet os se prolonge en profondeur, notamment avec des cavités aériennes bien connues, les sinus, à l'origine des infernales ***sinusites***. Et de fait, leur position est très logique puisqu'elles sont en continuité avec tout l'appareil nasal, lequel est porté par l'os nasal (la racine du nez) et l'os ethmoïde. On retrouve cet os en profondeur, et plus haut, car il contribue à former le plancher de l'orbite qui constitue la cavité orbitaire à côté de laquelle se trouvent les glandes lacrymales. Cette proximité explique que, bien souvent, les pathologies oculaires et nasales sont liées par des symptômes assez voisins (nez qui coule, yeux rouges, écoulement par les yeux, éternuements, etc.).

Parlons-en, justement, des yeux : la cavité orbitaire n'est pas un trou dans un os, c'est la réunion de l'ethmoïde en bas, du frontal en haut, du temporal sur le côté, d'un tout petit bout d'ethmoïde en dedans, du zygomatique en dehors, et tout au fond, d'un os qui ne fait pas partie du visage, le sphénoïde. L'intérêt de cette disposition osseuse est de ménager en profondeur une fente par laquelle passera le nerf optique issu de l'œil.

L'os temporal qui constitue les tempes est à la limite entre le crâne et le visage, puisqu'à sa base, juste derrière ***la*** mandibule et au-dessus d'un petit relief qu'on appelle la mastoïde, responsable de la ***mastoïdite***, se trouve le trou du conduit auditif protégé par les oreilles et qui est creusé dans une partie de l'os temporal qu'on appelle le rocher. La fracture du rocher est l'une des ***fractures du crâne*** les plus connues, responsable de ***saignements par l'oreille***.

Au-dessus de tout cela, enfin, se trouve le frontal qui constitue tout le front, mais qui assure aussi la continuité avec les os du crâne.

Le visage comporte les organes sensoriels (les yeux, les oreilles, le nez, la langue) dont les zones d'intégration sont toutes intracérébrales, mais également des muscles peauciers au nombre de 12, gouvernés par le ***nerf facial***, et des nerfs sensitifs, dont le ***nerf trijumeau***, qui reçoit toutes les informations sensitives en provenance de la peau du visage.

Le crâne

Pour le localiser exactement, il suffit d'appliquer les mains autour des cheveux en se disant qu'on se « prend la tête », expression qui porte bien son nom, tant il nous semble que c'est bien là que se situe le siège de notre pensée, et bien souvent le lieu de nos énervements !

Et de fait, c'est la vérité. Notre crâne, qui est constitué du frontal devant, de l'occipital derrière, du temporal sur les côtés, et de la face profonde de tous les os du visage que nous avons vus précédemment, est bel et bien une boîte occupée en grande partie par notre cerveau, le siège de notre pensée, de nos émotions, de notre volonté...

Pour bien comprendre, anticipons une seconde sur le cerveau, le cervelet et le tronc cérébral, qui sont les trois structures essentielles contenues dans le crâne. Le cerveau, ce sont deux hémisphères de 700 g chacun, l'un à droite, l'autre à gauche. Ces deux hémisphères sont reliés entre eux par une structure centrale, le ***tronc cérébral***, qui se prolonge vers le bas par la moelle épinière en direction du cou, et qui est en relation étroite à l'arrière avec le ***cervelet***, cet organe nerveux qui gère notre équilibre et notre coordination.

Imaginons maintenant qu'on ouvre horizontalement cette boîte crânienne en deux en partant d'une oreille vers l'autre. Imaginons (pardon pour les âmes sensibles !) qu'on retire ensuite le cerveau et le cervelet, et en dessous le tronc cérébral, qui relie les hémisphères cérébraux à la moelle épinière. Que verrait-on ? Tout simplement la base du crâne, le fond de la boîte crânienne, avec, de chaque côté, des os dont on a déjà parlé : l'occipital en arrière, le temporal sur le côté, le frontal en avant, et entre les deux, le sphénoïde, dont on a aperçu un bout dans la cavité orbitaire, et qui est en fait un os majeur pour la constitution de la base du crâne. Au milieu, en plein centre et un peu en arrière, est ménagé un trou, le foramen, creusé dans l'os occipital. C'est par là que passera la moelle épinière qui rejoindra les vertèbres du cou.

Des trous, il y en a beaucoup d'autres dans le crâne : la plupart pour laisser passer des nerfs crâniens qui doivent quitter le tronc cérébral pour aller vers les organes sensoriels du visage, ou des vaisseaux importants. Parmi les plus significatifs :

- en avant, on a la lame criblée de **l'ethmoïde** qui laisse passer tous les rameaux nerveux qui constitueront le ***nerf olfactif***, qui remonte vers le tronc cérébral ;
- **le canal optique**, qui laisse passer les deux ***nerfs optiques***, lesquels se rejoignent au milieu pour former le chiasma optique qui enserre une glande très intéressante, l'***hypophyse*** ;
- **le trou déchiré antérieur**, qui laisse passer l'artère ***carotide interne*** ;
- **le méat acoustique interne**, qui laisse passer le nerf auditif ;
- **le canal de l'hypoglosse**, qui laisse passer le ***nerf grand hypoglosse*** qui anime la langue.

Tout le crâne est tapissé par les ***méninges***, dont on reparlera et dont le rôle est de protéger, à tout point de vue (traumatique, infectieux, et inflammatoire), l'ensemble du système nerveux central contenu dans le crâne.

Les artères du crâne

Visualiser comment tout cela est organisé permet de comprendre le mécanisme des ***accidents vasculaires cérébraux*** et les signes qui doivent alerter.

Pour simplifier, il existe deux systèmes :

- **le système carotidien**, qui se divise en carotide interne, qui irriguera tout le système nerveux central (cerveau, cervelet et tronc cérébral), et carotide externe, qui irrigue le cou et tout le visage avec ce qu'il contient (yeux, appareil auditif, muscles peauciers du visage, etc.) ;
- **le système vertébral**, assuré par les artères vertébrales qui traversent les vertèbres du cou jusqu'à la base du crâne, où elles se rejoignent pour former le tronc basilaire. C'est la baisse du flux artériel dans ce tronc qui donne l'***insuffisance vertébrobasilaire***,

responsable de vertiges brutaux, voire de pertes de connaissance.

Chaque hémisphère cérébral est vascularisé par des branches de la carotide et du tronc basilaire. Le tronc cérébral et le cervelet, eux, dépendent essentiellement du tronc basilaire, donc des artères vertébrales. On pourrait donc penser que ces deux systèmes sont indépendants. Heureusement, la nature a bien fait les choses puisque ces deux systèmes sont en liaison grâce au polygone de Willis, des artères courant sur la base du cerveau et permettant une supplémentation si jamais l'un des deux vient à être interrompu. C'est donc une bonne nouvelle, car c'est grâce à cela que les AVC peuvent récupérer.

La mauvaise nouvelle, c'est que le tronc cérébral, lui, ne bénéficie pas de l'apport de ce polygone, car les artères qui l'irriguent sont « terminales », c'est-à-dire qu'il n'y a qu'elles pour assurer la vascularisation du tronc cérébral.

Les veines cérébrales

Elles drainent le sang du visage et du crâne grâce à un réseau de veines qui rejoignent des « sinus veineux », sorte de grosses veines situées entre le cerveau et les méninges, et qui rejoindront vers la nuque la veine jugulaire, cette veine visible au niveau de la face latérale du cou.

On en a fini avec cette anatomie rapide du corps humain, sur lequel vous vous doutez qu'il faudrait des volumes entiers pour entrer dans les détails. Mais on en reverra certains aspects complémentaires dans la partie qui suit : les organes. Ne lâchez pas l'affaire, vous comprendrez beaucoup de choses importantes.

Partie 2
Les organes

Le nombre d'organes exact fait débat. **Un organe est une organisation de cellules qui forment un tout bien individualisé, dans l'objectif de remplir une fonction.** Autant tous les médecins s'accordent sur le foie, les reins ou la rate, autant ce n'est pas le cas pour le péritoine, le péricarde ou l'hymen… Officiellement, nous avons 80 organes. Toutefois, les dents et les os, bien qu'étant de structure et de fonction différentes, ne sont comptés qu'une seule fois.

Nous avons donc pris le parti de rajouter certains « organes » à cette liste officielle, pour arriver à 88.

Voici donc le tour du corps en 88 organes.

On pourrait les présenter classiquement par ordre alphabétique, mais ce serait les détacher de leur fonction et finalement du rôle de chacun dans le fonctionnement (donc la physiologie) du corps.

Ils seront donc classés en 14 petits chapitres : digestion, respiration, circulation, système urinaire, squelette, mouvements, système nerveux, vision, audition, défense, peau, glandes endocrines (organes fabriquant des hormones), organes de reproduction chez l'homme et chez la femme.

Chapitre 1

Les organes de la digestion

Pour suivre les différentes étapes, nous prendrons un cobaye que nous étudierons tout au long de la digestion : un gros hamburger avec des frites. Classique ! Certes, sa consommation régulière n'est pas bonne pour la santé, car il est trop gras, trop salé et trop sucré, mais il a l'avantage, pour notre description, d'être un aliment complet.

Petit avant-goût de son trajet : il va d'abord être broyé à « belles ***dents*** », qui reposent sur les ***gencives***, humidifié par la salive qui vient des ***glandes salivaires***, malaxé dans la bouche par la ***langue***, avalé goulûment grâce au ***pharynx***, puis il descendra à toute allure par l'***œsophage*** jusqu'à l'***estomac*** au sortir duquel, par petits morceaux au travers du ***pylore***, il passera dans le ***duodénum*** pour y recevoir d'un côté la bile fabriquée par le ***foie*** et délivrée par la ***vésicule biliaire***, et de l'autre des sucs pancréatiques venus du ***pancréas***.

À ce stade, il ne reste plus de ce pauvre hamburger qu'une sorte de bouillie infâme qui transitera par l'***intestin grêle***, passera devant l'***appendice*** et le ***cæcum*** et remontera par le ***côlon,*** fera tout le tour de l'abdomen, et quand il sera arrivé tout en bas, repartira vers l'arrière par le ***sigmoïde*** pour aboutir dans le ***rectum***, où il sera éliminé sous forme de selles. Temps du trajet : 24 heures environ !

Cela correspond au bagage minimum pour comprendre comment fonctionnent les organes digestifs. Mais si vous êtes un peu curieux, lisez la suite, car vous saurez tout sur les affres de ce pauvre hamburger quand ça se passe bien, mais aussi quand ça se passe moins bien... !

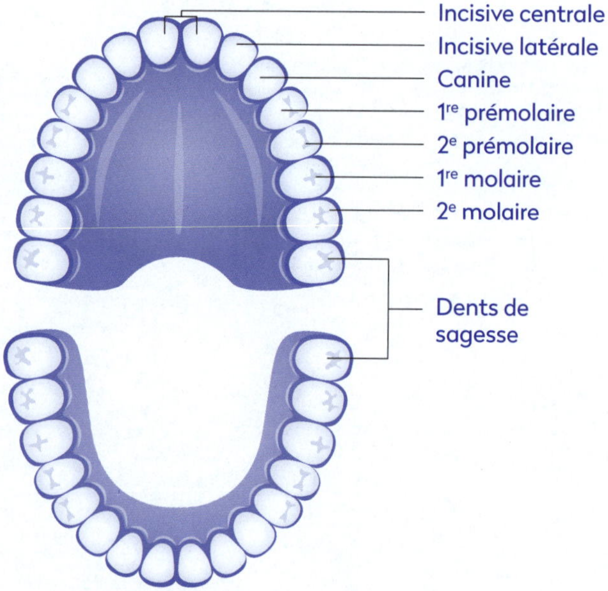

Dents

En urgence

Douleurs dentaires, fièvre, ganglions sous la mâchoire.

Les dents sont considérées comme un organe puisque chacune d'elles est irriguée par des vaisseaux et innervée par un nerf. Cet organe est vivant, bien que minéralisé, et implanté solidement dans l'os auquel il est arrimé par une articulation.

Notre hamburger est donc coupé par nos incisives, déchiré par nos canines et broyé par nos prémolaires, nos molaires et nos dents de sagesse. À part les canines et les incisives, qui n'ont que deux faces, les prémolaires, les molaires et les dents de sagesse en ont quatre.

Chaque dent possède une racine, de taille et de forme variable en fonction de la taille et de la fonction de la dent. Elle est implantée dans l'os de la mâchoire, et émerge de la gencive par une couronne, c'est-à-dire la partie visible de la dent. La dent est recouverte d'émail, substance blanche et brillante qui repose sur la dent elle-même, constituée de dentine, laquelle est un tissu calcifié très résistant. C'est l'émail qui est atteint en premier en cas de ***carie***. La zone où l'émail disparaît pour laisser place à la dentine nue qui s'enfoncera dans la gencive s'appelle le collet de la dent. C'est pour cela que les dents qui se déchaussent semblent plus longues et plus jaunes à leur base, car à cet endroit, la dentine n'est pas recouverte d'émail.

Les racines sont implantées dans l'os de la mâchoire, dans une loge qu'on appelle l'alvéole. Les alvéoles dentaires sont les trous qu'on voit sur les squelettes de crâne édentés. Chaque alvéole osseuse est pourvue de ligaments puissants et très courts qui sont fixés sur la partie de la dent enfoncée dans l'os et qu'on appelle le cément. C'est l'inflammation de cette authentique articulation qui donne l'***arthrite dentaire***.

Chez le bébé, les dents se mettent à pousser à partir de l'âge de 6 mois. Elles sont à l'origine de ***poussées dentaires*** (les feux de dents) désagréables. Les dents de lait, au nombre de 20, seront en place à l'âge de 3 ans et ne resteront que trois ou quatre ans pour tomber et faire place aux dents définitives, au nombre de 32.

Tout ce qu'on vient de voir, c'est la partie minérale de la dent. Mais c'est un tissu qui vit et qui se régénère au moyen de vaisseaux. En fait, toutes les dents sont creuses puisqu'au centre se trouve un canal qui contient la pulpe de la dent qui assure la vitalité de la dent. Elle contient une artère, une veine et un nerf. C'est grâce à ce dernier qu'on a une sensibilité au chaud et au froid, mais c'est également en partie à cause de lui que l'on souffre des dents. En partie seulement, car la sensibilité de la mâchoire est aussi assurée par toutes les branches des nerfs dentaires qui innervent les gencives.

Tête, digestion.

Les pathologies les plus fréquentes

Les problèmes de dents sont les ***caries***, mais également la ***pulpite***, la ***luxation de la dent*** à la suite d'un traumatisme, les ***dents cassées***.

Gencives

En urgence

Douleurs dentaires, saignements de gencive, gonflement de la gencive.

C'est la partie de la muqueuse de la bouche qui recouvre les maxillaires. Elle fait un peu moins d'un demi-centimètre d'épaisseur et tend à s'amincir avec l'âge. Sa jonction avec les dents est effectuée de façon très étroite, ce qui empêche les microbes de pénétrer dans le logement de la dent, qu'on appelle l'alvéole.

Tête, digestion.

Les pathologies les plus fréquentes

Les problèmes de gencives se manifestent par des ***saignements*** (gingivorragies), et des ***gonflements*** douloureux.

Parmi les causes, les inflammations de la gencive, responsables soit de ***gingivites***, soit de ***parodontites***.

Certaines tumeurs bénignes ou malignes de la gencive peuvent être responsables également de ces saignements.

Avec l'âge, la gencive s'amincit, ce qui provoque un déchaussement des dents. Avec des risques d'***abcès dentaire*** à répétition ou de ***kystes dentaires***, et surtout de la perte des dents qui peuvent nécessiter leur arrachement et la pose de prothèses dentaires.

La gencive, enfin, est le siège fréquent d'***aphtes*** qui peuvent être très douloureux.

Glandes salivaires

En urgence

Douleurs sous la mâchoire ou sous l'oreille, gonflement de l'angle de la mâchoire ou sous la mâchoire, ganglions sous la mâchoire, fièvre, absence de salive.

Notre hamburger sera alors imbibé de salive lors de la mastication. Cette opération permettra d'aider au début de la digestion du pain et de faire que la bouchée soit facile à avaler.

Les glandes salivaires sont trois glandes qui fabriquent la salive : la sublinguale, la sous-maxillaire et la parotide.

La parotide

C'est la plus volumineuse. Elle est située entre la mastoïde (le relief osseux du crâne localisé en dessous et derrière le pavillon de l'oreille), l'angle de la mâchoire et le tragus (le petit relief cartilagineux situé juste devant l'orifice de l'oreille). Elle est munie d'un canal (le canal de Sténon) qui se trouve dans la bouche, sur la face interne des joues.

La parotide peut s'enflammer et donner une ***parotidite***, dont la plus connue est les ***oreillons***.

Dans certains cas, elle peut être à l'origine d'une tumeur de la parotide.

La sous-maxillaire

Ce sont plusieurs petites glandes situées sous la mâchoire et que l'on peut facilement confondre avec des ganglions. Leur inflammation est responsable d'une sous-maxillite. Du pus sort alors du canal de Wharton, qui est le canal qui achemine la salive jusque dans la bouche.

La sublinguale

Cette toute petite glande est située sous la langue. Ses canaux très visibles peuvent parfois projeter des jets de salive quand on ouvre la bouche.

Toutes les glandes salivaires peuvent être le siège d'une ***lithiase salivaire***.

Tête, digestion, immunité.

Langue

En urgence

Douleurs de la langue, modification de la langue, modification de la voix, troubles de la déglutition.

La langue est un muscle complexe, libre dans la bouche et recouvert d'une muqueuse. Toutes les saveurs du hamburger seront diluées par la ***salive*** et stimuleront les papilles gustatives. C'est le moment le plus agréable de la digestion ! On peut d'ailleurs, en même temps qu'on déglutit chacune des bouchées, exprimer son contentement. Et si la langue fait bien son travail, on évitera la désagréable fausse route.

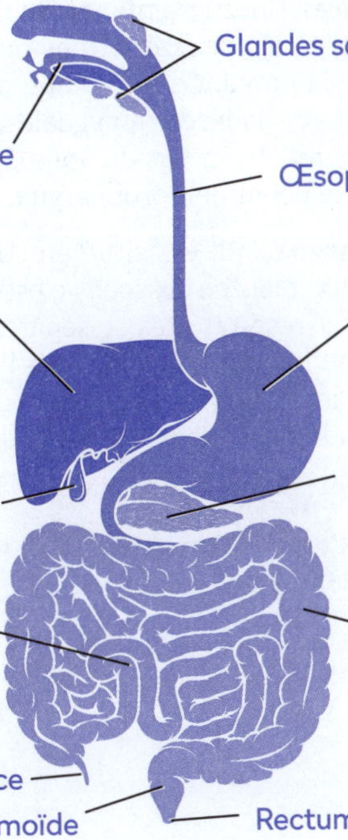

La partie de la langue que l'on aperçoit n'est que la partie libre, tandis que la base de la langue, qui lui permet à la fois son assise et sa mobilité, est située profondément bien en dessous, à la limite avec le larynx. La limite entre ces deux parties est visible dans le fond de la gorge en tirant sur la langue : il s'agit du V lingual, marqué par une série de grosses papilles qui sont les bourgeons du goût. La langue a une face supérieure où se trouvent les papilles du goût, et une face inférieure pourvue de nombreuses veines violacées. Ce qui fait que la langue n'est pas avalée, c'est parce qu'elle est munie d'un frein qu'on appelle le filet, et qui est la sorte de cordon charnu que l'on aperçoit sous la langue. Les papilles gustatives sont incorporées à une muqueuse qui repose sur des muscles qui la parcourent dans tous les sens et lui permettent son extraordinaire mobilité. Les muscles sont actionnés par des nerfs crâniens : le ***grand hypoglosse*** et le ***glossopharyngien***.

La langue sert à la ***déglutition***. Grâce à son mouvement de reflux vers l'arrière, la bouchée est envoyée dans l'***oropharynx***, et par sa synchronisation avec le ***larynx***, on peut avaler sans faire de fausse route. Elle sert à la ***mastication***, car elle refoule sans cesse les aliments vers les dents sans pour autant se faire mordre, une performance réalisée par des commandes centrales de la déglutition et de la mastication. Elle sert à la phonation, puisque les dentales (t, d), les liquides (l, g, j) et les sifflantes (c, s) sont possibles grâce à l'action de la langue. Cette action est menée en coordination avec le ***larynx*** et les ***cordes vocales***. Et enfin, elle est capable de gérer ces trois actions presque simultanément : mastiquer, parler, avaler…

Tête, déglutition, digestion, parole.

Les pathologies les plus fréquentes

Les problèmes de muqueuse : ce sont les ***glossites***, dont les causes et les manifestations sont très nombreuses. Certaines atteintes de la langue sont seulement douloureuses : on les appelle des ***glossodynies***.

Plusieurs causes d'origine inconnue sont responsables de glossites : la langue géographique (plaques bien délimitées comme une carte de géographie), la langue plicaturée (avec des fentes parfois profondes et douloureuses), la glossite exfoliatrice marginée (qui se rapproche de la langue géographique), la glossite losangique médiane (plaque rouge du centre de la langue). Lorsque la langue est noire ou brun verdâtre, il s'agit le plus souvent d'une intoxication médicamenteuse, du tabagisme, ou d'une mycose.

La langue blanche fait partie des glossites. On dit que la langue est saburrale.

La langue peut être responsable de troubles de la déglutition en cas d'***épiglottite***, de piqûres par des guêpes ou abeilles dans le fond de la gorge, ou de paralysies qu'on appelle les glossoplégies.

Les tumeurs de la langue sont relativement fréquentes, et parmi elles, les cancers de la langue, surtout chez les personnes alcooliques et fumeuses, en particulier qui fument la pipe.

Mais le risque majeur pour la langue, ce sont les ***morsures***.

Pharynx

En urgence

Maux de gorge, nausées, vomissements, douleurs en avalant.

Le pharynx est le passage obligé de tout ce que l'on avale et que l'on respire. Il s'étend depuis le fond de la bouche (le voile du palais avec la luette et les amygdales), jusqu'à l'***œsophage***. Notre ami hamburger n'occupe que l'oropharynx.

Les trois étages du pharynx

- **Le rhinopharynx**, c'est ce qui fait suite aux fosses nasales, c'est-à-dire la fin de l'arrière-nez. Les fosses nasales, vous en prenez brutalement conscience le jour où vous buvez la tasse : c'est là où vous ressentez cette impression désagréable de brûlure derrière le nez. En fait, c'est votre rhinopharynx qui n'aime pas l'eau. C'est normal puisque son rôle, c'est de laisser passer de l'air.
- **L'oropharynx**, lui, est capable de laisser passer l'air comme l'eau et les liquides. C'est ce qui fait suite à ce que nous appelons le fond de la gorge : là où on voit le voile du palais qui tapisse le fond de la gorge et où est suspendue la luette, avec en dessous les ***amygdales***. Chez les enfants, on ne peut pas les rater, ce sont les deux énormes boules qui sont au fond de la gorge. Chez l'adulte, à moins d'être atteint d'une maladie des amygdales, elles forment deux petits reliefs en bas du voile du palais. Tout cela, c'est le début de l'oropharynx.
- **L'hypopharynx**, lui, est situé en continuité avec l'oropharynx, mais en dessous : c'est là où les voies digestives et respiratoires se sépareront. Juste en dessous de l'hypopharynx, ce sera l'œsophage, et juste en avant, le larynx, le lieu de toutes les ***fausses routes***, l'endroit précis où on avale de travers.

Cou, déglutition, digestion, respiration, immunité.

Les pathologies les plus fréquentes

- Les **inflammations**. C'est l'une des maladies les plus fréquentes. Quand elle touche le rhinopharynx, c'est la très célèbre ***rhinopharyngite***. Quand elle touche l'oropharynx, c'est la ***pharyngite***, qui est en fait le mal de gorge et que l'on confond bien souvent avec l'angine et l'***amygdalite***.
- Les **tumeurs** du pharynx sont le plus souvent bénignes (angiome, fibrome ou polype). Dans certains cas, notamment chez les fumeurs et ceux qui consomment de l'alcool en quantité excessive, elles peuvent être cancéreuses.

Œsophage

En urgence

Douleur dans la poitrine au centre, régurgitations, nausées, vomissements, difficultés à avaler.

À partir de là, ce pauvre hamburger n'est déjà plus qu'un informe pâté, suffisamment hydraté, et que ce long tuyau qu'est l'œsophage à la fois fragmentera et fera descendre grâce à ses contractions. L'œsophage part du pharynx pour aboutir dans l'estomac, il est souple, et il est le passage obligé de toute l'alimentation.

Il traverse tout le thorax de haut en bas, juste derrière la ***trachée***. Puis, au moment où celle-ci se divise en deux pour donner les ***bronches***, il partira vers l'arrière, car il faut bien laisser la place au cœur. Enfin, aux abords du ***diaphragme*** qu'il traverse, il revient vers l'avant pour se jeter dans l'***estomac***. Cette zone s'appelle le cardia.

Sa muqueuse est fragile, ce qui le rend vulnérable à tout ce qui est agressif venu d'en haut (alcool, toxiques, médicaments…) ou d'en bas (le contenu de l'estomac).

Il est parcouru par des veines qui proviennent de la veine porte, une veine essentielle dans la digestion puisqu'elle draine une grande partie du sang du système digestif. Si ces veines sont dilatées (à la suite d'une maladie du foie comme la cirrhose), elles risquent d'éclater : c'est ce qu'on appelle la ***rupture de varices œsophagiennes***, qui peuvent donner des hémorragies digestives cataclysmiques et parfois mortelles si elles sont très abondantes.

Cou, thorax, ventre, digestion.

Les pathologies les plus fréquentes

Les problèmes qui le touchent sont : l'inflammation de sa muqueuse (l'***œsophagite***) en réaction aux agressions ; les tumeurs (souvent cancéreuses) ; les spasmes (le ***spasme de l'œsophage*** est très douloureux) ; la ***hernie hiatale*** (remontée de l'estomac dans le thorax) qui retentit sur sa muqueuse ; les diverticules (sortes de trous dans la muqueuse) ; l'atrésie de l'œsophage, qui est une maladie congénitale qui se manifeste par l'absence d'un bout d'œsophage, l'autre segment se terminant en cul-de-sac ; les ***ruptures de varices œsophagiennes***.

Estomac

En urgence

Douleur au niveau de l'estomac, nausées, vomissements.

Notre hamburger, ou ce qu'il en reste, parvient dans l'estomac qui, on l'a vu, est dans le haut du ***ventre***. Le pain, le steak, la mayonnaise, le fromage, les frites forment maintenant une pâte liquide qui sera malaxée par l'estomac. Seuls les fibres et les aliments non digestibles sont encore dans leur état initial (salade, peau des tomates). Tout cela est homogénéisé par les boissons qui accompagnent le repas. Mais à ce stade, aucun des nutriments (glucides, lipides, protides, vitamines) n'a été absorbé par l'organisme, et nombre d'entre eux sont encore sous des formes complexes (amas de protéines, sucres géants, imbrication de lipides). Et bien que la sensation de soif ait pu disparaître, l'eau des boissons n'a pas encore pénétré dans le sang. L'état d'hydratation du corps n'a pas encore été modifié.

L'estomac a globalement la forme d'un sac qui ressemble au réservoir d'air des joueurs de cornemuse. Son rôle est de recevoir toute la nourriture en provenance de l'***œsophage***. Trois fois par jour, il s'expand puis se contracte pour éliminer son contenu vers le ***duodénum*** au travers d'un sphincter (un muscle circulaire) qu'on appelle le pylore, et qui est situé à sa sortie. L'estomac n'est donc pas qu'un simple réceptacle stupide,

Ce travail de malaxage permet de compenser la paresse de ceux qui ne mâchent pas assez leurs aliments, mais il sert aussi à les stériliser et à les imbiber de l'acide chlorhydrique qu'il fabrique pour aider l'action ultérieure de certaines enzymes du duodénum. Au cours de cette opération de malaxage et d'évacuation vers le duodénum, l'estomac pousse tous les organes vers le bas (imaginez que nous n'ayons pas de ***péritoine*** pour encaisser cette pression, nous finirions par avoir « l'estomac dans les talons »).

Pour avoir une idée du contenu de l'estomac, il suffit de se rappeler les quelques fois où on a vomi : ce liquide acide, qui brûle la gorge, et qui contient ce qu'on vient de manger. Ce sont des vomissements alimentaires imbibés d'acide chlorhydrique. Lorsque ces vomissements sont jaune verdâtre et amers, c'est qu'ils sont imprégnés de bile, et donc de contenu digestif qui remonte de la zone située en dessous de l'estomac.

Ventre, digestion.

Les pathologies les plus fréquentes

Cette sécrétion acide est activée par notre « ***système nerveux parasympathique*** » (un système nerveux qui échappe à notre volonté et qui gère les interactions entre certains de nos organes), lequel est sous contrôle de notre ***cerveau***. Cela explique pourquoi notre estomac est à ce point dépendant du stress, lequel est rendu responsable de ces brûlures gastriques qui, à la longue, éroderont la paroi de l'estomac globalement (la ***gastrite*** de stress) et localement (l'***ulcère*** de stress). À long terme, les agressions peuvent provoquer un cancer de l'estomac. Qu'il s'agisse d'une tumeur ou d'un ulcère, l'estomac peut se perforer brutalement et entraîner une ***péritonite***.

En fait, notre estomac est, comme nos intestins, un formidable terrain de jeu pour notre cerveau qui peut, par cet intermédiaire, manifester ses émois.

Il se trouve également que l'acidité générée par l'estomac est un lieu de prédilection pour l'*Helicobacter pylori*, une bactérie qui se complaît particulièrement dans les milieux acides. Or cette bactérie a pour effet d'attaquer la paroi de l'estomac. Plus on est stressé, plus on fabrique d'acide chlorhydrique, et plus *Helicobacter pylori* se développe !

Pylore

En urgence

Douleur en dessous de l'estomac, nausées, vomissements.

Une fois bien acidifié et « passé à la moulinette » grâce au malaxage de l'estomac, ce qui reste de notre hamburger initial passera régulièrement et par petits fragments au travers du pylore, qui est le sphincter (muscle circulaire) qui ferme la partie terminale de l'***estomac***. Ainsi, le duodénum, qui est d'un petit calibre, pourra recevoir de petites quantités de cette bouillie.

Ventre, digestion.

Les pathologies les plus fréquentes

- **La sténose du pylore**, c'est-à-dire le rétrécissement du pylore. Soit c'est une maladie congénitale qui se manifeste dès l'âge de 3 semaines et qui impose une intervention chirurgicale, soit c'est une réaction à un ulcère du pylore ;
- **l'ulcère du pylore**, qui est en fait un trou dans la muqueuse du pylore, sorte de variante de l'***ulcère à l'estomac***.

Duodénum

En urgence

Douleur en dessous de l'estomac, fatigue, vomissements.

Parvient donc au duodénum exactement ce que l'estomac lui a fourni. Le hamburger subira alors ici un traitement particulier. Rappelons que le duodénum est coudé, en forme de C, un peu comme le siphon d'un lavabo. Sa partie verticale est légèrement dilatée (elle porte le nom d'ampoule de Vater).

En fait, son rôle est avant tout chimique. C'est là que se déversera la quasi-totalité des enzymes qui permettent la digestion des aliments.

D'abord, la **fabrication d'enzymes**. Le duodénum possède un certain nombre de cellules qui fabriquent des enzymes protéolytiques capables de casser les protéines en chaînes plus petites et en acides aminés. Ceci n'est possible que grâce à l'acide chlorhydrique dont l'estomac a enrobé tout son contenu.

En son milieu, le duodénum est dilaté en forme d'ampoule, appelée l'ampoule de Vater. L'intérêt de cette zone est de recevoir deux canaux : le canal de Wirsung en provenance du ***pancréas***, et le canal cholédoque en provenance du ***foie***. Le premier déversera les sucs pancréatiques destinés à la digestion de certains sucres et de certaines protéines ; le second déverse la bile qui aidera plus tard les intestins à absorber certaines graisses et certaines vitamines indispensables. Ce carrefour est donc fondamental à la digestion.

Enfin, il commencera à réabsorber un certain nombre d'éléments assimilables comme le fer, le calcium, certains glucides et certains lipides.

Les pathologies les plus fréquentes

Le duodénum peut souffrir des mêmes affections que l'ensemble du tube digestif : il peut se trouer (***ulcère du duodénum***), devenir inflammatoire (***duodénite***), être le siège d'une tumeur (***ampullome vatérien***) ou se perforer (***péritonite***).

Pancréas

En urgence

Douleurs sous les côtes à gauche irradiant dans le dos, selles graisseuses, jaunisse très marquée, démangeaisons, nausées, vomissements, fatigue, fièvre, malaises, sueurs, amaigrissement, perte d'appétit.

Le pancréas est une glande annexe du tube digestif, de forme allongée, un peu comme un poisson, et il a globalement trois parties : une tête, un corps et une queue. Il est volumineux, car il comporte de nombreuses cellules qui ont beaucoup de travail à réaliser en permanence. Sa situation est donc particulière dans l'organisme : il est proche du ***duodénum***, auquel il envoie son suc pancréatique, mais il est éloigné du ***foie*** alors qu'il doit travailler en parfait synchronisme avec lui pour que la digestion soit efficace.

L'organisme a résolu tous ces problèmes de la façon suivante :

- D'abord, le duodénum, qui a une forme de siphon, s'enroule complètement autour de la tête du pancréas. Ainsi, le canal de Wirsung, qui véhicule vers le duodénum les sécrétions du pancréas, sera directement abouché dans le duodénum au niveau d'une dilatation que celui-ci porte : l'ampoule de Vater.
- Ensuite, le canal cholédoque, qui transporte la bile en provenance du foie, et le canal de Wirsung ont un sphincter (un muscle circulaire) commun qui commande au même moment l'excrétion de bile et de suc pancréatique. Pour réaliser cela, le canal cholédoque traverse la tête du pancréas de part en part, ce qui a des conséquences très précises dans certaines maladies de la tête du pancréas.
- Enfin, il fallait bien que cette glande puisse se positionner entre l'estomac, le duodénum, le gros intestin et la rate, qui est juste au-dessus. Seule solution pour lui : filer profondément vers l'arrière. Cette position fait que sa queue est très proche d'un réseau de nerfs qu'on appelle le ***plexus*** solaire. Cela explique que les problèmes qui touchent la queue du pancréas donnent des douleurs violentes et profondes qu'on appelle des « douleurs solaires ».

Le pancréas n'entre jamais en contact avec les aliments, et donc il ne sait rien de notre hamburger. En revanche, c'est le ***duodénum*** qui l'informera grâce à des messagers hormonaux (sécrétine, CCK-PZ) et à des stimuli nerveux et lui donnera ainsi l'ordre de faire son travail. Sans pancréas, pas de digestion possible ! Et c'est ce que vous verrez dans un prochain épisode : la ***fonction pancréatique***.

Ventre, digestion, métabolisme.

Vésicule biliaire

En urgence

Douleurs sous les côtes à droite irradiant dans le dos, jaunisse, urines foncées, nausées, vomissements, selles décolorées, fatigue, fièvre.

C'est un petit réservoir en forme de poire, situé sous le foie et chargé, en dehors des repas, de stocker la bile que celui-ci a fabriquée. La vésicule se contracte au moment des repas pour envoyer la bile vers les intestins.

Tout comme le pancréas, la vésicule biliaire n'est pas en contact avec notre hamburger. Elle est seulement informée par le ***duodénum*** qu'il faut se contracter, à cause de la présence dans le duodénum de l'huile, des frites, de la mayonnaise et du gras du steak. C'est pour cela que les douleurs de colique hépatique sont souvent déclenchées par les repas trop gras si un obstacle empêche le passage de la bile.

La vésicule est une voie accessoire sur la voie biliaire principale. Elle est en continuité avec un petit canal court et un peu tordu, le canal cystique, qui rejoint le canal hépatique venu du foie. Leur confluence donne le canal cholédoque, qui descend vers le duodénum. À ce niveau, le canal cholédoque comporte un muscle circulaire appelé sphincter d'Oddi, dont le rôle est de permettre à la bile de s'écouler quand il est ouvert. La partie du duodénum où se déverse l'ensemble s'appelle l'ampoule de Vater.

En dehors de la digestion, la bile est sécrétée en continu par le foie. Or, comme le sphincter d'Oddi est fermé, la bile se stockera naturellement dans la vésicule biliaire qui se remplit peu à peu. De son côté, le ***pancréas*** stocke ses sucs pancréatiques dans les cellules qui les fabriquent.

Au moment de la digestion, les aliments arrivent dans le duodénum, acidifiés par l'acide chlorhydrique de l'estomac. Ils provoqueront la libération d'une hormone par les cellules des intestins (la CCK-PZ). Cette hormone donnera l'ordre au pancréas de libérer les sucs pancréatiques et à la vésicule biliaire de se contracter. Dans le même temps, le sphincter d'Oddi s'ouvre, la bile éjectée par la vésicule descend dans le canal cystique, passe dans le canal cholédoque et tout est déversé en même temps dans l'ampoule de Vater.

Ventre, digestion.

Les pathologies les plus fréquentes

La vésicule est bien connue pour son risque de former des **calculs biliaires**, lesquels peuvent soit provoquer une inflammation (la ***cholécystite***), avec un risque de septicémie appelée ***angiocholite***, soit se rompre et causera une ***péritonite***, soit se bloquer dans le cholédoque, ce qui donnera une ***rétention biliaire***. Comme la vésicule n'est pas un organe vital, son élimination par chirurgie résoudra ces complications.

Foie

En urgence

Douleurs sous les côtes à droite, jaunisse, urines foncées, nausées, vomissements, fatigue, fièvre, malaise.

Le foie est un organe vital pour l'organisme, situé en haut et à droite de l'abdomen, et annexé au système digestif. C'est une sorte d'usine de tri. Son rôle est d'abord de fabriquer la bile, essentielle pour la digestion des graisses, et d'autre part de récupérer par voie veineuse tout ce que les ***intestins*** ont pu absorber comme nutriments et de les transformer en combustible utilisable par toutes les cellules de l'organisme.

Le foie n'a en fait aucun contact avec le hamburger qui, à cet instant, se trouve dans la partie du ***duodénum*** appelée ampoule de Vater, ce carrefour où sont déversés les sucs pancréatiques en provenance du ***pancréas*** et de la bile fabriquée justement par le foie et stockée dans la ***vésicule biliaire***.

À bien y réfléchir, le foie ne pouvait pas se trouver ailleurs :

- C'est une usine de transformation des nutriments et molécules diverses que les intestins lui transmettent. Par conséquent, c'est un organe très volumineux, car 90 % de ce que nous mangeons (les 10 % restants sont éliminés dans les selles) passeront par lui. Il lui faut donc un volume suffisant pour se loger, en plus d'être assez proche du système digestif. La seule place possible, c'est sous la coupole du ***diaphragme***, dont il épouse la forme arrondie.
- Comme il fabrique la bile qui doit rejoindre le ***duodénum***, il doit donc en être proche. Mais comme il en est éloigné, il émettra un canal, le canal cholédoque, qui descendra pour rejoindre le duodénum.
- La bile est fabriquée de façon continue. Mais elle ne doit être émise que lorsque les graisses à digérer se trouvent dans le duodénum. Elle est donc stockée dans une sorte de petit réservoir, la vésicule biliaire, qui est située juste sous le hile du foie.
- C'est par le hile qu'entreront et sortiront également les vaisseaux qui lui acheminent le sang qu'il doit épurer.

Tout cela explique sa position stratégique dans l'organisme. Le foie reçoit deux types de vaisseaux : la veine porte (qu'on appelle aussi le système porte) et l'artère hépatique, qui lui apportent l'une du sang veineux en provenance des intestins, l'autre du sang artériel en provenance de l'ensemble de la circulation artérielle. Une fois traité, ce sang doit repartir pour rejoindre la circulation générale (veine cave puis cœur). Ce sont les veines sus-hépatiques qui s'en chargent.

Le sang veineux qu'il reçoit par la veine porte provient des capillaires intestinaux qui récupèrent tous les nutriments que les intestins et le duodénum ont pu absorber au cours de la digestion. Une fois la veine porte entrée dans le foie, elle se divisera à nouveau en petites veines puis en capillaires qui feront alors des échanges avec les cellules du foie qu'on appelle les hépatocytes. Ceux-ci absorberont tout ce que les intestins lui ont apporté.

Une fois leur travail effectué, les produits obtenus par les hépatocytes seront éliminés soit dans la bile par les voies biliaires (canal hépatique, canal cystique, vésicule biliaire et canal cholédoque), soit dans les veines sus-hépatiques.

Le rôle du foie

Il doit d'abord fabriquer la bile, qui est un liquide jaune très amer et basique, et qui provient de la destruction de produits toxiques (médicaments, alcool, toxiques, etc.), mais également de l'hémoglobine issue des globules rouges en fin de vie. Tous ces produits de dégradation se retrouvent dans les intestins, où ils sont éliminés en donnant aux selles leur couleur marron. Lorsqu'il y a un obstacle sur les voies biliaires, la bile ne peut plus être éliminée, elle ne va plus dans les selles (les selles deviennent jaune clair, voire blanches) et elle reflue dans le sang : les urines deviennent très foncées, couleur porto, la peau devient jaune et cela provoque des démangeaisons. C'est ce qu'on appelle la ***rétention biliaire***.

La bile sert, on l'a vu, dans le duodénum, à permettre l'action des enzymes chargées de transformer les graisses complexes en acides gras, mais également les vitamines A, D, E et K, qui ne sont pas absorbables directement par les intestins.

Ensuite, c'est une extraordinaire usine de transformation de tous les produits bruts (lipides, glucides, protides) en produits destinés soit à être envoyés aux cellules de l'organisme par le sang, soit à être éliminés dans les selles ou dans les urines. Ainsi, il est capable de récupérer les protéines du steak ou du fromage de notre hamburger pour les transformer en acides aminés, lesquels pourront servir à fabriquer du glucose si l'organisme en a besoin. Il sait aussi synthétiser des produits issus de certains acides aminés. Il sait aussi débarrasser notre organisme de l'azote en fabriquant l'urée, substance qui a donné son nom à... l'urine.

Et enfin, il sert à fabriquer de nombreuses protéines de transport comme l'albumine, sortes de petits bateaux destinés à circuler dans le sang et à amener leur cargaison (hormones, vitamines, fer, etc.) à bon port pour les cellules de l'organisme.

Ventre, digestion, métabolisme.

Les pathologies les plus fréquentes

Elles sont dues à divers mécanismes :

- **l'inflammation :** c'est l'hépatite qui peut avoir pour origine une agression par un virus ou par des toxiques. C'est ainsi que les ***hépatites*** peuvent être virales, toxiques, médicamenteuses ou auto-immunes ;
- **les suites d'une inflammation.** Si cette inflammation aboutit à la destruction des cellules hépatiques et que celles-ci ne se régénèrent pas, un tissu fibreux le remplacera : c'est la cirrhose, conséquence de la destruction du foie et qui peut provoquer la fabrication de liquide dans le ***péritoine*** (l'ascite), et dont le prélude est l'***insuffisance hépatique***, avec ses risques d'hémorragie digestive ou de troubles de la coagulation sanguine ;
- le foie peut être le siège de **tumeurs** qui sont soit bénignes, soit malignes. Dans ce dernier cas, le cancer survient très souvent dans les suites d'une cirrhose ;

- **l'infection du foie :** il peut s'agir d'abcès du foie, notamment avec certains parasites ;
- **une infection** peut gagner les vaisseaux sanguins à partir d'une infection des voies biliaires et de la vésicule biliaire en particulier. Si cette infection se répand dans le sang, il s'agit d'une ***angiocholite*** ;
- **les traumatismes du foie**, à la suite de violents traumatismes abdominaux : hématome dans le foie ou hémorragie à bas bruit. Le plus fréquent est le coup de volant dans les côtes chez une personne qui n'a pas mis sa ceinture de sécurité.

Intestins

En urgence

Douleurs de tout le ventre ou du nombril, vomissements, diarrhées, selles anormales (noires et nauséabondes), fièvre.

Avec ses sept mètres de longueur, c'est de loin la plus longue partie du système digestif. L'intestin grêle fait suite au duodénum et se poursuit par le gros intestin ou côlon, qui se terminera par le rectum, l'ultime partie des intestins avant l'orifice anal. Petite visite guidée de ce lieu de villégiature des aliments où nous avons laissé ce qu'il reste de notre hamburger initial : de tout ce qui faisait sa saveur et sa consistance, il ne reste plus qu'un liquide plutôt nauséabond (le chyme), constitué de molécules de glucides, lipides, protides et vitamines, et qui séjournera plusieurs heures, doucement poussé au long de l'intestin grêle par le « péristaltisme intestinal » qui ne se manifeste que par de rares gargouillis.

L'intestin grêle est enroulé sur lui-même (on appelle cela les anses intestinales) et rattaché à la cavité abdominale par une sorte d'enveloppe avec de nombreux replis : le ***péritoine***. Il part du duodénum, donc un peu au-dessus du nombril, s'enroule sur lui-même dans une région à peu près centrée sur le nombril, et finit en bas et à droite de l'abdomen. Là, il débouchera dans le ***cæcum***, qui est le début du côlon, appelé gros intestin. Détail qui empoisonne beaucoup de monde : appendu au cæcum se trouve le fameux appendice, reliquat embryonnaire qui n'a aucun rôle dans la digestion.

L'intestin est pourvu de muscles qui se contractent grâce à des centres moteurs autonomes sous le contrôle du système nerveux végétatif : le système sympathique et le parasympathique.

Son rôle est d'absorber tous les nutriments qui n'ont pas déjà été absorbés plus haut dans le ***duodénum*** et de les transmettre au ***foie***.

Ventre, digestion.

Les pathologies les plus fréquentes

Comme tout organe digestif, il peut devenir **inflammatoire**, sous l'action de **bactéries** ou de **virus** le plus souvent (c'est une entérite, avec la participation, parfois, de l'estomac, ce qui a pour nom ***gastro-entérite***). Il peut saigner, ce qui se passe avec les maladies chroniques intestinales, dont la ***maladie de Crohn***, se perforer, ce qui donne une ***péritonite***, ou développer une tumeur intestinale, ce qui est assez rare. Ce qui l'est moins, c'est quand il y a une ***occlusion intestinale*** : les intestins se bouchent, moins en raison d'un bouchon que par quelque chose qui l'étrangle (les brides intestinales à la suite d'une intervention sur le ventre) ou qui appuie dessus (une tumeur), ou encore parce qu'il se tord sur lui-même (volvulus de grêle). Le transit s'arrête, les selles ne sont plus éliminées et tout reflue par le haut vers l'estomac. Chez le jeune enfant, une cause d'occlusion prédomine, l'***invagination intestinale aiguë***, où un segment d'intestin s'emboîte dans l'anse suivante.

Péritoine

En urgence

Douleur brutale, continue et très violente du ventre, malaise, sueurs, fatigue extrême, pâleur, vomissements, fièvre avec frissons et tremblements.

Le péritoine est assimilable aux feuillets de plastique qu'on utilise pour emballer les aliments. Et comme on l'a vu dans la partie anatomie, il est désormais considéré comme un organe à part entière.

Cette membrane d'environ 1 mètre carré, si on la dépliait, est constituée de deux feuillets pas plus épais qu'une bonne crêpe bretonne. Le feuillet le plus extérieur tapisse le fond de la ***cavité abdominale***, c'est le « péritoine pariétal ». Il s'agit d'une doublure de la cavité abdominale qui rend celle-ci hermétique (ou presque). Le feuillet intérieur, lui, est une sorte de voile qui entoure chaque organe, comme le ferait le film plastique ou en aluminium dont on se sert pour empaqueter les aliments que l'on veut protéger. C'est le « péritoine viscéral ». Chaque organe empaqueté doit être malgré tout arrimé à la paroi abdominale. Cela est possible, car l'accolement des surfaces de ce feuillet constitue un tissu très solide. Si l'accolement se fait sur une large surface, on appelle cela des « épiploons », et si cet accolement se fait sur une surface plus restreinte, on parle de « mésos », qui sont parfois renforcés par des ligaments.

Les différents replis des épiploons peuvent également s'accoler et former des cavités (arrière-cavité des épiploons par exemple) ou des « fascias » (fascia de Treitz par exemple). Cette notion n'a de véritable intérêt que pour les chirurgiens qui doivent se repérer dans tout cet enchevêtrement de mésos et d'épiploons. Mais pour les nuls comme nous, c'est totalement anecdotique.

Chaque organe possède donc un « méso » qui lui est propre (mésoduodénal, mésogastrique, mésentère, etc.). Parmi ces mésos, il en existe un qui est très important : le mésentère. Très important, car il abrite les artères mésentériques qui irriguent les intestins.

L'intérêt de ces mésos et de ces épiploons est également de ménager un petit espace par lequel passeront les vaisseaux de l'organe (artères, veines et vaisseaux lymphatiques), des nerfs, et les canaux qui évacuent ce que produit l'organe. En effet, on le verra plus loin, un organe, c'est fait pour remplir une fonction : produire un liquide (la bile, par exemple, pour le foie), produire une hormone (l'insuline, par exemple, pour une partie du pancréas) qui sera déversée dans le sang, ou assurer le transit de matières (le fameux « transit intestinal » qu'assurent nos intestins). Voilà pour les deux feuillets qui constituent le péritoine.

Entre ces deux feuillets, il n'y a rien, du vide. Plus exactement, cet espace virtuel qu'on appelle la « cavité péritonéale » est occupé par un film liquidien qui permet aux deux feuillets de glisser l'un contre l'autre. Si cette cavité un peu humide n'existait pas, nos organes, en particulier nos intestins, seraient emprisonnés et ne pourraient plus à aucun moment bouger ou se contracter, ce qu'on appelle le « péristaltisme intestinal ».

Deux points pour en finir avec le péritoine :

- **Cette membrane posée sur le fond de la cavité abdominale sépare les organes « intrapéritonéaux », ceux qui sont empaquetés comme le foie, les intestins, etc., et les organes « rétropéritonéaux », qui sont donc situés entre le péritoine et la cavité abdominale (le pancréas, les reins, etc.).** Cette distinction est importante pour comprendre l'origine de certaines ***douleurs abdominales***. Les organes reçoivent des artères qui les nourrissent en oxygène et nutriments ; ils émettent des veines qui évacuent le gaz carbonique et des vaisseaux lymphatiques qui éliminent les déchets liés à leur fonctionnement ; mais ils reçoivent surtout des nerfs qui ont un rôle moteur et sensitif. Or un organe ne « souffre pas », c'est-à-dire qu'il ne donne pas de douleurs (le fameux « mal au foie » ne correspond à aucune réalité). Ce qui provoque les douleurs, c'est soit la stimulation des nerfs contenus dans les mésos et les épiploons, soit la distension des canaux excréteurs de ces organes (la ***colique hépatique*** ou la ***colique néphrétique*** par exemple), soit l'inflammation locale autour de l'organe (la ***pancréatite*** par exemple). Sans le péritoine pour véhiculer et protéger ces nerfs, nous ne sentirions aucune douleur. Or la douleur (mis à part le fait qu'elle est désagréable, voire insupportable) est un signe d'alerte qui témoigne de la souffrance directe ou indirecte d'un organe et donc de la fonction dont il est chargé.

- De nombreux organes digestifs fabriquent des liquides qui sont évacués par des canaux (canal pancréatique, canal cholédoque...) ou bien servent à faire transiter tout ce que nous mangeons (l'œsophage, l'estomac, le duodénum, l'intestin grêle, le côlon...). **Le péritoine est un formidable outil pour faire transiter des informations d'un organe à un autre, grâce aux nerfs et aux vaisseaux qu'il héberge.** Et cette fonction du péritoine explique bien des douleurs dont nous souffrons, comme on le verra plus loin.

Ventre, digestion, circulation, système nerveux.

Cæcum

En urgence

Douleurs de l'abdomen en bas à droite, vomissements, diarrhées, selles anormales (noires et nauséabondes).

Le cæcum est le début du gros intestin. Il présente deux particularités :

- d'une part, il **reçoit la fin de l'intestin grêle** qui comporte à son niveau une valvule antireflux appelée valvule de Bauhin ;
- d'autre part, il porte à son extrémité la source de bien des soucis : **l'appendice**.

À part cela, ce n'est qu'un vulgaire morceau de côlon.

Ventre, digestion.

Les pathologies les plus fréquentes

- Ses problèmes sont les mêmes que ceux du côlon, c'est-à-dire les **tumeurs** et les **inflammations**.

Appendice

En urgence

Douleur abdominale en bas à droite, nausées, vomissements, fièvre.

L'appendice est un petit sac suspendu au bout de la partie initiale du gros intestin, le cæcum. C'est l'un des organes les plus connus, et pourtant, c'est, semble-t-il, le moins utile. Il l'a été cependant lors de la constitution de l'embryon. Il constitue un « reliquat embryonnaire », c'est-à-dire les restes d'un tissu qui a servi d'axe de rotation lors de la constitution des intestins. Mis à part le fait qu'il contient des organes lymphoïdes et qu'il a la fâcheuse manie d'envoyer les gens à l'hôpital pour ***appendicite***, il ne semble pas avoir de rôle particulier, peut-être un rôle immunitaire, très anecdotique.

Ventre, immunité.

Côlon

En urgence

Douleurs de l'abdomen, constipation, diarrhée, sang dans les selles, selles anormales (surtout noires et nauséabondes), vomissements.

Le côlon fait suite à l'intestin grêle. Il est moins long (1 m 40 contre sept mètres pour l'intestin grêle), mais beaucoup plus large.

Autant dire que notre pauvre hamburger n'est plus maintenant qu'un liquide très nauséabond, le chyle.

La partie initiale du côlon qui fait suite à l'intestin grêle s'appelle le cæcum, avec à sa base l'appendice. Le gros intestin montera ensuite sur tout le flanc droit de l'abdomen (c'est le côlon ascendant), puis traversera l'abdomen au-dessus du nombril (c'est le côlon transverse) juste devant l'estomac, et enfin descendra sur le flanc gauche de l'abdomen (côlon descendant). La partie inférieure du côlon se trouve à la limite du bas-ventre et de l'abdomen, du côté gauche, et très en avant. Or le rectum, qui est la partie terminale des intestins, se trouve complètement en arrière et au centre, au-dessus de l'anus. Pour les relier, le côlon se poursuit par un segment contourné qui est le sigmoïde. Côlon, sigmoïde et rectum sont en continuité totale les uns avec les autres comme s'il s'agissait d'un seul et même tuyau. De fait, sigmoïde et côlon ont la même structure et sont sujets aux mêmes affections. Seul le nom change pour savoir de quelle portion du côlon on parle.

Sa paroi est faite de nombreux replis de la muqueuse. C'est grâce à l'importante surface créée par ces replis que le côlon peut effectuer son travail.

Le rôle du côlon est, à partir du chyme (les aliments prédigérés par l'estomac), de réabsorber ce qui ne l'a pas été par l'intestin grêle. Chaque jour, près de deux litres d'eau transitent par le côlon qui en réabsorbe 90 %. Il réabsorbe également quelques vitamines. Ce qui reste, ce sont les matières fécales. Elles sont constituées à 80 % de déchets de cellulose (les constituants des fibres végétales), des bactéries qui vivent normalement dans le côlon (les colibacilles) et de 20 % d'eau. À signaler la présence du microbiote, cette assemblée de bactéries dont le rôle est essentiel pour la digestion de la cellulose, mais également pour travailler en collaboration étroite avec notre ***système immunitaire***, au point qu'on l'a appelé le « deuxième cerveau ».

Ventre, digestion, immunité.

Les pathologies les plus fréquentes

Les maladies du côlon, comme tout élément du tube digestif : **l'inflammation**, appelée ***colite*** ; la **perforation**, responsable de ***péritonite*** fécale ; **l'occlusion** (par tumeur, bouchon de matières fécales déshydratées et collantes, et compression par une tumeur extérieure ou par une bride inflammatoire qui étrangle le côlon) ; la ***rectocolite ulcérohémorragique***.

Rectum

En urgence

Douleurs de l'abdomen qu'on appelle des épreintes, ou des sensations de faux besoin ou encore de « ténesme », constipation, diarrhée, sang dans les selles, selles anormales, douleurs de l'anus.

Le rectum est la partie terminale des intestins. C'est un tube droit (d'où son nom) et court qui fait suite au gros intestin (le sigmoïde, pour être précis) et qui s'ouvre à l'extérieur par l'anus.

Il a un rôle uniquement de stockage des matières fécales. C'est pourquoi il peut se dilater pour constituer une ampoule, d'où le terme d'ampoule rectale qu'on emploie également à son sujet.

Tant que l'ampoule n'a pas atteint un certain degré de distension, le rectum ne se contracte pas. Puis, lorsque la distension est suffisante, des influx sont envoyés au cerveau qui délivre alors un ordre contrôlé par la volonté. Les muscles qui exécutent cet ordre et effectuent l'exonération, encore appelée ***défécation***, sont les releveurs de l'anus.

Ventre, selles, défécation.

Chapitre 2

Les organes de la respiration

Comme pour la digestion, prenons une simple bouffée d'air, celui que nous inspirons et expirons des milliers de fois par jour. Cet air est constitué d'oxygène, d'azote, de gaz rares, mais hélas également de poussières, de germes divers, de gaz carbonique, de produits volatils et toxiques, de vapeurs en suspension… Bref, on est loin de l'air pur des montagnes ! On la suivra tout au long de l'arbre respiratoire.

On passe sur le fait qu'avant de rencontrer tous les organes respiratoires, cet air est passé, lors de l'inspiration, soit par le nez (où les poils ont déjà arrêté certaines poussières et piégé certains germes dans son mucus), soit par la bouche. Lors de l'expiration, c'est pareil, sauf que cet air est chaud, humide, plein de gaz carbonique, qu'il est expiré volontairement ou involontairement, et qu'il mettra en jeu les ***cordes vocales*** au niveau du ***larynx***.

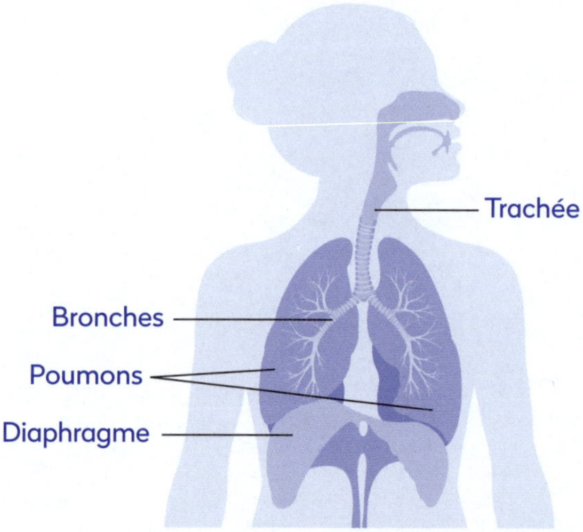

Diaphragme

En urgence

Hoquet, gêne respiratoire, régurgitations acides.

Nous avons l'impression, quand nous inspirons, que c'est notre gorge qui inspire. En fait, non : l'air en passant nous donne cette impression, mais c'est le diaphragme qui provoque cet appel d'air.

Le diaphragme est un muscle qui forme une coupole au-dessus des organes de l'abdomen et qui les sépare des organes situés dans le thorax. Outre ce rôle séparateur, le diaphragme est le moteur principal de la respiration.

Sa forme tient à ce double rôle. Il s'attache en avant et sur les côtés sur le bord inférieur de la dernière côte. En arrière, il s'insère sur différents points des dernières vertèbres dorsales par des piliers. À partir de ces différentes attaches, il déploiera sa masse musculaire, un peu comme le ferait une toile de tente arrondie. En fait, il forme une première coupole à droite et une deuxième coupole à gauche. Entre ces deux coupoles se trouvent des fibres musculotendineuses qui relient les deux coupoles entre elles et qu'on appelle les piliers du diaphragme. Et ils sont très importants, car c'est entre ces piliers que passera l'***œsophage***, avec l'estomac juste en dessous. Si les piliers se distendent, le contenu de l'estomac peut refluer, c'est la ***hernie hiatale***. Les piliers doivent par ailleurs laisser passer l'***aorte***, la veine cave, le canal lymphatique et de nombreux nerfs, dont un nerf essentiel pour la digestion et la phonation : le ***nerf pneumogastrique***.

Lorsqu'il se contracte, sous l'ordre d'un nerf appelé le nerf phrénique, le sommet du diaphragme descend vers l'étage abdominal, ce qui a pour conséquence de comprimer l'étage abdominal et de dilater l'espace thoracique. Résultat : le poumon suit ce mouvement du diaphragme et sa distension provoque un appel d'air et donc l'inspiration.

Lors de l'expiration, le diaphragme se détend naturellement, comme tout muscle, et cette expiration passive n'est alors due qu'à l'élasticité de la cage thoracique. En revanche, en cas d'expiration active (le fait de souffler par exemple), les muscles abdominaux se contracteront et aideront le diaphragme à remonter pour chasser l'air hors des poumons.

Sous la coupole diaphragmatique à droite, il y a le ***foie***, avec en dessous la ***vésicule biliaire***. Plus vers le centre, on trouve l'estomac surmonté de l'œsophage qu'on a vu passer entre les piliers du diaphragme. Et sous la coupole diaphragmatique gauche, la ***rate*** et l'angle du ***côlon gauche***.

Donc, on le voit, le diaphragme qui sépare l'étage thoracique de l'étage abdominal ne sert pas qu'à la respiration.

Thorax, ventre, respiration, digestion.

Les pathologies les plus fréquentes

- Le symptôme majeur du diaphragme est le ***hoquet***.
- Indirectement, certaines douleurs comme la ***colique hépatique*** sont majorées par l'inspiration profonde, donc par l'abaissement du diaphragme qui vient buter contre le foie.
- Lorsque les piliers du diaphragme sont distendus, certains organes abdominaux comme l'estomac peuvent remonter dans le thorax : c'est ce qu'on appelle les ***hernies diaphragmatiques***, dont la plus connue est la ***hernie hiatale***.

Sinus

En urgence

Mal au visage ou au front, nez bouché ou nez qui coule, fièvre.

« Sinus » signifie « cavité ». Ce qu'on appelle couramment sinus, ce sont les cavités remplies d'air creusées dans les os de la face qui entourent le nez.

En fait, on ne sait pas très bien à quoi servent les sinus à part nous coller des sinusites ! Sans doute ont-ils pour simple utilité de diminuer le poids des os de la face puisque ce sont des cavités qui ne participent pas à la respiration.

Il y a huit sinus, quatre de chaque côté. Au-dessus des orbites, de part et d'autre de la ligne médiane, ce sont les sinus frontaux. Juste en dessous, et sur tout le trajet de la partie osseuse du nez, juste entre les deux yeux, se trouvent les sinus sphénoïdaux. Les plus grands, enfin, sont situés entre le nez et les pommettes, puis les sinus ethmoïdaux et plus en profondeur les sinus maxillaires.

Pourquoi ces noms compliqués ? Uniquement parce qu'ils sont nommés en fonction de l'os de la face dans lesquels ils sont creusés. Chaque cavité creusée dans l'os est tapissée d'une muqueuse qui peut s'enflammer et s'infecter. C'est ce qui se passe souvent dans les ***sinusites*** chroniques.

Tête.

Larynx

En urgence

Mal à respirer, fièvre, modification de la voix, malaise, cyanose.

Le larynx est un conduit qui fait suite au ***pharynx*** et se prolonge par la ***trachée***. C'est grâce au larynx qu'on peut émettre des sons.

La région du larynx est très importante, car elle permet de laisser passer l'air pour respirer, de mettre les cordes vocales en vibration pour émettre des sons, et de protéger les voies respiratoires au passage des aliments et des liquides.

Pour notre bouffée d'air, le passage se fait sans problème, sauf en cas de laryngite. D'ailleurs, cet air est intéressant en cas de laryngite, car s'il est chaud et humide (vapeur d'eau chaude), il aide à guérir les crises de laryngite.

Extérieurement, le larynx est très simple à repérer : c'est la pomme d'Adam. Il est constitué d'un ensemble de cartilages réunis les uns aux autres par des muscles qui donnent à ce conduit sa rigidité tout en lui permettant la mobilité nécessaire pour la phonation.

Intérieurement, le larynx comprend trois étages que l'on repère par rapport à la glotte, la cavité où sont insérées les cordes vocales :

- **l'étage supérieur ou sus-glottique** est muni d'un clapet qui forme un repli de la base de la langue : l'épiglotte. Quand les aliments descendent, on déglutit grâce à l'action de la langue, et l'épiglotte se referme, bouchant ainsi le passage vers la trachée et obligeant les aliments à descendre dans l'œsophage. C'est grâce à cela qu'on n'avale pas de travers ;
- **l'étage moyen, c'est l'étage glottique,** la cavité située derrière la pomme d'Adam et au travers de laquelle sont tendues les cordes vocales. Lorsqu'on parle, l'épiglotte reste ouverte, l'air s'engouffre dans la cavité que constitue la glotte, et les muscles du larynx se contractent pour mettre les cordes vocales en position pour qu'elles vibrent. Dès que ces muscles se relâchent, les cordes vocales ne sont plus mises en vibration et l'air passe sans bruit ;
- **l'étage inférieur, c'est la fin du conduit** qui mène vers la trachée. Cet étage sous-glottique est la voie de passage obligatoire de l'air et de lui seul.

Il est constitué de 11 pièces cartilagineuses reliées entre elles par des ligaments, innervées par le nerf laryngé et animées par de nombreux muscles enchevêtrés dans tous les sens. C'est l'organe de la phonation grâce aux cordes vocales qui sont tendues en son milieu. Quand on veut parler, le larynx s'abaisse et l'air passant au travers des cordes vocales les fait vibrer. Et si on veut avaler de la nourriture, les muscles du pharynx entraînent le larynx vers le haut et soustraient les cordes vocales au passage de la nourriture. C'est la raison pour laquelle (sauf chez le nourrisson) on ne peut pas parler ou respirer en même temps qu'on avale, sinon, c'est la ***fausse route*** assurée.

Tout ce système est animé par des nerfs, eux-mêmes gouvernés par des centres nerveux situés en dessous du ***cerveau***, dans le ***tronc cérébral***, et qui permettent la coordination de l'ensemble.

Cou, respiration, parole, voix.

Les pathologies les plus fréquentes

- Il s'agit des **laryngites**, qui correspondent à une inflammation. Selon l'étage atteint, la laryngite aura plus ou moins de gravité :
  - à l'étage sus-glottique, c'est la plus grave : l'***épiglottite***. Le clapet se met à gonfler. Comme c'est lui qui défend le passage aux aliments, il est prévu pour se fermer hermétiquement. Le moindre gonflement à son niveau entraînera rapidement une obstruction totale au passage l'air : on étouffe. C'est une extrême urgence chez les petits enfants ;
  - à l'étage glottique, c'est le moins grave : on appelle cela la ***laryngite striduleuse***. C'est la cavité de la glotte qui est enflammée, et comme elle est rigidifiée par les cartilages de la pomme d'Adam, la gêne respiratoire est moins dramatique. Les cordes vocales étant elles aussi enflammées, cela provoquera une voix blanche, un enrouement, et une toux rauque, caractéristiques de la laryngite ;
  - à l'étage sous-glottique, cela redevient sérieux, quoiqu'un peu moins que l'épiglottite. Comme l'air passe mal, on étouffe, et de ce fait, le mince filet d'air ne parvient plus à faire vibrer les cordes vocales : **on ne peut plus émettre aucun son**.
- Les **tumeurs** : il s'agit le plus souvent de polypes ou de kystes, qui sont des tumeurs bénignes. Chez les grands fumeurs, le risque que cette tumeur soit cancéreuse est beaucoup plus important. Certaines tumeurs se révèlent par une gêne respiratoire, d'autres par des modifications de la voix à cause de la paralysie de certains nerfs du larynx comprimés par la masse tumorale.

Cordes vocales

En urgence

Modification de la voix.

Les cordes vocales sont des sortes de bandelettes horizontales tendues au travers d'une partie du ***larynx*** qu'on appelle la glotte. C'est grâce à elles que l'on émet des sons.

Il y a deux cordes vocales, une à droite, l'autre à gauche, réunies sur leur ligne médiane. Elles forment donc un V.

- Lorsqu'on inspire, le V est ouvert et l'air passe librement vers la trachée.
- Lorsqu'on expire, trois possibilités :
  - → soit les cordes vocales restent ouvertes en V et ne vibrent pas, on expire sans émettre le moindre son ;
  - → soit elles se tendent et se mettent en travers de l'air qui passe : elles vibreront en ayant tendance à se rapprocher l'une de l'autre. C'est leur tension et leur résonance dans la glotte qui font la hauteur du son ;
  - → soit enfin elles se ferment totalement : on est à glotte fermée. C'est ce qu'on fait en fournissant un effort important avec la ceinture abdominale : un effort à glotte fermée.

Tout cela est gouverné par les muscles du larynx. C'est pourquoi **les problèmes de cordes vocales sont indissociables des problèmes de voix.**

Cou, voix.

Les pathologies les plus fréquentes

- Les inflammations. Ce sont les **laryngites**. La voix est alors modifiée ou blanche. Elle peut même disparaître totalement tant que l'inflammation persiste.
- Le **cancer des cordes vocales**. C'est l'une des formes du cancer du larynx, apanage des fumeurs. De leur côté, les tumeurs bénignes des cordes vocales sont fréquentes, mais nécessitent, elles aussi, une intervention.

Trachée

En urgence

Toux, crachats, difficultés à respirer, cyanose dans les cas graves, rarement fièvre.

Notre bouffée d'air est maintenant dans la dernière partie des voies aériennes supérieures. Elle est réchauffée partiellement, humidifiée, débarrassée de la plupart des grosses poussières, mais pas des composants microscopiques (particules fines, virus, bactéries). Elle descendra par la trachée, qui est le début de l'arbre respiratoire et qui achemine l'air jusqu'aux poumons. C'est un gros tuyau vertical qui part du ***larynx*** et qui descend derrière le ***sternum***. La trachée se divisera à peu près au niveau des seins en deux bronches souches, une à droite et l'autre à gauche.

Chaque anneau est ouvert vers l'arrière comme un fer à cheval. Cette ouverture est fermée par un muscle. Cette structure est donc celle d'un tuyau annelé.

L'intérieur de la trachée est tapissé d'une muqueuse, donc d'un tissu qui comporte de nombreuses cellules capables de fabriquer une sorte de mucus protecteur qui tentera de piéger les dernières impuretés de l'air inspiré. C'est cette muqueuse très fragile qui peut s'enflammer et être responsable de la trachéite.

Thorax, respiration.

Les pathologies les plus fréquentes

- Essentiellement **l'irritation** par l'air et par ce qu'il contient puisque la trachée est un peu en première ligne. La muqueuse peut donc devenir inflammatoire.
- L'inflammation ou l'infection qui en résulte, c'est la **trachéite**.
- Dans de rares cas, la trachée peut être le siège d'une **tumeur**.
- Si **un corps étranger vient se coincer dedans**, c'est une urgence extrêmement grave, car c'est le passage unique de l'air.

Bronches

En urgence

Toux, crachats, difficultés à respirer, cyanose dans les cas graves, fièvre.

À ce niveau, notre bouffée d'air est déjà pas mal assainie, mais les bronches continueront ce travail de purification en piégeant des particules encore plus fines dans son mucus. Les bronches sont donc la partie intermédiaire de l'arbre respiratoire qui achemine l'air jusqu'aux poumons.

En haut, il y a la ***trachée*** qui, à peu près au niveau des seins, se divise en deux bronches souches.

Chaque bronche souche est constituée un peu comme la trachée d'anneaux cartilagineux réunis par un tissu musculaire et fibreux. Elles sont un peu souples comme un tuyau d'aspirateur.

Chaque bronche se divisera : à droite, cela donnera trois grosses bronches, et à gauche, deux grosses bronches. Chaque bronche enverra de l'air dans un lobe pulmonaire. À partir de ce moment, les bronches deviennent seulement constituées de muscles.

Chaque bronche se divisera en branches secondaires dont le diamètre diminue au fur et à mesure des divisions. À partir d'un certain calibre, on ne parle plus de bronches, mais de bronchioles.

Les bronchioles finissent par se terminer en un cul-de-sac qu'on appelle les alvéoles. C'est là que l'oxygène de l'air passe dans le sang.

Les bronches sont tapissées d'une muqueuse constituée de cellules qui fabriquent du mucus chargé d'engluer les dernières poussières, et de cils dont le rôle est de balayer le tout vers le haut où ils seront éliminés par la toux.

Thorax, respiration.

Les pathologies les plus fréquentes

- L'inflammation : c'est la ***bronchite***. Les bronches peuvent s'infecter et cette bronchite entraînera de la fièvre et des crachats jaunes ou verdâtres. Si cette infection dure plus de trois mois par an, c'est une bronchite chronique qui est en fait une destruction du tissu de soutien des bronches. Responsable n° 1 : le tabac !
- Si les muscles des bronches se contractent anormalement, c'est un spasme bronchique, dont le plus connu est l'***asthme***, qui est dû à une réaction allergique.
- Si cette inflammation touche les bronchioles, on parle de ***bronchiolite***.
- Une bronche peut être obstruée par un **corps étranger inhalé**. Tout le territoire aérien correspondant ne sera plus accessible à l'air : on étouffe.
- La muqueuse peut devenir **inflammatoire** essentiellement par l'irritation due à l'air inspiré et par ce qu'il contient puisque la trachée est un peu en première ligne.
- Parfois, c'est une **tumeur** qui obstrue le passage de l'air : soit une tumeur bénigne des bronches, comme le kyste des bronches, soit un cancer bronchique.
- Les bronches peuvent être au contraire dilatées en permanence : c'est le cas des ***bronchectasies***, de la ***dilatation des bronches*** et de la ***bronchopneumopathie chronique obstructive*** (BPCO).
- Lorsqu'un nombre important de bronches est atteint (par exemple dans la crise d'asthme ou dans les bronchiolites), la ***détresse respiratoire*** peut être majeure et, dans certains cas graves, mortelle.

Toutes ces affections ont pour conséquence commune un retentissement sur la ventilation pulmonaire, c'est-à-dire sur la quantité d'air qui parvient aux alvéoles pulmonaires. Plus la bronche atteinte est importante, donc située haut dans l'arbre pulmonaire, plus le retentissement sera considérable.

Poumons

Thorax, respiration, circulation, immunité.

En urgence

Toux, crachats, difficultés à respirer, cyanose dans les cas graves, fièvre, malaise, sueurs, jambes gonflées, œdèmes.

Le poumon est une sorte d'éponge parcourue par l'arbre respiratoire, un arbre qui aurait la tête en bas : le tronc serait la trachée, les branches représenteraient les bronches et les alvéoles pulmonaires, les feuilles.

Cet arbre est en fait creux depuis son origine jusqu'à sa terminaison, et c'est par là qu'est passé l'air que nous respirons : la trachée, puis les bronches, les bronchioles et enfin les alvéoles, que l'on pourrait comparer aux petites cavités qu'il y a dans les éponges, ceci bien sûr à un niveau microscopique.

C'est donc un tissu mou comme une éponge qui serait remplie d'air. Il est organisé en lobes (supérieur, moyen et inférieur à droite, supérieur et inférieur à gauche). Chaque lobe possède sa bronche principale, une artère, qui est une branche de l'artère pulmonaire, et une veine, qui participera à la création de la veine pulmonaire. Cet ensemble est une unité fonctionnelle qui est capable d'assurer l'arrivée de l'air lors de l'inspiration, l'apport d'oxygène au sang et le retour de gaz carbonique lors de l'expiration.

Ce réseau de tuyaux est soutenu grâce à un tissu élastique.

Mais le poumon, en fait, ne respire pas. Il se remplit et se vide d'air de façon totalement passive. Ce qui fait entrer l'air, c'est le diaphragme et les muscles inspirateurs accessoires entre les côtes (muscles intercostaux) et au-dessus du sternum (sus-sternaux). En se contractant, le poumon est attiré vers le bas. Or, pour que le poumon reste attaché au reste de la paroi thoracique, il a besoin d'un arrimage : la ***plèvre***. La plèvre est en quelque sorte la courroie de transmission entre la cage thoracique, animée par les muscles respiratoires, et les poumons, qui n'ont aucun muscle propre capable de les faire se gonfler.

À quoi sert le poumon ?

À respirer, c'est tout bête. Et ce qui nous paraît simple et naturel devient très parlant, justement lorsque le poumon est attaqué ou présente un fonctionnement déficient.

En fait, le but de la respiration, c'est de mettre de l'oxygène dans le sang pour aller vers les organes et d'éliminer le gaz carbonique en provenance de ces organes. Il s'agit donc avant tout d'échanges gazeux. L'oxygène contenu dans l'air pénétrera au niveau des alvéoles, qu'il franchira facilement. Derrière l'alvéole se trouve un capillaire veineux, donc très fin et à très basse pression, donc avec un flux très lent. Dans ce capillaire se trouvent les globules rouges du sang. L'oxygène se fixe alors sur l'atome de fer de l'hémoglobine contenue dans les globules rouges qui, en échange, lui donnent du gaz carbonique, lequel franchit l'alvéole dans l'autre sens et remonte petit à petit à l'air libre par le chemin inverse à celui parcouru par l'oxygène de l'air.

Hélas ! notre bouffée d'air est parfois viciée par le gaz carbonique (donc pas d'échange gazeux possible) ou par le ***monoxyde de carbone***, très dangereux, car il prend la place de l'oxygène sur les globules rouges. Il peut également arriver que des vapeurs toxiques (par exemple tous les solvants volatils) non seulement passent dans le sang, mais détruisent les alvéoles pulmonaires. Les poumons se remplissent d'eau, c'est l'***œdème pulmonaire*** lésionnel.

Mais le poumon est également tributaire du sang qui lui parvient pour être oxygéné. Si ce sang ne l'atteint pas à cause d'un caillot (l'***embolie pulmonaire***), l'oxygène de l'air ne trouvera pas de globules rouges pour le transporter, et c'est donc tout l'organisme qui en souffrira, dont... le poumon, qui risque à cause de cela une destruction d'une partie de son territoire (l'***infarctus pulmonaire***).

Ce qu'il peut se produire également, c'est que le sang arrive avec une trop forte pression. Dans ce cas, de l'eau envahit les alvéoles pulmonaires, comme au cours d'une noyade, c'est l'***œdème aigu du poumon***. Généralement, ces œdèmes sont accompagnés par un envahissement global du corps par de l'eau qui sort des vaisseaux à cause de cet excès de pression et qui provoque œdèmes et prise de poids.

Enfin, le poumon peut se fibroser en réaction à des poussières dangereuses ou des maladies génétiques, et perdre sa souplesse d'éponge, ce qui entraînera une ***insuffisance respiratoire***. Il peut aussi se trouer par endroits, par destruction des cloisons qui le constituent. L'éponge devient alors mitée, et cette disparition des alvéoles pulmonaires, et donc des vaisseaux qui vont avec, provoquera là aussi une insuffisance respiratoire par ***emphysème***. Et il peut également s'infecter, ce sont les ***pneumopathies***, les ***pneumonies*** et les ***abcès du poumon***.

Dernier point, mais non des moindres, en piégeant dans son mucus tous les germes et particules, il contribuera à la ***défense immunitaire***.

Plèvre

En urgence

Toux, crachats, difficultés à respirer, cyanose dans les cas graves, fièvre.

On a vu que le ***diaphragme***, en se contractant, attirait le ***poumon*** vers le bas, mais que l'air ne pouvait entrer dans les poumons que si le poumon était retenu fortement à la cage thoracique. C'est le rôle de la plèvre.

La plèvre est une enveloppe faite de deux feuillets, le plus profond entoure le poumon et le plus extérieur tapisse l'intérieur de la cage thoracique. Chaque feuillet est constitué par une couche de cellules aplaties reposant sur une membrane. On appelle cela un mésothélium. Cela explique que l'une des pathologies de la plèvre s'appelle le « mésothéliome ». Les deux feuillets sont collés l'un à l'autre par… du vide, et un liquide très peu abondant qui permet le glissement d'un feuillet l'un contre l'autre.

Thorax, respiration.

Les pathologies les plus fréquentes

- Si de l'air arrive entre les deux feuillets, par exemple par rupture d'une alvéole pulmonaire périphérique, une infection des poumons, une blessure qui traverse le thorax ou un traumatisme thoracique violent, c'est un ***pneumothorax***. La survenue de l'air empêche les deux feuillets d'être accolés. De ce fait, le poumon ne peut suivre les mouvements de la cage thoracique, et le diaphragme ne peut suffire. Cela provoque une toux douloureuse et une détresse respiratoire. Seul moyen de lutte : aspirer cet air au moyen d'un drain qui traverse la paroi thoracique jusqu'à la plèvre.
- Si c'est du liquide et non de l'air, on parle de ***pleurésie***. Le résultat est le même : gêne respiratoire importante et petite douleur de la base du thorax du côté atteint. Si les deux côtés sont atteints (réaction à un problème cardiaque ou rénal), cela provoquera une insuffisance respiratoire majeure.
- Une **tumeur** peut aussi se développer dans la plèvre. C'est le cancer de la plèvre, dont le principal représentant est le mésothéliome pleural. Cela entraînera une pleurésie, donc une gêne respiratoire et des douleurs.

Chapitre 3

Les organes de la circulation sanguine

Nous ferons une petite entorse à notre description des organes en parlant ici du sang, qui est finalement la raison d'être de tous les organes circulatoires.

Le sang n'est pas un organe (un organe est un assemblage de cellules qui sont vascularisées et qui remplissent une fonction). Il est considéré comme un… tissu conjonctif (association d'un liquide, de cellules et de fibres). Mais si on ne décrit pas un minimum le sang, l'explication de la circulation risque d'être un peu incompréhensible.

Le sang est un liquide qui contient des cellules, et c'est cela qui nous intéresse ici, plus spécialement deux types de cellules : les globules rouges, qui transportent l'oxygène, et les plaquettes, qui contribuent à la ***coagulation*** du sang. Si le sang ne possédait pas de globules rouges, les organes de la circulation ne seraient d'aucune utilité. Et s'il ne contenait pas de plaquettes pour colmater les brèches en cas de blessure sanglante, nous nous viderions de notre sang.

Le sang part donc du cœur gauche (le cœur est divisé en deux compartiments droit et gauche) qui l'envoie sous haute pression dans les artères pour donner de l'oxygène aux organes et aux tissus. Une fois son oxygène livré aux organes, il repart, chargé de déchets et de gaz carbonique, par un réseau veineux sous basse pression qui le ramène au cœur droit. C'est ce qu'on appelle la grande circulation. De là, il part du cœur droit, sous pression également assez forte, pour rejoindre le poumon pour y être oxygéné, et de là, il repart chargé d'oxygène et débarrassé de son gaz carbonique, sous basse pression, pour rejoindre le cœur gauche. C'est la petite circulation ou « circulation pulmonaire ». La boucle est bouclée. Vous savez tout… ou presque.

Nous nous intéresserons donc, pour décrire plus précisément la circulation, au sang au départ du plus important de nos organes, le cœur ! Ne quittez pas ce chapitre tout de suite, c'est très intéressant.

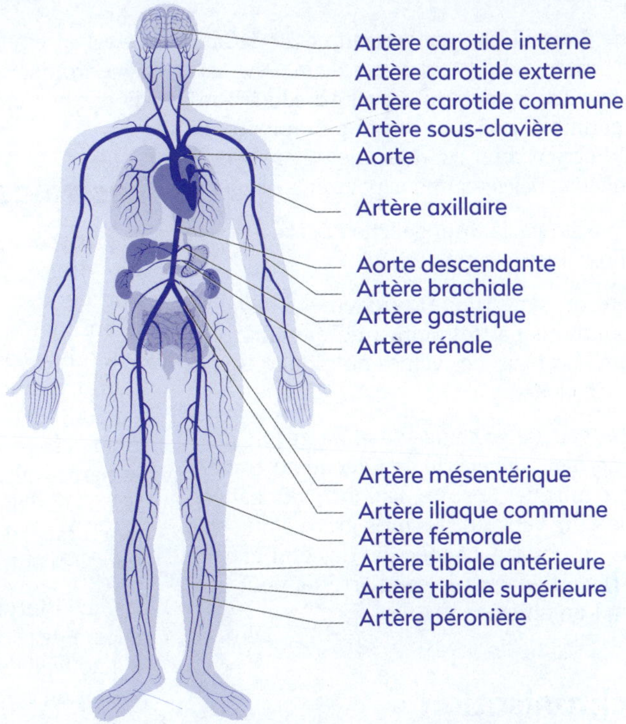

Cœur

En urgence

Mal à la poitrine, toux, difficultés à respirer, malaise, cyanose dans les cas graves, œdèmes des jambes, prise de poids rapide.

On compare en général le cœur à une pompe. C'est donc une machine qui récupère du sang et qui l'envoie dans des tuyaux. L'admission du sang dans la pompe se fait par décontraction du cœur qui fait entrer le sang dans les oreillettes (la droite et la gauche). Puis le sang passe de chaque oreillette vers le ventricule qui lui correspond. Les ventricules se contractent et le sang est éjecté dans l'aorte, la plus grosse artère du corps. Et pour que le sang ne reflue pas, il existe entre oreillettes et ventricules, mais également entre chaque ventricule et l'artère qui le suit, des valves antireflux.

La révolution cardiaque

Ce terme un peu bizarre signifie en fait qu'à chaque contraction de la pompe cardiaque, un cycle complet s'accomplit, qu'on appelle « révolution ». Cette pompe marche en deux temps : contraction (les cavités diminuent de volume) puis relaxation (les cavités se dilatent). Ces deux phases constituent la révolution cardiaque. Quand une cavité se dilate, elle admet du sang, et quand elle se contracte, elle l'éjecte.

Le rôle du cœur droit est d'envoyer le sang non oxygéné vers les poumons, et celui du cœur gauche, d'envoyer ce sang oxygéné dans la circulation.

- Le sang veineux arrive au cœur droit par les veines caves (la veine cave supérieure pour le sang qui vient du haut du corps, la veine cave inférieure pour le sang qui vient du bas du corps). Ce sang passe librement des deux veines caves vers l'oreillette droite.

- L'oreillette droite se contracte et fait passer le sang dans le ventricule droit au travers de la valve tricuspide. Ensuite, le ventricule droit expédie le sang vers les poumons grâce à l'artère pulmonaire. La fonction du cœur droit est donc bien d'envoyer le sang veineux vers les poumons pour être oxygéné.

Dans le même temps, le cœur gauche fait exactement la même chose avec le sang artériel :

- Il récupère du sang rouge fraîchement oxygéné par les poumons par les veines pulmonaires. Ce sang passe librement des veines pulmonaires vers l'oreillette gauche.
- L'oreillette gauche se contracte alors et fait passer le sang dans le ventricule gauche au travers de la valve mitrale. Ensuite, le ventricule gauche expédie le sang vers tout le corps grâce à une très grosse artère : l'aorte. La fonction du cœur gauche est donc bien d'envoyer le sang artériel pour être utilisé par l'organisme.

La synchronisation

Ce système d'admission et d'éjection est synchronisé dans le temps (une pompe ne peut éjecter un liquide qu'elle n'aurait pas auparavant pompé). Il faut donc une synchronisation.

- D'abord, ce sont les deux oreillettes qui se dilatent pour se remplir de sang. Puis elles se contractent en même temps sous l'effet de l'influx nerveux du centre automatique, le nœud sinusal. C'est le moment que les ventricules choisissent pour se relaxer et donc admettre le sang que les oreillettes leur ont fourni en se contractant. La différence de pression entre l'oreillette et le ventricule fait s'ouvrir la valve correspondante.
- Ensuite, les deux ventricules se contractent en même temps pour éjecter le sang. Les valves entre les oreillettes et les ventricules se referment tandis que les valves sigmoïdes situées à la sortie de chaque ventricule s'ouvrent pour laisser passer le sang. C'est le moment que choisissent les oreillettes pour se dilater : on est revenu au point de départ.

Ce bel ensemble ne se conçoit que grâce à une parfaite synchronisation. Celle-ci est effectuée par le tissu de conduction.

Les voies de conduction

Tout part du nœud sinusal situé au niveau de l'oreillette droite. Ce centre automatique qui bat tout au long de la vie génère un influx nerveux. Dès que cet influx touche une cellule musculaire cardiaque, celle-ci se contracte (on dit qu'elle se dépolarise). L'influx passe à la suivante, qui se contracte à son tour. Ainsi, de proche en proche, les cellules musculaires se contracteront comme si une sorte d'onde les parcourait. Les voies préférentielles utilisées par cet influx s'appellent les voies de conduction. Ce sont donc d'abord les oreillettes qui se dépolariseront (donc se contracteront) puis les ventricules.

Dès que l'influx est passé, les cellules se mettent au repos. Elles se repolarisent et sont donc prêtes pour une nouvelle dépolarisation. Il s'est donc passé une révolution cardiaque complète.

Le trajet de l'influx

D'abord, donc, le nœud sinusal (aussi appelé nœud de Keith et Flack), puis la traversée des deux oreillettes jusqu'au nœud d'Aschoff-Tawara, situé entre les oreillettes et les ventricules. De ce nœud part une sorte de tronc nerveux qu'on appelle le tronc du faisceau de His. Celui-ci, après un court trajet entre les deux ventricules, se divise en deux parties : les branches du faisceau de His, une pour le ventricule droit, l'autre pour le ventricule gauche. Dès que l'influx les parcourt, les ventricules se contractent.

Le rythme cardiaque

Le nœud sinusal émet des impulsions à 100/min. Là, un nerf est chargé de le ralentir : c'est le ***nerf pneumogastrique***, appelé aussi nerf vagal. L'influx est ramené à un rythme d'environ 70/min. Une fois lancée, cette impulsion ne pourra être arrêtée et le cœur se contractera, sauf si… un bloc est intervenu sur la voie de conduction. Dans ce cas, l'influx de départ ne sera pas transmis et le cœur ne se contractera pas.

En dehors des cas pathologiques où il y a un blocage des voies de conduction, ce qui modifie le rythme du cœur, ce sont les incitations extérieures venues soit du nerf pneumogastrique qui le ralentit, soit du système sympathique qui l'accélère.

Les tuyaux de la pompe

Vous êtes déjà un peu familiarisé : en ce qui concerne le cœur droit, les veines caves qui reçoivent le sang veineux sont tendues de part et d'autre de l'oreillette droite. L'artère pulmonaire qui monte vers les poumons se divise en deux branches, une pour chaque poumon. En ce qui concerne le cœur gauche, quatre veines pulmonaires (deux pour chaque côté) qui aboutissent dans l'oreillette gauche. L'aorte monte au-dessus et donnera de grosses artères en direction des bras et du cou, avant de descendre dans le thorax.

Et les coronaires ?

Bonne question ! Ce sont des artères situées à la sortie de l'aorte et qui se remplissent lorsque le cœur se relâche. Il y en a deux : une droite et une gauche, qui entourent le cœur comme une couronne, d'où leur nom.

Et les valves ?

Vous les connaissez déjà : la valve mitrale entre oreillette et ventricule gauche, la valve tricuspide entre oreillette et ventricule gauche, la valve sigmoïde aortique à la sortie de l'aorte.

Péricarde

En urgence

Mal à la poitrine, malaise, cyanose dans les cas graves, fièvre, cœur rapide ou au contraire cœur lent.

Le péricarde est un sac fibreux composé de deux feuillets et destiné à envelopper le cœur, sans pour autant gêner ses mouvements.

Le cœur est un organe qui bat. Mais comme tout organe, il a besoin d'être maintenu en place. Pour résoudre ce paradoxe, la nature a inventé un système ingénieux : le péricarde. C'est une sorte de sac hermétique inextensible à double paroi, comme un thermos. La paroi intérieure recouvre le cœur de façon très étroite, et la paroi extérieure est fixée au reste de la loge cardiaque par des sortes de ligaments et de tissu fibreux. Une espèce de film liquidien très ténu leur permet de glisser l'une sur l'autre. Ainsi, le cœur peut à la fois battre et être maintenu en place.

C'est un sac à double paroi : la paroi la plus interne, c'est le péricarde « séreux », lui-même constitué, comme le péritoine et la plèvre, de deux feuillets, le feuillet « viscéral », qui empaquette le cœur, et le faisceau « pariétal », qui est autour. Et entre les deux, il y a quoi ? Comme vu plus haut, du vide ! Ou plus exactement, un vide avec un liquide qui permet aux deux feuillets de glisser l'un contre l'autre. Sans ce péricarde, les mouvements du cœur ne seraient pas possibles. C'est ce qui se passe dans la ***péricardite***. Et puis, autour de ce péricarde séreux se trouve la paroi la plus externe du péricarde, le péricarde fibreux, qui entoure le cœur et les gros vaisseaux. Son rôle est de maintenir le cœur en place dans la cage thoracique, tout en lui laissant suffisamment de liberté pour battre et pour le garder rattaché au sternum, aux vertèbres et au diaphragme (donc à la cage thoracique) grâce à des ligaments. Et puis, il lui faut également maintenir le cœur à proximité des ***poumons***, de l'***œsophage*** et du paquet de nerfs qui traversent le médiastin. Si ce système de péricarde à double paroi n'existait pas, le cœur se baladerait n'importe comment dans le médiastin.

Le sang n'entre jamais à l'état normal dans le péricarde. Lorsque cela arrive, c'est à l'occasion d'un traumatisme du thorax et cela s'appelle un ***hémopéricarde***.

Thorax, circulation.

Les pathologies les plus fréquentes

- Si les deux feuillets sont le siège d'une inflammation (la ***péricardite***), le film liquidien devient plus abondant, au point de constituer ce qu'on appelle un épanchement péricardique. Si le liquide est abondant, les mouvements du cœur sont alors gênés puisque le sac est inextensible.
- La conséquence est d'abord une **douleur** qui a pour caractéristique d'être au niveau de la poitrine, plutôt du côté gauche, d'augmenter avec l'inspiration profonde, les mouvements ou les changements de position, et d'être soulagée par la position penchée en avant.
- Si l'épanchement devient extrêmement abondant, le cœur ne peut plus se remplir correctement : c'est ce qu'on appelle la **tamponnade**. C'est donc une urgence gravissime, quoique peu fréquente.
- Si l'épanchement devient chronique (en particulier dans les péricardites d'origine tuberculeuse), une sorte de gangue enserre le cœur : c'est la **péricardite chronique constrictive**.

Les causes de l'inflammation sont essentiellement certains virus, la tuberculose et la réaction à des maladies du cœur comme l'infarctus du myocarde.

Aorte

En urgence

Mal à la poitrine, mal au ventre, mal dans les reins, malaise, cyanose dans les cas graves, cœur rapide.

L'aorte est la plus grosse et la plus longue artère de l'organisme. Son rôle est de distribuer le sang artériel, donc riche en oxygène, dans tout le corps.

Elle a globalement la forme d'une crosse, d'où le nom qu'elle prend dans le thorax de crosse aortique. Elle partira donc du ventricule gauche, mais avant de former cette crosse, elle donnera deux branches très connues : les coronaires (artères nourricières du cœur), qui s'enfonceront dans la paroi cardiaque.

Puis elle montera vers le haut du thorax où elle donnera des branches pour les bras, la tête et le cou, enjambera le cœur, fera sa crosse vers le bas et redescendra derrière le cœur.

Une fois qu'elle a traversé le thorax, elle doit passer vers l'étage abdominal. Or un muscle l'en sépare, qu'on appelle le ***diaphragme*** et qui est responsable de la ***respiration***. Il ménagera entre ses piliers un espace que l'aorte traversera. Une fois dans l'abdomen, elle donne de très nombreuses branches qui irrigueront tous les organes du corps.

Puis, dès qu'elle est assez bas, elle se divisera en deux artères iliaques qui se dirigeront chacune vers une jambe.

Thorax, ventre, circulation.

Les pathologies les plus fréquentes

L'aorte subit les problèmes habituels des artères :

- Elle peut se **boucher** peu à peu à cause de plaques d'athérome.
- Elle peut aussi se déchirer, c'est ce qu'on appelle la ***dissection aortique***.
- Des caillots peuvent s'y former, qui se détacheront de sa paroi et aboutiront dans une artère au diamètre plus petit. Ces ***emboles*** aboutissent généralement dans le cerveau ou dans les membres supérieurs, et provoquent des paralysies très diverses ainsi que des troubles sensoriels (perte de vision, perte de parole, etc.).
- Elle peut enfin se dilater à un endroit, c'est ce qu'on appelle l'***anévrisme aortique***.
- Mais elle présente également des problèmes qui lui sont propres, en particulier la ***coarctation aortique***, qui est un rétrécissement sur son trajet.

Artères

En urgence

Douleur dans une région et un territoire précis (membres en particulier), malaise, voire perte de connaissance, cyanose dans les cas graves, pâleur, froideur d'une extrémité.

Les artères sont des vaisseaux chargés de transporter du sang sous haute pression, cette pression étant due à la force de la pompe cardiaque. C'est ce qui les différencie des veines.

Ce sont donc des tuyaux forcément en mesure de résister à une pression qui est de l'ordre de 20 % de la pression atmosphérique ! De plus, le sang ne vient pas de façon continue, mais par à-coups, puisque le moteur de tout cela, c'est le cœur qui se contracte et envoie donc des coups de boutoir à chaque contraction. Chaque à-coup provoque une onde de choc qui parcourra toutes les artères de proche en proche : le pouls.

L'artère est un tuyau dont la paroi est constituée de plusieurs épaisseurs.

De l'intérieur vers l'extérieur, on a donc le sang qui circule entre les parois de l'artère, la muqueuse au contact du sang, qu'on appelle l'intima, la paroi musculaire et élastique de l'artère appelée média, et l'enveloppe fibreuse qui maintient le tout en place : l'adventice.

Les artères se divisent au fur et à mesure, et se distribuent à tous les organes du corps. Résultat, leur calibre diminue. Mais il se passe en plus un phénomène de perte de charge, c'est-à-dire que la pression a tendance à diminuer au fur et à mesure, puisque le sang frotte contre les parois des artères. Les artères doivent donc maintenir cette pression initiale, et, pour cela, elles sont capables de se contracter grâce aux muscles contenus dans leur média.

Conséquence : plus une artère est proche du cœur, plus elle devra résister à ces coups de boutoir ; c'est pour cela que ces grosses artères, comme l'aorte ou l'artère pulmonaire, ont une média riche en fibres élastiques qui permettent de résister.

À l'inverse, plus une artère est éloignée du cœur, moins elle aura besoin de résister, mais plus elle devra maintenir la pression par contraction de ses fibres musculaires : leur média est donc faite uniquement de muscles.

Fonctionnement

À force de se diviser, les artères diminuent de calibre. Chaque artère conduit vers un organe qu'elle irriguera. Au sein de l'organe (les reins par exemple), les artères deviennent des artérioles (petites artères) puis des capillaires (fins comme des cheveux). Les capillaires n'ont plus de paroi musculaire et ne sont constitués que de l'intima. C'est là que se feront les échanges entre le sang et l'organe traversé par le réseau capillaire. Tous les organes du corps fonctionnent sur ce modèle.

Les artères sont donc les vaisseaux nourriciers des organes et leur apportent oxygène et nutriments nécessaires à leur fonctionnement à chacun. C'est ce qu'on appelle la grande circulation : les artères transportent du sang sous haute pression et riche en oxygène.

Mais ce serait trop simple ! Il y a bien sûr une exception, c'est la petite circulation, et pour le comprendre, on fera un petit raccourci.

Petit raccourci

On résume :

- Le sang rouge, chargé d'oxygène, part du cœur (précisément le ventricule gauche) grâce à la plus grosse artère du corps qu'on appelle l'***aorte***. Celle-ci se divise au fur et à mesure de son trajet pour donner des artères de calibre de plus en plus petit qui se dirigeront chacune vers un organe.
- Là se font les échanges : le sang donne de l'oxygène et des nutriments à l'organe qui, en échange, lui restitue les déchets et du gaz carbonique dus à son fonctionnement. Le sang devient bleu.
- Ce sang veineux, bleu, est sous basse pression et remontera donc par les veines jusqu'au cœur droit (plus précisément à l'oreillette droite, puis au ventricule droit).
- Le cœur se contracte et expédie ce sang bleu dans l'artère pulmonaire en direction des poumons. Le sang est donc sous haute pression dans une artère aux fibres élastiques et arrive aux poumons. Comme tout organe, il reçoit des artères qui donnent rapidement des artérioles puis des capillaires.
- Là, ce sang bleu est oxygéné et repart donc rouge, et sous basse pression, donc, par une veine. Il parvient au cœur gauche (l'oreillette gauche, puis le ventricule gauche) qui l'expédie à nouveau dans la grande circulation : la boucle est bouclée. Ouf !

Circulation.

Les pathologies les plus fréquentes

Une artère peut présenter plusieurs problèmes :

- Elle peut **se boucher** peu à peu à cause de plaques d'athérome, qui sont des dépôts dans les artères.
- Elle peut aussi se déchirer, c'est le cas des grosses artères, comme l'aorte, qui peut subir une ***dissection aortique***.
- Des caillots peuvent s'y former qui se détacheront de sa paroi et aboutiront dans une artère au diamètre plus petit. Ces ***emboles*** aboutissent généralement dans le cerveau ou dans les membres inférieurs, et provoquent des paralysies très diverses ainsi que des troubles sensoriels (perte de vision, perte de parole, etc.).
- Elle peut enfin se dilater à un endroit, c'est ce qu'on appelle l'***anévrisme artériel***.
- Les **hémorragies artérielles par plaie** sont d'autant plus graves que l'artère touchée est importante, et donc elles peuvent être mortelles.
- L'inflammation d'une artère ou l'atteinte par une plaque d'athérome s'appelle l'***artérite***. Principales victimes : les artères des jambes.

Veines

En urgence

Douleur dans un membre, cyanose dans les cas graves, œdèmes, jambes lourdes, rougeurs, petite fièvre, varices.

Les veines sont des vaisseaux chargés de transporter du sang sous basse pression. C'est ce qui les différencie des ***artères***. La continuité du système artériel et du système veineux constitue la ***circulation***.

Ce sont des tuyaux, un peu flasques, car ils sont soumis à une pression très faible. Ce sang s'écoule en continu (il n'y a pas de pouls veineux décelable à la main). La veine est constituée d'une paroi creuse. De l'intérieur vers l'extérieur, on a le sang qui circule entre les parois de la veine, la muqueuse au contact du sang, qu'on appelle l'intima, la paroi de la veine appelée média, et l'enveloppe fibreuse qui maintient le tout en place : l'adventice.

Les veines ont pour origine les organes qui leur donnent du sang veineux, riche en déchets et en gaz carbonique. Les veines sont d'abord très fines (les veinules) puis se réunissent les unes aux autres pour former des veines plus grosses, puis de très grosses veines.

Le sang doit remonter jusqu'au cœur (si l'organe est situé en dessous du cœur) ou descendre jusqu'au cœur (si l'organe est situé au-dessus). La conséquence est que les veines sous le cœur doivent résister à la pesanteur. Pour cela, il existe dans ces veines des valvules situées à l'intérieur de la lumière et qui évitent que ce sang ne reflue vers le bas.

Les veines constituent un réservoir veineux important. En effet, si le sang déserte les artères momentanément (par exemple à l'occasion d'un stress qui fera se contracter les artères), il sera stocké dans les grosses veines de l'abdomen qui peuvent se dilater et accueillir tout ce sang en excès.

En définitive, les veines sont les vaisseaux qui permettent la circulation de retour depuis les organes et sont donc des vaisseaux sous basse pression qui véhiculent du sang bleu... à une exception près... que vous avez vu précédemment dans les problèmes artériels.

Circulation.

Les pathologies les plus fréquentes

Une veine peut présenter plusieurs problèmes :

- Elle peut se boucher peu à peu à cause d'un caillot. C'est ce qu'on appelle une ***thrombose veineuse***.
- Sa paroi peut s'enflammer. C'est la ***phlébite***. Un caillot peut alors s'y former. C'est un ***embole***. Et si ce caillot se détache, il remontera jusqu'aux poumons et donnera une ***embolie pulmonaire.***
- La paroi peut se dilater et provoquer des ***varices***.
- Si une communication anormale s'établit entre une veine et une artère, c'est un ***anévrisme artérioveineux***.

Chapitre 4

Les organes urinaires

C'est un système très cloisonné, mais dont tous les organes sont en continuité.

Cependant, du fait que son rôle est d'éliminer tous les déchets qui se trouvent dans l'urine que les reins ont fabriquée à partir du sang, il est très dépendant de la circulation artérielle. Et comme il est en proximité des organes de la reproduction et de la sexualité, il y a de nombreuses interactions entre eux.

Qui dit système urinaire dit urines ! On est donc obligé, tout comme pour le sang, de dire un mot rapide sur les urines.

Le sang n'est pas si propre que cela. Il contient des éléments très nobles, les globules rouges et blancs, les hormones, l'oxygène, l'eau et tous les nutriments pour les organes, etc., mais également tous les produits de dégradation de tous les organes : l'urée, tous les produits solubles dans l'eau que l'organisme rejette, des ions jugés en quantité indésirable. C'est donc le système d'épuration du sang qui véhicule tous les produits du métabolisme des cellules. Il en ressort un liquide salé, stérile et d'une couleur allant du jaune clair au jaune foncé, qu'il faudra éliminer. Pour parler de l'urine, on partira donc d'une goutte de sang, suivra le résultat de sa filtration et verra comment tout cela circule dans le système urinaire.

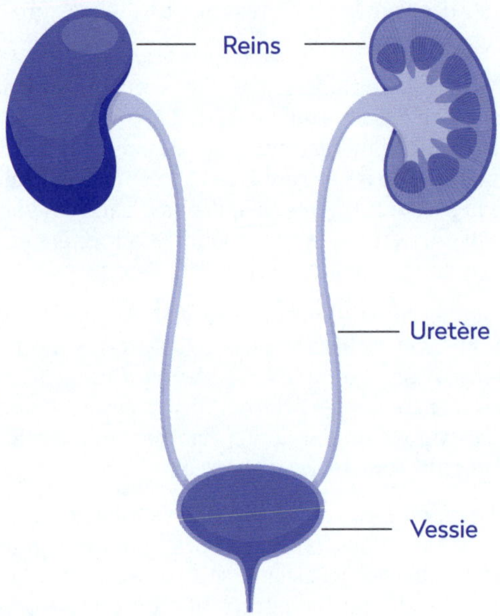

Rein

En urgence

Douleur dans un rein, douleur du flanc, douleur du bas-ventre, brûlures en urinant, fièvre, frissons, œdèmes, jambes lourdes, sang dans les urines.

C'est l'organe chargé de l'élimination des déchets de l'organisme dans les urines qu'il fabrique.

Il a un rôle de filtre, c'est-à-dire qu'il débarrasse le sang de ses impuretés avant de le remettre en circulation.

Les reins sont deux haricots situés dans le bas du dos, de part et d'autre de la colonne vertébrale. Chaque rein est situé dans une loge appelée loge rénale et constituée par le recouvrement successif de certains muscles dorsaux profonds, comme le carré des lombes et le psoas-iliaque.

La moitié supérieure de chaque rein est protégée par les deux dernières côtes flottantes. La moitié inférieure est protégée par des muscles. Dans certains cas, le médecin peut sentir le rein à la palpation à cet endroit en cherchant à le prendre en pince entre la main qu'il met sur le ventre et celle qu'il passe sous les lombes. Ce contact lombaire qu'il obtient est en général le témoin d'un gonflement anormal des reins.

Le rein a la forme d'un gros haricot vertical dont la concavité, qu'on appelle le hile, est dirigée vers l'intérieur. Les hiles des deux reins sont face à face de part et d'autre de l'abdomen. De ce fait, ils sont proches l'un de l'autre. Cela explique que l'artère rénale que leur envoie l'aorte à chacun soit courte et horizontale.

Après avoir récupéré le sang de l'aorte et fabriqué les urines, le rein renvoie ce sang dans les veines rénales qui suivent le trajet inverse des artères pour rejoindre la circulation veineuse par la veine cave.

Le hile comporte donc une artère, une veine et de gros ganglions nerveux ainsi que des ganglions lymphatiques. Mais il est surtout occupé par le bassinet, sorte d'entonnoir dont l'extrémité se poursuit par l'***uretère***, qui récupère tout ce qui vient de la cavité rénale qui contient l'***urine***. Cette cavité est assez profonde et occupe toute la partie centrale du rein. C'est à son niveau qu'aboutit l'urine qui a été filtrée.

Le rein, enfin, a un rôle très important dans le maintien de la ***pression artérielle***. Et c'est son intérêt, car si la pression artérielle n'est pas suffisante, le rein ne peut pas filtrer le sang.

Ventre, urines, pression artérielle.

Les pathologies les plus fréquentes

- Si le rein s'infecte, il peut s'agir soit d'un **abcès du rein**, soit plus fréquemment une ***pyélonéphrite***.
- Si le rein lui-même est atteint par une cause quelconque (infection, intoxication, suites d'une maladie rénale, quelle qu'elle soit), il ne peut plus remplir son office, et cela provoque une ***insuffisance rénale***.
- Le rein peut également être **fracturé** lors des traumatismes lombaires.
- Il peut être responsable, par ailleurs, de **poussées de tension** lorsque son artère est rétrécie.

LES ORGANES

Uretère

En urgence

Douleur dans un rein, douleur du flanc, douleur du bas-ventre, brûlures en urinant, fièvre, frissons, œdèmes, sang dans les urines.

L'uretère est un conduit qui recueille les urines en provenance du ***rein*** et qui les mène à la ***vessie***. Il y a un uretère par rein (dans les cas normaux).

Chaque uretère fait suite au bassinet du rein, lequel est la sorte d'entonnoir qui recueille l'urine de la cavité rénale. L'uretère descendra ensuite verticalement, de façon plus ou moins rectiligne, et fera un brusque crochet vers l'horizontale pour pénétrer dans la ***vessie***. Ce trajet est très important, car il doit être tangentiel et non perpendiculaire à la paroi de la vessie, comme cela peut arriver dans certaines malformations.

Les uretères courent sous le ***péritoine***. Ce sont donc des organes dont le médecin dit qu'ils sont rétropéritonéaux. Cela a son importance, car certaines intoxications par des médicaments peuvent donner une fibrose rétropéritonéale qui enserrera les uretères comme dans une gangue.

Deux problèmes fréquents :

- la ***colique néphrétique*** due à un calcul (une sorte de caillou) bloqué dans l'uretère ;
- le ***reflux vésico-urétéral*** dû à une malformation chez l'enfant.

Ventre, urines.

Vessie

En urgence

Fréquentes envies d'uriner, impossibilité d'uriner, brûlures en urinant, douleurs du bas-ventre, sang dans les urines.

La vessie est le réceptacle des urines en provenance des uretères, lesquels les ont reçues du rein. Elle se trouve au milieu de la région pelvienne. Elle reçoit et stocke les urines en provenance des **uretères**.

C'est un sac maintenu par des ligaments aux divers organes qui l'entourent. Elle a la capacité de se distendre (sa capacité peut aller jusqu'à un demi-litre). Elle est obturée par un sphincter (muscle circulaire) qui est refermé tant que la vessie se remplit et qui ferme l'accès à l'**urètre**. Lorsque la vessie est pleine, un ordre est envoyé au cerveau, une hormone, l'ocytocine, est aussitôt envoyée par l'***hypothalamus à*** la vessie pour que la miction puisse s'effectuer. La vessie contracte ses fibres musculaires, le sphincter s'ouvre et la vessie se vide à l'extérieur par l'urètre.

Les particularités anatomiques

Chez l'homme

La vessie est bien centrale et bien droite. Elle est voisine à l'arrière avec le **rectum**. Le système génital de l'homme est beaucoup plus bas. Les problèmes génitaux ne retentissent donc pas directement sur la vessie, mais indirectement (par exemple une tumeur de la ***prostate*** qui comprime l'urètre et qui empêche la vessie de se vider facilement).

Chez la femme

La vessie située juste derrière l'os du pubis et est surmontée par l'***utérus*** qui la sépare du ***rectum***. De plus, les deux ***ovaires*** au-dessus de l'utérus sont proches de la vessie. L'utérus, avec les trompes et les deux ovaires qui lui sont rattachés, sont littéralement couchés sur la vessie. Cela explique que des tumeurs de ces organes entraînent directement des signes urinaires par compression de voisinage.

Ventre, urines, miction.

Les pathologies les plus fréquentes

- Un **calcul** qui s'est formé dans la vessie ou qui provient du rein ou des uretères.
- Une infection de la vessie à l'origine de la **cystite**.
- Une **tumeur** de la vessie.

Urètre

En urgence

Fréquentes envies d'uriner, brûlures en urinant, douleurs du bas-ventre, sang dans les urines, écoulements par la verge.

L'urètre est un canal qui part de la ***vessie*** et qui est chargé d'émettre les ***urines*** vers l'extérieur, au niveau de l'orifice urinaire qu'on appelle le méat. C'est la voie unique et le passage obligé de l'urine au cours de la ***miction***.

L'urètre chez la femme

C'est un canal très court, de 5 cm au maximum, qui part presque verticalement de la vessie et débouche à l'extérieur, juste en dessous du clitoris, quasiment à la sortie du ***vagin***. En raison de son trajet, le seul problème qui peut le toucher est l'inflammation, qu'on appelle une ***urétrite***.

L'urètre chez l'homme

Il est beaucoup plus long (pas loin de 12 cm). La première partie de son trajet se fait à l'intérieur de l'abdomen : l'urètre part de la vessie et traverse de part en part la ***prostate***, où il reçoit les canaux éjaculateurs et prostatiques qui véhiculent le sperme. C'est l'urètre prostatique. Puis il s'incurve vers l'avant pour pénétrer dans la verge, qu'il suit jusqu'au méat : c'est l'urètre pénien.

L'urètre masculin a une double fonction : transporter l'urine qui vient de la vessie ou le sperme qui vient des canaux éjaculateurs et qui se jette dans l'urètre prostatique.

Cette disposition anatomique de traversée de la prostate permet au sperme de ne pas refluer dans la vessie lors de l'***éjaculation***. En revanche, la confluence des voies urinaires et génitales explique que des infections urinaires puissent provoquer des infections des voies génitales. Le problème essentiel de l'urètre chez l'homme est donc aussi l'***urétrite***, mais également le retentissement sur l'urètre des problèmes prostatiques. De plus, sa longueur l'expose plus aux problèmes de rétrécissement.

Ventre, miction, éjaculation chez l'homme.

Chapitre 5

Les organes de la reproduction chez l'homme

Les organes reproducteurs chez l'homme sont à moitié extériorisés et palpables (testicules, épididyme et canal déférent), les autres (prostate et vésicules séminales) sont compris entre la vessie et le rectum. Ce que nous suivrons, c'est le trajet d'un spermatozoïde qui est l'un des 300 millions de ses congénères présents dans chaque éjaculation. Appelons-le **Spermato** !

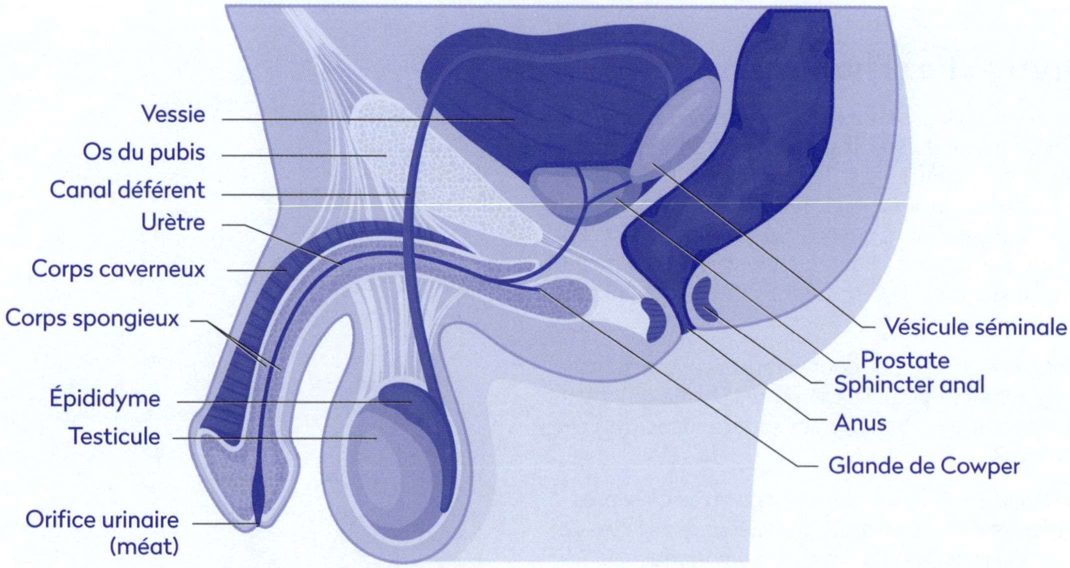

Testicules

En urgence

Douleur des testicules, gonflement du testicule, douleurs du bas-ventre.

Les testicules sont les organes reproducteurs de l'homme situés dans les bourses. À la différence de la femme, c'est le seul organe reproducteur qui ne soit pas dans l'abdomen. La raison est que les cellules à l'origine des spermatozoïdes ne supportent pas une température trop élevée. Sans doute est-ce la raison pour laquelle les Écossais portent des kilts ! Toutefois, on peut par assimilation considérer que les testicules font partie du ventre. Leur rôle consiste à fabriquer les spermatozoïdes, dont notre ami **Spermato**.

Chaque testicule ressemble un peu à un petit œuf et pèse environ 20 grammes. On l'appelle aussi une gonade. **Spermato** provient de la maturation dans le testicule de cellules qui se sont transformées dans des tubes qu'on appelle les tubes séminifères. Ceux-ci partent de la périphérie du testicule pour se réunir vers l'un des pôles du testicule, celui qui est situé vers le haut. La convergence de ces canaux se fait dans l'***épididyme***, qui surmonte le pôle supérieur du testicule. L'épididyme est donc le collecteur de tous les spermatozoïdes fabriqués dans le testicule.

Chaque testicule est vascularisé par une artère qui est contenue dans le cordon spermatique. Lorsque celui-ci se tord sur lui-même, cela s'appelle une ***torsion du testicule***, et c'est une véritable urgence.

Autour de chaque testicule se trouve une enveloppe qu'on appelle l'albuginée et qui est entourée par un muscle, le scrotum, dont le rôle est de se contracter et de mettre les testicules un peu plus haut à l'abri vers l'abdomen. C'est ce qui se passe lorsque la température extérieure chute.

Chez l'enfant, les testicules sont tout petits. Généralement, ils descendent dans les bourses avant la naissance, parfois un peu après. Ils n'atteignent leur taille définitive qu'à la ***puberté***.

Le testicule a deux fonctions : l'élaboration des spermatozoïdes, qui se fait grâce aux cellules-souches situées dans les tubes séminifères ; la fabrication d'une hormone, la testostérone ou hormone mâle fabriquée par les cellules situées entre les tubes séminifères et qu'on appelle les cellules de Leydig. Le contrôle de la quantité de testostérone se fait grâce à un système hormonal complexe situé dans le ***tronc cérébral*** et formé de deux glandes, l'***hypothalamus*** et l'***hypophyse***.

Ventre, reproduction, puberté, sexualité masculine.

Les pathologies les plus fréquentes

- **Les traumatismes du testicule** sont les problèmes les plus fréquents. En général, mis à part une douleur extrêmement violente pouvant aller jusqu'à la perte de connaissance, les testicules sont souvent indemnes. En effet, les réflexes sont prévus pour protéger toutes les zones sensibles (les yeux, le visage, la tête, les testicules).
- **Les inflammations** : ce sont les ***orchites***, qui peuvent se prolonger à l'épididyme et entraîner une ***orchiépididymite***. Ce genre d'inflammation peut être une simple réaction inflammatoire ou carrément une infection. L'atteinte des deux testicules par une inflammation (c'est le cas du virus ourlien, responsable des oreillons à l'âge adulte) expose au risque de stérilité.
- **La torsion du testicule** : tout le paquet vasculaire contenu dans le cordon spermatique peut être tordu sur lui-même, soit à l'occasion d'un traumatisme, soit spontanément. Le risque est la mort du testicule si on ne rétablit pas chirurgicalement la circulation sous quelques heures.

●●●

•••

- **La cryptorchidie** : si les testicules ne descendent pas dans les bourses chez l'enfant, ils s'atrophient et entraînent une stérilité. Le risque de cancer du testicule à l'âge adulte devient alors très important. Cela explique que le pédiatre vérifie souvent la présence des deux testicules dans les bourses de l'enfant.
- **L'insuffisance de développement** : c'est ce qui se passe dans certaines maladies génétiques rares.
- **Les tumeurs du testicule** : elles sont soit cancéreuses, soit bénignes. Toutefois, les ***varicocèles***, s'ils sont bénins et seulement dus à un développement excessif du réseau veineux, augmentent le risque de stérilité.
- **L'insuffisance de sécrétion de testostérone**, dont la cause peut être une insuffisance hypophysaire.
- **L'azoospermie**, c'est-à-dire la diminution, voire l'absence de spermatozoïdes.

Épididyme

En urgence

Douleur des testicules, gonflement des bourses, douleurs du bas-ventre.

On le décrit souvent comme un cimier de casque (l'ornement protecteur situé sur le sommet des casques des soldats de l'Antiquité grecque), le casque et la tête du soldat étant le testicule. Ce canal collecteur est situé au-dessus et en arrière du ***testicule*** et est destiné à recevoir les spermatozoïdes que celui-ci a fabriqués. Il sert de plus à assurer la maturation des spermatozoïdes.

Le problème le plus fréquent est l'***épididymite,*** c'est-à-dire l'inflammation de cet organe. Elle est en général associée à une inflammation du testicule et forme alors une orchiépididymite.

Le kyste de l'épididyme est beaucoup plus rare et sans la moindre gravité pour le testicule ou pour la fertilité. En revanche, s'il est gênant, il peut être nécessaire de le retirer chirurgicalement.

Ventre, reproduction, puberté.

Canal déférent

En urgence

Douleur du bas-ventre.

Ce canal fait suite à l'***épididyme*** (collecteur situé au-dessus du testicule) et rejoint les ***vésicules séminales*** juste au-dessus de la ***prostate***.

Ce canal a la particularité de faire partie du cordon spermatique qui contient les vaisseaux qui mènent au testicule. Le médecin peut le sentir avec son doigt juste au-dessus de la verge, dans un petit orifice recouvert de muscles. Le déférent achemine les spermatozoïdes jusqu'à la base de la prostate.

Les problèmes de déférent sont l'inflammation, qui donne une ***déférentite*** qui n'est pas autre chose que la prolongation de l'inflammation depuis l'épididyme jusqu'aux vésicules séminales. La torsion du cordon spermatique, appelée ***torsion du testicule***, n'affecte pas le cordon en lui-même, qui n'en souffre pas, mais les vaisseaux qui vascularisent les testicules.

Ventre, reproduction, puberté.

Prostate

En urgence

Douleur du bas-ventre, douleurs de l'anus, impossibilité ou difficultés pour uriner, fièvre, frissons, tremblements.

Universellement connue, la prostate est une glande sexuelle de l'homme, située juste sous la vessie, qui a pour but de participer à la formation du sperme et de fournir de l'énergie aux spermatozoïdes pour leur trajet dans les voies génitales féminines, où nous retrouverons notre ami **Spermato**.

Par sa position sous la vessie, elle est au carrefour des voies génitales qui véhiculent le sperme et des voies urinaires qui véhiculent les urines. Cela explique que les maladies qui l'atteignent puissent toucher la fonction urinaire et la fonction génitale.

Elle a une forme de châtaigne de 20 grammes. Elle possède deux lobes que le médecin sent bien au bout de son doigt lors du toucher rectal. Elle fabrique le liquide prostatique qui s'écoule dans des canaux vers la base de la prostate, où ils reçoivent les spermatozoïdes en provenance du ***canal déférent***. Lors de l'***éjaculation***, les ***vésicules séminales*** se contractent et envoient du liquide séminal au travers des canaux éjaculateurs qui reçoivent le liquide prostatique. L'ensemble se mélange avec les spermatozoïdes pour former le sperme. Elle joue donc un rôle dans la ***fertilité*** et dans la ***sexualité***, et est sous le contrôle de l'hormone mâle fabriquée par le ***testicule***, la testostérone.

Ventre, reproduction, puberté, éjaculation.

Les pathologies les plus fréquentes

- La prostate augmente régulièrement de volume au cours de la vie, parfois au point de comprimer les organes voisins comme l'urètre. La conséquence est alors la **rétention urinaire**.
- Du fait de ce développement inéluctable lié à la division de ses cellules, la prostate est le siège de tumeurs de la prostate : **adénome de la prostate**, **kyste de la prostate** ou **cancer de la prostate**.
- Enfin, par sa position centrale au sein du système urinaire et génital, elle est particulièrement soumise aux **infections**. Celles-ci sont soit d'origine urinaire et entrent alors dans le cadre des infections urinaires, soit d'origine génitale, et dans ce cas, elles sont l'une des manifestations possibles des infections sexuellement transmissibles. Le résultat de ces atteintes infectieuses est une inflammation qu'on appelle la ***prostatite***.

Vésicules séminales

En urgence

Douleur du bas-ventre, fièvre, sang dans le sperme.

Ce sont des sortes de petits réservoirs situés au-dessus de la prostate et qui reçoivent le canal déférent en provenance des testicules.

Elles sont chargées de fabriquer un liquide dans lequel se dilueront les spermatozoïdes. Ce liquide est riche en fructose et constitue les deux tiers du volume total d'un éjaculat. Lorsque le cerveau leur intime l'ordre que l'éjaculation se produise, elles se contractent : le liquide séminal fuse par les canaux éjaculateurs, en direction du canal déférent, où il se mélange avec le liquide prostatique pour former le sperme, qui contient les spermatozoïdes, dont notre ami **Spermato** !

Ventre, reproduction, puberté, éjaculation.

Les pathologies les plus fréquentes

- Les problèmes de ces petites glandes sont essentiellement **l'infection de l'appareil génital**, qui donne en général des épididymites ou des orchiépididymites.
- L'***hémospermie*** est la présence de sang dans le sperme. Il est le témoin d'une inflammation généralement sans gravité.

Chapitre 6

Les organes de la reproduction chez la femme

LES ORGANES

La question est plus complexe chez la femme pour qui l'émission de l'ovule, contrairement à celle des spermatozoïdes chez les hommes, ne peut être contrôlée que par les hormones. **Ainsi, faut-il décrire les organes féminins du vagin vers l'ovaire, dans une optique de plaisir (auquel cas il faudra ajouter le principal organe du plaisir, qui est le cerveau), ou de l'ovaire vers le vagin, dans une optique de reproduction ?**

Comme nous avons suivi les aventures de **Spermato**, suivons maintenant les aventures d'**Ovula**, cette cellule produite par les ovaires.

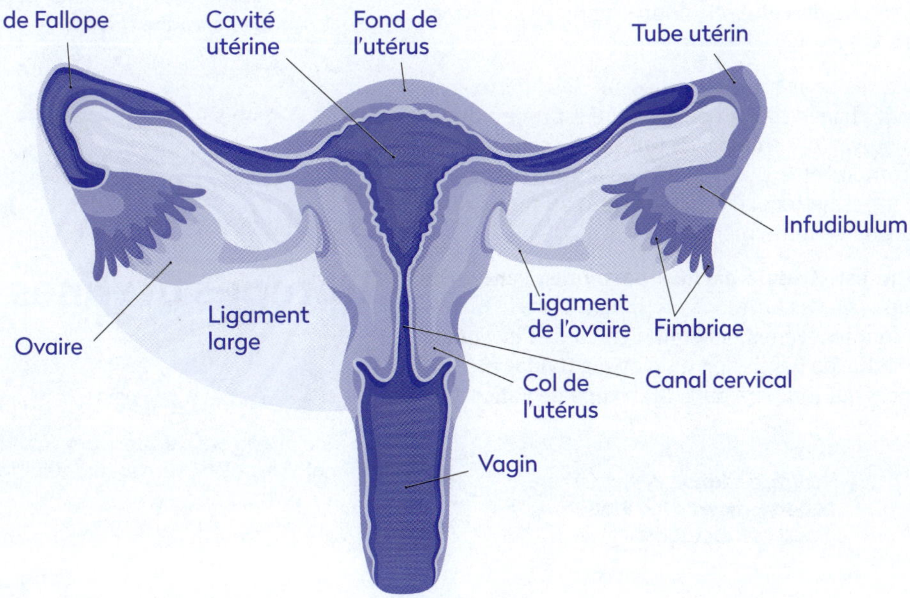

Ovaires

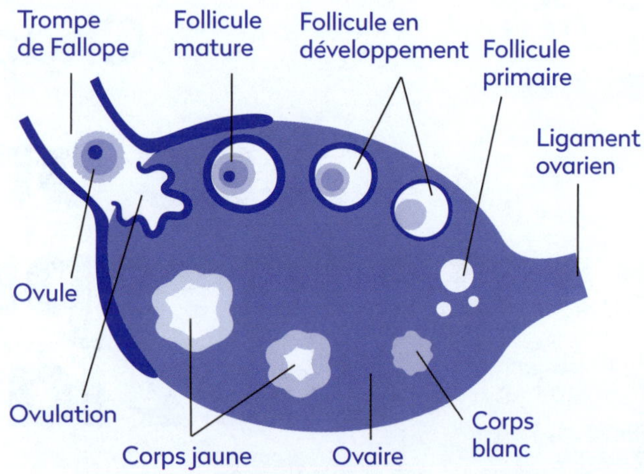

En urgence

Douleur du bas-ventre, fièvre, tremblements, malaise, pâleur, vomissements, saignements par le vagin.

Ce sont les organes de reproduction féminins, de la taille d'une grosse amande, et situés dans le bas-ventre. L'ovaire est constitué de deux parties : l'une centrale, qui contient des vaisseaux sanguins apportant du sang venu de la circulation ; l'autre partie, périphérique, est une sorte de tissu fibreux qui contient dès la naissance tous les ovules que la femme émettra au cours de son existence.

Vous n'en avez peut-être pas conscience, mais cette petite fille dans son berceau qui vient de naître renferme dans ses ovaires la totalité des ovules qui seront émis au cours de sa vie. Parmi eux se trouve notre amie **Ovula**. Elle restera là, bien au chaud, pendant des années. Jusqu'au jour de la ***puberté***, où les hormones féminines (œstrogène et progestérone) la feront remonter des profondeurs de l'ovaire jusqu'à la superficie de celui-ci, pour… vous le saurez en suivant le prochain épisode.

Les ovaires sont situés au-dessus de l'***utérus*** : un ovaire de chaque côté. Chaque ovaire est relié à l'utérus au moyen des ***trompes de Fallope***. Ils sont retenus aux trompes et à l'utérus au moyen de ligaments qui leur permettent à la fois d'être maintenus et de garder une certaine mobilité.

L'ovaire est stimulé par des hormones venues de l'hypophyse. Ces hormones rythment le cycle menstruel, dont les événements témoignent de l'***ovulation***, c'est-à-dire de l'émission d'un ovule, **Ovula**, en l'occurrence, qui tombera dans la trompe de Fallope.

Ventre, ovulation, reproduction, puberté, règles, fécondation, grossesse, lactation.

Les pathologies les plus fréquentes

- Les **kystes de l'ovaire** qui, généralement, ne se manifestent pas, mais qui peuvent se tordre, s'infecter, se rompre, être à l'origine d'une péritonite, saigner ou devenir très gros et comprimer les organes alentour. Ces complications ne sont pas fréquentes, mais sont des urgences. Mais la plupart du temps, ce sont des kystes fonctionnels sans gravité ;
- l'**ovarite**, qui est une inflammation de l'ovaire ;
- le **cancer de l'ovaire**.

Les autres pathologies sont celles liées à l'***ovulation*** (voir page 219).

Trompes utérines

En urgence

Douleur du bas-ventre, fièvre, tremblements, malaise, pâleur, vomissements, saignements par le vagin.

Les trompes sont les conduits qui assurent le passage de l'ovule depuis l'ovaire jusqu'à l'***utérus***. Il y a deux trompes, une de chaque côté. C'est donc l'une d'entre elles qui a reçu **Ovula**, notre ovule fétiche, lors de l'***ovulation***, laquelle ne se produit qu'à partir de la puberté jusqu'à la ménopause.

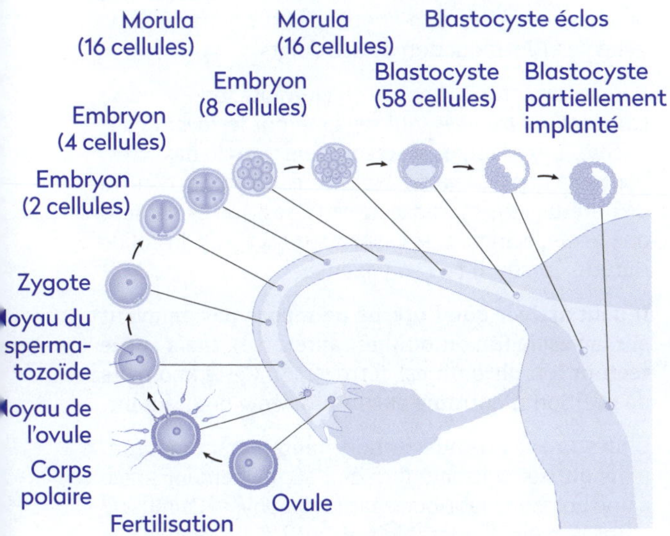

Ovula sera récupérée par l'ampoule qui entoure l'ovaire, un peu comme une main prend une pomme. **Ovula** cheminera alors dans le conduit de la trompe qui la transporte vers l'utérus pour une fécondation éventuelle. Généralement, la fécondation a lieu vers les deux tiers de la trompe, et l'œuf va se « nider », donc s'implanter dans l'utérus. C'est le scénario normal.

Ventre, reproduction, puberté, fécondation, grossesse, lactation.

Les pathologies les plus fréquentes

- Mais il peut arriver que l'ovule s'arrête en chemin (à cause d'un rétrécissement par exemple) et qu'il soit fécondé au milieu de la trompe. La grossesse se développera à l'endroit même où a eu lieu la rencontre avec les spermatozoïdes, parmi lesquels se trouve notre ami **Spermato**. La conséquence de cette ***grossesse extra-utérine***, dite grossesse tubaire, est un risque d'éclatement gravissime de la trompe.
- Il peut arriver également que l'ovule « tombe à côté », c'est-à-dire qu'aussitôt après fécondation par un spermatozoïde, l'ovule soit mal récupéré par l'ampoule et passe dans la cavité abdominale. La grossesse sera alors extra-utérine et intra-abdominale, avec un risque majeur d'***hémorragie interne*** et de ***péritonite***.
- L'inflammation de la trompe s'appelle une ***salpingite***. La cause est en général infectieuse et souvent due à une infection sexuellement transmissible (IST). Lorsque la salpingite guérit, il peut y avoir des séquelles, comme un rétrécissement, voire un bouchage de la trompe par un tissu cicatriciel.
- Si l'ovule ne peut pas passer parce que la trompe est bouchée, il ne pourra pas être fécondé. Au cas où les deux trompes seraient atteintes, il n'y a pas de grossesse possible tant que les trompes ne sont pas redevenues perméables au moyen d'une opération de reperméabilisation.

Utérus

En urgence

Douleur du bas-ventre, fièvre, tremblements, malaise, pâleur, vomissements, saignements par le vagin.

- **Au cours de la grossesse :** saignements, douleurs du bas-ventre.
- **En dehors de la grossesse :** saignements entre les règles, douleurs du bas-ventre, règles trop abondantes, absence de règles, pertes brunes ou jaune sale, fièvre.

C'est un organe musculaire creux destiné à recevoir l'œuf fécondé et à porter le futur enfant durant toute la grossesse. **Ovula** est passée de la trompe à l'utérus, et elle a été fécondée ou non dans la trompe. Mais pour décrire plus facilement l'utérus, on peut passer par le bas, c'est-à-dire par la façon dont le médecin examine l'utérus.

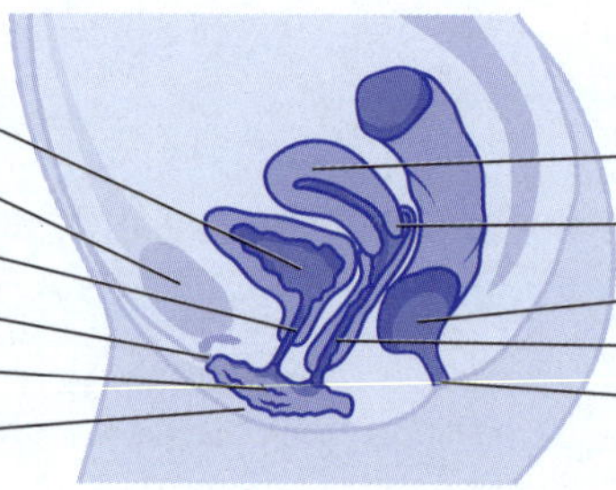

Lorsqu'il introduit deux doigts dans le vagin au cours de l'examen gynécologique, il butera sur une sorte de masse ronde : c'est le ***col de l'utérus***, qu'on reverra après. C'est la seule partie de l'utérus qui est visible lorsque le médecin introduit un spéculum pour examiner le col. Tout le reste de l'utérus est situé au-dessus. L'utérus est donc en fait un sac dont l'ouverture qu'on vient de voir est en bas et dont le fond est en haut, avec les deux trompes qui s'y abouchent. La situation de l'utérus est assez compliquée, car il est coincé entre le ***rectum*** en arrière et la ***vessie*** en avant, sur laquelle il repose. Ce que le médecin sent lors de l'examen en forçant un peu, c'est le cul-de-sac de Douglas, qui est un repli du ***péritoine***, lequel sépare le ***rectum*** de l'***utérus***. En avant, il n'y a pas de cul-de-sac, mais tout simplement la ***vessie***. C'est pourquoi le médecin demande en général à la personne de vider sa vessie avant l'examen, de façon que la masse de la vessie n'appuie pas sur le vagin et ne gêne pas l'introduction de ses doigts.

Partant du fond du sac, de chaque côté, on l'a vu, se trouvent les ***trompes***, qui regagneront les ***ovaires*** sur le côté. Les trompes se recourbent vers le bas, c'est pour cela que les ovaires sont situés de part et d'autre de l'utérus. C'est à cause de cette position également que le médecin peut les sentir sur les côtés du col de l'utérus lorsqu'il fait son examen.

Il peut arriver que l'utérus ne repose pas en avant sur la vessie (on dit qu'il est antéversé)**, mais sur le rectum** (on dit qu'il est rétroversé). Cette anomalie de position n'entraîne aucun problème pour autant.

L'utérus est un muscle non piloté par la volonté, mais qui se contracte lors de l'accouchement grâce à une hormone fabriquée par l'hypophyse. Ce muscle a une force considérable puisqu'il peut expulser le bébé. C'est lui qui est responsable des contractions lors de la ***grossesse***. Mais il est également capable de se distendre puisqu'il remontera pratiquement au niveau du foie au cours de la grossesse, alors qu'il ne fait que 8 cm de haut en dehors des grossesses.

Tapissant l'intérieur du sac se trouve une muqueuse, c'est-à-dire un tissu humide en permanence, qui gonfle pendant toute la durée du cycle menstruel et qui dégonfle en libérant du sang au moment des règles. C'est dans cette muqueuse que s'implantera l'œuf fécondé. Le ***placenta*** s'y développera au cours de la grossesse.

Ventre, reproduction, puberté, règles, fécondation, grossesse, accouchement.

Col de l'utérus

En urgence

Douleur du bas-ventre, pertes de sang en dehors des règles et après un rapport sexuel.

C'est la partie saillante de l'utérus qui pointe dans le ***vagin*** et qui est accessible par le médecin au bout de ses doigts lors de l'examen gynécologique.

Lorsque le médecin introduit deux doigts dans le vagin au cours de l'examen gynécologique, il butera sur une sorte de masse ronde : c'est le col de l'utérus, qui est rond, ferme et lisse, et pourvu d'un petit orifice. C'est cet orifice qui se dilatera lors de l'accouchement. Il n'est alors plus rond, mais un peu ébréché (on dit qu'il est crénelé).

Ventre, reproduction, puberté, fécondation, grossesse, accouchement.

Les pathologies les plus fréquentes

- Les **cervicites**, qui sont des inflammations du col.
- Le **cancer du col utérin**, fréquent chez les femmes jeunes et qui se guérit rapidement et sans séquelles lorsqu'il est pris tôt.

Vagin

En urgence

Pertes brunes, rouges, sépia, sanglantes, jaunâtres, louches, malodorantes, douleur du bas-ventre, pertes blanches avec démangeaisons, douleurs lors des rapports sexuels, pertes de sang en dehors des règles.

Le vagin est-il un organe ou simplement un tube destiné (dans une optique de reproduction) à recevoir le pénis ? Il est composé de cellules, il est vascularisé et innervé, et il répond à une fonction. Donc c'est un organe !

C'est le fourreau qui part de la vulve (l'orifice génital) pour aller jusqu'à l'utérus. Il est obturé par le ***col de l'utérus***, qui fait saillie.

Il mesure entre 8 et 12 cm de long. Le vagin part de la vulve juste après les petites lèvres. Un certain nombre d'organes sont annexés au vagin : le ***clitoris***, les ***glandes de Bartholin***, l'***hymen*** (ce n'est pas à proprement parler un organe, mais on l'a traité comme tel, en raison de la fonction sociale qu'il représente, notamment dans certains pays.)

Sa paroi est capable de se distendre facilement, ce qui permet une pénétration indolore et le passage – douloureux – de l'enfant au cours de l'accouchement.

Il est lubrifié par les glandes de Bartholin. À la ménopause, ces sécrétions diminuent et cela peut entraîner une ***sécheresse vaginale***.

Ventre, reproduction, puberté, règles, fécondation, accouchement, sexualité de la femme, sexualité de l'homme.

Les pathologies les plus fréquentes

- Les ***vaginites***, notamment à cause des infections sexuellement transmissibles (IST) ou par des germes banals.
- Le ***vaginisme***, qui est une contracture de certains muscles empêchant toute pénétration.

Hymen

En urgence

À part l'hématocolpos, qui se manifeste dès les premières règles, il n'y en a pas, son destin étant d'être déchiré lors du premier rapport sexuel.

C'est une membrane qui est tendue à l'entrée du vagin et qui est rompue lors des premiers rapports sexuels.

Il a longtemps été considéré comme garant de la virginité, on sait maintenant que sa capacité à se distendre est importante et que l'hymen peut sembler intact malgré des rapports sexuels. À l'inverse, l'hymen peut se rompre en cas de sport intensif (équitation, vélo, danse) et sans qu'il y ait eu pénétration. **Cette membrane est perforée de façon à laisser s'écouler le sang des règles.** Si l'hymen n'est pas perforé, le sang des règles s'accumule (on appelle cela l'***hématocolpos***) et le médecin doit inciser l'hymen pour laisser le sang s'évacuer. C'est absolument indolore.

La plupart du temps, il se rompt lors du premier rapport sexuel et se rétracte pour former de petites boules, les lobules hyménéaux.

Périnée

En urgence

Ce sont tous les problèmes liés à la miction, à la perte d'urines et aux suintements par l'anus, les problèmes de miction, les problèmes de sexualité.

C'est un ensemble complexe de muscles qui soutient tous les organes du bas-ventre. On peut le considérer comme un organe puisque les muscles sont des organes.

Cette région, qui n'est accessible que par intervention chirurgicale, **nous en avons une conscience précise dans plusieurs circonstances** :

- **Quand on va à la selle**, on contracte les releveurs de l'anus.
- **Au cours de l'accouchement,** toute la région est distendue douloureusement par le passage de la tête du bébé. Les douleurs de l'accouchement sont donc des douleurs du périnée.
- **Quand on urine** : le muscle transverse profond et le sphincter de l'urètre commandent la miction MIC.
- **Au cours des rapports sexuels**, la femme détend son muscle constricteur de la vulve pour permettre la pénétration.

Il ressemble à un entonnoir composé de muscles sur lesquels reposent les différents organes de la région, et traversé par les organes qui communiquent avec l'extérieur.

Chez la femme

La vulve, avec le vagin au-dessus, l'urètre, et l'anus. C'est également dans cette région que se trouvent les glandes de Bartholin qui lubrifient le vagin.

Chez l'homme

La base de la verge, l'urètre, le scrotum et l'anus.

Ventre, miction, défécation, sexualité de la femme, grossesse, accouchement.

Les pathologies les plus fréquentes

- Les problèmes de la région sont essentiellement des problèmes de **descente d'organes** à l'origine de douleurs, de fuites urinaires et d'incontinence anale.
- Les **déchirures lors de l'accouchement**. C'est pour cela que le médecin, lors de l'accouchement, peut être amené à pratiquer une épisiotomie.

Placenta

En urgence

Essentiellement des saignements, qui témoignent d'un risque de fausse couche ou d'accouchement prématuré, la diminution des mouvements fœtaux si le placenta ne joue plus son office de nourricier du fœtus.

Le placenta est un organe particulier, créé par la mère dans son utérus à partir de la rencontre entre le spermatozoïde et l'ovule. Il devient un organe d'échanges entre la mère et le fœtus durant toute la grossesse.

Implanté dans l'utérus durant neuf mois, il permettra l'oxygénation, la nutrition et la protection de l'embryon dès les premiers jours, puis du fœtus (nom donné à l'embryon à partir du 3e mois) jusqu'au terme de la grossesse.

Durant toute cette période, **il sécrétera une hormone fondamentale, l'HCG : hormone chorionique gonadotropique**, ce qui signifie littéralement hormone fabriquée par le placenta et destinée à stimuler les ovaires. Cette hormone assurera son propre développement et veillera au bon déroulement de la grossesse.

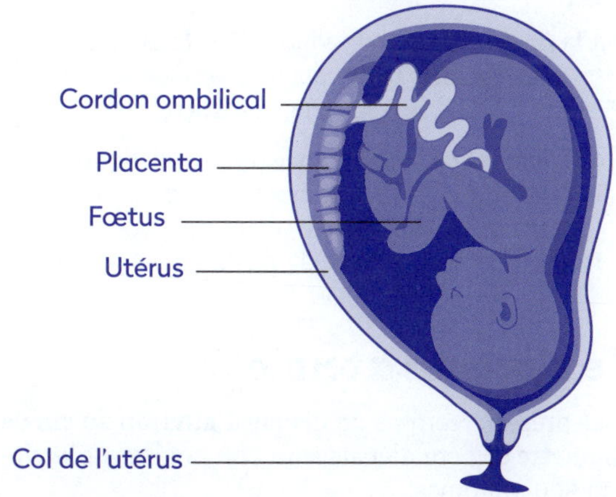

Structure

Le placenta se compose de deux parties :

- **la partie fœtale** (le trophoblaste) ;
- **la partie maternelle** (la caduque basale formée à partir de la muqueuse de l'utérus).

Il faudra cinq mois au placenta pour acquérir sa structure définitive. Dès la première semaine, alors qu'il n'est qu'à l'état embryonnaire, le placenta est déjà très occupé :

- Il assure l'implantation de l'œuf (nidation) dans la muqueuse utérine grâce à son activité protéolytique (**6e jour**).
- Tout en veillant au bon déroulement de sa propre implantation par l'intermédiaire de multiples piliers (villosités) qu'il développe rapidement.
- Très vite (**vers le 13e jour**), il ouvrira ses villosités aux vaisseaux maternels, qui se jetteront dans de petits lacs (lacunes).
- La circulation sanguine dans le placenta (circulation placentaire) se met tranquillement en place et devient définitivement effective **à la fin de la**

troisième semaine, lorsque les lacunes confluent pour former une chambre unique avec pour plafond une face (plaque choriale) en contact avec l'embryon et une autre (plaque basale) en contact avec la muqueuse utérine (qui, depuis le début de la grossesse, a pris le nom de caduque basale).

- **À la fin du 3e mois**, la caduque basale est subdivisée en deux couches : une couche profonde spongieuse et une couche superficielle compacte.
- **Au moment de la délivrance** (qui survient quelques heures après l'accouchement), c'est au niveau de l'interface située entre ces deux couches que s'effectuera le décollement du placenta.

Le placenta à terme

Il se présente comme **un disque d'environ 20 cm de diamètre et 3 cm d'épaisseur**. Son poids est d'environ 500 grammes.

Le sang du fœtus y côtoie celui de la mère sans jamais entrer en contact avec lui. Le placenta, en bon voisin, se charge de jouer le rôle de filtre en assurant :

- la diffusion des éléments vitaux (oxygène et produits énergétiques) dans le sens mère-fœtus ;
- le rapatriement du gaz carbonique et déchets dans l'autre sens.

Le sang de la mère arrive dans le placenta par une artère et en repart par une veine. Pour le fœtus, il en va tout autrement : le sang lui parvient par une veine et s'en revient vers le placenta par deux artères. Ces trois vaisseaux passent par le cordon ombilical.

Les rôles fondamentaux du placenta

Rôle de poumon

Il assure l'oxygénation du fœtus :

- passage de l'oxygène dissous dans le plasma (les globules rouges qui en assuraient jusqu'ici le transport n'ayant pas le droit de passer la barrière placentaire) ;
- retour du gaz carbonique par simple diffusion (du fait d'une pression plus importante dans le sang veineux du fœtus par rapport à celui de la mère).

Rôle de tube digestif

Il gère les échanges nutritifs :

- sous forme d'échanges d'eau et de sels minéraux ;
- de protéines dégradées en acides aminés ACAM et reconstituées en nouvelles protéines par le fœtus ;
- de sucres (glucides) stockés dans le placenta sous forme de glycogène ;
- de graisses (lipides) ;
- des vitamines essentielles.

Rôle de rein

Le placenta élimine l'ensemble des déchets du fœtus.

Rôle de protection du fœtus

Ce rôle est malgré tout partiel :

- il stoppe les microbes ;
- il laisse passer les anticorps maternels (immunoglobulines G) qui permettront au nourrisson de bénéficier d'une immunité passive jusqu'à l'âge de 6 mois.

Car il s'avère impuissant pour contrer le passage :

- des virus, d'où le danger de malformations de l'œuf. Certains virus, comme ceux de la rubéole et de la toxoplasmose, peuvent provoquer des malformations graves jusqu'au 4e mois, date à laquelle se termine l'embryogenèse (l'embryon est définitivement constitué et prend à ce moment-là le nom de fœtus) ;
- des médicaments dangereux, l'alcool, les opiacés.

Rôle hormonal

L'équilibre hormonal de l'ensemble placenta-fœtus est effectué grâce à **la sécrétion de trois types d'hormones** :

- **les gonadotrophines chorioniques (HCG)**, dont la sécrétion très précoce (dès la nidation) permet d'établir par son dosage le diagnostic biologique de la grossesse (tests fournis en pharmacie ou pratiqués en laboratoire). Ce sont elles qui assurent le développement du placenta (on n'est jamais mieux servi que par soi-même) ;
- **l'hormone lactogénique placentaire (HPL)**, qui joue un rôle anabolique (chargée de la croissance et du développement de toute la charpente osseuse et viscérale du fœtus) ;
- **les hormones stéroïdes** (hormones sexuelles).

Ventre, grossesse, accouchement.

Les pathologies les plus fréquentes

Comme tous les organes du corps humain, le placenta peut souffrir de :

- **maladies durant la grossesse :** tumeur (grossesse molaire), ***placenta prævia*** ;
- **problèmes au cours de l'accouchement : *cordon coincé*** (procidence du cordon), ***hémorragie au cours de la délivrance***, partie non libérée après la délivrance (***rétention placentaire***).

Glandes de Bartholin

En urgence

Douleurs du vagin et de la vulve, fièvre, gonflement d'un côté des petites lèvres.

Ce sont des glandes situées de chaque côté du ***vagin*** et qui en permettent la lubrification au moyen des sécrétions qu'elles fabriquent. Ces sécrétions existent en permanence, mais sont plus intenses au cours des rapports sexuels.

Elles sont situées plus précisément dans le ***périnée***, sur un muscle qui s'appelle le constricteur de la ***vulve***. Le canal qui achemine les sécrétions débouche entre les petites lèvres et l'***hymen***.

Très développées à partir de la puberté, elles s'atrophient à la ménopause, ce qui entraîne une plus grande sécheresse vaginale.

Leur inflammation est responsable de la ***bartholinite***.

L'excès de fonctionnement de ces glandes serait à l'origine d'un trouble appelé les « femmes fontaines », où durant la phase d'excitation et parfois durant l'orgasme, une quantité considérable de sécrétions sont émises. On ne sait toutefois pas s'il ne s'agit pas d'une fuite d'urines, correspondant en fait à une ***incontinence urinaire*** d'effort.

Ventre, sexualité de la femme.

Seins

En urgence

Les douleurs, les grosseurs du sein, les écoulements par les seins, l'absence de lait ou au contraire le gonflement douloureux des seins lors de l'allaitement.

Le sein, appelé aussi glande mammaire, est le symbole de la féminité et il est destiné à fabriquer le lait. Il ne faut pas oublier qu'il existe également chez l'homme, pour lequel il n'a aucune fonction.

C'est un amas graisseux et fibreux, recouvert de peau. Cet ensemble repose sur le muscle grand pectoral. C'est lui qui, finalement, par sa tonicité et le maintien en arrière des épaules, donne aux seins leur maintien. La sustentation du sein lui-même est assurée par l'enveloppe du grand pectoral et les structures fibreuses qui parcourent le sein. Toutefois, chez les femmes aux seins lourds, la cambrure du dos et les cloisons fibreuses ne suffisent pas et les seins tombent.

Au cours de l'excitation sexuelle, le mamelon se plisse et durcit. Il en est de même de l'aréole.

Mais les seins servent avant tout à fabriquer le lait. C'est au centre du sein que l'on trouve la glande mammaire, constituée d'amas de cellules qui fabriquent le lait. Ces amas se réunissent en lobules délimités par des cloisons fibreuses. Chaque lobule possède un canal galactophore dont le rôle est d'acheminer le lait vers le mamelon, le bout de sein coloré qui pointe vers l'extérieur et autour duquel se trouve l'aréole. Chacun de ces canaux microscopiques aboutit au mamelon, et on peut les deviner en pressant le bout du sein chez une femme en fin de grossesse : plusieurs minuscules gouttes de lait perlent au bout du sein, chacune correspondant à un canal galactophore.

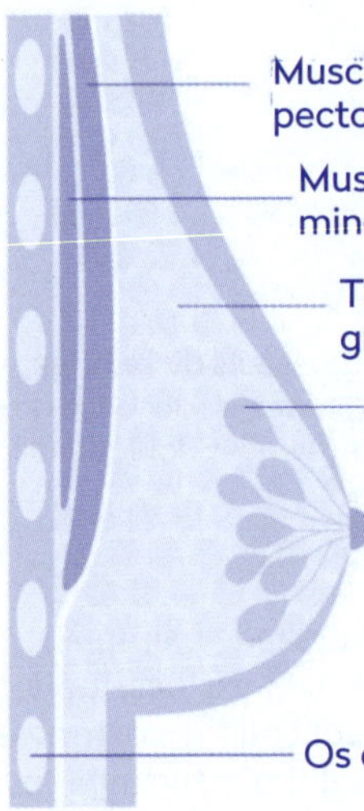

Le développement des seins

Il commence précisément à la ***puberté***, sous l'influence des œstrogènes et de la progestérone. Par la suite, et tout au long de la vie génitale de la femme, les seins varient légèrement avec le ***cycle menstruel*** : ils augmentent avant les ***règles*** et ils diminuent après. À partir de la ménopause, la diminution de la quantité d'œstrogènes provoque celle de la glande mammaire, mais pas celle des lobules graisseux, ce qui fait que des femmes ménopausées peuvent continuer à avoir des seins volumineux.

La fabrication du lait

Au cours de la grossesse, les œstrogènes continuent d'être sécrétés. Leur action, couplée à celle de la progestérone fabriquée par le corps jaune puis le placenta, maintiendra le sein gonflé. Ce n'est que lorsque l'accouchement survient que l'***hypophyse*** fabrique en grande quantité la prolactine, hormone qui provoquera la lactation. Le lait coule en abondance tant que le sein est stimulé par la succion du bébé.

Thorax, lactation, allaitement, sexualité de la femme, sexualité de l'homme.

Chapitre 7

Les organes « fabricants d'hormones »

Le terme exact serait : les organes endocrines, c'est-à-dire les organes qui fabriquent des substances appelées hormones et dont le rôle est de faire communiquer les organes entre eux à distance. Il y a en fait un petit raccourci, car des organes, comme le pancréas, qui fabrique l'insuline, ou les ovaires, qui fabriquent la progestérone, auraient pu tout aussi bien se trouver dans cette partie puisqu'eux aussi fabriquent des hormones.

En réalité, on s'attachera à une glande située sous le cerveau, l'***hypothalamus***, qui contrôle une glande située derrière nos deux yeux, l'***hypophyse***, laquelle commande plusieurs glandes : la ***thyroïde***, les ***parathyroïdes*** et les ***surrénales***, ainsi que bien d'autres structures du corps, comme on le verra. Suivez le guide !

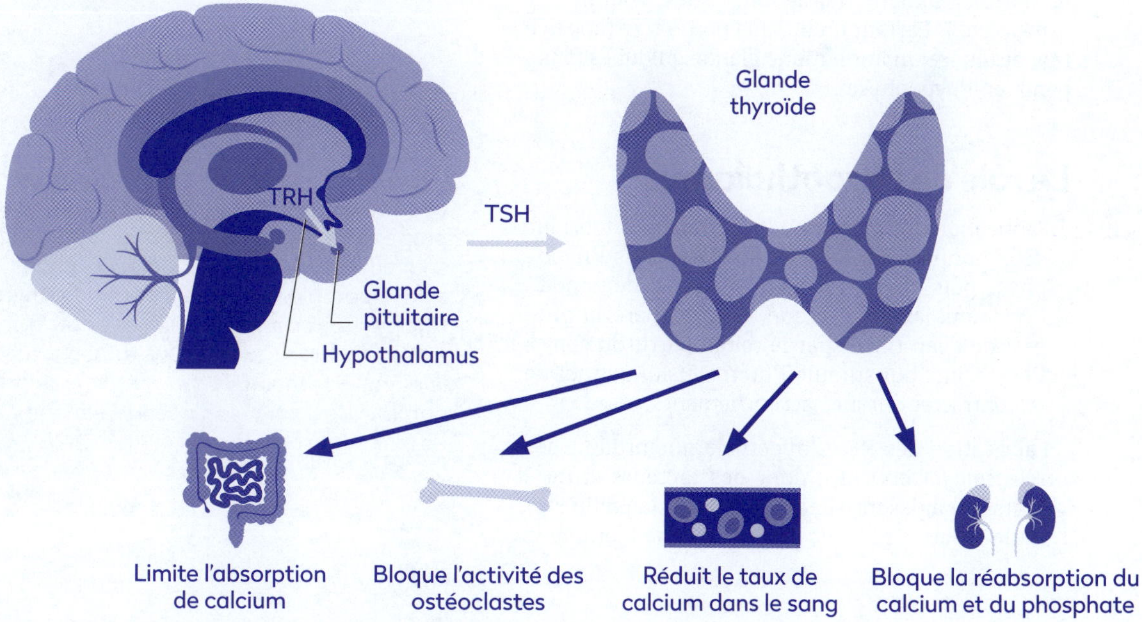

Hypothalamus

En urgence

Cet organe est l'horloger de notre corps, et il pilote une quantité impressionnante de fonctions par l'intermédiaire de l'hypophyse, qui est sous sa dépendance. Il peut être le plus souvent le siège de tumeurs qui provoqueront, outre des maux de tête, de nombreux dysfonctionnements métaboliques, endocriniens et neurologiques. Tous ces signes mettent du temps à se mettre en place et toute apparition soudaine ne serait que fortuite.

C'est une glande du cerveau qui sert de relais aux ordres venus du cerveau et qui a sous sa dépendance une autre glande du cerveau : l'hypophyse. Elle fait partie de ce qu'on appelle l'axe hypothalamohypophysaire.

L'hypothalamus est une structure dite sous-corticale, c'est-à-dire située sous le cerveau, et dont le rôle est de transmettre les ordres en provenance de celui-ci. Il a en outre un rôle d'horloge interne, en réglant de nombreux phénomènes cycliques ou réguliers de notre organisme (faim, soif, règles, volume des urines, etc.). Partant d'elle, une petite tige (appelée tige pituitaire) maintient une glande qui lui est suspendue : l'hypophyse.

Le rôle de l'hypothalamus

- Fabrication d'hormones. L'hypothalamus fabrique deux hormones qui seront stockées dans l'hypophyse puis libérées dans le sang à la demande : l'hormone antidiurétique, qui récupère la plupart de l'eau filtrée par le rein à partir du sang ; l'ocytocine, qui stimule l'utérus et lui permet de se contracter durant l'accouchement.
- Fabrication des RF. L'hypothalamus produit des *releasing factors* (RF), donc des facteurs stimulants qui agissent sur l'hypophyse, laquelle stimule d'autres glandes de l'organisme (comme la ***thyroïde***, la ***surrénale***, les ***ovaires***, les ***seins***, etc.), mais aussi le cartilage de conjugaison pour la ***croissance*** de l'os.
- Vie végétative. Il a une action sur de nombreux organes du corps, comme le cœur, les intestins, les poumons, en régulant de loin leur activité. Par exemple, la nuit, la respiration et le cœur ralentiront. En revanche, durant la journée, au moment des repas, les intestins se mettront en activité. C'est ce qu'on appelle le système nerveux végétatif, auquel l'hypothalamus contribue.
- La régulation des grandes fonctions vitales. La faim, la soif, la température sont directement sous le contrôle de l'hypothalamus. C'est donc une sorte d'horloge interne, de régulation inconsciente de toute notre vie.

Tête, faim, sommeil, soif, équilibre hydroélectrolytique, métabolisme, hydratation, poids, température du corps, croissance, ovulation, sexualité de l'homme, sexualité de la femme, règles, grossesse, puberté, miction, urines, accouchement, lactation, humeur, respiration, digestion.

Les pathologies les plus fréquentes

C'est essentiellement **l'hypopituitarisme**, qui est un mauvais fonctionnement à la fois de l'hypophyse et de l'hypothalamus. La cause est le plus souvent une tumeur (située sur l'hypophyse ou sur l'hypothalamus, ou encore sur le trajet de la tige pituitaire qui les unit) ou les suites d'une irradiation faite pour soigner une tumeur située dans le crâne. Ses manifestations sont extrêmement nombreuses, car cela dépend des hormones et de leur degré de déficience.

Hypophyse

En urgence

Tout comme l'hypothalamus, les dérèglements de l'hypophyse ou les tumeurs de l'hypophyse ne sont responsables d'aucun signe soudain. Un seul toutefois peut être un signe d'alerte : la diminution du champ visuel provoquée par une tumeur qui appuie sur le chiasma optique.

C'est une glande du cerveau qui sert de relais aux ordres venus du cerveau et qui a sous sa dépendance de nombreux organes ou autres glandes. Elle fait partie de ce qu'on appelle l'axe hypothalamohypophysaire.

L'hypophyse est une petite boule d'à peine 1 cm de diamètre, suspendue à l'***hypothalamus*** par une tige qu'on appelle la tige pituitaire et par laquelle passent des hormones et des nerfs. Elle est contenue dans une petite loge osseuse située à la base du crâne : la selle turcique. Devant cette tige passent les voies nerveuses en provenance de l'œil *via* le cerveau, les chiasmas optiques qui lui transmettent les images perçues par la rétine.

L'hypophyse comprend deux compartiments bien distincts : l'antéhypophyse (située en avant), la posthypophyse (située en arrière).

Le rôle de l'hypophyse

L'antéhypophyse est responsable de la fabrication de cinq hormones : l'ACTH, qui stimulera la glande ***surrénale*** ; la TSH (thyréostimuline), qui stimule la ***thyroïde*** ; la FSH et la LH (aussi appelées les gonadotrophines), qui stimulent les ***ovaires*** ; la STH (hormone somatotrope), qui stimule le cartilage de conjugaison responsable de la ***croissance*** ; la prolactine, qui stimule la glande mammaire, donc la production de lait chez la femme qui vient d'accoucher.

La posthypophyse est plutôt un lieu de stockage pour deux hormones fabriquées par l'hypothalamus : l'hormone antidiurétique, qui récupère la plupart de l'eau filtrée par les ***reins*** à partir du sang ; et l'ocytocine, qui stimule l'***utérus*** et lui permet de se contracter durant l'accouchement.

Tête, métabolisme, miction.

Thyroïde

En urgence

- Une thyroïde qui fonctionne à l'excès donnera des signes d'hyperthyroïdie : sensation de chaleur excessive, palpitations, bouffées de chaleur, tremblements, agitation, irritabilité, agressivité, amaigrissement et troubles digestifs. Ces signes sont différemment associés selon les causes. Deux signes viennent en plus : le goitre et les yeux exorbités. Ces deux signes sont variables et dépendent de la cause.
- Une thyroïde qui fonctionne moins bien donnera l'inverse : prise de poids, ralentissement intellectuel, frilosité. Ces signes d'hypothyroïdie peuvent s'accompagner d'un goitre dans certains cas. Elle ne donne aucun signe en urgence.

La thyroïde est une glande située dans le cou juste en dessous de la pomme d'Adam. C'est une glande dont la palpation nécessite une certaine habitude. C'est pourquoi seul le médecin est en mesure d'apprécier son volume. Pour la mettre en évidence, le médecin s'assoit derrière vous, il vous demande de lever un peu la tête. Puis il cherche avec ses doigts en dessous de la pomme d'Adam la présence de la thyroïde. Comme celle-ci est entourée d'autres éléments, il vous demande d'avaler votre salive. L'augmentation du volume de la thyroïde s'appelle un goitre. La thyroïde ne pèse que quelques dizaines de grammes. Elle est irriguée par des artères qui lui apportent du sang. Les hormones qu'elle fabrique sont libérées dans la circulation sanguine sans l'intermédiaire d'aucun canal. C'est pour cela que c'est une glande endocrine.

Cou, métabolisme, croissance, température du corps.

Les hormones

La thyroïde fabrique deux types d'hormones : les hormones thyroïdiennes, qu'on appelle la T3 (triiodothyronine) et la T4 (tétra-iodothyronine), qui sont fabriquées à partir de l'iode puisé dans l'alimentation ; la calcitonine qui est fabriquée par les cellules C, et dont le rôle est de diminuer le taux de calcium dans le sang.

La thyroïde est sous le contrôle de l'hypophyse grâce à l'axe hypothalamohypophysaire. Ce sont ces deux glandes qui, par l'intermédiaire de la **TSH** (*Thyroïd Stimulating Hormon*), inciteront la thyroïde à fabriquer les hormones thyroïdiennes.

Le rôle de ces hormones est d'augmenter la consommation d'oxygène par les cellules et donc de fabriquer de l'énergie. Elles ont en outre un rôle essentiel dans la croissance de l'os de l'enfant et de son système nerveux.

Parathyroïdes

En urgence

Tremblements, raideur, fractures pour des traumatismes minimes, brûlures en urinant, douleurs des reins, mal au ventre.

Les parathyroïdes sont des glandes situées dans le cou, en arrière ou en dessous de la thyroïde. Leur nombre et leur localisation sont très variables, les parathyroïdes pouvant se trouver, chez certaines personnes, entre les deux lobes de la thyroïde ou dans la région moyenne du thorax entre les deux poumons. Elles fabriquent la parathormone, qui est une hormone intervenant spécifiquement dans le ***métabolisme*** du calcium et qui est exactement antagoniste de la calcitonine, une autre hormone fabriquée par la thyroïde.

Cou, ventre, thorax, membres, métabolisme, urines, fonction osseuse.

Les pathologies les plus fréquentes

Il n'y en a que deux principales :

- les **hyperparathyroïdies**, qui sont de petites tumeurs fabriquant de la parathormone en excès. Ses signes sont ceux d'une hypercalcémie (formation de calculs dans le rein, responsables de coliques néphrétiques et d'infection urinaire, fractures liées à une déminéralisation osseuse) ;
- les **hypoparathyroïdies**, qui sont des insuffisances de sécrétion en parathormone qui aboutissent à des crises de tétanie par manque de calcium.

Surrénales

En urgence

La surrénale ne se manifeste que par les effets négatifs du stress, comme on l'a vu (palpitations, sueurs, pâleur, malaise...), et par l'***insuffisance surrénale aiguë***, qui est une maladie assez rare et qui peut se traduire brutalement par les signes ci-dessus.

La surrénale est une glande située au-dessus du rein. C'est une glande endocrine, ce qui signifie que les produits qu'elle fabrique, les hormones, sont déversés directement dans le sang. Elle est divisée en deux parties : la partie centrale, appelée la médullosurrénale, et la partie périphérique, appelée corticosurrénale.

La médullosurrénale

C'est la partie centrale de la glande surrénale, dont le rôle est de fabriquer des catécholamines, parmi lesquelles l'adrénaline, l'hormone du stress. Elle fabrique de l'adrénaline en permanence et ne la libère qu'en cas de stress, c'est-à-dire en cas d'agression de l'organisme (peur, émotion, traumatisme violent, hémorragie massive, etc.). Elle est alertée de ce stress par le ***système nerveux sympathique***, donc autonome et inconscient, qui lui intime l'ordre de libérer l'adrénaline. Celle-ci parcourt tout l'organisme et se fixe sur les cellules pourvues de récepteurs situées dans un certain nombre d'organes (***cœur***, ***pancréas***, ***rein***, ***intestins***, ***peau***, ***artères***, etc.). Ceux-ci déclencheront à leur niveau des réflexes sympathiques qui n'ont de sympathique que le nom : palpitations, tremblements, pâleur, sueurs, malaise...

La corticosurrénale

La corticosurrénale est la partie extérieure de la surrénale (la corticale), dont le rôle est de fabriquer des corticostéroïdes, le principal étant le cortisol. Le cortisol intervient dans le ***métabolisme*** des glucides, des lipides et du calcium. Elle est donc au carrefour de toute la vie des cellules. L'aldostérone est aussi appelée minéralocorticoïde : cela signifie qu'elle s'occupe de gérer les mouvements de sodium et d'eau au niveau du ***rein***. Les androgènes, enfin, sont des hormones mâles dont les deux sexes ont besoin, puisqu'elles contrôlent le développement de la pilosité. Les hommes possèdent une sécrétion supplémentaire d'androgènes grâce à leurs testicules, ce qui leur donne leur pilosité plus développée.

Ventre, métabolisme, fonction osseuse, sudation, fonction cardiaque, pression artérielle, teint de la peau, équilibre hydroélectrolytique, pilosité.

Les pathologies les plus fréquentes

- Les **excès hormonaux**. La fabrication de cortisol en excès aboutit à la maladie de Cushing (obésité particulière, œdèmes, hypertension artérielle, atrophie de la peau et fatigue importante). Un excès d'aldostérone que l'on voit dans certaines tumeurs de la surrénale est responsable du syndrome de Conn (hypertension artérielle, fatigue, crampes, soif excessive et augmentation importante du volume des urines). Un excès d'androgènes entraîne un hirsutisme (développement excessif des poils).
- Les **déficits hormonaux**. C'est l'insuffisance surrénalienne, qui peut être aiguë ou lente, comme dans la maladie d'Addison. Cela aboutit à des problèmes divers comme fatigue, troubles de la pigmentation de la peau à certains endroits, baisse de tension, tendance à saler beaucoup les aliments, chute de la pression artérielle.

Chapitre 8

Les organes de défense et de l'immunité

Nous vivons grâce à l'air et à ce que nous mangeons et buvons. Mais le problème, c'est que tous ces éléments sont loin d'être dépourvus de dangers, en particulier infectieux (bactéries, virus, champignons), d'où la nécessité d'une défense efficace.

Le premier bastion, ce sont les ***amygdales***. Et puis, ce sont ensuite toutes les structures du corps qui, grâce au ***sang***, sont en mesure de se défendre. L'origine de ces cellules de défense, c'est la ***moelle osseuse***, qui fabrique tous les composants du sang, notamment les cellules de l'***immunité***. Mais parfois, les défenses sont débordées, et il existe, dans des points stratégiques du corps, des bastions de deuxième niveau, les ***ganglions lymphatiques***. Ceux-ci sont drainés par des vaisseaux lymphatiques, qui sont en quelque sorte les « éboueurs » du corps, les « voitures-balais ». Et comme il faut bien que toutes ces braves cellules du sang qui nous protègent soient renouvelées, elles sont détruites dans la ***rate***, et leurs composants serviront à faire d'autres cellules de l'immunité, grâce à… la moelle osseuse. On est revenu au point de départ de la défense immunitaire.

Amygdales

⚠ En urgence

Maux de gorge, douleur en avalant, ganglions sous la mâchoire, fièvre.

On les voit particulièrement bien chez l'enfant : il suffit qu'il ouvre la bouche en grand et qu'il dise « Ahhhh ! » pour qu'on voie apparaître ces deux grosses formations qui, parfois, semblent totalement obstruer le fond de la gorge. Ce volume important est normal chez l'enfant. Chez l'adulte, elles sont beaucoup plus modestes à l'état normal.

Mais il y en a d'autres, en dessous, qu'on ne voit pas et qui sont soit de part et d'autre de la base de la langue, soit plus haut dans les fosses nasales, ou dans le fond du pharynx (ce qu'on appelle les végétations).

Toutes ces formations lymphoïdes, dont les amygdales font partie, ont un rôle fondamental dans la défense contre les infections. Elles sont un premier barrage à l'intrusion des microbes et elles jouent un rôle d'informateur de notre système de défense immunitaire.

Cou, immunité, défense.

Les pathologies les plus fréquentes

Les problèmes d'amygdale sont **l'amygdalite**, **l'angine**, **le phlegmon de l'amygdale**.

Moelle osseuse

En urgence

Il ne s'agit généralement pas de signes qui apparaissent brutalement, mais de signes dont on prend conscience soudain : une fatigue anormale, une pâleur, une poussée de fièvre, des hémorragies spontanées, de petits boutons rouge sang sous la peau (purpura).

La moelle osseuse est un tissu contenu dans la cavité centrale des os, et dont le rôle est de fabriquer les cellules qui donneront naissance aux éléments figurés du sang, c'est-à-dire les cellules sanguines. La moelle génère aussi bien les globules rouges que les globules blancs et que les plaquettes.

La moelle osseuse fabrique en continu des milliards de cellules dites cellules-souches. Ces cellules, sous l'action de différents facteurs de croissance, se différencieront en cellules des trois lignées. La plupart deviendront des cellules à l'origine des globules rouges, une grande partie donnera des cellules géantes dont la fragmentation aboutira à la formation des plaquettes, et une partie moindre évoluera vers des cellules à l'origine des globules blancs. Une fois qu'une cellule a emprunté la voie d'une lignée, elle ne pourra pas produire autre chose que des cellules de cette lignée.

L'évolution vers l'un des trois types de lignées est due à des facteurs de croissance. Le seul connu actuellement est l'***érythropoïétine***, fabriquée par le ***rein***, qui stimulera les cellules de la lignée globules rouges. Sa fabrication est mise en route par le taux d'oxygène dans le sang. Lorsque celui-ci s'abaisse (à la suite d'une maladie pulmonaire, par exemple, d'une hémorragie massive ou d'une destruction des globules rouges, ou encore d'un séjour en altitude), l'érythropoïétine est fabriquée en grande quantité et permet le développement d'une quantité importante de cellules de la lignée rouge.

Les cellules de la lignée rouge passent par divers stades, dont les érythroblastes, les réticulocytes, et enfin les globules rouges ou érythrocytes. Les cellules de la lignée blanche sont plus complexes, car à partir d'une seule cellule de la lignée, les promyélocytes, trois lignées secondaires aboutiront à la formation des polynucléaires, des monocytes et des lymphocytes. Les polynucléaires, quant à eux, se différencieront également en trois types de cellules, les neutrophiles, les basophiles et les éosinophiles. Les cellules de la lignée des plaquettes sont les mégacaryocytes, dont la fragmentation donnera les plaquettes.

Lorsque les cellules sont parvenues à maturation, elles sont lâchées dans la circulation pour y accomplir leur tâche. En dehors des cas où la perte de globules rouges est massive, il est anormal de trouver dans le sang des cellules de la moelle osseuse. Leur présence témoigne d'une accélération anormale de la production de cellules par la moelle.

Membres supérieurs, membres inférieurs, bassin/immunité, défense contre les infections, sang.

Ganglions

En urgence

Gonflement généralement douloureux dans l'une des zones superficielles, accompagné de signes qui dépendent de l'organe ou de la zone infectée ou inflammatoire lorsque le ganglion est lui-même débordé par l'infection.

Nous avons des ganglions partout dans le corps, mais superficiellement, on ne les sent que devant l'oreille, sous la mâchoire, sous le menton, dans l'aisselle, au creux de la clavicule, au pli de l'aine, à l'arrière du coude et derrière le genou. On ne les sent vraiment que lorsqu'ils sont gonflés ou indurés. On parle alors d'adénopathies.

Une adénopathie est donc un ganglion augmenté de volume qui devient palpable. Sa consistance peut être plus ou moins dure, et sa sensibilité plus ou moins douloureuse. Lorsque les ganglions sont chauds, rouges et douloureux, l'adénopathie est dite inflammatoire. Dans ce cas, les ganglions sont de consistance ferme sans toutefois être dure. Si les ganglions sont d'origine tumorale, ils sont peu augmentés de volume généralement, mais durs et roulants sous le doigt. La peau n'est ni chaude ni rouge en regard du ganglion.

En ce qui concerne les ganglions profonds, lorsqu'ils sont augmentés de volume, ils peuvent provoquer des troubles par compression. Par exemple, un ganglion situé proche du diaphragme donnera un hoquet par irritation de celui-ci.

Les causes d'adénopathies

- **Les inflammations et les infections.** Ce sont de loin les plus fréquentes. Toute inflammation ou infection d'une région entraînera la mobilisation de cellules inflammatoires et un gonflement des ganglions de la région. Lorsque l'inflammation atteint l'ensemble de l'organisme, ce sont plusieurs territoires qui peuvent être touchés, provoquant ainsi l'augmentation de volume des ganglions correspondants. C'est ainsi que des maladies comme la ***mononucléose infectieuse***, la ***toxoplasmose***, ou la ***rubéole*** provoquent des adénopathies diffuses dans plusieurs territoires.

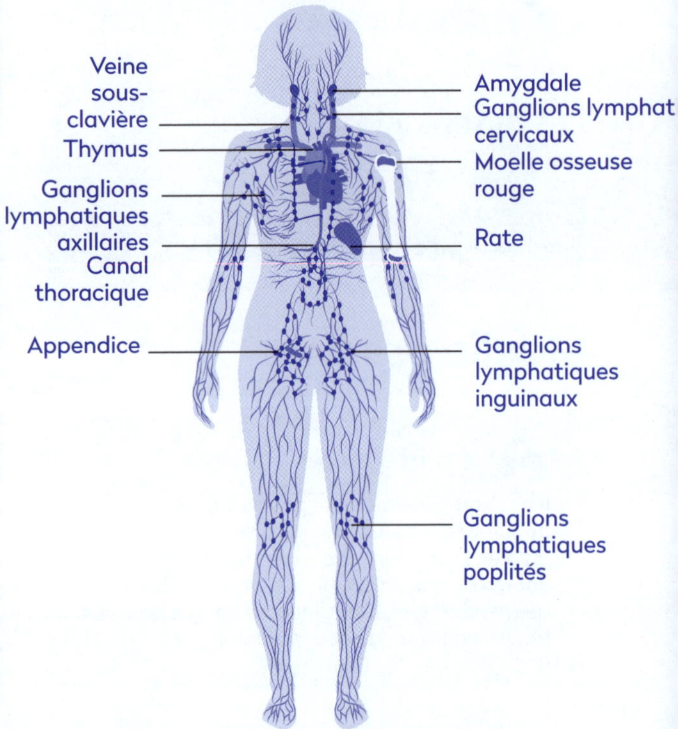

- **Les cancers.** Lorsqu'un organe est atteint d'un cancer, les cellules tumorales peuvent se développer en dehors et s'étendre à la région, provoquant ainsi une colonisation et une atteinte des ganglions de la région. C'est ce qui se passe, par exemple, pour le cancer du sein. Parfois, il n'y a pas de cancer d'un organe, mais ce sont les ganglions eux-mêmes qui sont le siège d'une atteinte cancéreuse. Il s'agit des lymphomes, qui peuvent être non hodgkiniens ou hodgkiniens, et en ce cas, entrent dans le cadre d'une maladie de Hodgkin. Enfin, il peut s'agir d'une atteinte de la moelle osseuse dans des formes particulières de leucémie.

Immunité, défense contre les infections, inflammation.

Lymphatiques

En urgence

Essentiellement l'apparition d'un cordon rouge et chaud sous la peau, parfois avec un peu de fièvre.

Ce sont des vaisseaux organisés en un système de canaux très plats et sinueux, relayés régulièrement par des ***ganglions***. Ils transportent la lymphe. Le système des lymphatiques suit un trajet parallèle au système veineux, dont il constitue une sorte d'itinéraire *bis* pour un bon nombre de substances qui ne passent pas par la voie sanguine.

Ce sont des vaisseaux un peu étranges, car ils sont à la fois très connus (ne serait-ce qu'à cause de l'adjectif lymphatique, qui décrit bien cet état légèrement indolent, mal défini, endormi...), et peu connus en raison de leur trajet improbable et des rôles multiples qu'ils jouent (circulation, défense contre les infections et immunité). Ils sont constitués d'un réseau très fourni de vaisseaux sinueux. Ceux-ci se réuniront et fusionneront en vaisseaux plus gros, exactement comme les veines, dont ils empruntent *grosso modo* le même trajet. C'est pourquoi, souvent à côté d'une veine, on trouvera des vaisseaux lymphatiques. Puis ces vaisseaux se réuniront dans des sortes de relais intermédiaires, les ganglions, qui sont groupés en chapelets. De ces groupes ganglionnaires partiront des vaisseaux de plus en plus gros qui finiront par former un seul canal, appelé canal lymphatique, qui remontera dans le thorax et se jettera dans la veine sous-clavière, juste sous la clavicule droite. Il aura fallu plusieurs jours à la lymphe pour faire tout le trajet depuis le bout du pied jusque-là.

Leur rôle est avant tout celui... d'éboueurs. Ils véhiculent la lymphe, qui draine les déchets des tissus. Dès qu'une région du corps est agressée, qu'un tissu s'enflamme ou s'infecte, les lymphatiques transporteront peu à peu tout ce qui résulte du combat entre les cellules qui défendent l'organisme et ses agresseurs. Mais ils jouent aussi de ce fait un rôle important de mémoire grâce aux ganglions lymphatiques, qui servent un peu de collecteurs. Ces relais intermédiaires ont pour rôle d'informer les jeunes lymphocytes de tout ce que l'organisme a pu emmagasiner comme archives sur les microbes ou les substances qui l'ont agressé. Ganglions et vaisseaux lymphatiques forment le système lymphatique, qui participe de façon très active au système immunitaire. Les lymphatiques servent également à transporter de grosses protéines qui ne peuvent remonter par voie sanguine. Ils transportent aussi certaines graisses que leur a fournies l'intestin lors de la digestion. Ce rôle de transporteur est extrêmement important, autant que le rôle du sang dans ce domaine.

Immunité, inflammation, sang, défense contre les infections.

Les pathologies les plus fréquentes

- Les vaisseaux lymphatiques peuvent devenir inflammatoires : c'est la **lymphangite**.
- Lorsque les ganglions gonflent un peu en réaction à l'inflammation, c'est une **adénopathie**, et lorsque ces ganglions deviennent eux-mêmes inflammatoires, voire s'infectent, c'est une **adénite**.
- Les adénopathies peuvent également témoigner d'une maladie sanguine qui touche les lymphocytes : c'est le cas des **leucémies**.

Rate

En urgence

Essentiellement les suites d'un traumatisme du thorax ou du haut de l'abdomen du côté gauche : douleur, pâleur, voire malaise avec perte de connaissance en cas de rupture brutale. Sinon, la rate ne s'exprime généralement pas en urgence, sauf dans le cas de maladies sanguines ou lymphatiques qui se compliquent brutalement.

La rate est un organe situé sous les côtes à gauche, dont le rôle est la régulation du nombre des cellules sanguines. Il n'est pas essentiel à la vie, mais il participe de façon active au ***système immunitaire***. C'est une sorte d'éponge (donc fragile), de 200 grammes. Elle est très vascularisée, ce qui fait que sa rupture peut être dramatique, à l'origine d'une hémorragie mortelle. Elle est composée de deux types de tissus : sa partie rouge est destinée à la régulation des cellules sanguines, alors que sa partie blanche a un rôle dans l'***immunité***.

Son rôle est complexe et mal connu. Chez le fœtus, elle fabrique les cellules sanguines en attendant que la moelle osseuse prenne le relais. À partir du 6e mois, cette fonction diminue au profit de l'activité de défense contre les infections. Dès la naissance, son action est essentiellement destinée à lutter contre les infections. Elle participe à la maturation des lymphocytes qu'elle reçoit directement du sang. À la différence des autres organes lymphoïdes, comme les ganglions, qui sont exclus de la circulation sanguine, la rate est en relation directe avec elle. De ce fait, elle est totalement informée des différents antigènes et anticorps qui circulent dans le sang, et avec toutes les cellules de l'immunité. Toutefois, le fait de retirer la rate (splénectomie) ne perturbe pas pour autant l'immunité.

Autre rôle important de la rate, la maturation des globules rouges et leur élimination en cas d'anomalie. C'est pourquoi le traitement de certaines maladies génétiques qu'on ne peut guérir, comme la thalassémie, peut passer par l'ablation de la rate afin d'éviter la destruction des globules rouges anormaux.

Ventre, immunité, sang, défense contre les infections.

Les pathologies les plus fréquentes

La rate peut présenter deux problèmes :

- elle peut grossir, c'est la **splénomégalie** ;
- ou elle peut se rompre (**rupture de rate**) à la suite d'un traumatisme violent du ventre ou du thorax.

Chapitre 9

La peau et ses annexes

On l'oublie, mais la peau est un organe. Elle nous enveloppe, nous protège, bien sûr, mais c'est également un organe qui fabrique des substances sous l'action du soleil. Divers éléments lui sont annexés, qu'on appelle les phanères : les ***poils***, avec en dessous les ***glandes sudoripares***, qui fabriquent la sueur, les ***glandes sébacées***, qui fabriquent le sébum pour éviter que notre peau se dessèche, les ongles pour protéger le bout de nos doigts, et les cheveux pour protéger notre tête. Et la protection, c'est la première des défenses.

Peau

En urgence

Ce sont toutes les éruptions de boutons et les lésions de la peau, lesquelles sont parfois les plus manifestes en urgence (rougeurs, démangeaisons, plaies, boutons...), accompagnées de divers signes comme fièvre, malaise, perte de connaissance, etc.

Parmi tous les constituants de l'organisme, la peau est celui qui montre de façon la plus évidente la raison de son existence et celle pour laquelle elle est organisée de cette façon et pas d'une autre.

Nous vivons dans un milieu aérien, avec de fréquents contacts avec l'eau et différents liquides plus ou moins corrosifs. Nous sommes également soumis à des rayonnements, dont ceux du soleil, en particulier. Tout cela oblige notre peau à s'adapter à tous ces milieux. C'est pourquoi la phy... siologie de la peau n'est pas loin de la phi... losophie. Pourquoi la peau est-elle ainsi et pas autrement ? Une vraie question...

Une enveloppe protectrice

La peau est une enveloppe, c'est ce qui paraît le plus évident. Elle nous entoure complètement et est absolument imperméable à ce qui vient de l'extérieur. C'est pour cela qu'elle est constituée d'une assise de plusieurs couches de cellules qu'on appelle l'épiderme. La superposition des cellules, leur implantation sur une membrane appelée la membrane basale, et leur mode d'attache très étroit les unes aux autres la rendent infranchissable par tout liquide ou gaz. Cette imperméabilité est renforcée par la kératine fabriquée par les cellules de l'épiderme et qui donne son aspect extérieur à la peau. Autre agent de renforcement, le sébum, sorte de film graisseux fabriqué par les ***glandes sébacées***. Elle nous protège des rayons du soleil grâce à de la mélanine, qui est une protéine fabriquée par la peau et qui ralentit le passage des ultraviolets. La chaleur qui peut nous agresser est également évacuée grâce à la transpiration fabriquée par les ***glandes sudoripares***.

Une enveloppe souple

La peau doit s'adapter aux mouvements, en particulier au niveau des articulations. Elle est donc souple. La kératine, bien sûr, joue un rôle essentiel, mais ce sont surtout les fibres élastiques contenues dans le tissu sur lequel repose l'épiderme qui donne à la peau son élasticité. La résistance à l'étirement est donnée par d'autres fibres (fibres de collagène et fibres réticulées) qui parcourent ce tissu conjonctif qu'on appelle le derme. La souplesse n'est possible que parce qu'épiderme et derme sont étroitement liés et constitués de matériaux très déformables.

Une enveloppe sensible

Un minuscule insecte qui court sur la peau, un souffle de vent, une faible source de chaleur... il suffit d'un rien pour que la peau nous avertisse de ce qui se passe à l'extérieur. Plusieurs éléments concourent à cela : les pores, qui laissent échapper la sueur qui, en s'évaporant, donne une sensation de fraîcheur immédiate ; le derme, qui est pourvu de nombreux petits corpuscules sensitifs sensibles au froid et au chaud ; les poils, qui sortent des pores et qui sont en relation directe avec des récepteurs nerveux immédiatement alertés dès qu'un poil est mobilisé, même de façon infime ; les corpuscules nerveux de réception au froid et au chaud, à la pression et à la douleur. Toutes ces informations recueillies par les récepteurs sont véhiculées par des nerfs sensitifs vers le cerveau. Le derme est donc richement innervé, ce qui procure à la peau une sensibilité aiguë au toucher et à la douleur.

Une enveloppe intelligente

La peau est parcourue de nombreux vaisseaux qui sont capables de se dilater ou de se contracter de façon extrêmement rapide : on peut devenir pâle ou au contraire rouge écarlate d'une seconde à l'autre. Auteurs de ce miracle, les vaisseaux. Nous sommes loin, bien sûr, de ce qu'est capable de faire la peau d'un caméléon, mais rien que ces petits moyens témoignent de la capacité qu'a notre peau de manifester des désordres ou des émotions intérieures. Mais elle fait mieux, puisque tout un système hormonal et ***immunitaire*** permet à la peau de réagir fortement en cas d'agression : c'est le cas des allergies ou des réactions à des agressions comme les piqûres par des insectes ou des plantes, les infections par des microbes ou les inflammations.

Une enveloppe sociale

La peau est l'un de nos moyens d'apparaître. Une belle peau, comme une belle voix, participe au look, à la beauté et à la séduction. C'est pourquoi la beauté de la peau fait partie de la panoplie des traitements du dermatologue.

La peau est un véritable organe, l'un de ceux dont nous avons en fait le moins conscience, car notre peau fait partie de nous-même. On est bien ou mal dans sa peau, et c'est elle qui témoigne de bien des éléments de notre vie psychique. C'est la raison pour laquelle tant de maladies psychosomatiques s'expriment au travers de la peau.

Immunité, défense contre les infections, température du corps, sudation, croissance de l'os, métabolisme.

Poils

En urgence

Aucun !

Les poils font partie des attributs sexuels secondaires. Ils sont constitués de kératine comme les cheveux. Ils sont composés d'un bulbe, le bulbe pileux, implanté dans une sorte de cavité creusée dans la peau, nourri par des vaisseaux et animé par un muscle arrecteur, sous contrôle neurohormonal. Cela signifie qu'à l'occasion d'un stress, par exemple, la glande ***médullosurrénale*** libérera, sous l'action du ***système nerveux sympathique***, de l'***adrénaline***, laquelle fera se contracter le muscle arrecteur du poil, qui se redressera. C'est à cause de ce système qu'on a le poil qui se hérisse. Les poils se développent sous l'influence des hormones mâles. La disposition des poils sera donc masculine (pubis, bras, aisselles, jambes, barbe, oreilles pour certains) ou féminine (pubis, et aisselles essentiellement). Cette répartition est liée au sexe et donc aux systèmes hormonaux masculins et féminins.

Température du corps, toucher, sexualité, sudation.

Leurs rôles ?

- Un rôle de **protection**, d'abord. Ce n'est pas tant la protection contre la chaleur, puisque la couche d'air infime et emprisonnée sous les poils ne permet qu'une très minime conservation de la chaleur. En revanche, leur protection contre les ultraviolets du soleil est plus évidente.
- Rôle de **filtre** : les poils des muqueuses (nez en particulier) permettent d'arrêter les plus grosses poussières.
- Rôle **dans le toucher** : grâce aux poils qui servent un peu d'antenne, la peau est capable à distance de percevoir des contacts à près d'un demi-centimètre de distance.

Les pathologies les plus fréquentes

- **L'hirsutisme.** C'est l'excès de poils qui peut se situer dans certaines zones ou être plus généralisé. Il correspond soit à un problème constitutionnel (on est naturellement poilu), soit à des problèmes hormonaux.
- **L'absence de poils.** Il n'est *a priori* pas gênant, sauf s'il concerne les sourcils. Cette épilation de la queue du sourcil se voit dans certaines maladies endocriniennes, comme les hypothyroïdies.

Glandes sudoripares

En urgence

En fait, aucun. Ce qui compte, c'est le fait de transpirer en présence d'autres signes (malaise, perte de connaissance, douleur thoracique, gêne respiratoire, cyanose, traumatisme...) : la poussée de sueurs dans ce cas témoigne de la gravité de la situation.

Les glandes sudoripares sont situées sous la peau. Elles sont responsables de la production de sueur, d'où leur nom de sudoripare (*sudor*, en latin, signifie « sueur »). Elles ont la forme d'un tube situé dans le derme. Ce tube traversera la peau en direction de la surface de l'épiderme et s'ouvrira à l'extérieur. C'est par ces pores de la peau que s'évacue la sueur.

Il existe deux types de glandes : les glandes eccrines, qui fabriquent la sueur que l'on trouve sur la peau en général, à l'exception de certaines régions comme les plis, l'anus, les mamelons... dont le rôle est seulement de fabriquer de la sueur en cas de température élevée ; les glandes apocrines, situées dans des régions précises (anus, région génitale, aisselles, mamelons). Elles sont sous la dépendance des hormones sexuelles. Leur odeur est plus forte et leur teneur en graisses plus importante.

Température du corps, toucher, sexualité, sudation.

Les pathologies les plus fréquentes

- **L'anidrose** est l'absence de sueur. Cela peut poser des problèmes en cas de forte chaleur.
- À l'inverse, **l'hyperhidrose** ou **l'hypersudation** est une sécrétion trop abondante de sueur. Lorsque l'élimination de la sueur se fait mal, cela peut provoquer de toutes petites vésicules translucides qui forment ce qu'on appelle la « sudamina ».
- La **sueur malodorante** est un problème fréquent et gênant. L'odeur la plus fréquente est celle provenant en dessous des aisselles. Certaines odeurs, comme la paille pourrie, peuvent témoigner de maladies infectieuses comme la brucellose.
- Les glandes peuvent également s'infecter : c'est **l'hidrosadénite**.
- Enfin, dans de rares cas, les glandes sudoripares peuvent être le siège de **tumeurs** bénignes.

Glandes sébacées

En urgence

Aucun !

Ce sont des glandes annexées aux poils et aux cheveux, chargées de sécréter le sébum. Cette substance graisseuse a pour objet de lubrifier la peau et de lui conserver un film hydrolipidique protecteur. Dans certains cas, les glandes sébacées en fabriquent en excès : c'est la séborrhée, dont la conséquence est de donner les cheveux gras et de provoquer des bouchons de sébum qui, à force, créent des points noirs. L'infection sous un point noir donne un furoncle, qui est l'infection de la peau à la base d'un poil et de la glande sébacée qui lui est annexée. Le sébum est fabriqué à raison de 1 à 5 microgrammes par centimètre carré chez l'homme et 0,5 à 1 microgramme chez la femme.

Teint, hydratation.

Ongles

En urgence

L'***hématome sous l'ongle*** suite à un coup sur le doigt et qui nécessite d'être évacué, car c'est très douloureux ; la ***tourniole***, qui est une infection du bord de l'ongle, souvent associée à un ***panaris***.

Les ongles font partie des phanères, c'est-à-dire de tout ce qui est annexé à la peau (poils, sourcils, cheveux). Ils sont constitués d'une variété de kératine très dure et très pauvre en eau.

L'ongle pousse grâce à sa matrice, c'est-à-dire une zone située sous la peau, sur environ un demi-centimètre de longueur. Si la matrice est arrachée, l'ongle ne peut plus repousser. La suite de l'ongle est la partie adhérente à la peau. On l'appelle la lame unguéale. Son épaisseur va d'un demi-millimètre pour les mains à un millimètre pour les pieds. La lunule est la zone claire en forme de croissant de lune qui est dessinée à la base de l'ongle. Le bord libre de l'ongle, enfin, est la partie qui se coupe. L'ongle pousse sans interruption, à raison d'un dixième de millimètre par jour. La repousse totale d'un ongle des mains met six mois, douze mois pour un ongle des orteils.

Membre supérieur, membre inférieur.

Les pathologies les plus fréquentes

Certains problèmes surviennent au cours de **traumatismes** : ongle cassé ou hématome sous l'ongle. D'autres relèvent de l'**esthétique** : ongles cassants, tachetés, striés. Mais ils peuvent également témoigner de **maladies rares**. D'autres sont aussi le témoin d'un **problème extérieur à l'ongle** : la couleur gris ardoise, par exemple, entrant dans le cadre d'une maladie métabolique, ou les ongles bombés en verre de montre (l'hippocratisme digital) que l'on voit dans les insuffisances respiratoires chroniques. D'autres enfin touchent l'ongle lui-même : ongles jaunis en rapport avec une **onychomycose** (mycose des ongles) ou un **psoriasis**.

Cheveux

En urgence

Aucun !

Bien que composé de kératine, le cheveu est différent du poil. Il est constitué d'une racine, qu'on appelle le bulbe, et d'une tige. Seule cette dernière partie est visible, le bulbe n'étant accessible qu'en arrachant le cheveu. Il existe entre 100 000 et 150 000 cheveux environ sur le crâne. Leur nombre dépend de leur calibre (entre 100 et 150 microns), de leur localisation (le duvet se voit sur tout le crâne chez l'enfant et sur le pourtour du crâne chez l'homme chauve) et enfin de leur implantation (serrée, éparse, etc.). Le nombre de cheveux diminue avec l'âge.

Le bulbe pilaire est la partie initiale et renflée du cheveu. Il est inséré dans une cavité creusée dans la peau où il vient se loger. Chaque bulbe est nourri par de petits vaisseaux très fins et des capillaires. Le cheveu est en mesure de se redresser grâce à un muscle arrecteur commandé par les catécholamines, qui sont des hormones fabriquées par la glande ***médullosurrénale*** et qui sont libérées en cas de stress. C'est ainsi que la peur fait se dresser les cheveux sur la tête. Est annexée à ce bulbe une ***glande sébacée***, dont l'excès de fabrication de sébum donne les cheveux gras. La tige est constituée de kératine organisée en trois couches : la cuticule, externe, composée de sortes d'écailles disposées un peu comme les ardoises d'un toit ; la couche moyenne, qui est la corticale et qui referme la mélanine, qui attribuera aux cheveux leur couleur ; la médullaire, enfin, qui se trouve au centre et donne au cheveu sa tenue.

Le bulbe pilaire est sous influence directe des hormones mâles, celles-ci ayant une responsabilité évidente dans la chute des cheveux : c'est ce qu'on appelle l'alopécie androgénétique, qui se manifeste par une perte des cheveux systématique chez tous les hommes de la même famille. On voit la même chose chez les femmes qui fabriquent trop d'hormones mâles. Les femmes en fabriquent en faible quantité, ce qui explique sans doute qu'elles soient rarement chauves. Les œstrogènes ont en revanche une action différente : ils retardent la pousse du cheveu, mais prolongent sa durée de croissance du cheveu. Les hormones thyroïdiennes ont une action certaine, puisque les hypothyroïdies entraînent une perte des poils, une chute de cheveux et des cheveux qui deviennent fins et secs.

Tête.

Chapitre 10

Les organes de la locomotion

La locomotion et les mouvements ne sont possibles que grâce à une structure solide, le squelette. Il est constitué d'***os*** pouvant bouger les uns par rapport aux autres grâce aux ***articulations***. Celles-ci sont maintenues par des ***ligaments*** et, pour certaines articulations, par des ***ménisques***. Elles sont activées par les ***muscles*** qui animent l'ensemble, et dont les insertions sur l'os se font par les ***tendons***, qui glissent au-dessus de certaines articulations grâce à des ***bourses séreuses***.

Os

En urgence

Les fractures, bien entendu, survenant pour des traumatismes plus ou moins violents. Les douleurs osseuses spontanées, avec ou sans inflammation locale, sont beaucoup plus rares et généralement accompagnées de fièvre, parfois de tremblements et de sueurs qui en font toute la gravité.

Les os forment le squelette, la structure qui maintient l'ensemble de notre corps. Bien que rigide, l'os est un tissu, mais un tissu calcifié. Et c'est aussi un réservoir important en calcium, lequel joue un rôle important dans l'activité musculaire et nerveuse de l'organisme.

Il existe trois types d'os :

- **les os longs** (fémur, tibia, humérus et cubitus), composés d'une diaphyse (la partie rectiligne de l'os), d'une épiphyse (l'extrémité) et d'une métaphyse (la jonction entre diaphyse et épiphyse). C'est à ce niveau que se trouve le cartilage de conjugaison qui permet la croissance de l'os ;
- **les os courts** (vertèbres, os du carpe et os du tarse), constitués d'un seul bloc ;
- **les os plats** (côtes, os du crâne, omoplate, sternum).

Les os peuvent bouger les uns par rapport aux autres grâce à des articulations qui mettent généralement en rapport deux os. Dans certains cas (os du carpe et du tarse), un os peut se trouver en relation avec trois, voire quatre os différents. Chaque extrémité d'os en contact avec un autre os est porteuse d'une surface articulaire constituée de cartilage. Les cartilages forment une surface de glissement qui permet aux os de bouger avec des frottements minimums. Les problèmes qui touchent l'os peuvent donc retentir sur les articulations. C'est pourquoi os et articulations sont étroitement liés.

Tous les os sont creux. La cavité qui se trouve au centre de chaque os s'appelle la cavité médullaire. Elle est remplie de ***moelle osseuse***. L'os en lui-même est formé de travées (c'est le cas des os longs et plats) ou de cellules (c'est le cas des vertèbres, dont le corps est fait d'os spongieux, donc comme une éponge). La constitution en travées ou en os spongieux est définie pour résister aux forces qui s'exercent sur l'os. Ainsi, au niveau de la diaphyse, les travées sont parallèles à l'os, de façon à conserver une rigidité et à pouvoir résister aux contraintes de flexion ou de torsion. En revanche, au niveau des vertèbres, la constitution en os spongieux permet de résister aux forces de compression énormes exercées sur la colonne vertébrale. Les os sont parcourus par des vaisseaux et des nerfs, exactement comme les gaines qui acheminent l'eau et l'électricité dans les murs et les planchers des maisons. Chaque os est entouré d'une enveloppe richement vascularisée et innervée, qu'on appelle le périoste.

Fonction osseuse, croissance.

Ligaments

En urgence

- Lors d'un ***traumatisme***, c'est une douleur, une difficulté importante pour mobiliser l'articulation atteinte, parfois un bleu qui s'étend sous la peau. La question est alors de savoir si l'entorse est grave ou non.
- En dehors d'un traumatisme, c'est une inflammation, soit poussée d'un ***rhumatisme inflammatoire***, soit, plus souvent qu'on le croit, crise de ***goutte***.

Les ligaments sont les attaches fibreuses qui assurent la cohésion des articulations entre elles. La pathologie la plus connue des ligaments est l'entorse. Ce sont des tissus fibreux extrêmement résistants, très souples latéralement, peu élastiques et très puissants longitudinalement. Les contraintes qu'ils subissent sont très importantes. Les ligaments sont parfois individualisés : c'est le cas des ligaments croisés du genou. Ils permettent une stabilité vers l'avant et vers l'arrière du genou, limitant ainsi les mouvements de tiroir. Le plus souvent, ce sont des extensions fibreuses de la capsule articulaire dont les fibres s'entrecroisent. Cet effet de renforcement peut avoir un effet pervers : c'est la rupture du ménisque ou de la capsule de l'articulation par traction excessive des fibres profondes du ligament.

Fonction articulaire, mouvements.

Les pathologies les plus fréquentes

Il s'agit avant tout et principalement des entorses. Le risque est la **rupture du ligament**, qui est alors une entorse grave. Si le traumatisme est trop violent, l'articulation peut carrément se **luxer**. Dans certaines articulations, comme l'épaule, les ligaments et les tendons peuvent se **calcifier**, ce qui aboutit à une épaule gelée.

Muscles

En urgence

- Muscles striés : douleurs musculaires, raideur, courbatures.
- Muscles lisses : toutes les douleurs situées essentiellement dans le thorax et l'abdomen.
- Myocarde : c'est la douleur d'***angine de poitrine*** qui se situe dans le thorax et présente des caractéristiques très particulières.

Les muscles sont un ensemble des structures de l'organisme capables de se contracter et de produire un mouvement, que celui-ci soit volontaire (muscles striés) ou involontaire (muscles lisses).

Un muscle, quel que soit son type, est composé de fibres très fines qu'on appelle les myofibrilles. Chaque fibre est constituée de cellules allongées, les myocytes. Et au sein de ces cellules se trouvent deux protéines allongées, l'une fine, qui est l'actine, l'autre épaisse, qu'on appelle la myosine. Ces deux protéines coulissent l'une par rapport à l'autre grâce à un système d'échange de sodium et de potassium entre l'intérieur du myocyte et l'extérieur. Lorsque les protéines s'emboîtent l'une dans l'autre, la cellule se rétracte, et lorsqu'elles s'éloignent l'une de l'autre, la cellule s'allonge. C'est la somme des rétractions de tous les myocytes qui fait que les myofibrilles se raccourcissent et que le muscle se contracte ; à l'inverse, quand les myocytes s'allongent, les fibres s'allongent et le muscle se détend. Les myofibrilles sont organisées en paquets de fibres séparées par des sortes de cloisons. Enfin, la totalité de ces paquets, qui forme le corps du muscle, est contenue dans une gaine blanc nacré inextensible qu'on appelle l'aponévrose du muscle et qui correspond à ce qu'on appelle à tort les « nerfs » dans la viande.

À chaque extrémité du muscle, le diamètre se réduit et les fibres musculaires se raréfient en myocytes et sont remplacées par un tissu fibreux et inextensible, le ***tendon***. C'est par les tendons que les muscles sont insérés sur les ***os***. Les muscles ont des formes variables selon les mouvements qu'ils sont censés faire. Leurs insertions sur les os par les tendons peuvent être uniques ou multiples.

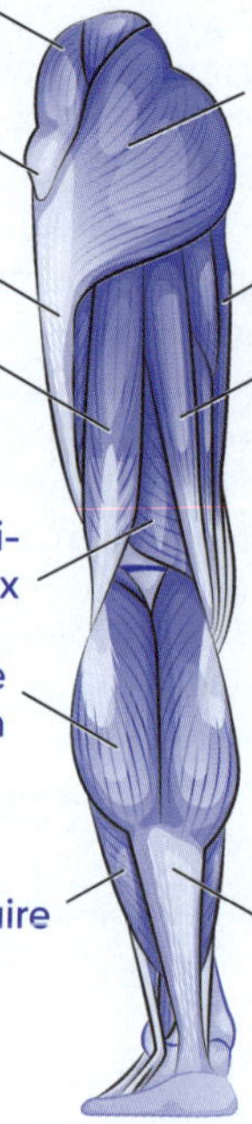

Les différents types de muscles

On a en fait trois types de muscles qui se différencient les uns des autres selon la manière dont ils sont commandés.

Les muscles striés

Ce sont des muscles sous le contrôle de la volonté qui nous permettent de faire des mouvements. Ils sont puissants, de contraction immédiate et très rapide, fatigables et sous le contrôle de la frontale ascendante, qui est un lobe des ***hémisphères cérébraux***. Chaque fibre musculaire est connectée à une terminaison nerveuse précise d'un neurone issu du cerveau. La connexion est faite par l'intermédiaire d'une plaque qu'on appelle la plaque motrice, au niveau de laquelle le nerf libère un neuromédiateur, l'acétylcholine. C'est ce neuromédiateur qui autorise les échanges de sodium et de potassium avec les myocytes correspondants. Même lorsque les muscles ne se contractent pas, il persiste une tension de base qu'on appelle le ***tonus musculaire***. Cet état est entretenu par les échanges de sodium et de potassium, mais également de calcium. Une diminution du calcium provoque une augmentation permanente du tonus musculaire et des spasmes du muscle. Les muscles fonctionnent souvent en tandem : un muscle, par exemple, sera fléchisseur du bras, tandis que l'autre sera extenseur du même segment de bras. Cet équilibre muscle agoniste/muscle antagoniste est géré par le cervelet.

Les muscles lisses

Ils sont bien différents des muscles striés, car ils ne sont pas sous le contrôle de la volonté. Ils sont gérés par le ***système nerveux végétatif***, sont infatigables, ne répondent pas de façon immédiate, mais avec un certain temps de latence qui dépend du muscle, et sont intégrés à des organes viscéraux (***reins***, ***intestins***, ***utérus***, ***artères***, etc.). Bien que n'étant pas directement sous le contrôle de la conscience, le cerveau intervient dessus de façon inconsciente. C'est ce qui explique par exemple que le stress d'un examen (donc ce que le cerveau a perçu d'une situation de stress) stimule le système nerveux végétatif, lequel fera se contracter les fibres musculaires lisses des intestins et donc produire des douleurs abdominales et une diarrhée. Ces muscles sont organisés de différentes façons : expulser un liquide (c'est le cas des ***glandes salivaires*** ou des ***glandes sudoripares***) ; réduire le calibre d'un tuyau (c'est le cas des ***artères*** et des veines) ; animer un organe (ce qui est le cas des ***intestins***).

Le myocarde

C'est le muscle cardiaque. Il a la propriété d'être infatigable, de ne se contracter que de façon régulière et automatique, avec une période de repos obligatoire après chaque contraction. Il est indépendant de la volonté, et le système nerveux végétatif intervient dessus dans une certaine limite, en le ralentissant ou en l'accélérant, sans être en mesure de l'arrêter totalement.

Fonction articulaire, mouvements.

Les pathologies les plus fréquentes

- Ceux des muscles striés sont les **crampes**, les **contractures**, **l'élongation**, le **claquage**, la **déchirure**, **l'écrasement** et la **rupture musculaire**.
- Le problème le plus fréquent des muscles lisses est le **spasme** : lorsque celui-ci siège sur un canal, les liquides ou matières en amont ne peuvent s'écouler, ce qui produit une augmentation de la pression en amont responsable de douleurs et une baisse de la pression en aval responsable d'une déficience de l'organe en question. Lorsque le spasme se situe sur un vaisseau, l'organe en question n'est plus irrigué et risque de souffrir : c'est le cas de l'infarctus du myocarde par exemple.
- Les problèmes de myocarde, mis à part les **problèmes vasculaires liés aux coronaires**, sont les **inflammations**, comme les myocardites, ou les **tumeurs**, comme les myxomes.

Tendons

En urgence

Douleur au point d'insertion, et en cas de rupture complète, rétractation complète du muscle, laquelle constitue une véritable urgence.

Il s'agit de la terminaison fibreuse issue du muscle et chargée d'arrimer fortement le ***muscle*** sur l'***os***. Les fibres du tendon sont faites de collagène, dont l'organisation leur permet d'être très résistantes. Ces fibres sont insérées de façon très intime dans l'os, au point d'attache du muscle sur l'os. À certains endroits, en particulier au poignet, les tendons coulissent dans des gaines lubrifiées. En d'autres endroits, les tendons glissent sur des sortes de coussinets qui les séparent d'un relief osseux et qu'on appelle les ***bourses séreuses***.

Fonction articulaire, mouvements.

Les pathologies les plus fréquentes

Les problèmes de tendon sont essentiellement la **rupture traumatique**, qui est bien entendu la plus sérieuse, d'autant que le tendon est prévu pour résister à des tensions très fortes. Une rupture de tendon entraîne un geste chirurgical pour être réparé. La plus connue est la ***rupture du tendon d'Achille***. Les tendinites sont des inflammations au point d'insertion du tendon, lequel peut parfois se calcifier. C'est le cas de la **périarthrite scapulo-humérale**. Les **ténosynovites** sont des inflammations de la gaine synoviale où coulisse le tendon.

Articulations

En urgence

Douleurs articulaires, raideurs, blocages articulaires, luxations, gonflements articulaires.

Les articulations sont les moyens dont les os disposent pour s'unir entre eux et être mobiles les uns par rapport aux autres. Chaque articulation est spécifique du mouvement qu'elle doit effectuer et de la forme de l'os sur lequel elle est fixée. L'os, de son côté, possède une forme adaptée à la fonction qu'il doit remplir. On ne peut donc dissocier formellement os et articulations, de nombreuses pathologies osseuses ayant des retentissements articulaires.

L'articulation possède toujours au moins deux surfaces articulaires, à raison d'une par os. Chaque surface articulaire est constituée de cartilage blanc nacré, muni d'un film liquide permettant le glissement. Ce cartilage est inséré sur l'extrémité de l'os, dont il est le prolongement naturel. Les surfaces articulaires sont prévues pour s'épouser mutuellement afin que la résistance aux mouvements soit la plus faible possible. L'espace compris entre les deux surfaces s'appelle la cavité articulaire. Elle est close, étanche et totalement aseptique. Pour la protéger, il existe un manchon fibreux qu'on appelle la capsule et dont la face interne est tapissée par une membrane, la synoviale : c'est elle qui fabrique le liquide articulaire qui permet un glissement facile.

Les articulations sont maintenues grâce aux ***ligaments***. Leur forme et leur direction sont conditionnées par les mouvements effectués par l'articulation. La capsule est très fibreuse, et sa surface externe peut, en certains endroits, échanger des fibres avec les ligaments. Parfois, des tendons peuvent glisser sur les articulations (par exemple le tendon rotulien, qui passe devant le bas de l'articulation du genou). Dans ce cas, il faut une sorte de coussinet de glissement, qu'on appelle les ***bourses séreuses***.

Dernier point : certaines articulations possèdent au sein même de la cavité articulaire des prolongements cartilagineux sur les côtés. C'est la hanche qui est renforcée sur les côtés par le bourrelet cotyloïdien et qui permet à la tête du fémur d'avoir en face d'elle en permanence un cartilage articulaire, même lors des mouvements extrêmes. Au niveau du genou, ces prolongements s'appellent les ***ménisques***.

Les différentes articulations

La forme des articulations conditionne leur mobilité et *vice versa*. On distingue donc différentes articulations :

- les **synarthroses** sont planes, et totalement immobiles, ce qui est paradoxal pour une articulation dont c'est justement le rôle. En fait, leurs mouvements sont infimes : c'est le cas de la soudure qui existe entre les différents os du crâne. C'est pour cela que certains ostéopathes mobilisent les os du crâne exactement comme s'il s'agissait d'une véritable articulation. Ce sont les seules articulations qui ne sont pas pourvues de ligaments ;

- les **amphiarthroses** permettent des mouvements limités, essentiellement de glissement latéral. C'est le cas des articulations costo-vertébrales (côtes-vertèbres), intervertébrales (entre deux vertèbres) et sternocostales (entre côtes et sternum). Elles sont retenues par des ligaments courts, plats et puissants ;
- les **diarthroses**. Ce sont les plus complexes, car elles permettent des mouvements dans tous les sens. Chacune porte un nom selon sa forme : les énarthroses rondes d'un côté et creuses de l'autre (hanche et épaule) ; les trochléennes (coude) sont en forme de poulie ; les condyliennes (genou) sont des portions de plan courbe. Leurs formes sont très variables.

Fonction articulaire, mouvements.

Bourses séreuses

En urgence

Douleurs articulaires, raideurs, gonflements autour de certaines articulations (coude, genou, poignet).

C'est une sorte de poche formant un coussin dont le rôle est de permettre le glissement d'un tendon ou d'un muscle au-dessus d'une articulation ou d'un os.

Les bourses profondes ont pour objet de protéger le glissement des tendons. À cet effet, elles ont une forme de gaine dans laquelle le tendon coulissera. C'est le cas des tendons fléchisseurs des doigts : la masse musculaire des muscles fléchisseurs qui font plier les doigts se trouve dans l'avant-bras et non dans la main. Ils émettent des tendons qui passeront au-devant de l'articulation du poignet. Pour éviter le contact traumatisant avec les reliefs osseux des os du poignet, les gaines des fléchisseurs sont là pour permettre un glissement optimal de chaque tendon. D'autres bourses de ce type existent au niveau du pied.

Les bourses superficielles séparent les tendons des reliefs osseux superficiels (par exemple, le coude et le genou sont recouverts d'une bourse séreuse pour que le glissement des tendons puisse se faire sans dommage).

Fonction articulaire, mouvements.

Les pathologies les plus fréquentes

Les problèmes de bourses sont essentiellement l'inflammation, qu'on appelle une ***bursite***. Parfois, la bourse peut seulement **gonfler** : c'est l'exemple de l'***hygroma*** (sorte de poche mobile et indolore pleine de liquide) situé au coude. Parfois enfin, elle peut **s'infecter** : le phlegmon de la gaine radiale est une infection de la bourse séreuse du poignet en provenance d'un panaris mal soigné.

Ménisques

En urgence

Il s'agit essentiellement de la rupture du ménisque, qui se manifeste par une douleur de l'articulation, parfois avec un blocage complet de l'articulation.

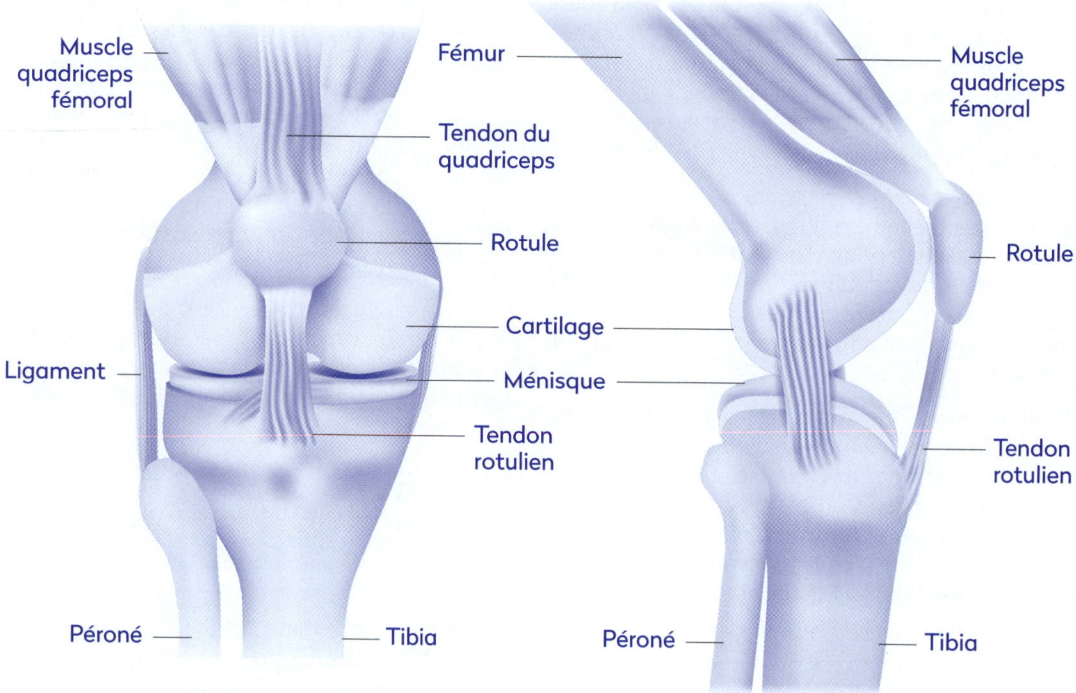

Il s'agit d'une sorte de lame fibreuse arrondie, recouverte de cartilage et située au sein d'une articulation pour en augmenter la surface de glissement. Il existe peu de ménisques : le plus connu est celui du genou. Quand on parle de ménisque, on l'assimile pratiquement toujours au genou. Or d'autres articulations en possèdent : le poignet et l'articulation de la mâchoire. La hanche, quant à elle, comporte un prolongement fibreux recouvert de cartilage, mais il n'est pas considéré comme un ménisque à proprement parler, car c'est un prolongement sans discontinuité, alors que les ménisques sont discontinus.

La face supérieure du ménisque est légèrement creuse, arrondie et recouverte de cartilage articulaire. C'est avec elle qu'entre en contact le cartilage articulaire de l'autre os. Ainsi, le ménisque du genou, inséré sur l'extrémité supérieure du tibia, entrera en contact avec l'extrémité inférieure du fémur, permettant de cette façon son glissement. La face inférieure du ménisque est insérée sur l'os (c'est ce qu'on vient de voir avec le tibia). La face externe est libre, fibreuse et souvent adhérente avec des fibres des ***ligaments*** qui passent à proximité. C'est le cas du genou, où cette adhérence possède l'effet pervers de risquer une rupture du ménisque lors des entorses graves du ligament interne du genou.

Le cas précis du genou

Il existe deux ménisques :

- **le ménisque interne**, situé en dedans du genou, est en forme de croissant ouvert. C'est lui qui est le plus soumis au risque de fracture méniscale ;
- **le ménisque externe**, lui, est presque totalement fermé, car la surface articulaire dont il a besoin est beaucoup plus importante, en particulier pour assurer la rotation externe du genou.

Fonction articulaire, mouvements.

Chapitre 11

Les organes du système nerveux

Bien que le cœur soit le maître de la vie, le ***cerveau*** est le maître de tous les organes, même du cœur. Lorsque le cerveau ne répond plus, on est bel et bien mort. Toutes les fonctions cérébrales ne peuvent s'exprimer que grâce à cette structure située en dessous de lui, qui est le ***tronc cérébral***, prolongé par la ***moelle épinière***. Tout ce qu'on appelle le système nerveux central est protégé par les ***méninges***. Deux organes un peu particuliers en font également partie : le cervelet et l'oreille interne. Mais tout le reste, qu'on appelle le système nerveux périphérique, provient du tronc cérébral, qui distribue les ***nerfs crâniens***, et de la moelle épinière, qui émet les ***nerfs rachidiens***. Certains nerfs, enfin, sont regroupés en ***plexus*** qui échangent de très nombreuses fibres nerveuses.

Cerveau

En urgence

Toute perturbation de ce qu'on appelle les fonctions cognitives, ou encore les troubles neurologiques et qui ont très succinctement été abordés ici.

Huit cents grammes de matière grise…

Gérer la pensée, les émotions, les fonctions motrices, sensitives et sensorielles, bref, tout ce que notre cerveau est capable de faire en montre la complexité. Mais au-delà de ces fonctions « de base » se cache l'un des plus grands mystères du corps humain, l'intelligence, laquelle est multiforme, complexe, et partagée par diverses zones du cerveau, lequel contient environ 85 milliards de neurones.

Le cerveau ressemble aux cerneaux d'une noix avec ses nombreuses circonvolutions. C'est le cortex qui est le siège décisionnaire de toutes les fonctions conscientes et inconscientes. En dessous se trouve le ***tronc cérébral***, qui se prolonge par la ***moelle épinière***.

Les hémisphères sont organisés en lobes : le lobe frontal, siège de la motricité, de la parole, de la volonté, de la décision et de la mémoire de travail ; le lobe pariétal, qui gère des fonctions de reconnaissance, de perception dans l'espace et de gestion de l'écriture, du calcul, etc. ; le lobe temporal, qui intègre toutes les informations sonores ; le lobe occipital, qui reconstitue les points lumineux venus de la ***rétine*** pour recomposer ce que nous voyons ; l'insula, qui intègre toutes les informations en provenance des viscères ; et le lobe limbique, qui gère des fonctions très complexes, comme les émotions, l'apprentissage, la mémoire.

Au centre, en se prolongeant par le tronc cérébral, se trouvent des structures, comme le thalamus, qui intègre les notions de douleur, le corps calleux ou l'hippocampe, qui gèrent la mémoire, divers « noyaux gris », etc. Toutes ces structures sont dédiées à une fonction particulière, mais elles communiquent entre elles. La célèbre madeleine de Proust, où la simple odeur de ce gâteau évoque des souvenirs impérissables, en est un exemple, puisque les senteurs récupérées par le nerf olfactif remonteront vers l'hippocampe, où elles déclencheront des souvenirs qui pourront même être réactivés de façon totalement imaginaire par le lobe occipital.

Il y a donc une collaboration entre toutes ces zones. C'est cela qui explique qu'un ***accident vasculaire cérébral***, par exemple, peut provoquer une multitude de signes qui dépendent de la zone lésée.

... qui suffisent à gérer toutes nos fonctions...

Il est difficile de les délimiter et de les passer en revue, car c'est tout le génie humain qui est représenté dans ces diverses fonctions. L'art est-il le fruit de l'intelligence, de l'émotion, de la maîtrise des mouvements, ou de tout à la fois ? De la même façon, la coordination des mouvements, qui n'est qu'une partie de l'harmonie des mouvements, est une forme d'intelligence. Il y a donc une intrication considérable entre toutes ces fonctions. Les découper a donc forcément un aspect réducteur. Ce sont toutes les fonctions communes à tous les individus et nécessaires à la vie. Toutes ces fonctions sont pilotées de près ou de loin par le cerveau. La soif, la faim, l'état de conscience, la vigilance et le sommeil sont les fonctions vitales par excellence. On ne peut s'en passer. Le tonus musculaire est à la fois dû à la capacité des muscles à être en éveil et à la capacité du cerveau à le maintenir. On peut s'en passer, mais on sera alors dans un « état végétatif ».

Les fonctions d'autonomie

Pouvoir être autonome, c'est satisfaire à ses besoins immédiats et entretenir ses fonctions vitales de maintenance. Toutefois, poussées à des degrés de sophistication importante, ces fonctions de maintenance peuvent devenir une forme supérieure de l'intelligence : les sportifs de haut niveau en sont un exemple.

Ainsi, la ***marche*** et la ***locomotion***, l'***équilibre***, la ***motricité***, les ***mouvements*** et leur ***coordination*** sont indispensables pour assurer ses besoins immédiats (se nourrir, boire, se déplacer, agir, etc.). Les fonctions de réception des informations extérieures sont fondamentales : la sensibilité, qui permet de s'assurer de ce qui nous entoure, et l'habileté, qui est la capacité plus ou moins grande à réagir. Une certaine habileté est indispensable, mais poussée à des degrés élevés, elle devient une fonction supérieure, l'un des aspects de l'intelligence.

L'humeur est également une fonction qui assure l'autonomie, car elle permet de manifester à l'entourage notre état mental : la tristesse, la joie, la colère sont des informations que nous colportons à l'extérieur et qui nous permettent de nous maintenir autonomes. En cela, l'humeur participe à l'émotion et à la personnalité, qui sont des fonctions supérieures de notre cerveau.

Le comportement se rapproche de l'humeur, car il traduit notre état mental. Mais il est une fonction encore plus proche que l'humeur des fonctions supérieures de l'intelligence. On parle d'ailleurs d'intelligence du comportement.

Le sommeil est géré par le cerveau et par le tronc cérébral, de même que la vigilance.

Les sens

Ils sont directement liés à l'autonomie puisqu'on ne peut s'en passer pour avoir une vie sans handicap. L'audition, le goût, l'odorat, le toucher, la vision nous permettent d'appréhender le monde extérieur, de le comprendre, de nous en défendre ou d'agir sur lui. Les artistes développent à leur plus haut degré leur capacité à utiliser leurs sens. Les sens sont donc proches des fonctions supérieures du cerveau.

Les fonctions supérieures

Ce sont toutes les fonctions qui déterminent la personnalité et l'unicité de chaque individu. C'est grâce à ces fonctions et à la spécialisation ou le degré de maîtrise que l'on a de fonctions moins nobles que l'on est soi et pas quelqu'un d'autre.

La mémoire est l'une des fonctions supérieures du cerveau. Elle est d'une extraordinaire complexité et comporte divers compartiments qu'il est un peu illusoire de vouloir séparer : mémoire immédiate, mémoire à long terme, mémoire visuelle, auditive... Il est clair qu'elle participe de façon essentielle à l'intelligence, mais elle n'en constitue qu'une partie.

L'émotion, longtemps considérée comme ne faisant pas partie de l'intelligence, est une fonction supérieure. C'est grâce à l'émotion que les créateurs font de l'art, lequel est une forme supérieure de l'intelligence.

La personnalité est ce qui apparaît de nos fonctions supérieures. C'est cela qui nous différencie les uns des autres et qui fait la particularité de l'individu.

La volonté, ou le simple acte de vouloir effectuer une action, n'est que le moteur de la motricité ou du mouvement. Poussée à son extrême, elle est la force qui abat les montagnes, celle qui anime les aventuriers, les sportifs de haut niveau, les hommes politiques et, finalement, toute personne qui a un projet ou un désir.

L'intelligence et la pensée

L'une comme l'autre mérite une place à part. L'intelligence est délicate à définir. Elle semble être la somme des capacités des fonctions supérieures (l'émotion, la mémoire, la personnalité, la volonté), mais également des capacités des sens et de fonctions moins nobles, comme la coordination ou l'habileté. Le seul test du QI est maintenant bien dépassé, puisqu'on s'accorde à reconnaître, en plus de simples fonctions mnésiques ou de logique, la notion de quotient émotionnel, qui participe à la valeur de l'intelligence. La pensée est en fin de compte une sorte de fonction très fluide et impalpable. Est-ce finalement la véritable fonction supérieure bien au-dessus de l'intelligence ?

Les instruments de l'intelligence

Il s'agit du produit de notre intelligence et de notre pensée, celle qui nous permet de communiquer avec les autres. Ainsi, l'écriture, la lecture et la parole sont des fonctions spécifiques au genre humain. Ils ne sont que des instruments, car une lésion de la zone du langage ne diminue en rien l'intelligence ; elle peut toutefois altérer certaines facultés de compréhension.

Tête, conscience, vigilance, sommeil, volonté, humeur, émotion, personnalité, parole, mémoire, comportement, habileté, écriture, lecture, intelligence, pensée.

Cervelet

En urgence

Mauvaise coordination des mouvements, tremblements, troubles de la marche, troubles de l'équilibre, troubles des gestes et des mouvements.

Organe nerveux situé en arrière du cerveau, dont il est bien distinct, et chargé de la gestion de l'équilibre ainsi que de la coordination des mouvements. C'est donc un organe placé en dérivation entre les hémisphères cérébraux et le tronc cérébral.

Le cervelet repose sur la base du crâne, dans une loge appelée fosse postérieure. Il est relié au tronc cérébral par deux tiges épaisses, les pédoncules cérébelleux, par lesquels passent les voies nerveuses vers le cerveau et vers le tronc cérébral. La partie centrale, le vermis, est plus spécialisée dans le maintien de l'équilibre du point de vue statique, et les lobes latéraux qui s'y rattachent sur le côté sont chargés de la coordination des mouvements et du maintien de l'équilibre du point de vue dynamique (maintien de l'équilibre au cours des mouvements).

Tête, équilibre, coordination.

Rôles

- Le **maintien de l'équilibre** : le cervelet reçoit des informations en provenance des ***yeux*** et du vestibule de l'***oreille interne***, qui donne la position de la tête par rapport à la verticale et enregistre les notions d'accélération et de décélération. Il reçoit également des informations du ***tronc cérébral***, qui lui indique l'état de certains récepteurs sur les ***tendons***, les ***muscles*** et les ***articulations***. Cet ensemble de données est analysé par le cervelet, qui fournit en temps réel au ***cerveau*** un état des lieux du corps dans l'espace, de sa position, et de la façon dont le corps réagit aux contraintes de vitesse et d'accélération des mouvements.
- La **coordination des mouvements**. Les ordres moteurs en provenance du cerveau sont modérés en permanence par le cervelet. Si ce dernier n'existait pas, les mouvements seraient ceux des personnes atteintes d'ataxie cérébelleuse : des mouvements anarchiques, saccadés, perturbés par des mouvements incontrôlés. Le cervelet apporte aux mouvements leur coordination et leur fluidité.

Les pathologies les plus fréquentes

Lorsque le cervelet est atteint par une tumeur, un accident vasculaire, une malformation congénitale, une maladie dégénérative ou une infection, il se produit un syndrome cérébelleux, qui témoigne de la perturbation de tout ou partie des fonctions habituelles du cervelet. Ce syndrome comprend :

- une **ataxie**, c'est-à-dire une incapacité à coordonner les mouvements : ceux-ci sont saccadés, semblant perturbés par des mouvements anarchiques, alors même que leur équilibre en station debout est conservé ;
- un **équilibre amoindri** qui oblige la personne à garder les pieds un peu plus écartés en station debout ;
- une **démarche qui semble ébrieuse** : difficulté à marcher droit, ce qui donne une démarche un peu en zigzag ;
- une **incapacité à contrôler la coordination de certains muscles** ayant une action contraire : ainsi, la personne ne peut agiter les mains pour faire les marionnettes, ce qui témoigne de cette absence de contrôle des muscles agonistes et antagonistes ;
- une **difficulté à contrôler la fin de ses mouvements**, ce qu'on appelle une hypermétrie ;
- des **tremblements** qui persistent au repos et qui peuvent être de grande amplitude.

Tronc cérébral

En urgence

Étant une voie de passage et de modulation des ordres venus du cerveau, il est difficile de donner des signes spécifiques. Toutefois, il existe quelques syndromes (auxquels on a donné des noms : syndrome de Weber, de Parinaud, de Millard-Gübler, de Foville, de Wallenberg, etc.) qui se manifestent par des ensembles de symptômes aigus : vertiges, troubles de la coordination, troubles de la sensibilité du visage, troubles de la déglutition, paralysie d'un côté du corps, troubles visuels... Tous ces signes sont de toute façon des signes majeurs, à côté desquels il est impossible de passer et qui nécessitent d'être explorés extrêmement rapidement, car ils témoignent souvent de problèmes vasculaires cérébraux.

Structure intermédiaire située à la jonction de la tête et du cou, entre la moelle épinière, qui court dans la colonne vertébrale, et le cerveau, logé dans la boîte crânienne. Sa place est logique en raison de sa fonction de coordinateur des ordres moteurs : le cerveau donne des ordres, c'est l'organe supérieur, il est le plus haut situé ; le tronc cérébral exécute les ordres et, surtout, il les coordonne. La moelle épinière envoie ces ordres reçus du cerveau, modulés par le tronc cérébral, à tout ce qui n'est pas la tête : elle n'est qu'une voie de passage pour l'information.

En ce qui concerne la réception des informations sensitives et sensorielles, sa place ne pouvait être ailleurs puisqu'il décode toutes les informations que lui donnent les nerfs périphériques réunis dans la moelle épinière ainsi que ceux en provenance de la tête. Toutes ces informations sont comprises et intégrées par le tronc cérébral, qui les projette littéralement sur l'écran en trois dimensions que représente le cerveau : ainsi se forment les images, les sons, les odeurs, les goûts et toutes les sensations que perçoit notre corps.

Tête, équilibre, coordination, déglutition, mastication, sensibilité, motricité, vision, audition, équilibre, goût, odorat, respiration, rythme cardiaque.

Rôle

Le tronc cérébral pilote chacune des **fonctions conscientes du corps**, de façon indépendante : la déglutition, la mastication, le mouvement des yeux, etc. Il pilote également les **fonctions automatiques** comme la respiration ou la modulation du rythme cardiaque. Enfin, il **intègre les informations venues de l'extérieur du corps** (le goût, la vue, l'audition, etc.) pour les transmettre au cerveau, où elles sont ressenties de façon effective.

Les pathologies les plus fréquentes

- Il s'agit essentiellement des **traumatismes** (traumatisme crânien, traumatisme du cou), des **accidents vasculaires** et des **tumeurs** du tronc cérébral.
- Les uns comme les autres provoquent des **dysfonctionnements** qui toucheront des fonctions essentielles : troubles de la déglutition, arrêt respiratoire, troubles de la vision ou troubles de l'audition.

Oreille interne

En urgence

Vertiges rotatoires (tout tourne, murs et plafonds) avec vomissements et nausées, chute, troubles de l'audition sous toutes ses formes.

C'est la partie terminale du système auditif, chargée à la fois de l'audition et de l'équilibre. Elle fait suite à l'oreille moyenne et est profondément creusée dans l'os. L'oreille interne est aussi appelée vestibule. Comme son nom l'indique, c'est un endroit qui fait communiquer deux systèmes bien distincts et affectés à deux fonctions bien différentes : l'audition et l'équilibre. Toutefois, leur proximité est telle que les problèmes d'audition peuvent parfois provoquer des déséquilibres.

La partie réservée à l'audition a une forme de limaçon enroulé sur lui-même comme un escargot, qui part du vestibule vers le bas et qui se termine en cul-de-sac. Ce limaçon creusé dans l'os est un canal au milieu duquel se trouve un liquide, l'endolymphe. Des filets nerveux partent de ce limaçon, appelé cochlée, et se réunissent pour former le nerf cochléaire, qui rejoindra le nerf auditif pour gagner le cerveau.

La partie réservée à l'équilibre part elle aussi du vestibule, mais vers le haut. Cette partie est constituée de trois canaux en boucle sur eux-mêmes et dirigés dans les trois directions de l'espace. On les appelle les canaux semi-circulaires parce qu'ils sont en arc de cercle. À l'intérieur de ces canaux se trouve également de l'endolymphe. De tout petits cils, auxquels sont appendues des sortes de cristaux, baignent dans ce liquide. Le moindre de leurs mouvements est transmis au cerveau par des influx qui parcourent le nerf vestibulaire, qui ira en direction du cervelet pour l'informer en permanence de la position exacte de la tête par rapport à la verticale.

Tête, audition, équilibre.

Les pathologies les plus fréquentes

- Les problèmes auditifs sont ceux d'une **surdité de perception**. Leurs causes sont très nombreuses, liées à l'oreille (comme les labyrinthites, qui sont des inflammations de l'oreille interne), mais aussi au cerveau (tumeurs par exemple) ou à des problèmes extérieurs au cerveau (vasculaires par exemple).
- Les **problèmes d'équilibre** : ce sont des vertiges dits vestibulaires ou encore périphériques, pour bien les distinguer des vertiges cérébelleux ou centraux provoqués par le cervelet.

Méninges

En urgence

Maux de tête, nuque raide, vomissements, troubles visuels, gêne à la lumière, vertiges, troubles de l'équilibre, troubles de la coordination, fièvre, éruption de petits boutons rouges sous la peau (purpura), convulsions.

Les méninges sont une sorte d'enveloppe très solide qui protège tout le système nerveux central (***cerveau***, ***cervelet***, ***tronc cérébral*** et ***moelle épinière***) grâce à ses trois membranes superposées : dure-mère contre la boîte crânienne, pie-mère contre le cerveau, et entre les deux, l'espace sous-arachnoïdien qui contient le liquide céphalorachidien. Ce liquide céphalorachidien (LCR) est clair comme de l'eau, et il ne contient pratiquement pas de cellules. Il circule dans cet espace sous-arachnoïdien, mais également dans le centre du cerveau, du tronc cérébral et de la moelle épinière.

Or le LCR provient de la filtration du sang au travers de petits vaisseaux, les capillaires méningés, et des structures très riches en vaisseaux appelées les plexus choroïdes. Ces capillaires sont en contact avec les épendymocytes, les cellules qui fabriquent le liquide céphalorachidien et qui ont la particularité d'être absolument imperméables à tout ce qui vient de l'extérieur et qui est apporté par le sang artériel. Ces épendymocytes constituent, avec les plexus choroïdes, la « barrière hématoméningée ». Si les épendymocytes sont débordés par une agression traumatique (le sang se répand dans le LCR), infectieuse (virus ou bactérie) ou cellulaire (métastases d'un cancer par exemple), le LCR sera envahi par ces cellules étrangères, ce qui provoquera une réaction inflammatoire responsable des symptômes du syndrome méningé, dont la méningite est l'une des causes. Une fois fabriqué, le LCR parcourt le centre du cerveau et du tronc cérébral (pas le cervelet), et rejoint l'espace sous-arachnoïdien de la moelle épinière, où il sera résorbé par des « villosités arachnoïdiennes » lui permettant de gagner la circulation veineuse, donc le sang. La boucle est bouclée.

Tête, cou, colonne vertébrale, audition, équilibre, vision.

Les pathologies les plus fréquentes

Cette description est importante, car elle explique plusieurs choses.

- Une infection, un saignement ou une inflammation qui déborde les épendymocytes provoque une augmentation de la pression du LCR. Or, comme celui-ci est compris entre l'os et les structures du système nerveux central, c'est lui qui souffre par compression, ***maux de tête*** et ***nuque raide*** à cause de l'hyperpression du LCR, qui oblige à se recroqueviller en chien de fusil pour limiter cette pression ; ***vomissements*** à cause de la stimulation du tronc cérébral, où se trouve le centre du vomissement qui met en route pour cela tout le système digestif ; ***troubles visuels***, dont une gêne à la lumière, par compression du nerf optique. C'est le syndrome méningé.
- Mais lorsque cette pression comprime le cerveau, d'autres signes peuvent apparaître (***convulsions***, ***troubles neurologiques*** très divers, ***coma***…), ainsi que des signes de compression du cervelet (***vertiges***, ***troubles de l'équilibre***, ***troubles de la coordination***). On est alors devant un tableau de méningoencéphalite.
- Du fait de la continuité entre les récepteurs du nez et le nerf olfactif, et du nez avec l'arrière-gorge, des bactéries ou des virus peuvent très bien remonter par la lame criblée de l'***ethmoïde***, et « frapper à la porte » de la barrière hématoméningée. Si les épendymocytes, pourtant accolés les uns aux autres par des liaisons très solides, cèdent, alors l'infection gagne le LCR. Cela explique que certaines infections, comme celles par le méningocoque, responsable de la ***méningite cérébrospinale***, prennent leur origine dans les voies respiratoires.
- La ponction lombaire est le moyen de récupérer « facilement » du LCR, en piquant avec une aiguille dans le dos, au bas de la ***colonne vertébrale***, entre la 4e et la 5e vertèbre lombaire.

Moelle épinière

En urgence

En dehors des symptômes propres à chaque cause (fièvre, maux de tête, vomissements pour la méningite, fatigue, amaigrissement pour le cancer, etc.), les symptômes liés à la lésion même de la moelle se résument à : des troubles de la motricité, qui peut être diminuée (parésie) ou abolie (paralysie) ; des troubles de la sensibilité, qui peut être diminuée (hypoesthésie) ou abolie (anesthésie) ; des troubles viscéraux, qui peuvent toucher la vessie, responsable par exemple d'incontinence urinaire.

La moelle épinière est un long cordon de 45 cm de long sur 1 cm de diamètre, qui parcourt l'ensemble de la colonne vertébrale au sein d'un tunnel osseux : le canal médullaire.

C'est un organe de transition chargé de la transmission de l'influx nerveux entre le cerveau et les nerfs périphériques.

La moelle épinière se continue par le ***tronc cérébral***, lequel est coiffé par le ***cerveau***. Au niveau de chaque vertèbre, elle reçoit des fibres sensitives ou émet des fibres motrices qui correspondent aux ***nerfs rachidiens*** qui innerveront tout le corps. La moelle cervicale (le cou) et la première racine dorsale innervent le membre supérieur, les racines dorsales (le haut du dos) innervent le thorax, les premières racines lombaires, le bas du dos, et les deux dernières ainsi que la première sacrée (le sacrum) innervent le membre inférieur. Les autres racines du sacrum innervent le bas-ventre.

En bas, une sorte de queue fibreuse prolonge la moelle épinière sur 25 cm.

La partie antérieure de la moelle renferme les fibres motrices, et la partie postérieure, les fibres sensitives.

Plus on descend vers le sacrum, plus le nombre de fibres motrices va en diminuant.

Plus on remonte vers le cou, plus le nombre de fibres reçues dans la corne postérieure augmente.

Au centre de la moelle, en son milieu et du haut jusqu'en bas se trouve le canal épendymaire, qui contient le liquide céphalorachidien.

Cela suffit pour comprendre qu'une lésion située sur la partie basse et antérieure donnera des troubles moteurs des membres inférieurs, et qu'une lésion sur sa partie haute et postérieure donnera des troubles sensitifs des membres supérieurs, etc.

La protection de la moelle épinière

La moelle est un tissu d'une fragilité extrême puisqu'elle n'est constituée que des fibres nerveuses réunies en sortes de faisceaux de câbles électriques très fins.

Elle est donc entourée de trois membranes, les ***méninges***. Au centre de la moelle se trouve un canal où circule le ***liquide céphalorachidien***, qui permet de maintenir un certain tonus central.

Cet ensemble moelle épinière et méninges est contenu dans le trou vertébral ménagé au centre de chaque vertèbre.

Colonne vertébrale, motricité, sensibilité.

Nerfs rachidiens

En urgence

Les douleurs ou les troubles de la sensibilité, quels qu'ils soient, touchent un territoire précis et témoignent soit d'un problème périphérique que le nerf transmet au cerveau pour qu'il soit informé, soit d'un problème des nerfs eux-mêmes (les polynévrites ou les multinévrites) ou de leur gaine (comme c'est le cas de la sclérose en plaques, qui peut évoluer par poussées).

Les nerfs parcourent notre corps dans tous les sens. Ils jouent le rôle d'informateurs à vitesse extrêmement rapide. Ils sont assimilables à des câbles électriques, mais des câbles un peu particuliers.

En effet, l'influx nerveux part du corps cellulaire du neurone émetteur. Cette sorte d'impulsion donnée par le corps cellulaire du neurone doit être transmise sans s'épuiser tout au long du nerf. Cela n'est possible que si cette onde de polarisation est transmise de proche en proche et relayée. Pour cela, il existe, sur l'axone de chaque nerf, des interruptions régulières de la gaine protectrice qu'on appelle la gaine de Schwann. En ces points, qu'on appelle les nœuds de Ranvier, l'axone du nerf est à nu et permet des échanges d'ions.

Tout se passe un peu comme une rame de métro : chaque nœud de Ranvier se comporte comme une station de métro où entrent et sortent des voyageurs (le sodium et le potassium). Entre chaque station, il n'y a aucun échange, et l'influx suit l'axone de ce neurone jusqu'à sa terminaison en effectuant ses échanges à chaque station. Ainsi, de proche en proche, l'onde de polarisation est relayée par ces entrées et sorties de sodium et de potassium.

À sa terminaison, l'axone se connecte avec les dendrites du neurone suivant (sortes de cornes qui hérissent le corps cellulaire du neurone). Le point de jonction s'appelle une synapse. L'onde de polarisation se transmettra par la synapse au neurone suivant, et ainsi de suite, de proche en proche, jusqu'à la destination finale. Lorsque les synapses se font au même endroit, les connexions se regroupent dans des sortes de relais électriques qu'on appelle les ganglions nerveux.

Un cas particulier, la synapse nerf-muscle. Celle-ci s'effectue au niveau du muscle par une unité qu'on appelle la plaque motrice et qui reçoit la terminaison de l'axone en provenance du neurone.

Toutes les fibres nerveuses n'ont pas la même vitesse de conduction, certaines étant plus lentes que d'autres. Cela est dû à la fois à leur diamètre (plus il est gros, plus il peut véhiculer d'informations), à leur neurotransmetteur (acétylcholine, dopamine, GABA, etc.) et au fait qu'ils sont ou non enveloppés d'une gaine de myéline, qui est une gaine protectrice et en même temps un accélérateur de la transmission de l'influx nerveux grâce à l'existence des nœuds de Ranvier.

Les nerfs se comportent comme des autoroutes à plusieurs voies, car dans un même nerf peuvent coexister des fibres nerveuses envoyant des influx en provenance de neurones moteurs et de neurones sensitifs, les uns et les autres pouvant parfois envoyer des branches à des endroits différents.

Les fibres motrices envoient un influx qui part des neurones moteurs du système nerveux central (cerveau) à destination de la périphérie ; à l'inverse, les fibres sensitives envoient un influx qui part de la périphérie (peau, organes sensoriels...) et qui rejoint le cerveau.

Il y a différentes manières de classer les nerfs :

- **La composition en fibres d'un organe détermine le type de nerfs :** les nerfs moteurs véhiculent des fibres motrices, les nerfs sensitifs des fibres sensitives, et les nerfs mixtes véhiculent les deux types de fibres.
- **Le système nerveux auquel les fibres appartiennent.** Il peut s'agir de fibres qui innervent des muscles ou qui apportent au cerveau des informations conscientes : ce sont des nerfs rachidiens, car ils sont rattachés à la moelle épinière. S'ils envoient des ordres ou reçoivent des informations en provenance de la tête, il s'agit de ***nerfs crâniens***.
- **Le type de fibres transportées détermine le type d'informations véhiculées :** les informations conscientes déterminent les nerfs périphériques, et les informations en provenance ou à destination des organes profonds déterminent les nerfs végétatifs.
- **Les nerfs rachidiens**, c'est-à-dire ceux qui sont émis par la ***moelle épinière*** et qui commandent toute la ***motricité*** et la ***sensibilité*** du corps, ainsi que la répercussion des ***réflexes***.
- **Les nerfs crâniens**, qui méritent à eux seuls un chapitre, car ils véhiculent des informations très spécifiques à destination ou en provenance de nos cinq sens et du système nerveux végétatif.

Thorax, ventre, motricité, sensibilité.

Nerfs crâniens

En urgence

Ce sont tous les déficits qui touchent nos cinq sens, ainsi que tout ce qui concerne la tête. Un seul est particulier, le nerf pneumogastrique, qui se manifeste dans le phénomène bien connu du ***malaise vagal***.

Les nerfs crâniens sont (à part le nerf olfactif et le nerf optique) directement issus ou en relation avec le ***tronc cérébral***, qui est une sorte de renflement de la ***moelle épinière*** sur laquelle vont venir se poser les ***hémisphères cérébraux***.

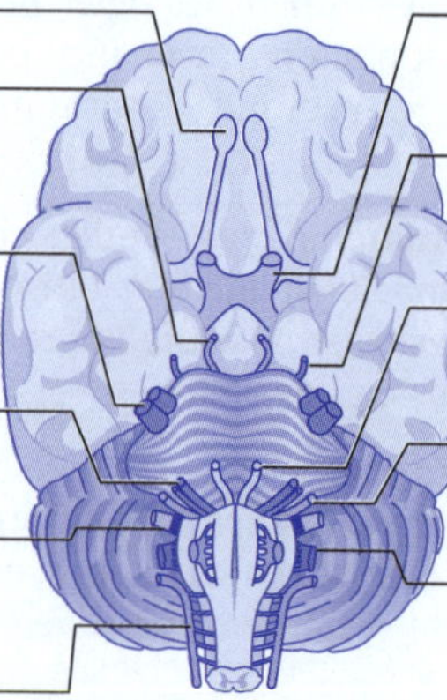

Le tronc cérébral comporte des noyaux, qui sont des sortes de complexes nerveux dont le rôle est de piloter les nerfs moteurs et d'intégrer les informations reçues des nerfs sensitifs. Il y a 12 nerfs crâniens.

- **Nerf olfactif :** il reçoit des fibres nerveuses directement des fosses nasales, qui traversent une lame osseuse horizontale située au-dessus. C'est le nerf crânien le plus court. Il véhicule des informations sensorielles sur les odeurs. Les traumatismes du nez peuvent provoquer une anosmie par section des fibres en provenance des fosses nasales.
- **Nerf optique :** il reçoit les informations en provenance de la ***rétine***. Les deux nerfs optiques convergent l'un vers l'autre en arrière du front et forment le chiasma optique (sorte de croisement) en passant devant l'hypophyse. C'est la raison pour laquelle certaines tumeurs de l'hypophyse sont révélées par des troubles visuels. Du chiasma, les fibres rejoindront le cerveau dans la zone occipitale. Le nerf peut être lésé, en particulier au cours des névrites optiques.
- **Nerf moteur oculaire commun :** il part du ***tronc cérébral*** et rejoint les muscles de l'œil ainsi que ceux qui actionnent les paupières supérieures. Un noyau du tronc cérébral assure la coordination de ces muscles qui permettent de regarder dans tous les sens, sauf vers l'extérieur et vers le bas. Les lésions de ce nerf sont responsables de troubles visuels par vision floue ou double.
- **Nerf pathétique :** c'est ce nerf-là, justement, qui permet de regarder vers le bas et le côté. Il part également du tronc cérébral. Sa paralysie donne une vision double.
- **Nerf trijumeau :** ce nerf mixte est très important, il est à la fois moteur et sensitif. Il part de la partie moyenne du tronc cérébral et donne trois branches : le nerf ophtalmique, qui donne la sensibilité de l'orbite ; les nerfs maxillaires inférieurs et supérieurs, qui s'occupent de la mastication, qui contrôlent la fabrication de salive et assurent la sensibilité de la bouche, d'une partie de la langue, des dents, du cuir chevelu, etc. Cela explique que les névralgies du trijumeau ou les zonas ophtalmiques soient aussi étendus et douloureux.
- **Nerf moteur oculaire externe :** il naît du tronc cérébral également et il permet aux yeux de regarder sur le côté. Il active aussi le muscle releveur de la paupière et le diamètre de la pupille, ainsi que les muscles qui commandent la courbure du cristallin. C'est souvent lui qui est lésé au cours des traumatismes crâniens qui entraînent des ***hématomes extraduraux*** ou des ***hématomes sous-duraux***.
- **Nerf facial :** donne des branches très nombreuses qui auront plusieurs rôles, dont celui d'innerver tous les muscles du visage. Il commande

l'expression du visage. La pathologie qui le guette en particulier est la paralysie faciale.

- **Nerf auditif :** il reçoit des informations sur les sons en provenance de l'***oreille moyenne*** et des informations sur l'équilibre en provenance de l'***oreille interne***. Certaines branches rejoindront directement le ***cerveau*** au niveau du lobe temporal, et d'autres iront vers le ***cervelet*** en ce qui concerne les informations sur l'équilibre. Un des problèmes du nerf auditif est la lésion par des médicaments ototoxiques, ou la compression par une tumeur comme le neurinome. Les ***méningites***, lorsqu'elles ne sont pas maîtrisées, sont responsables d'atteintes auditives.
- **Nerf glossopharyngien :** il contrôle la motricité de la ***langue*** et la ***parotide***. Ses fibres sensitives ramènent au cerveau les informations sur le goût en complément de celles apportées par le ***nerf trijumeau***.
- **Nerf pneumogastrique :** c'est le seul nerf crânien qui innerve des organes situés en dehors de la tête et du cou. De plus, c'est le nerf qui commande le système parasympathique en direction du cœur et du système digestif. Ses fibres motrices innervent le voile du palais et le pharynx. Quant à ses fibres végétatives (le parasympathique), elles innervent le cœur, la trachée, les poumons, l'œsophage, l'estomac et les intestins. C'est donc un nerf qui participe au contrôle de la déglutition, de la respiration, de la circulation et de la digestion (finalement, respirer et se nourrir). Ses problèmes sont les dérèglements du système parasympathique, ainsi que les lésions du ***tronc cérébral*** par des tumeurs, des traumatismes ou des ***accidents vasculaires***.
- **Nerf spinal :** il est à la fois crânien et rachidien, puisqu'une partie de ses fibres viennent du ***tronc cérébral*** et une autre partie de la ***moelle épinière***. Toutes ces fibres innerveront la musculature du cou ainsi que celles du voile du palais et du larynx. Les lésions du spinal sont rares et, surtout, d'origine traumatique.
- **Nerf grand hypoglosse :** c'est le dernier, et son rôle est de participer aux mouvements de la langue. Sa lésion est rare et d'origine vasculaire, comme pour le spinal.

La coordination de tous ces nerfs

Tous ces nerfs ne fonctionnent pas de façon indépendante. Leur coordination générale est assurée par le ***tronc cérébral***. Par exemple, le simple fait de manger met en jeu le trijumeau, le glossopharyngien, le spinal et le pneumogastrique. C'est le cerveau qui donne l'intention et met en place tout un système automatique qui est capable de piloter : nos mains et nos bras pour mettre la fourchette dans la bouche ; le facial pour ouvrir la bouche ; le trijumeau et le grand hypoglosse pour mâcher, malaxer les aliments et avaler, opération à laquelle participe le pneumogastrique ; le glossopharyngien et le trijumeau pour goûter les aliments. Tout cela en s'adressant aux autres convives en tournant la tête de droite et de gauche grâce au spinal, etc.

Tête, cou, ventre, vision, audition, odorat, goût, déglutition, voix, sensibilité et motricité du visage et de la langue.

Plexus

En urgence

Douleurs de la jambe, douleurs du bras, perte de sensibilité, paralysies.

On appelle plexus nerveux un réseau complexe fait de l'entrecroisement de fibres nerveuses qui échangeront souvent des branches, donc des informations. Ils sont formés soit de fibres somatiques (nerfs rachidiens et crâniens), soit de fibres végétatives (système sympathique et parasympathique).

Les différents plexus

- **Le plexus cervical** est le plus haut situé : il est formé des quatre premiers nerfs cervicaux et participe avec le nerf spinal, qui est un nerf crânien à l'innervation du cou.
- **Le plexus brachial** est situé dans l'aisselle. Il est formé par la convergence des branches des 5e, 6e, 7e et 8e nerfs cervicaux, et du premier nerf dorsal. Il donne naissance à tous les nerfs en direction du bras et de l'épaule. Certaines branches rejoindront la partie haute du thorax, ce qui explique que les douleurs cardiaques puissent donner des irradiations dans le bras gauche, l'épaule gauche et la mâchoire. Le gros problème est l'étirement du plexus brachial à la suite de traumatismes violents du bras, en particulier des luxations de l'épaule.
- **Le plexus solaire** est très connu en raison des douleurs violentes qu'on lui attribue. C'est le cas des pancréatites aiguës, dont la douleur est dite solaire. En fait, il réunit des fibres nerveuses végétatives formées des branches du nerf pneumogastrique, qui est un nerf crânien, et du ***système nerveux sympathique***. Il innerve les organes de la région : ***pancréas***, ***estomac***, ***duodénum***.
- **Le plexus lombaire** réunit les quatre premiers nerfs lombaires. Il innerve les jambes, le bas-ventre, les organes génitaux externes et les viscères du bassin.
- **Le plexus sacré** est la réunion du 5e nerf lombaire et des nerfs sacrés. Il est à l'origine du nerf sciatique et participe à l'innervation des organes génitaux et des viscères du bas-ventre.
- **Le plexus honteux** innerve l'anus et provient de la réunion des derniers nerfs sacrés.

Motricité, sensibilité.

Les pathologies les plus fréquentes

Il s'agit essentiellement de problèmes douloureux liés à des **tumeurs** qui compressent le paquet nerveux ou des **ulcérations** qui touchent certains organes creux (tube digestif). Des branches sensitives peuvent être atteintes par des **compressions** : c'est le cas de la sciatique et des cruralgies. Dans certains cas, les compressions peuvent aboutir à des **pertes de sensibilité** ou des **paralysies**. C'est le cas de la compression du plexus sacré, qui peut donner des anesthésies entre les jambes ou une paralysie de la jambe.

Chapitre 12

Les organes de la vision

La lumière traverse successivement la conjonctive, la cornée, l'humeur aqueuse, la pupille, qui est le trou au centre de l'iris, le cristallin, l'humeur vitrée. Elle parvient sur la ***rétine***, qui transforme cette lumière en influx nerveux. On n'est déjà plus dans l'œil, mais dans le système nerveux sensoriel.

Pourquoi toutes ces lentilles ? Pour la raison simple, c'est que la tour Eiffel, qui mesure 300 mètres de haut, ne fait plus que 3 mm sur notre rétine. Cela n'a été possible que grâce à ces lentilles qui ont réduit l'image. C'est exactement ce qui se passe dans un appareil photo, où la pellicule joue le même rôle que la rétine. Mais si l'œil se résumait à un simple appareil photo, nous ne verrions pas ce que nous voyons. L'image qui arrive sur la rétine est affichée tête en bas. Pour obtenir ce qui fait la qualité de notre vision, il faut un traitement spécial assuré par notre cerveau : remise à l'endroit, réunion des images venues de chaque œil en une seule image en relief et, surtout, tri intelligent des informations. C'est à ce moment seulement qu'on peut parler de vision.

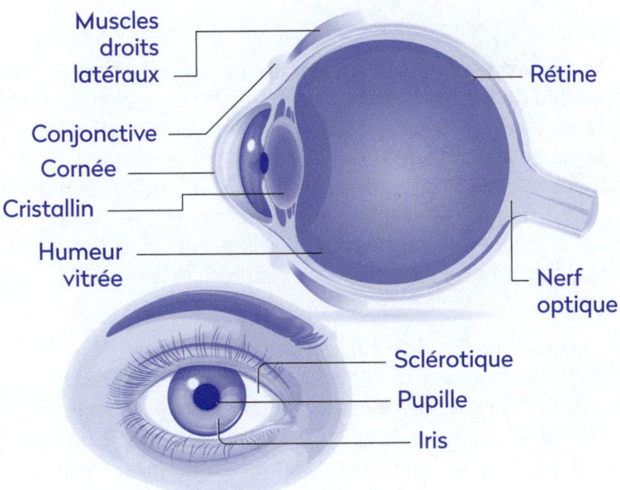

Œil

En urgence

Tous les troubles de la vision, les douleurs oculaires, les yeux secs, les yeux rouges, les démangeaisons oculaires.

C'est l'organe qui permet la vision. Il est constitué d'une coque ronde hermétique, la sclérotique, percée à l'avant d'un orifice par où passe la lumière et à l'arrière d'un autre orifice plus petit par où s'échappe le nerf optique porteur des informations lumineuses en direction du cerveau. À l'intérieur de cette coque se trouve un système de lentilles constituées par la cornée, puis l'humeur aqueuse, le cristallin et l'humeur vitrée, appelée encore corps vitré, qui emplit le centre de l'œil. Le trou en avant est occupé en quasi-totalité par le cristallin.

Le cristallin

C'est grâce à lui que la lumière venue de l'extérieur est focalisée vers le fond de l'œil où se trouve la rétine, qui est la membrane sensorielle qui analyse chaque point lumineux et le transforme en influx nerveux qui transitera vers le cerveau par le nerf optique. De part et d'autre du cristallin se trouvent les humeurs, c'est-à-dire des sortes de liquides translucides qui jouent un rôle de lentille complémentaire à l'action du cristallin et qui permettent à la lumière d'arriver dans de bonnes conditions sur la rétine. En avant du cristallin, c'est l'humeur aqueuse, qui est un liquide translucide. En arrière du cristallin, c'est l'humeur vitrée (appelée aussi corps vitré), qui est un gel translucide dont le rôle est à la fois de servir de lentille complémentaire à l'œil et de conserver à l'œil sa taille et sa forme : elle joue le même rôle que l'air dans un ballon.

L'iris

Il mérite une place à part, car c'est lui qui donne au regard sa profondeur et sa couleur. Quand on dit « jouer de la pupille », en fait, on joue de l'iris, la pupille n'étant qu'un trou dont l'iris modifiera le diamètre par sa contraction, comme le diaphragme d'un appareil photo. L'iris est situé exactement entre le cristallin et l'humeur aqueuse.

Les membranes

L'œil n'est hermétique que parce qu'il est fermé par des membranes. À l'avant de l'œil se trouve la cornée, qui est le prolongement de la sclérotique et qui obture l'œil de façon totalement hermétique. La cornée est recouverte d'une pellicule très fine : la conjonctive. C'est elle qui est en première ligne pour arrêter les poussières engluées dans les larmes qui seront balayées par les mouvements des paupières. Au fond, la rétine. Elle tapisse le fond de l'œil et maintient l'humeur vitrée. Elle a surtout un rôle irremplaçable dans la vision.

La mobilité de l'œil

Les mouvements sont possibles grâce à six muscles insérés autour de l'œil et qui le maintiennent un peu comme six doigts. Ces muscles dits extrinsèques sont coordonnés, ce qui permet à chaque œil de bouger rapidement dans tous les sens et, surtout, de façon conjointe avec l'autre. Si les muscles n'agissent pas de façon synchrone, on voit double.

Tête, vision.

Cornée

En urgence

Sensation de brûlure oculaire, yeux rouges et larmoyants, vision floue ou déformée.

La cornée est la paroi antérieure de l'œil (la partie visible de l'œil). Elle est résistante et transparente, et en continuité avec le blanc de l'œil, qui constitue la partie centrale de l'œil. Elle protège l'iris exactement comme le ferait une coupole. On a l'impression que l'iris qui est responsable de la couleur de l'œil est à portée de doigt, mais c'est une illusion d'optique : avant d'atteindre l'iris, il faudrait traverser la conjonctive, la cornée et l'humeur aqueuse.

La cornée ne possède aucun vaisseau qui la nourrisse pour continuer à rester transparente. Ses cellules reçoivent leur oxygène et leurs nutriments par simple diffusion de l'intérieur : c'est l'humeur aqueuse qui la nourrit, et de l'extérieur, ce sont… les larmes. C'est pourquoi cette membrane est fragile, car les microbes ne rencontrent que peu de défenses.

Outre son rôle protecteur de l'œil, la cornée joue un rôle dans la **réfraction de la lumière**, c'est-à-dire dans le trajet des rayons lumineux. C'est donc la première lentille que rencontreront les rayons lumineux avant d'atteindre la rétine.

Tête, vision.

Glandes lacrymales

En urgence

Larmoiement, douleurs oculaires, sécheresse oculaire.

Ce sont de petites glandes situées dans la région de l'œil et chargées de fabriquer les larmes. L'hydratation permanente du globe oculaire est assurée par les glandes lacrymales accessoires situées au-dessus de l'œil. Ce film lacrymal évite le dessèchement des yeux. Il est donc sécrété en permanence. Les glandes lacrymales principales sont situées un peu au-dessus et fabriquent les larmes qui viennent en réponse à une émotion ou à une irritation imprévue de l'œil. Une fois sécrétées, les larmes sont résorbées par le canal lacrymal situé dans la partie interne de l'œil qui les mène par le canal lacrymonasal en direction de la cavité nasale. C'est pour cela que lorsqu'on pleure abondamment, on se mouche.

Tête, larmes, vision.

Rétine

En urgence

Éclairs devant les yeux, impression de vision déformée (comme une glace déformante), des zones noires et fixes, une diminution de l'acuité visuelle. Tous ces signes imposent la consultation en urgence d'un ophtalmologiste.

C'est la membrane du fond de l'œil, qui est sensible à la lumière qu'elle transforme en influx nerveux compréhensible par le cerveau que celui-ci convertit en images. La rétine est mince comme une feuille de papier et transparente. Les cellules sensorielles qui participent à sa composition émettent des fibres nerveuses qui se réunissent pour former le nerf optique qui s'échappera à l'arrière de l'œil pour rejoindre le cerveau. La convergence se fait en un point précis qu'on appelle la tache aveugle, qui est totalement dépourvue de cellules sensorielles (d'où son nom).

Elle est constituée de deux couches de cellules : **la couche pigmentaire**, qui est la couche la plus profonde et qui est en contact intime avec la choroïde, dont le rôle est de participer à la vascularisation de la rétine ; **la couche de cellules sensorielles**, qui est au contact direct de l'humeur vitrée et qui est constituée de cônes et de bâtonnets, chacune de ces cellules ayant un rôle précis dans la vision.

La rétine fonctionne comme un écran à cristaux liquides où chaque point lumineux est constitué d'un pixel, c'est-à-dire d'un carré microscopique. Pour la rétine, c'est l'équivalent : lorsqu'un rayon lumineux tombera sur la rétine, il tombera sur une cellule sensorielle qu'il stimulera. La cellule sensorielle transforme cette stimulation en influx nerveux qui transitera au moyen de la fibre émise par cette cellule jusqu'au cerveau. La rétine est donc une sorte de prolongement du cerveau : c'est déjà du tissu nerveux. La densité des cellules sensorielles est telle que les pixels sont extrêmement fins. Cela fait que notre vision est plusieurs milliers de fois plus précise que le meilleur écran d'ordinateur.

Tête, vision.

De plus, ces cellules sont spécialisées. Les cônes sont capables d'analyser la longueur d'onde de la lumière qu'ils reçoivent. C'est ainsi qu'ils sont capables de voir les couleurs. Les bâtonnets, eux, ne sont pas destinés à faire la même analyse : ils repèrent seulement l'intensité de la lumière (intense ou faible). Ces deux types de cellules ont donc une action complémentaire. Ce sont les cellules bipolaires qui font la synthèse de ces informations et qui en envoient le résultat au cerveau par l'intermédiaire de cellules dites ganglionnaires.

La répartition des cônes et des bâtonnets est assez sophistiquée : tout ce qui concerne la vision précise, donc ce qui nécessite le maximum d'acuité visuelle, ainsi que la vision des couleurs se trouve au centre de la rétine, sur la zone de convergence des rayons lumineux, qu'on appelle la macula. C'est pour cela que la concentration en cônes y est maximale. Tout ce qui concerne la vision en faible luminosité ainsi que la vision de tout ce qui permet d'avoir un large champ de vision se trouve en périphérie de la rétine et non au centre.

L'intérêt est qu'ainsi, le cerveau fera un tri dans les informations. Par exemple : si toute l'attention du regard est concentrée sur un objet, comme cet écran d'ordinateur, ce seront les cônes qui fonctionneront de façon à pouvoir enregistrer le maximum de détails et de couleurs. En revanche, si quelqu'un passe à côté de vous dans votre champ de vision périphérique, ce qui compte, c'est avant tout le mouvement, qui se mesurera en variation d'intensité lumineuse : peu importe donc dans ce cas que la vision soit précise ou non. Ce sont les bâtonnets qui enverront les informations. Le gros intérêt est qu'ainsi, le cerveau peut sélectionner ce qui l'intéresse : comme vous êtes fasciné par ce que vous lisez en ce moment, les mouvements alentour ne comptent pas et votre cerveau filtre les informations venant des bâtonnets et les considère comme sans intérêt. Il n'en garde qu'une partie infime, comme un état de veille. Mais si quelqu'un s'approche de vous, ce sont vos bâtonnets qui repéreront la variation de luminosité ; votre cerveau en état de veille attirera aussitôt votre attention sur ce mouvement inattendu.

Chapitre 13

Les organes de l'audition

L'audition dépend avant tout du ***tympan*** et de l'***oreille moyenne***. Ce sont eux qui transforment les sons en influx nerveux qui remonteront vers la partie de l'***oreille interne*** (le labyrinthe), destinée à l'audition, et qui transiteront par le ***nerf auditif*** jusqu'au ***cerveau***.

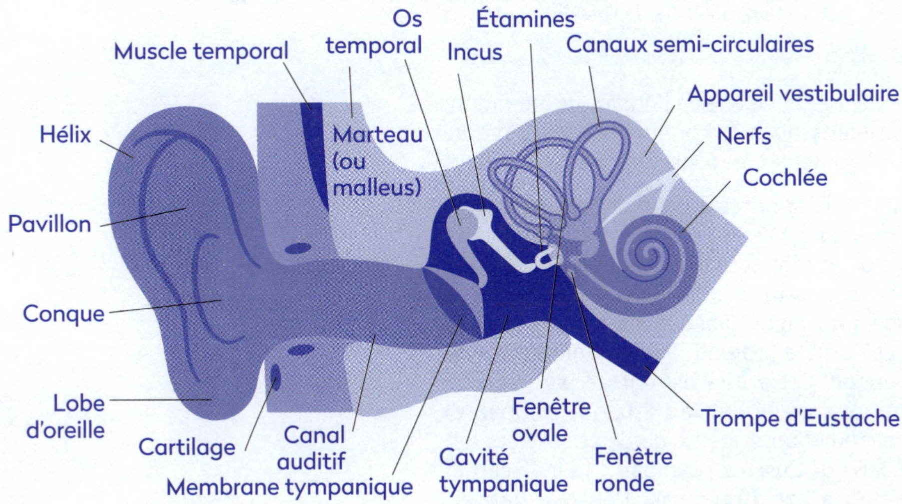

Tympan

En urgence

Troubles de l'audition, douleurs de l'oreille.

C'est la membrane tendue au bout du conduit auditif externe et qui est le premier élément indispensable à l'audition. Il sépare l'oreille externe (le conduit auditif externe) de l'oreille moyenne (la caisse du tympan). Le médecin l'examine au moyen d'un otoscope (petit entonnoir muni d'une petite lumière et d'une loupe). On mesure la pression dans la caisse du tympan (cavité située derrière le tympan et correspondant à l'oreille moyenne), grâce à la tympanométrie.

Tête, audition.

Les pathologies les plus fréquentes

Le tympan peut être inflammatoire en réaction à une infection de l'oreille moyenne. C'est **l'otite**. Il peut être le siège d'une tumeur bénigne, mais très extensive, **le cholestéatome**.

Oreille moyenne

En urgence

Troubles de l'audition, douleurs de l'oreille.

C'est la partie intermédiaire de l'organe de l'audition, située entre le tympan et l'oreille interne. L'oreille moyenne n'assure qu'une seule fonction : l'audition.

On peut dire que la caisse du tympan est synonyme d'oreille moyenne. C'est une cavité circulaire, creusée dans l'os et tapissée d'une muqueuse. Elle est pourvue de deux orifices : l'orifice extérieur, obturé par la membrane du ***tympan*** qui la sépare de l'oreille externe, et l'orifice profond, qui communique avec l'***oreille interne***. Cet orifice est obturé par un petit osselet qu'on appelle l'étrier. Entre le tympan et l'étrier se trouve un système de deux osselets qui pendent dans la caisse du tympan : le marteau et l'enclume, l'un fixé au tympan, l'autre à l'étrier. Tout cela forme un ensemble très cohérent grâce aux muscles du marteau et de l'enclume. Le rôle de ces osselets est de transmettre les vibrations en provenance du tympan. L'étrier transmet ces vibrations au labyrinthe, sorte de colimaçon creusé dans l'os et qui fait partie de l'oreille interne. L'oreille moyenne sert strictement à l'audition.

La cavité est donc hermétique, mais elle doit être capable de répondre aux variations de la pression exercée par l'extérieur sur le tympan : trop de pression (quand on fait de la plongée) ou pas assez de pression (montée en altitude) provoquerait un éclatement du tympan. Pour éviter cela, il existe, au fond de la caisse du tympan, un petit canal creusé dans l'os et qui rejoint le rhinopharynx situé dans l'arrière-nez, derrière les fosses nasales : c'est la célèbre trompe d'Eustache.

Tête, audition.

Partie 3
La physiologie

« Un organe est un ensemble de tissus qui concourent à la réalisation d'une ou de plusieurs fonctions physiologiques. Les organes sont rassemblés en systèmes (système nerveux central par exemple) ou en appareils (appareil locomoteur, entre autres). » Voilà la définition officielle. Toutefois, le rôle d'un organe, sa raison d'exister, c'est avant tout de remplir une fonction. C'est cet ensemble de fonctions qu'on appelle la « physiologie ». Peut-être cela rappellera à certains de mauvais souvenirs du lycée, mais si on essaye de comprendre la relation qui existe entre tous nos organes, cela permet de comprendre de très nombreux symptômes parfois un peu mystérieux.

On peut dénombrer 86 fonctions physiologiques que l'on peut organiser soit par fonction évidente (vision, odorat, respiration, digestion, etc.), soit en « systèmes » : système nerveux, système urinaire. Et chacune de ces fonctions physiologiques met en jeu des organes dont on a longuement parlé auparavant. Et, à y regarder de plus près, c'est assez étonnant de constater que la marche, par exemple, met en jeu, pour s'effectuer, pas moins de 10 organes pour fonctionner. De fait, la quasi-totalité des fonctions physiologiques du corps nécessite la coopération de plusieurs organes.

De façon à mettre tout ce beau monde en scène comme un scénario de film, nous les regrouperons en regardant tout simplement comment notre corps s'anime en partant du point de départ, les *fonctions cérébrales*, qui sont assurées par le « système nerveux central ». Sans une activité cérébrale, la vie n'a pas de sens, et c'est malheureusement toute la problématique de la mort cérébrale que l'on observe pour les personnes en coma profond et de longue durée qui empêche toute relation humaine consciente. Car pour cela, nous avons besoin de nos *cinq sens*, qui nous servent à appréhender le monde extérieur dans toutes ses dimensions, et de mettre en jeu les ordres du cerveau qui sont véhiculés par le *système nerveux* dit « périphérique ». C'est grâce à cette collaboration étroite entre ces deux systèmes, central et périphérique, que nous pouvons accomplir des *mouvements* pour agir, nous déplacer, effectuer des tâches et nous *reproduire*, afin que l'espèce humaine se perpétue. Mais pour tout cela, il faut de l'énergie, laquelle nous est fournie par l'alimentation transformée au cours de la *digestion*, et de l'oxygène, qui nous est fourni par la *respiration* et qui transite vers les différents organes grâce à la *circulation* sanguine. Tout ce travail accompli par nos organes n'est possible que dans un milieu en équilibre permanent qui est assuré par notre *métabolisme*, mot très mystérieux qui correspond en fait à toute l'alchimie extraordinaire de nos cellules. Hélas, tout cela a un coût, qui est la production de déchets (tout être vivant pollue son environnement !), dont la gestion est effectuée par le *système urinaire* et par le système digestif. Et pour finir, il nous faut bien nous défendre contre les agressions de notre environnement, raison pour laquelle nous disposons d'un organe incroyable, la *peau*, et d'un *système de défense* très élaboré.

Voilà, vous savez tout. Comme quoi, la physiologie, ce n'est pas si compliqué que ça. Accrochez-vous !

Chapitre 1

Les fonctions cérébrales

Elles mettent en jeu trois organes que nous avons déjà vus : le ***cerveau***, le ***cervelet*** et le ***tronc cérébral*** ; mais également d'autres organes comme les ***muscles***, les ***nerfs***, l'***œil*** et tous ses accessoires : la ***langue***, le ***larynx*** et les ***cordes vocales***.

Conscience

En urgence

Non-réponse ou réponse inadaptée aux questions ou aux stimulations.

C'est un mot ambigu : l'état de conscience est une chose, et avoir conscience de son état en est une autre. Magie des mots !

L'état de conscience se mesure de façon très simple, **de façon à voir si une personne est dans le coma : on lui pose une question et on la stimule**. Et puis, on regarde si elle a la tête sur le côté et si de la salive s'écoule de sa bouche. En fonction des réactions et des réponses, les médecins classent son état en **quatre stades de coma** :

- **stade 1 (coma vigile) :** la personne réagit, avec des phrases ou des réactions adaptées (elle retire sa main quand on la pince) ;
- **stade 2 (coma léger) :** elle ne parle pas et la réponse n'est pas adaptée ;
- **stade 3 (coma profond) :** elle ne répond à aucune stimulation. Si de la salive s'écoule sur le côté de sa bouche, c'est qu'elle ne déglutit plus, ce qui confirme le stade 3 ;
- **stade 4 (coma dépassé) :** il n'y a pas de réponse, la personne est en état de mort cérébrale.

Si la conscience est altérée, cela prouve que le ***cortex cérébral*** (les ***hémisphères cérébraux***) a subi des dommages, plus ou moins importants et qui peuvent être temporaires (une intoxication médicamenteuse par exemple).

Si des troubles s'y ajoutent (absence de déglutition, respiration irrégulière, pouls irrégulier), ce qu'on appelle des troubles neurovégétatifs, c'est que le ***tronc cérébral*** lui aussi a subi des dommages.

L'autre sens du mot conscience, c'est « avoir conscience de soi ». Il s'agit alors de bien autre chose, notamment des troubles psychologiques, voire psychiatriques, où la personne est dans l'incapacité d'évaluer son état.

Et puis, il existe enfin le jugement que nous portons sur autrui, qui n'a rien à voir avec la conscience : « Mais tu es complètement inconscient ! » disons-nous souvent. Et là, on se trouve face au déni que la personne a de son état, que ce déni soit justifié ou non !

Tête, cerveau.

Vigilance

En urgence

Somnolence.

Là encore, c'est le ***cerveau*** le responsable, ainsi que certaines structures sous-jacentes (sous-corticales) situées dans le ***tronc cérébral*** : le thalamus, l'***hypothalamus*** et les formations réticulées.

Le mécanisme de la vigilance est très complexe, car il est très intriqué avec le sommeil. Elle met en jeu de très nombreux médiateurs chimiques (sérotonine, noradrénaline, GABA...), chacun pouvant être activateur ou inhibiteur de la vigilance. La façon dont ces médiateurs agissent peut être perturbée par de nombreux éléments, comme le taux de gaz carbonique (voire de monoxyde de carbone), mais aussi de toxiques ou de médicaments.

Ce qu'il faut bien comprendre, c'est que si la vigilance est diminuée, la faute en revient soit à une altération des structures du tronc cérébral, soit à des médiateurs chimiques qui ne peuvent pas agir à cause de produits anormaux ou en excès dans le sang. Et que **cette perte de vigilance risque d'aboutir à des troubles de la conscience. C'est donc un signe d'alerte important.**

Et si la vigilance est augmentée (sommeil impossible, état d'excitation...), c'est généralement du fait de l'usage de produits toxiques ou stupéfiants.

Tête, cerveau.

Sommeil

En urgence

Somnolence, insomnie, troubles du comportement.

Tout comme la vigilance, le sommeil dépend des structures sous-corticales. Mais, en plus, s'y ajoute de façon extrêmement puissante l'action du cortex cérébral.

Nous en avons besoin pour réparer les conséquences de notre activité physique au cours de la journée (articulations, muscles), pour mettre notre ***métabolisme*** au repos, et pour permettre à notre cerveau de « digérer » tous les événements de la journée et de notre vie en général.

Nous avons deux types de sommeil : le lent (on commence par s'assoupir, un rien peut nous réveiller, puis des images nous parviennent encore et, enfin, on dort à « poings fermés »), **et le paradoxal** (on s'agite, les yeux bougent sous les paupières, on rêve...).

Ces deux types de sommeil s'enchaînent successivement au cours de la nuit, ce qui constitue un cycle qui dure, selon chacun d'entre nous, entre 1 h et 1 h 30. Plus la nuit avance, plus la durée du sommeil lent diminue au profit du sommeil paradoxal. Entre chaque type de sommeil, un bref réveil survient dont on ne garde aucun souvenir. Si rien ne vient perturber le sommeil à cet instant, le dormeur repart pour un nouveau cycle.

Mais le sommeil est loin d'être figé au cours de la vie.

Le nourrisson a des cycles de 50 min, et il s'endort en sommeil paradoxal, donc agité. Cela explique que nombre de parents, voyant leur enfant s'agiter ou pleurer avant de s'endormir, le prennent dans leurs bras en pensant le calmer. En fait, ils le réveillent ! Ce n'est que vers l'âge de 8 mois que cela s'inverse, et à l'âge de 1 an, il dort comme un adulte. **La sieste est indispensable chez l'enfant jusqu'à 3 ans**, mais certains enfants n'en ont plus besoin un peu plus tôt.

Quant à la personne âgée, plus elle vieillit, moins elle dort.

Le sommeil peut être perturbé de diverses façons : diminution, voire absence de sommeil (***insomnie***), sommeil excessif pouvant conduire à une léthargie qui revient à une altération grave de la ***vigilance***, ou encore sommeil désorganisé (dyssomnie), comme on peut le voir dans certaines maladies rares.

Le réglage du sommeil se fait dans l'hypothalamus, qui est une véritable horloge pour de nombreux cycles de notre corps. Mais l'hypothalamus est sous contrôle, sinon, on s'endormirait toutes les heures et demie en pleine journée ! Entre autres : la réception de la lumière par la rétine entre en jeu (ce qui explique qu'on dorme mieux dans le noir complet), le cerveau qui envoie des substances hypnogènes (ou pas, ce qui explique qu'un fort état d'anxiété provoque des insomnies), les ordres sont envoyés alors dans des zones particulières du ***tronc cérébral,*** l'hippocampe qui a également un lien avec la mémoire. Et si tout cela est bien orchestré, le cortex se met au repos et on s'endort.

Vous vous en doutez, le mécanisme est beaucoup plus complexe et loin d'être connu entièrement. Mais il explique à quel point **le sommeil est une fonction fragile que peuvent perturber autant des problèmes psychologiques que des substances activatrices ou inhibitrices du sommeil**, qu'elles soient naturelles ou d'origine toxique (alcool, stupéfiants).

Tête, cerveau, tronc cérébral.

Volonté

En urgence

De façon isolée, il n'y a aucun risque. En revanche, un trouble de la volonté soudain s'inscrit en général dans un contexte beaucoup plus large qui est celui des troubles neurologiques pouvant toucher toutes les fonctions du cerveau.

Le chef de la volonté est notre maître à tous, notre propre cerveau, plus exactement notre zone frontale.

Le cortex cérébral est donc la substance grise superficielle (la matière grise) des hémisphères cérébraux. Il pilote une aire, dite frontale ascendante, qui pilote en direct chaque muscle du corps par l'intermédiaire d'un nerf moteur. Il s'agit donc d'un ordre volontaire, mais qui n'est finalement que l'effecteur d'une pensée plus globale qui est gérée par l'aire du schéma corporel.

Cette aire ainsi que d'autres zones de la région frontale, et sans doute d'autres zones du cerveau, est le véritable moteur, la volonté motrice. Par exemple, le fait de se lever de sa chaise pour aller boire un verre d'eau est un ensemble de procédures très complexes, dont certaines sont automatisées. Le cerveau prendra conscience de l'état d'hydratation du corps et décidera d'aller chercher de l'eau. Il mettra volontairement en route un processus qui se déroulera sans que tous les éléments de ce processus soient effectués consciemment : se lever de sa chaise, marcher, ouvrir la bouteille d'eau et la verser dans le verre sont des gestes tellement quotidiens qu'ils sont programmés dans le cerveau. Celui-ci ne fait qu'enclencher une procédure à laquelle la frontale ascendante obéit fidèlement. La volonté a finalement consisté dans l'ordre de départ, le reste étant un processus conscient, mais automatisé. Toutefois, il est à chaque instant débrayable : s'il y a un pli dans le tapis, le déséquilibre engendré quand on se prend les pieds dedans mettra en route un processus conscient de rééquilibrage qui, lui aussi, est un ensemble automatisé. La reprise de la marche sera alors elle aussi un processus automatisé. Ainsi, la volonté toujours présente, qui est d'aller se servir à boire, est une sorte de séquenceur de procédures préprogrammées.

Mais la volonté est également une qualité « morale » : on parle en bien d'une personne « volontaire », qui a de la suite dans les idées. On voit bien qu'il ne s'agit pas du tout du même processus. Il s'agit ici d'un trait de personnalité. **L'absence de volonté (aboulie) est un trait de personnalité dont l'excès peut constituer un trouble. Il en est de même pour la volonté excessive.**

Les différentes nuances de la volonté modèlent en fin de compte le caractère et donc la personnalité. Les troubles qui peuvent en résulter sont donc du domaine des troubles du comportement et des troubles de la personnalité qui constituent des éléments des pathologies psychiatriques.

Le défaut de volonté n'a pas que des origines psychiques : les intoxications chroniques par alcool ou toxicomanie sont à l'origine d'une aboulie qui peut être sévère et dont l'origine est donc pharmacologique. Il y a finalement dans les troubles de la volonté une intrication entre l'aspect pharmacologique (la dépendance à un toxique par exemple), l'aspect comportemental (le fait de sortir machinalement une cigarette de son paquet) et l'aspect psychologique (le besoin de manger de façon excessive par exemple). On se trouve donc dans cet aspect de la volonté face aux trois facettes de la dépendance aux toxiques et aux addictions.

Tête, cerveau.

Humeur

En urgence

Troubles du comportement, joie ou tristesse excessive, déprime, pleurs, agitation ou, au contraire, prostration.

L'humeur est l'état d'esprit dans lequel on se trouve, soit de façon permanente, soit de façon discontinue, avec une capacité très importante à passer d'une humeur à une autre oscillant entre la joie et la tristesse. Gestionnaire de cette fonction : notre ***cerveau***, qui peut être influencé par lui-même (la compréhension qu'il a d'une situation par exemple), par des substances (toxiques ou non) ou par des produits de notre corps qui se comportent comme des toxiques.

Cette fonction du cerveau nous permet de conserver une autonomie face aux événements extérieurs. Ainsi, une profonde tristesse isole du monde, entraîne un repli total sur sa douleur morale et donc une incapacité à faire face aux événements.

L'humeur ne possède, semble-t-il, pas de centre spécifique. Il s'agirait plutôt d'une sorte de climat général, modéré par des neuromédiateurs (noradrénaline, GABA, sérotonine, endorphines, dopamine, etc.) et agissant sur certaines structures précises du cerveau, système limbique en particulier.

Les troubles de l'humeur sont donc essentiellement de l'ordre de la joie ou de la tristesse.

Ils accompagnent de très nombreuses maladies, mais ils peuvent tout simplement être un trait de caractère, voire de personnalité. C'est l'impact de cette humeur sur notre comportement, et donc sur la façon dont notre entourage les perçoit, qui détermine le caractère pathologique ou non de l'humeur. Être d'humeur maussade ne constitue en rien une pathologie, mais un simple trait de caractère. À l'inverse, une joie excessive, décalée, inappropriée (faire le clown par exemple) constitue un signe remarquable par l'entourage et qui peut entrer, ou non, dans un processus pathologique. Tout est donc affaire de mesure, et de circonstances.

Tête, cerveau, tronc cérébral.

Émotion

En urgence

Troubles du comportement, joie ou tristesse excessive, déprime, pleurs, agitation ou, au contraire, prostration.

Il existerait 27 émotions (de l'admiration à la nostalgie en passant par la joie, la surprise, la peur, le dégoût, etc.). De plus, ces émotions peuvent se combiner ou se succéder, et cela participe de l'***humeur***, de la ***personnalité*** et du ***comportement***. Tout est donc extrêmement lié.

On a essayé de les réduire à des sortes d'émotions primaires, et il en existerait huit (la joie, la peur, le dégoût, la colère, la tristesse, la surprise, la confiance et l'anticipation) qui, en se combinant, formeraient l'ensemble des émotions humaines. De fait, on peut classifier à l'infini, l'important est de comprendre que le maître des émotions est là encore notre cerveau. Existe-t-il un centre des émotions ? Mystère !

En revanche, ce que l'on connaît parfaitement, c'est la conséquence physique de nos émotions. **Certaines émotions, comme la surprise, la peur ou le dégoût, surtout si elles surviennent de façon brutale, provoquent la sécrétion d'adrénaline** par la ***médullo-surrénale*** qui entraîne toutes les manifestations du stress : pâleur, sueurs froides, poils qui se hérissent, cœur qui palpite. D'autres, comme la joie ou le plaisir, ont pour conséquence des dilatations brutales de certains vaisseaux : visage rouge, balbutiements, confusion légère. Leur excès aboutit à l'émotivité.

L'émotion fonctionne donc avec des médiateurs chimiques dont la libération est provoquée par un ordre non contrôlable et venu du cerveau.

Tête, cerveau, tronc cérébral.

Les troubles de l'émotion

- **L'émotivité** est une manifestation émotive excessive, dans le sens où elle aboutit à une perte des moyens ou une confusion visible qui peut entraver la vie de tous les jours.
- **La colère excessive** provoque des réactions d'agressivité dont l'importance peut témoigner d'un trouble du caractère sérieux, d'une maladie psychiatrique ou d'une intoxication comme l'alcool ou certaines drogues.
- **La peur excessive**, ou du moins sans rapport avec le danger, est une ***phobie***.
- **La joie excessive** se manifeste dans certaines maladies comme les ***troubles bipolaires***.
- **Le chagrin ou la peine inconsolable**, qu'elle ait ou non une raison, peut aboutir à la longue à une ***dépression***. Dans le même ordre d'idées, une pitié ou une compassion à l'excès peut faire perdre le sens des réalités et plonger la personne dans un état proche de la dépression.

Tous ces troubles, finalement, signent la richesse de nos affects. La frontière est parfois bien difficile à cerner entre ce qui est pathologique et ce qui ne l'est pas. **À partir de quand une émotivité extrême devient-elle pathologique ?** À partir d'où l'émotivité extrême peut-elle servir l'art et la création ?

Personnalité

En urgence

Troubles du comportement, délire, hallucinations, perte de contact avec le réel.

Avoir de la personnalité est considéré plutôt comme une qualité, car ce caractère témoigne d'une certaine affirmation de soi. Néanmoins, parfois, certains aspects de la personnalité peuvent impacter négativement sur le ressenti qu'en a l'entourage. Il s'agit là d'un jugement de valeur. De façon plus neutre, **c'est l'ensemble des caractères qui font que chaque individu est mentalement différent d'un autre**. La personnalité est à la fois le fruit des fonctions cérébrales de notre être, de notre aspect extérieur et de nos émotions. C'est la superposition de tous ces aspects de notre personnalité qui permettra que notre être mental garde sa cohésion. Médicalement, les diverses personnalités permettent de « classer » en quelque sorte des personnes dont les caractères pourraient témoigner de pathologies. Par exemple, l'angoisse soudaine qui accompagne certaines pathologies comme l'embolie pulmonaire est un symptôme constitutif de cette maladie, alors qu'une personnalité angoissée est un trait de caractère qui peut n'être le témoin d'aucune pathologie.

Enfin, **certains troubles de la personnalité, lorsqu'ils sont exacerbés, peuvent entrer dans le cadre de maladies psychiatriques** qui entraînent des troubles du comportement.

En ce qui concerne les différentes personnalités possibles, les médecins en ont identifié de nombreuses (personnalité passive-agressive, compulsive, antisociale, borderline, évitante, dépendante, psychasthénique, paranoïaque, sensitive...) lesquelles peuvent se combiner, ce qui fait la richesse des caractères humains.

Tête, cerveau, tronc cérébral.

Les troubles de la personnalité

Ils sont beaucoup plus simples à déterminer, car ils se manifestent généralement par des ***troubles du comportement*** et une exacerbation de tel ou tel trait de caractère que le médecin juge comme excessif, médicalement parlant.

- **Les troubles de l'identité** se manifestent par des ***délires***, c'est-à-dire une négation du réel au profit d'une affirmation considérée comme réelle : c'est le cas des délires mystiques ou des délires mégalomaniaques.
- **Les troubles de l'unité de la personnalité** sont plus profonds : dédoublement de la personnalité des schizophrènes, changement de personnalité.
- **Les troubles du développement de la personnalité** se voient chez les personnes atteintes de retard mental et les oligophrènes : la personnalité est restée fruste, sans espoir d'amélioration.
- **Les troubles du moi** : ce sont les altérations de comportement que l'on voit dans la dépression, les délires obsessionnels, les délires hypocondriaques.

Finalement, un trouble brutal de la personnalité se manifeste généralement par des troubles du comportement et entre dans le cadre d'une pathologie psychiatrique ou d'effets de la toxicomanie ou de l'alcoolisme.

Parole

En urgence

Tout trouble soudain du langage, de l'articulation des mots ou de l'élocution. Ils nécessitent impérativement la consultation <u>immédiate</u> d'un médecin. C'est une règle absolue et c'est la seule importante à retenir en ce qui concerne la parole.

La parole est une activité spécifiquement humaine, dans le sens où elle est le produit de la phonation (la voix) et de la pensée. Toutefois, pensée et phonation ne sont pas suffisantes pour produire la parole : le son doit être articulé et c'est en fait l'articulation des mots qui est assimilable à la parole. Reste à savoir si ces mots ont un sens : c'est la question du langage.

Les troubles de la parole sont des signes d'alerte très importants, surtout lorsqu'ils surviennent brutalement. Il est donc important de les reconnaître et de comprendre leur mécanisme.

Tête, cou, cerveau, tronc cérébral, langue, nerfs crâniens, larynx, cordes vocales.

Mécanisme

La parole n'est possible que si de l'air passe dans les **cordes vocales**, ce qui est le mécanisme de la **voix**, et que si les muscles de la langue et du visage modulent les sons produits. Cette activité musculaire est commandée par les noyaux de certains **nerfs crâniens** qui agiront et moduleront l'écoulement d'air dans la bouche. C'est là que se produisent les syllabes. Mais ce n'est pas encore de la parole, dans la mesure où un enfant qui ne parle pas est en mesure de faire ce qu'on appelle des onomatopées. Ce n'est que lorsque ces onomatopées deviennent ou sont compréhensibles que l'on peut parler de langage.

On voit bien qu'une fois de plus, le maître de tout cela est notre **cerveau**, ou plus exactement une zone précise, qui est celle du langage et qui est toute proche de la zone du contrôle de la motricité dans nos hémisphères cérébraux, la frontale ascendante.

Un point est important à comprendre : **le centre du langage, comme celui de l'écriture, se trouve généralement** (95 % des personnes) **du même côté que l'hémisphère dominant, celui qui détermine le fait que l'on soit droitier ou gaucher**. Or l'anatomie du cerveau a cette particularité que si l'hémisphère gauche est atteint par une pathologie, un ***accident vasculaire cérébral*** par exemple, c'est le côté droit qui sera paralysé. Et comme le centre du langage se trouve du côté dominant, des troubles de la parole peuvent survenir, ce qui ne serait pas le cas si c'était l'hémisphère droit qui était atteint. Cela explique que certains troubles de la parole soient isolés, sans la moindre paralysie.

Les troubles de la parole

Le fait de parler est le résultat de nombreux mécanismes :

- D'abord, **la pensée.** Celle-ci peut être embrouillée, sous l'effet de l'alcool par exemple ; confuse, sous l'effet d'un médicament ou d'un problème cérébral ; altérée par démence sénile par exemple.
- Ensuite, **le langage** : les idées sont claires, l'***intelligence*** est intacte, mais le centre du langage est bloqué, le plus souvent par un problème vasculaire cérébral. C'est une aphasie.
- Également **la motricité** : les muscles ne parviennent pas à fonctionner normalement. C'est le cas de la difficulté pour articuler des personnes atteintes de la maladie de Parkinson ou des personnes ayant des lésions du ***cervelet***. On appelle cela une dysarthrie.
- Enfin, **la voix** : enrouement, voix blanche ou cassée, etc.
- Et puis, il existe aussi un ensemble de problèmes où tout est normal, mais **un blocage psychologique** est à l'origine du trouble : zozotement, bégaiement, qui sont du ressort de l'orthophoniste.

Voix

En urgence

L'impossibilité de dire clairement la lettre « A » peut témoigner d'un œdème de la base de la ***langue*** qu'on voit dans l'***œdème de Quincke*** ou dans les ***épiglottites***.

Une voix blanche, voire totalement éteinte, est le témoin d'une inflammation au-dessous de la glotte. C'est ce qu'on voit dans certaines ***laryngites***.

La voix, enfin, peut être déformée : bitonale (c'est-à-dire deux sons à la fois), par exemple, lorsque l'un des nerfs récurrents qui innerve les muscles du larynx est comprimé ou atteint. Elle peut être trop aiguë ou, au contraire, rauque, trop grave, etc.

Toutes ces ***modifications de la voix*** sont importantes à connaître, car elles peuvent avoir des causes, notamment respiratoires.

Il ne faut pas confondre voix et parole. **Pas de parole sans voix, l'inverse n'est pas vrai.**

La voix est donc la simple mise en vibration des cordes vocales provoquée par l'air qui passe au travers du larynx.

La colonne d'air mise en mouvement par le diaphragme et, éventuellement, les muscles respirateurs accessoires (muscles intercostaux et sus-sternaux) remonte dans la trachée puis vers le larynx. Les muscles qui s'arriment sur le larynx permettent aux cordes vocales d'entrer en vibration au passage de l'air, ce qui émet des sons dont la tessiture et le timbre dépendent de l'anatomie du larynx. Cela explique que nous ayons tous des voix différentes. Ce son sera alors modulé par les variations de mise en tension des cordes vocales. C'est un cri, mais pas encore une parole. Ce n'est que lorsque les muscles de la langue et du visage commandés par les noyaux de certains nerfs crâniens agiront et moduleront l'écoulement d'air dans la bouche que les voyelles et les consonnes se formeront pour produire des syllabes. C'est alors de la ***parole***.

Tête, cou, cerveau, tronc cérébral, nerfs crâniens, larynx, cordes vocales.

Mémoire

En urgence

Une perte de mémoire soudaine et qui revient très vite (entre une heure à huit heures, mais parfois jusqu'à 24 heures), comme une sorte d'éclipse, est un ***ictus amnésique***. Cela se voit dans certaines migraines, pour des causes psychologiques, parfois, ou à la suite de convulsions, mais cela peut aussi témoigner d'une interruption brutale de la circulation cérébrale qui nécessitera une exploration sans tarder.

Les autres pertes de mémoire qui s'installent sur le long terme ne sont pas des problèmes urgents, mais ils peuvent être évidemment sérieux (Alzheimer, démence, etc.).

Une perte brutale de mémoire impose par principe une consultation rapide afin d'en déterminer la cause. En raison du risque de prélude à un ***accident vasculaire cérébral***, une consultation immédiate est souhaitable.

La mémoire constitue l'un des outils importants de notre intelligence. Perdre la mémoire empêche d'accéder aux souvenirs, et donc à tout ou partie de ce qui a constitué nos acquisitions au cours de la vie. La mémoire fonctionne en trois phases :

L'apprentissage, qui est donc l'acquisition de l'information ;

Les stockages de l'information dans différentes structures du ***cerveau*** et du ***tronc cérébral*** ;

La restitution des souvenirs à partir de l'espace de stockage. Ce mécanisme est extrêmement complexe et encore très mal connu.

On distingue deux temporalités pour la mémoire :

- **La mémoire immédiate**, qui est de très courte durée (quelques minutes) et qui permet de retenir les numéros de téléphone ou les phrases courtes, par exemple. Cette mémoire est volatile ;
- **La mémoire à moyen ou long terme** est plus lente d'acquisition, mais elle dure longtemps. C'est grâce à elle qu'on récite de mémoire des poésies ou des textes entiers. C'est également cette mémoire qui permet d'accéder aux souvenirs anciens.

Le stockage de cette information se fait dans diverses zones du cerveau qui coopèrent de façon contextuelle et opportuniste. Il existe aussi des sortes de stockages partagés qui permettent de reconstituer un souvenir alors que la zone qui est censée le stocker a disparu (suite de la chirurgie du cerveau par exemple).

La restitution des souvenirs est un point fondamental : nous passons notre temps à engranger des images et des sons. Par exemple, en se concentrant, on est en mesure de se remémorer presque minute par minute ce qui s'est passé au cours de la journée. Puis, pendant **la nuit, le cerveau fait le tri de ces informations pour n'en conserver que l'essentiel : c'est la stratégie de l'oubli**. Le lendemain, ne resteront que les faits marquants, et à la fin de l'année ne persisteront que des souvenirs plus ou moins précis, recomposés, revisités et transformés pour combler les lacunes liées à l'oubli.

Les différentes mémoires

- **La mémoire sensorielle**. Chaque sens possède sa mémoire : on mémorise le toucher d'un matériau, l'odeur d'une fleur, le goût d'un plat, la forme d'un objet, la composition d'un son. Chacun de ces sens collabore pour se renforcer l'un l'autre. Ainsi, un souvenir ou un fait précis sera immédiatement évoqué par un parfum ou une musique. C'est également de cette façon que certains ont une mémoire plus auditive et d'autres une mémoire plus visuelle.
- **La mémoire émotionnelle** joue un rôle précis dans notre apprentissage et sur la restitution des souvenirs. Elle peut jouer dans le sens de l'exacerbation, comme dans celui du blocage.
- **La mémoire associative** permet de relier entre eux des éléments qui n'ont rien à voir, mais que l'intelligence a permis d'associer. Certaines personnes parviennent de cette façon à réciter des listes entières de mots ou d'objets n'ayant aucune relation apparente.

Tête, cerveau, tronc cérébral.

Comportement

En urgence

Modification très récente (quelques heures ou jours) et inhabituelle du comportement (agitation, prostration, conduite excessive ou délirante…). Cela doit toujours alerter et nécessiter une consultation urgente, surtout s'il existe des problèmes de santé tels que diabète, hypertension, maladie psychiatrique ou métabolique.

Le comportement est une façon d'agir et d'être face aux autres ou aux situations. Il est donc de l'ordre du social et répond à la conformation aux lois et aux impératifs de la vie en société.

Les compartiments du comportement avec les troubles qui les concernent sont très nombreux : alimentaire (avec ses excès dans un sens ou dans l'autre, ou dans la nature de l'alimentation, où l'alcool tient une place à part), sexuel (où les lignes ont beaucoup bougé depuis 30 ans), instinctuel (où les déviances sont immédiatement repérables et généralement témoin d'un problème), général (les attitudes ou les actions qui témoignent d'un ***trouble de la personnalité*** ou d'un authentique trouble du comportement), et puis d'autres manifestations comportementales qui témoignent de problèmes concernant l'***humeur***, la ***pensée***, l'***émotion***, la ***volonté***...

Il est donc difficile de démêler ce qui est les habitudes de la société avec les lois qui en découlent, ce qui est du domaine de l'humeur ou de la personnalité. C'est souvent au médecin et au psychiatre que revient cette délicate question de devoir trancher entre ce qui est un trouble du comportement et ce qui ne l'est pas.

Les troubles sont très divers, mais ont pour point commun qu'ils perturbent l'ordre public ou l'équilibre social au sein du lieu de vie de la personne. Il peut s'agir d'agressivité, de colère, d'excentricités, d'agitation, d'irritabilité, de manifestations de joie ou de tristesse excessive, de comportements absurdes ou répétitifs. Mais, à l'inverse, une apathie, une absence de réactivité, un enfermement subi sont d'authentiques troubles du comportement.

Toutes ces manifestations peuvent être dues à des problèmes toxiques, métaboliques, psychiatriques ou simplement psychologiques.

Tête, cerveau.

Habileté

En urgence

Une maladresse, des tremblements, une incoordination, une perte des gestes quotidiens (habillage, nourriture, etc.) doivent alerter et faire consulter un médecin de façon immédiate.

Plus qu'une fonction, c'est surtout une aptitude qui met en jeu la ***motricité***, la ***coordination*** des mouvements, les fonctions ***musculaires*** et ***nerveuses***, et une forme particulière d'***intelligence*** du corps. Notre habileté plus ou moins grande nous permet d'effectuer des gestes plus ou moins fins et performants.

De ce fait, une maladresse ou des troubles des gestes, surtout s'ils sont brutaux et inhabituels, sont des signes qui montrent que cette aptitude est altérée et due à un mauvais fonctionnement de l'une ou l'autre des fonctions décrites ci-dessus.

Cerveau, cervelet.

Écriture

En urgence

Un trouble récent et brutal de l'écriture (impossibilité d'écrire, écriture déformée ou perturbée, difficulté pour trouver les mots...) est un signe d'alerte très important, aussi important qu'une paralysie ou un trouble de la parole. La consultation d'un médecin doit être immédiate.

C'est une fonction spécifique du ***cerveau*** humain qui permet la communication d'une façon non orale.

L'écriture est gérée par le cerveau de façon parallèle au langage. Un trouble du langage comme l'aphasie est généralement accompagné d'agraphie, donc d'incapacité d'écrire, ou de trouble majeur de l'écriture. L'agraphie s'accompagne, à des degrés divers, d'une alexie, c'est-à-dire d'une difficulté de ***lecture***. Les troubles de ces fonctions supérieures du cerveau sont liés, mais de façon très disjointe. Dans certains cas, la personne pourra écrire sous la dictée, mais sera incapable de se relire ou de comprendre ce qu'elle a lu. Dans d'autres cas, elle pourra lire, mais pas écrire. Tout dépend de la zone du cerveau atteinte et des associations des divers troubles possibles. Il s'agit alors d'apraxies de l'écriture.

L'écriture est mise en jeu également par la ***motricité***. Une ***hémiplégie*** du côté dominant provoquera une ***apraxie*** de l'écriture pour la simple raison que la personne ne peut plus tenir un crayon à la main. Dans d'autres cas, ce sont des tremblements, comme dans la maladie de Parkinson, ou des maladies du ***cervelet*** qui perturbent l'écriture : écriture tremblée, micrographie (écriture toute petite et illisible).

De la même façon, un trouble de la coordination des mouvements peut affecter considérablement l'écriture.

Tête, membre supérieur, cerveau, cervelet, muscles.

Lecture

En urgence

Un trouble récent et brutal de la lecture (impossibilité de lire, non-compréhension de ce qui est écrit, difficulté pour lire les mots...) est un signe d'alerte très important, aussi important qu'une paralysie ou un trouble de la parole. La consultation d'un médecin doit être immédiate.

La lecture est, comme l'écriture ou la parole, une fonction supérieure de l'esprit humain.

Tout ce qui a été dit plus haut dans l'écriture est très exactement superposable à la lecture.

Il faut y ajouter un élément important, qui est la vision. **Un trouble de la vision peut entraîner une perturbation de la lecture.** Il faut donc, avant de parler de trouble de la lecture, s'assurer que la personne voit correctement ce qu'elle lit. Changer de lunettes est souvent la solution.

Tête, cerveau, œil.

Intelligence

En urgence

Tous les troubles qui témoignent de son altération : troubles de la mémoire, de la parole, de l'écriture, de la lecture, du calcul, etc.

Et donc, en urgence, un trouble récent et brutal de l'une ou l'autre des fonctions qui constituent l'intelligence est un signe d'alerte très important, aussi important qu'une paralysie ou un trouble brutal de l'équilibre. La consultation d'un médecin doit être immédiate.

C'est l'ensemble des fonctions de l'esprit humain qui concernent le jugement, la compréhension et le raisonnement. Elle est l'un des outils de la ***pensée***. Elle a été longtemps limitée dans sa mesure au seul QI (quotient intellectuel) ; on sait désormais que l'intelligence va bien au-delà.

- **L'intelligence cérébrale** regroupe toutes les fonctions supérieures du cerveau : les capacités d'***écriture***, de ***lecture***, de ***calcul***, de ***mémorisation***...
- **L'intelligence émotionnelle** a finalement été reconnue récemment, et son absence des critères d'intelligence pendant longtemps prouve à quel point le diktat du QI cantonnait l'esprit humain aux seules capacités cérébrales. L'intelligence d'un comédien, d'un musicien ou d'un peintre est une forme d'intelligence à part entière.
- **L'intelligence du corps**, elle aussi, a subi une discrimination. La capacité de mouvoir son corps et de produire grâce à cela des performances physiques ou artistiques témoigne d'une intelligence du corps qui n'est pas due qu'aux seules capacités physiques.

L'intelligence est en définitive un instrument au service de la ***pensée***. Une intelligence sans pensée n'est pas suffisante pour définir l'intelligence : certaines personnes surdouées dans certains domaines spécifiques (mathématiques, échecs, musique, etc.) n'en sont pas pour autant définies comme étant intelligentes. À l'inverse, une pensée privée de ses outils intellectuels (mémoire, puissance déductive, calcul...) ne peut donner sa mesure et permettre une communication avec les autres. Elle en devient non communicable et, par conséquent, non intelligente, car non perceptible par les autres êtres intelligents.

Tête, cerveau.

Pensée

En urgence

Ralentissement de la pensée (idéation difficile, pensée laborieuse), passage du « coq à l'âne » qui rend la pensée confuse, digressions qui emmêlent les fils du discours.

Se rapprochent de cela :

- **La pensée circonstanciée**, au cours de laquelle la personne ne sait pas faire la part des choses entre ce qui est essentiel et ce qui ne l'est pas ;
- **La pensée déréelle**, qui correspond à une perte du principe de réalité au profit d'affirmations ou de visions dont la personne est totalement persuadée contre toute logique ;
- **La pensée imposée** (la personne se soumet aux ordres d'une entité extérieure qui lui dicte sa conduite et à qui elle semble parler au cours d'un dialogue intérieur).

En urgence, tous ces troubles imposent la venue sur place d'un médecin. Pourquoi ? Parce qu'en raison de ces troubles, la personne n'est plus accessible à la logique ou à la rationalité, et qu'il est très difficile de la sortir de l'univers mental où elle s'est enfermée. Il est donc fréquent que cet épisode se termine par une admission en hôpital psychiatrique.

C'est la dernière fonction que nous verrons ici, la fonction la plus évoluée du cerveau humain, sorte de fluide fonctionnel diffus qui baigne le ***cerveau***, dont dépendent toutes les ***activités humaines*** et qui caractérise le génie de l'être humain. Et, bien sûr, c'est la plus difficile à appréhender. **Où se trouve le siège de la pensée, et d'ailleurs, existe-t-il ?** Car de la pensée, nous n'en mesurons que les effets, les manifestations.

Tête, cerveau.

Les troubles de la pensée

On peut toucher du doigt les altérations de la pensée simplement en observant une personne dont on craint qu'elle présente ce genre de trouble :

- **Les altérations de la pensée.** Tant dans son contenu que dans sa forme ou son déroulement, la pensée semble distordue : perte du principe de réalité, autisme (enfermement intellectuel), paranoïa (persécution), pensée magique ;
- **Les troubles quantitatifs de la pensée :** faiblesse intellectuelle congénitale ou acquise. Le même genre d'altération peut survenir également au cours de l'alcoolisme aigu ou de la toxicomanie ;
- **Les troubles qualitatifs :** sorte d'état de conscience un peu altéré au cours duquel la personne erre dans un monde flou, irréel ou envahi de fantasmes. Ces problèmes se voient surtout au cours des délires.

Chapitre 2
Les sens

Ils sont la suite logique des fonctions cérébrales, car nos sens permettent au cerveau d'appréhender le monde et de le comprendre. La vision, d'abord, puis l'audition et le toucher, avec la sensibilité qui lui est conjointe, trois sens essentiels à notre autonomie. Notre odorat est très faible par rapport à celui de la plupart des animaux, et nous l'avons peu à peu perdu au cours de l'évolution. Le goût, en revanche, qui est très dépendant de l'odorat, s'est étendu en raison de la nécessité de déterminer la qualité de ce que nous mangeons. La gastronomie est venue par-dessus et fait que ce sens est culturellement développé.

Vision

En urgence

Les troubles visuels sont très variés et peuvent se combiner entre eux, ce qui complique beaucoup les choses. Tout trouble visuel brutal et inhabituel, quelle que soit sa nature, impose de consulter un médecin très rapidement, c'est-à-dire dans la journée.

La vision n'est pas que l'œil. C'est une fonction très complexe et philosophiquement très intéressante, car elle nous renvoie au mythe de la caverne de Platon : ce que nous voyons n'est que la représentation du réel, mais il n'est pas le réel.

Prenons l'image classique du fils de Guillaume Tell avec sa pomme sur la tête. C'est cela, la réalité que nous observons. Ce que nous percevons, c'est la réflexion de la lumière sur lui. L'image traversera la cornée au niveau de la pupille (le rond noir central) et passera dans la chambre antérieure de l'œil, où se trouve un liquide (l'humeur aqueuse) qui joue le rôle de première lentille. Puis cette image traverse le cristallin, qui est la deuxième lentille qui permet l'accommodation afin que l'image parvienne très exactement sur la rétine après avoir traversé l'humeur vitrée, qui est le gel translucide qui occupe tout le globe oculaire. L'image est alors inversée (le fils de Guillaume Tell a la tête en bas).

Chaque cellule centrale de la rétine (les cônes) est capable d'analyser les couleurs et de transmettre un signal par le nerf optique, qui est constitué de toutes les fibres nerveuses issues de la rétine.

Les deux nerfs optiques se croiseront ensuite (le chiasma optique) et répartiront les fibres de façon que le cerveau puisse disposer d'une image en « stéréo », c'est-à-dire permettant une vision en trois dimensions, ce qui est indispensable pour pouvoir apprécier l'image dans l'espace. Au sortir du chiasma, l'image réelle est donc totalement prête à être reconstituée par un centre spécifique du ***tronc cérébral*** (les corps genouillés) en direction du cortex visuel, qui se trouve dans le lobe occipital du ***cerveau***. Mais là se passe un phénomène important à comprendre, c'est que ce que voit le cortex cérébral droit correspond au champ visuel gauche, lequel est le résultat de ce qu'ont récupéré l'œil droit et l'œil gauche. En fait, les images qui proviennent de notre gauche sont traitées par l'hémisphère droit, et *vice versa*.

Notre vision n'est donc qu'une reconstitution. Cela explique que nous ayons tous (plus ou moins) une vision différente du monde réel, donc subjective.

Tête, œil, rétine, nerf optique, tronc cérébral, cerveau.

Les pathologies les plus fréquentes

Lors de ce véritable gymkhana que subit l'image réelle jusque dans notre cerveau, il y a plusieurs lieux qui peuvent être source de mauvais fonctionnement, donc de troubles visuels :

- l'***œil*** en lui-même, qui peut n'être pas tout à fait sphérique, ou dont les éléments constitutifs (cornée, humeur aqueuse, cristallin, humeur vitrée) peuvent donner une **vision floue ou déformée** ;
- la ***rétine***, qui analyse les images et qui peut **se décoller, ou perdre des cellules, voire se nécroser par manque de vascularisation**. Ce sont alors la vision des couleurs, la présence d'éclairs ou de flash lumineux, la déformation des images, voire de véritables trous dans la vision qui peuvent survenir ;
- le ***nerf optique*** peut lui-même être atteint, ce qui provoquera des **troubles visuels importants**, comme une baisse de vision pouvant aller jusqu'à la **cécité** ;
- le chiasma optique peut être compressé, notamment par l'hypophyse, qui est juste devant lui. La conséquence sera des **perturbations du champ visuel** qui peut être altéré, voire disparaître en partie ;
- Et enfin, toute perturbation des informations par des **tumeurs**, une **dégénérescence** ou des **problèmes vasculaires** sur le trajet dans le tronc cérébral jusqu'au cerveau.

Audition

En urgence

Tout trouble auditif brutal et inhabituel (baisse d'audition, sifflements, déformation du son…), quelles que soient sa nature et sa cause (traumatisme sonore ou non), impose de consulter un médecin rapidement, c'est-à-dire dans les jours qui suivent.

L'audition est comme la vision : une fonction totalement reconstituée par notre oreille et notre cerveau, de la même façon que ce qui est inscrit sur un CD audio n'est que la traduction des ondes sonores qui sont simplement la vibration de l'air.

Lorsqu'une onde sonore pénètre dans notre conduit auditif, elle fera vibrer la membrane du ***tympan***. Celui-ci ne vibre que si les fréquences sonores sont en mesure de le faire vibrer. Si les fréquences sont trop basses pour être perçues par le tympan, ce sont les os du crâne qui les perçoivent.

Ces vibrations du tympan sont répercutées vers une partie de l'oreille interne (la cochlée) grâce à des osselets qui sont dans la caisse du tympan située derrière lui. Le dernier osselet s'appelle l'étrier, et ses mouvements de l'avant vers l'arrière entraîneront des variations de pression du liquide contenu dans l'espace compris entre la caisse du tympan et la cochlée. Ces mouvements sont donc l'exacte réplique des mouvements du tympan. Les variations de pression sont alors perçues par des cellules sensorielles contenues dans ce tube creux qu'est la cochlée, qui est remplie d'un liquide (l'endolymphe) et enroulé sur lui-même comme un escargot. Chaque variation de pression se traduit par l'envoi d'un influx nerveux dans le nerf cochléaire qui rejoindra le nerf auditif.

Ces informations sont alors perçues par une zone du cerveau appelée aire temporale, qui traduit ces influx en véritable « image sonore ». Le son est non seulement stéréo, mais spatialisé. L'interaction qu'il y a entre la vue et l'ouïe permet de renforcer cet effet.

Les informations sont récupérées par ces cellules de la cochlée qui captent les sons et les transforment en signaux nerveux.

Tête, tympan, oreille moyenne, nerf auditif, tronc cérébral, cerveau.

Les pathologies les plus fréquentes

- Le signal sonore peut être affaibli, voire inexistant, à cause d'un **obstacle entre l'oreille et le tympan** (les bouchons de cérumen) ou d'un **tympan devenu trop rigide** (notamment à cause de l'âge), ou parce que du liquide a envahi la caisse du tympan : c'est l'**otite séreuse**, surtout chez les enfants. Ensuite, c'est l'influx nerveux qui peut être amoindri, stoppé, voire déformé, ce qui entraîne des bruits parasites (les **acouphènes**). Au cours de son trajet, le nerf auditif peut subir une compression ou une absence de vascularisation, ce qui peut aboutir à une **baisse d'audition**. Et, enfin, c'est l'intégration elle-même de ces sons dans le lobe temporal qui peut aboutir à des troubles de l'audition.
- Mais tout cela reste relativement peu fréquent par rapport à la plus grande menace pour l'oreille qui est le **traumatisme sonore**, soit brutal (son violent), soit prolongé (travail en milieu bruyant), soit étalé dans le temps (abus des écouteurs).

Toucher

En urgence

Toute perturbation brutale et inhabituelle du toucher, quelle que soit sa nature, impose de consulter un médecin très rapidement, c'est-à-dire dans la journée.

Après la vision et l'audition, c'est le toucher le plus important, car en l'absence de vision et d'audition, ce sens est le plus immédiat pour appréhender le monde extérieur.

La peau (plus exactement l'hypoderme, situé sous l'épiderme) est bien sûr l'organe dédié à cela, grâce à ses corpuscules qui lui permettent de sentir la pression, les vibrations, les effleurements (aidés par les poils), la chaleur et les étirements. La douleur est un élément à part, qu'on retrouvera dans la ***sensibilité***, gérée également par la peau. C'est la combinaison de ces différents capteurs qui permet de déterminer des sensibilités complexes comme l'humide ou le gluant.

Les informations en provenance des corpuscules passent par les ***nerfs sensitifs*** jusqu'à la ***moelle épinière***, où ils remontent pour aboutir au thalamus, dans le ***tronc cérébral***, où ils seront rassemblés pour être envoyés aux aires sensitives du ***cerveau***.

Peau, nerfs rachidiens, nerfs crâniens, tronc cérébral, cerveau.

Les pathologies les plus fréquentes

Tout au long de ce trajet de l'information dans tous les organes ci-dessus, celle-ci peut être interrompue (**anesthésie**), augmentée (**hyperesthésie**) ou modifiée (**dysesthésies** ou **paresthésies**). Cela donne lieu à des sensations très diverses : fourmillements, picotements, brûlures, sensation de courant électrique, de toile d'araignée, etc.

Sensibilité

En urgence

Toute perturbation brutale et inhabituelle de la sensibilité, quelle que soit sa nature, impose de consulter un médecin très rapidement, c'est-à-dire dans la journée, voire moins.

La sensibilité est la cousine germaine du toucher, à la différence près que le toucher est très discriminatif, alors que la sensibilité est plus fruste, puisqu'elle gère essentiellement la douleur. Et, de ce fait, elle peut facilement être induite en erreur, car la perception de la douleur est très variable selon les individus, mais aussi selon les zones concernées, et selon notre état de réceptivité. Un état de réceptivité maximum, lorsque rien ne nous menace, pourra être perçu comme une véritable agression, alors que dans le feu de l'action, une douleur, même violente, sera ressentie comme peu importante.

La sensibilité est donc très subjective, alors que le toucher l'est un peu moins.

Peau, nerfs rachidiens, nerfs crâniens, tronc cérébral, cerveau.

Odorat

En urgence

Avant l'épisode de la Covid-19, un trouble de l'odorat n'était pas un signe très inquiétant. L'atteinte par le virus a mis ce signe au-devant de la scène. En dehors de cela, il ne présente pas de caractère immédiatement inquiétant.

Dès qu'une molécule odorante parvient au fond de notre nez, elle se lie à un récepteur qui est situé dans une zone très profonde de notre muqueuse nasale. Ce récepteur déclenchera un influx qui remonte vers le bulbe olfactif qui est juste au-dessus. Cette zone du cerveau interprétera alors cette stimulation, la reconnaîtra et, grâce à ses connexions avec les zones du cerveau chargées de la mémoire, les qualifiera. En fait, notre odorat est moins fin que celui des animaux en matière de sensibilité (il nous faut une intensité assez importante pour la détecter), mais beaucoup plus fin en matière de spécificité, nous sommes capables de reconnaître des millions d'odeurs différentes en raison de notre capacité à les relier à notre mémoire.

Tête, langue, nerf olfactif, tronc cérébral, cerveau.

Les troubles de l'odorat

Ils sont peu nombreux : **l'hypoosmie** (baisse de l'odorat) ou **l'anosmie** (sa disparition), **l'hyperosmie** (l'exagération) et les différentes **dysosmies** (perturbation). Certaines crises d'épilepsie, d'ailleurs, sont caractéristiques de ces véritables « hallucinations olfactives ».

Goût

En urgence

La problématique est exactement la même que celle de l'odorat : avant l'épisode de la Covid-19, un trouble du goût n'était pas un signe très inquiétant. L'atteinte par le virus a mis ce signe au-devant de la scène. En dehors de cela, il ne présente pas de caractère immédiatement inquiétant.

Le goût répond à peu près au même mécanisme que l'odorat : ce sont des molécules qui activent des récepteurs. Nous sommes capables de reconnaître cinq saveurs : **acide**, **amer**, **sucré**, **salé** et **umami**. Il existe donc des récepteurs spécifiques, notamment sur la ***langue,*** qui sont activés dès que les molécules sapides les rencontrent.

Mais il n'y a pas que les saveurs, il y a également les arômes, lesquels sont ressentis par la muqueuse nasale. Cela explique que lorsqu'on a le nez bouché, on sente beaucoup moins les goûts (en fait, les arômes).

Et puis, il y a enfin la **sensibilité du nerf trijumeau**, qui est capable de reconnaître des éléments chimiques.

À cela s'ajoutent la vision, le toucher, l'audition, qui participent de la création de « l'image gustative » d'un plat, et qui font que notre sens du goût est très discriminant.

C'est grâce à la conjonction de ces trois types de capteurs que l'on a une telle spécificité dans les goûts, qui nous permet de reconnaître ce qui renvoie à des notions culturelles importantes.

Tête, langue, nerf gustatif, tronc cérébral, cerveau.

Chapitre 3
La digestion

La digestion, ou ce qu'on pourrait appeler également la « fonction digestive », est comme la respiration et la circulation du sang. Ça ne s'arrête jamais ! En fait, on passe toute sa vie à digérer sans qu'il y ait une seule seconde de répit. C'est une véritable usine de transformation des aliments en énergie et en nutriments qui fonctionne H24 !

Chaque rouage de cette machinerie incroyable tient un rôle particulier à certains moments et non à d'autres, ce qui nous donne l'impression qu'il s'agit d'un phénomène discontinu rythmé par les repas. Tout commence par la ***faim***, et parfois simplement par l'envie, le goût de quelque chose, sans pour autant qu'on ait faim. Le ***cerveau*** et son horloge (l'***hypothalamus***) sont donc, une fois encore, le maître. Puis il faut ***saliver***, mâcher et ***déglutir*** avant d'amorcer tout le processus de ***digestion*** proprement dit. Si tout se passe bien, nous n'aurons aucune conscience de ce qui se passera durant les 24 heures au terme desquelles notre hamburger finit dans les toilettes sous forme de ***selles***. Et pourtant, plusieurs fonctions sont intervenues entre-temps : la ***fonction pancréatique***, la ***fonction hépatique***, à laquelle s'ajoute la formation de la ***bile***, et la ***fonction intestinale***.

Faim

En urgence

Un signe est important, la sensation de faim impérieuse, qui s'accompagne souvent de sueurs, de fatigue, voire de vertiges. Cette sensation est généralement le signe d'une ***hypoglycémie*** (baisse du taux de sucre dans le sang), dont les conséquences peuvent être importantes, notamment chez le diabétique insulinodépendant. En dehors de cela et des faims douloureuses qui apparaissent au cours de certains ulcères gastro-duodénaux, la faim n'est pas un signe inquiétant… il suffit de manger.

Plusieurs organes interviennent dans ce mécanisme, sans qu'il soit possible de savoir qui est le premier à le déclencher.

Le grand horloger reste l'***hypothalamus***, qui est sensible à de nombreuses informations venues de tout l'organisme et destinées à provoquer le réflexe de faim. Parmi les déclencheurs, il y a d'abord l'***estomac***, dont la vacuité est un signal et qui se manifeste par une sensation d'estomac creux. Cette sensation peut être désagréable.

Ensuite, le ***pancréas*** mesure en permanence la glycémie. Lorsque celle-ci s'élève trop, il fabrique de l'insuline, dont le rôle sera de rabaisser immédiatement le taux de sucre dans le sang. Cela entraînera une hypoglycémie, dont le résultat sera, entre autres, une sensation de faim. Le corollaire, c'est que dès que la glycémie baisse dans le sang, l'hypothalamus en est informé et provoque le phénomène de faim.

Le ***cerveau***, enfin, est le grand manipulateur de tout cela : c'est lui qui déclenche nos pulsions de faim. Par exemple, la femme enceinte est soumise à des envies de tel ou tel aliment. Autres exemples, les événements qui piègent notre cerveau : il est midi, et la simple vue de l'horloge nous donne faim ; des odeurs de cuisine, la vue d'un plat appétissant sont suffisantes pour déclencher ce réflexe de faim. Mais il peut s'agir aussi de pulsions inconscientes, qu'on appelle les compensations : pour se désangoisser, on mange ; pour lutter contre le tourment du sevrage tabagique, on grignote ; pour lutter contre l'ennui, on mange des sucreries... Tout cela sans avoir faim. C'est là que se trouve souvent l'origine de nombreuses obésités.

Tête, hypothalamus, tronc cérébral, estomac, pancréas.

Salivation

En urgence

Aucun problème en urgence, sauf un cas particulier, qui est celui du coma. Une personne dans le coma et qui bave par excès de salive est en coma profond puisque ne pouvant avaler sa salive. Autre cas bien connu, mais heureusement rare, la rage, qui provoque un excès de salive et qui survient après une morsure par un animal non vacciné.

Elle est assurée par les ***glandes salivaires***, à la suite d'un ordre venu de l'***hypothalamus***. Son rôle dans la digestion, à part d'humidifier les aliments, est de fournir de l'amylase salivaire, qui participe de la digestion de certains sucres.

Tête, glandes salivaires, hypothalamus.

Mastication

En urgence

Une douleur à la mastication peut révéler un problème dans les glandes salivaires (***lithiase salivaire*** ou ***parotidite***) ou bien des lésions sur le ***nerf trijumeau***.

Action quotidienne qui consiste à broyer les aliments. Les maxillaires actionnent les dents. Les incisives servent à couper, les canines à déchirer, et les molaires à broyer les aliments. Cette activité est effectuée par les muscles masséters, qui sont très puissants et qui sont sous le contrôle du nerf facial.

Cette action est coordonnée avec la ***langue***, qui refoule les aliments. Les aliments sont humectés par la sécrétion de salive effectuée par les ***glandes salivaires***.

La mastication s'arrête pour permettre la ***déglutition***. Tout cela se fait de façon volontaire, mais l'activité de mâcher et sa coordination se font de façon inconsciente.

Tête, langue, muscles, nerf facial, glandes salivaires.

Les pathologies les plus fréquentes

Les problèmes de mastication sont généralement dus à des **problèmes de dents** ou de **mauvaise congruence des mâchoires**. Cela peut entraîner des soucis de **malnutrition** ou de **digestion incomplète**.

Déglutition

En urgence

Un trouble de déglutition brutal ou entraînant rapidement des fausses routes est une véritable urgence, car le risque est l'inondation des poumons par la salive, les vomissements ou l'alimentation. La mise en PLS (***position latérale de sécurité***) est la première des manœuvres de secourisme à effectuer, en même temps que l'appel aux secours. La cause la plus grave et la plus fréquente de ce trouble est un ***accident vasculaire cérébral***.

Elle met en jeu la ***langue***, le ***pharynx*** et le ***larynx*** grâce à une orchestration menée par le ***tronc cérébral***, qui pilote plusieurs ***nerfs crâniens***, qui dirigent ces organes.

Cou, tronc cérébral, cerveau, langue, muscles, larynx, pharynx, glandes salivaires, nerfs crâniens.

Digestion proprement dite

En urgence

Il est bien difficile de savoir qui, dans toute cette histoire, est responsable d'une mauvaise digestion. Celle-ci peut être accélérée, ce qui occasionne des diarrhées, ralentie (donc constipation), éjectée vers le haut avec des vomissements, ou douloureuse. C'est ce qu'on appelle les « troubles digestifs », qui sont l'association plus ou moins complète de diarrhée, constipation, selles anormales, douleur abdominale, nausées et vomissements. Et le problème, c'est que tous ces symptômes ne sont pas forcément digestifs. Et c'est tout l'art du médecin d'essayer de faire la part des choses !

Comme on l'a vu dans les organes, elle met en jeu pas moins de 20 organes auxquels nous vous renvoyons afin que vous suiviez bien le trajet du hamburger que nous avons pris pour témoin : les ***dents***, qui reposent sur les ***gencives*** et dont l'état est important, car cela retentit sur la consistance de ce qui sera soumis à l'estomac. Les ***glandes salivaires*** et la ***langue*** jouent également ici un rôle non négligeable.

Le ***pharynx*** n'est certes qu'un carrefour, mais on sait bien à quel point une pharyngite douloureuse peut impacter la digestion. L'***œsophage*** est le passage obligé des aliments vers l'***estomac***, où notre hamburger est malaxé, réduit en bouillie et, surtout, imprégné d'acide chlorhydrique afin de permettre l'action des enzymes fabriquées par le ***duodénum***, qui lui fait suite juste après le passage du ***pylore***. Le duodénum est un carrefour pour toutes les enzymes digestives en provenance du ***pancréas***, du ***foie*** et de la ***vésicule biliaire***, qui stocke la bile, sur laquelle on reviendra, car elle a un rôle très particulier dans la digestion des graisses. Fera suite au duodénum l'***intestin grêle***, qui fabrique également certaines enzymes, mais dont le rôle est surtout d'absorber tous les nutriments qu'il contient pour les envoyer par voie veineuse (« la veine porte ») vers le foie, qui les traitera. Mais comme le foie ne peut pas tout traiter d'un seul coup, certains nutriments sont absorbés à nouveau par les intestins et retransmis au foie : c'est le cycle entéro-hépatique, grâce auquel notre organisme peut gérer la quantité considérable de molécules qu'il absorbe. À ce stade, le hamburger n'est plus qu'un souvenir, et le contenu de l'intestin grêle passe dans le gros intestin (le ***côlon***), qui commence par le ***cæcum***, auquel est appendu le fameux… ***appendice***. Le gros intestin réabsorbera l'eau et certaines vitamines, et acheminera son contenu vers le ***sigmoïde*** et la dernière partie, toute droite, le rectum, où les ***selles*** sont stockées avant d'être évacuées.

Mais la digestion ne serait pas possible sans un organe essentiel que nous vous conseillons d'aller découvrir : le ***péritoine***.

Voilà, la digestion n'a plus de secret pour vous. Pour plus de détails, nous vous renvoyons à chacun de ces organes tels qu'ils ont été décrits, où vous retrouverez notre ami le hamburger.

Cou, thorax, ventre, dents, gencives, glandes salivaires, langue, pharynx, œsophage, estomac, pylore, duodénum, pancréas, foie, vésicule biliaire, intestin grêle, cæcum, appendice, côlon, sigmoïde, rectum, péritoine.

Fonction hépatique

En urgence

Une altération de la fonction hépatique se manifestera par :

- des signes mineurs et d'installation progressive (jaunisse, urines foncées, gonflement du ventre, douleurs abdominales, tendance aux ecchymoses, petits saignements, fatigue, odeur fruitée de l'haleine, nausée et vomissements) ;
- des signes majeurs et graves (vomissements de sang, malaise avec sueurs, délire, troubles de la conscience puis coma).

Mais tous ces signes surviennent dans le cadre de maladies déjà installées (cirrhose, hépatite, alcoolisme chronique…), dont ces signes constituent une complication.

La fonction hépatique étant intimement liée à sa position dans l'organisme, il est difficile de séparer cet organe de sa fonction. C'est là que tout vous sera expliqué. Enfin, presque tout, car le foie est une extraordinaire usine à transformer tout ce que lui apporte la veine porte, en provenance des ***intestins***, en des molécules qui seront utilisées par tout l'organisme.

Le foie a une fonction visible, qui est de fabriquer la ***bile***. Mais il a également une fonction de transformation de tous les produits bruts (lipides, glucides, protides) en produits destinés soit à être envoyés aux cellules de l'organisme par le sang, soit à être éliminés dans les selles ou dans les urines. Cette fonction, vitale pour l'organisme, explique qu'on ne peut vivre sans foie.

Ainsi, il est capable de récupérer les protéines du steak ou du fromage de notre hamburger pour les transformer en acides aminés, lesquels pourront servir à fabriquer du glucose si l'organisme en a besoin. Il sait aussi synthétiser des produits issus de certains acides aminés. Il sait aussi débarrasser notre organisme de l'azote en fabriquant l'urée, substance qui a donné son nom à… l'urine.

Et enfin, il sert à fabriquer de nombreuses protéines de transport, comme l'albumine, sortes de petits bateaux destinés à circuler dans le sang et à amener leur cargaison (hormones, vitamines, fer, etc.) à bon port pour les cellules de l'organisme.

Ventre, foie, vésicule biliaire, intestins, peau, urines.

Les pathologies les plus fréquentes

Si cette usine tombe en panne (**insuffisance hépatique**), est attaquée (**hépatite** ou **abcès du foie**), est envahie par une fibrose (**cirrhose**) ou par une tumeur (**cancer du foie**), on parle d'***insuffisance hépatique***.

Fonction biliaire

En urgence

Les troubles de la fonction biliaire sont limités à la rétention biliaire et à la colique hépatique. Toutefois, certaines maladies plutôt rares, témoignant d'une mauvaise fabrication de la bile, peuvent provoquer ces mêmes signes au minimum.

La bile est un liquide jaune très amer et basique, et qui provient de la destruction de produits toxiques (médicaments, alcool, toxiques, etc.), mais également de l'hémoglobine issue des globules rouges en fin de vie. Tous ces produits de dégradation se retrouveront dans les intestins, où ils sont éliminés en donnant aux selles leur couleur marron.

La bile sert, on l'a vu, dans le duodénum, à permettre l'action des enzymes chargées de transformer les graisses complexes en acides gras, mais également les vitamines A, D, E et K, qui ne sont pas absorbables directement par les intestins.

Ventre, foie, peau, urines.

Les pathologies les plus fréquentes

Lorsqu'il y a un obstacle sur les voies biliaires, la bile ne peut plus être éliminée, elle ne va plus dans les selles (les selles deviennent jaune clair, voire blanches) et elle reflue dans le sang : les urines deviennent très foncées, couleur porto, la peau devient jaune, et cela provoque des démangeaisons. C'est ce qu'on appelle la ***rétention biliaire***. Lorsque cette interruption est brutale, en particulier lorsque la vésicule biliaire fabrique des calculs, des douleurs s'ajouteront, c'est la **colique hépatique**.

Fonction pancréatique

En urgence

La fonction pancréatique s'exprime de deux façons :

- par son versant « exocrine ». La diminution ou au contraire l'excès de fabrication des sucs pancréatiques qui provoque une inflammation du pancréas : la ***pancréatite***. Cela entraîne des douleurs terribles, comme si le pancréas se digérait lui-même ;
- par son versant « endocrine » : l'excès (cela entraîne des ***hypoglycémies***), le défaut de fabrication d'insuline (responsable du diabète insulinodépendant) ou la fabrication d'une hormone de mauvaise qualité, ou du moins à laquelle l'organisme est devenu insensible (diabète non insulinodépendant).

Un diabète ne s'exprime brutalement que par les complications qu'il entraîne : le ***coma acidocétosique***, que l'on reverra un peu mieux dans la partie consacrée au ***métabolisme***. Que ce soit lors d'un coma hypoglycémique ou acidocétosique, ce sont deux véritables urgences, car on peut en mourir en quelques heures.

Modeste, ne faisant pas parler de lui – ou bien lorsqu'on l'a trop sollicité –, le pancréas, bien moins connu que le foie, est le maître de la transformation des aliments en nutriments récupérables par les intestins, et le maître de la distribution du carburant des cellules : le glucose. Pas de glucose dans le sang, pas de carburant pour nos cellules ! C'est dire s'il est important, car tous nos ***métabolismes*** dépendent de lui.

Ce qu'il faut simplement comprendre, c'est que le pancréas fabrique deux choses : des sucs pancréatiques (c'est ce qu'on appelle la fonction exocrine du pancréas), qui sont déversés dans le duodénum par le canal de Wirsung, et deux hormones essentielles, l'insuline et le glucagon qui, eux, sont déversés directement dans le sang (c'est ce qu'on appelle la fonction endocrine du pancréas).

Les sucs pancréatiques sont très riches en bicarbonates pour diminuer l'acidité énorme qui règle dans le duodénum et dont celui-ci avait besoin pour que les enzymes qu'il fabrique soient actives. Ces sucs contiennent en plus de nombreux ions (sodium, potassium, calcium, etc.) qui sont indispensables pour que les réactions chimiques puissent se faire dans le duodénum. Il fabrique également de nombreuses enzymes qui casseront les protéines en petits acides aminés absorbables, et les sucres complexes en petits sucres, dont l'un est le carburant des cellules : le glucose ! Pour les lipides, c'est plus compliqué, car le contenu du duodénum est très riche en eau. Or les lipides ne se mêlent pas à l'eau. C'est là qu'interviennent les sels biliaires, qu'on a évoqués avec le ***foie***, et qui enroberont les gouttelettes de lipides en de petites sphères attaquables par les enzymes fabriqués par le pancréas et dont le rôle est de les transformer en acides gras qui, eux, seront absorbables par les intestins. C'est la raison pour laquelle un pancréas qui ne fonctionne pas ne pourra pas transformer les lipides qui se retrouveront dans les selles, lesquelles seront graisseuses.

L'insuline, elle, est fabriquée par la partie terminale du pancréas, et se déversera dans le sang. Son rôle : faire quitter le glucose présent dans le sang (mesuré par la glycémie) et le faire entrer dans toutes les cellules. C'est pour cela qu'un excès d'insuline provoquera une baisse du sucre dans le sang (hypoglycémie). À l'inverse, un manque d'insuline ou une insuline déficiente telle qu'on la voit dans le diabète créeront un déficit de glucose dans les cellules et une augmentation du glucose dans le sang (hyperglycémie). Quant au glucagon, il fait exactement l'inverse. C'est grâce à cet équilibre que notre glycémie est réglée en permanence.

Ventre, pancréas, duodénum, foie.

Fonction intestinale

En urgence

Les intestins se manifestent par des douleurs, plutôt au centre du ventre, des diarrhées ou de la constipation, des selles anormales, notamment si elles sont très noires et malodorantes, des ballonnements.

Les intestins voient défiler par jour plusieurs litres d'un liquide, le chyme, issu du travail du ***duodénum***, du ***foie*** et du ***pancréas***. Il en restera entre un demi-litre et un litre par jour, éliminé par les urines, et les quelques dizaines de centimètres cubes que représentent les selles. La différence, c'est tout ce que les intestins ont absorbé. Pour faire ce travail, il faut de la surface. C'est pour cela que l'intestin est enroulé sur lui-même. Mais ce ne serait pas suffisant si la muqueuse qui tapisse l'intérieur n'était pas elle-même hérissée de villosités (sortes de petites épines), elles-mêmes repliées en microvillosités. Cet aspect régulièrement hérissé est celui qu'on voit dans les plats de tripes. Ces microvillosités sont constituées de cellules qui fabriquent du mucus pour protéger les intestins, de cellules qui fabriquent certains enzymes pour compléter la digestion, et de nombreuses cellules dont le rôle est de réabsorber sélectivement la quasi-totalité des nutriments essentiels (glucides, lipides, protides, oligoéléments, vitamines). Ce travail s'appelle l'absorption intestinale. Il absorbe tout ce qui est « hydrosoluble », c'est-à-dire diluable dans l'eau, donc pas les lipides. En revanche, il peut absorber ce que le pancréas et le foie en ont fait : des acides gras qui, eux, sont absorbables.

Pour tout ce qui n'est pas hydrosoluble, les intestins ont besoin de la ***bile***, qui contient des acides biliaires dont le rôle est d'enrober les lipides non absorbables d'une sorte de « manteau » qui, lui, est hydrosoluble.

Les nutriments absorbés passeront dans des capillaires veineux qui conflueront pour donner une grosse veine : la veine porte. Celle-ci remontera au foie et lui apportera tout le produit de la digestion pour qu'il les retraite avant de les déverser dans la circulation sanguine et de les mettre à disposition des cellules de l'organisme.

Mais comme le foie ne peut tout traiter en un seul passage se trouvent également dans la bile des éléments qui n'ont pu l'être totalement lors d'un premier passage. Tous ces éléments repassent par les intestins et remontent au foie par la veine porte, c'est le cycle entérohépatique. C'est ce mécanisme qui explique qu'on met du temps à éliminer totalement l'alcool qu'on ingère !

Ventre, foie, duodénum, pancréas.

Selles

En urgence

Ce qui doit alerter, c'est une émission très fréquente (six à 10 fois par jour) de selles liquides, en raison du risque de ***déshydratation***, en particulier chez le nourrisson. À l'inverse, une constipation « opiniâtre » avec des nausées, des vomissements, des ballonnements et un arrêt des gaz pourra faire craindre une ***occlusion intestinale***. Enfin, des selles noires ou sanglantes sont un signe d'alerte important, en particulier s'il s'accompagne de fatigue, de pâleur ou de soif intense qui témoigneraient d'un saignement assez abondant.

Les selles correspondent au résidu de la digestion que l'intestin n'a pu absorber. Elles sont constituées à 80 % d'eau et à 20 % de matières sèches (débris de cellules intestinales, bactéries, cellulose qui provient de la partie non absorbable des végétaux).

On émet en moyenne 150 g de selles par jour, émises en une ou deux fois. Au-delà de 200 grammes par jour, on parle de ***diarrhées***. Moins de trois selles par semaine, c'est de la ***constipation***.

Ventre, intestins, côlon, rectum, vésicule biliaire, pancréas, estomac, duodénum.

Les pathologies les plus fréquentes

L'aspect et la fréquence d'émission des selles donnent une idée du transit intestinal :

• des selles blanches ou jaunes témoigneront d'une ***rétention biliaire*** ;

• des selles graisseuses, d'un problème sur le pancréas ;

• des selles sanglantes, d'un saignement bas situé dans le système digestif (***côlon*** généralement) ;

• des selles noires comme du charbon et qui sentent très mauvais signaleront un saignement haut situé (***estomac***, ***duodénum*** ou ***intestins***).

Chapitre 4
La respiration

En urgence

La défaillance respiratoire, quelle qu'en soit la cause, est d'une gravité extrême qui nécessite d'y porter remède dans les délais les plus brefs. Mais il faut se méfier aussi, on peut tout à fait ressentir une défaillance respiratoire, l'impression d'étouffer, sans que ce soit la réalité au niveau de la respiration cellulaire. C'est ce qui se passe au cours de phénomènes nerveux comme la spasmophilie.

Mais si, en effet, l'organisme manque d'oxygène, des phénomènes compensatoires se mettront immédiatement en place : la ***respiration s'accélère***, le cœur s'accélère aussi pour apporter plus de ***globules rouges*** aux ***poumons***, ce qui peut donner des impressions de ***palpitations*** ou de ***cœur rapide***. Et souvent, cela suffit à compenser cette défaillance respiratoire qui, pour la personne, est bien réelle et entraîne en général une réaction d'***angoisse*** ou d'***anxiété***.

Si cela ne suffit pas, c'est l'organisme qui manifeste son mécontentement : d'abord, le taux de gaz carbonique augmente, ce qui provoque une ***cyanose***, laquelle est un signe de gravité très important ; ensuite, la peau devient ***pâle***, car l'organisme concentre tout le sang dans le thorax et l'abdomen ; comme cette action est sous le contrôle de la surrénale, laquelle fabrique de l'adrénaline qui stimule les glandes sudoripares, de la ***sueur*** est émise, qui est donc froide puisque le sang a quitté la peau. Ces signes sont alors d'une extrême gravité, car ils témoignent d'une incapacité de l'organisme à faire face à cette défaillance respiratoire. Tout cela vous sera expliqué en détail dans le symptôme ***Mal respirer***.

Larynx, trachée, bronches, poumons, diaphragme, muscles, cerveau, tronc cérébral, nerfs rachidiens.

Respirer est une fonction mixte, à la fois automatique (on respire sans en avoir conscience), adaptable (la respiration accélère ou ralentit en fonction des besoins de l'organisme) et contrôlable (on peut s'arrêter de respirer, respirer plus vite, plus lentement…).

Le centre respiratoire qui gère cet automatisme se trouve dans le ***tronc cérébral,*** à la base du cerveau. La fréquence respiratoire régie par ce centre dépend du taux de gaz carbonique dans le sang. Plus il est élevé, plus la respiration s'accélère afin de fournir une quantité d'oxygène plus importante au sang.

Lorsqu'on prend le contrôle de la respiration, cet acte volontaire est décidé par notre volonté, laquelle peut être plus ou moins consciente (on peut soupirer, par exemple, sans pour autant l'avoir décidé volontairement).

Ventilation

D'abord, la bouche s'est ouverte et les narines se sont dilatées. Ensuite, le diaphragme se contracte grâce au ***nerf phrénique*** qui provient de la ***moelle épinière*** et qui a reçu ses ordres de la part du centre respiratoire, lequel est soit en mode automatique, soit en mode volontaire piloté par le cerveau.

À cela s'ajoutent les efforts de muscles inspirateurs accessoires (muscles intercostaux en particulier), mais aussi abdominaux (la respiration abdominale), également sous le contrôle de la volonté.

Quand le diaphragme se contracte, il se ratatinera sur lui-même, et les deux coupoles qui le constituent s'abaisseront. C'est là qu'interviennent les côtes : non par leur capacité à se déplacer (les muscles intercostaux sont très faibles), mais en raison de leur forme un peu oblique. L'abaissement du diaphragme entraînera vers le bas la 10e côte, qui pivote et, en raison de sa forme, remonte. Aidées par les muscles intercostaux, les autres côtes suivront. Diaphragme qui descend, côtes qui se soulèvent : la cage thoracique se gonfle d'un volume qui peut aller jusqu'à trois litres.

Et les poumons, dans tout ça ? Ils ne bougent pas puisque le tissu pulmonaire n'est en fait qu'une sorte d'éponge remplie d'air et parcourue par des vaisseaux sanguins. Il faut donc une sorte de courroie de transmission entre le mouvement imprimé par le diaphragme et l'inertie du poumon. Cette transmission est assurée par un système ingénieux : la plèvre. Cette enveloppe qui entoure de façon très étroite les poumons est constituée de deux feuillets, l'un adhérent aux poumons, l'autre adhérent à la cage thoracique. Entre les deux : le vide. C'est ce vide qui joue le rôle de transmission. Et c'est pour cela que l'introduction d'air dans la plèvre (qu'on appelle un pneumothorax) provoque une asphyxie, car le poumon ne peut plus suivre les mouvements de la cage thoracique.

On résume : le ***cerveau*** ou les centres automatiques du ***tronc cérébral*** donnent l'ordre d'inspirer, cet ordre parvient au ***diaphragme*** par le ***nerf phrénique*** et aux muscles accessoires par les ***nerfs*** intercostaux, la ***cage thoracique*** se déploie et les ***poumons*** suivent grâce à la ***plèvre***. Cela provoque donc une dépression au sein du tissu pulmonaire, exactement comme lorsqu'on presse une éponge sous l'eau et qu'on la relâche : elle se gorge d'eau. Là, ce sont les alvéoles pulmonaires qui se gorgeront d'air en provenance de tout l'arbre respiratoire. Cet air vient des ***bronchioles***, lesquelles le reçoivent des ***bronches*** qui communiquent avec la ***trachée***, laquelle se prolonge par le ***larynx*** qui, grâce à sa continuité avec le ***pharynx***, aboutit à la ***bouche*** et au ***nez***. Ouf ! On respire, la boucle est bouclée !

Tout cela, c'était l'inspiration, phénomène actif. L'expiration, elle, se fait en général de façon passive : le diaphragme se relâche, les muscles intercostaux se détendent, et c'est la simple élasticité de la cage thoracique qui fait redescendre les côtes et qui exerce une pression sur les poumons, lesquels reprennent leur place initiale et donc expulsent l'air inspiré. Quand on souffle, ce phénomène passif est remplacé par un phénomène actif : le diaphragme remonte, l'air est expiré violemment. Inspiration-expiration, ce sont les deux temps de la ventilation.

Respiration proprement dite

On a fait volontairement l'impasse sur un point essentiel : la respiration en elle-même. Une fois inspiré, l'air se trouve dans un cul-de-sac : les alvéoles pulmonaires. De l'autre côté de ce cul-de-sac se trouvent des capillaires sanguins remplis de sang veineux sous basse pression, dont les globules rouges sont chargés de gaz carbonique en provenance des cellules. C'est là que se passe véritablement le phénomène respiratoire, qui est rendu possible grâce à une protéine essentielle des globules rouges : l'hémoglobine. Chaque molécule de gaz carbonique se détache de l'hémoglobine sur laquelle elle était fixée, et filtrera au travers de la membrane qui sépare les alvéoles des capillaires. En retour, l'oxygène contenu dans l'air passera en sens inverse et se fixera sur l'hémoglobine. Pour chaque molécule de gaz carbonique sera échangée une molécule d'oxygène. Ce phénomène se produit à chaque inspiration, soit entre environ 15 et 20 fois par minute au repos. Le volume moyen étant d'un demi-litre et la concentration en oxygène dans l'air étant de 25 %, cela fait entre deux et trois litres d'oxygène qui passent dans le sang par minute. Ces trois litres d'oxygène, c'est ce que consomment nos cellules et c'est ce qu'on appelle la respiration cellulaire.

Respiration cellulaire

On n'est plus au niveau des poumons, mais au niveau d'une cellule. Prenons une cellule cérébrale, un neurone justement, puisque c'est lui qui a pris l'initiative de cette respiration. Cette cellule (et toutes les cellules de son espèce) a effectué un travail qui a consisté à fabriquer l'influx nerveux à l'origine de l'ordre qui a déclenché le mouvement inspiratoire auquel nous venons d'assister. Ce travail a consommé de l'énergie fournie par du glucose qui a été récupéré dans le sang. C'est le carburant de la cellule. Pour que ce carburant libère son énergie, il faut un comburant, exactement comme dans un moteur, c'est l'oxygène. Cette énergie libérée a permis de contribuer à la fabrication de l'influx nerveux délivrée par la cellule cérébrale. Mais cela a un prix : un certain degré de pollution cellulaire, qui est constituée des produits de dégradation de la cellule, à savoir le gaz carbonique et les déchets des réactions chimiques qui ont donné naissance à l'influx nerveux. Les déchets seront traités ailleurs, par le ***foie*** et le ***rein*** en particulier. Mais le gaz carbonique, c'est le ***poumon*** qui s'en chargera. La respiration dont nous avons conscience n'est donc pas autre chose que la somme de toutes les minirespirations cellulaires de l'organisme. La société des milliards de cellules du corps produit une pollution qu'il faut bien éliminer. C'est à cela que servent les poumons : respirer pour que nos cellules respirent !

Chapitre 5

La circulation

La circulation sanguine n'est pas autre chose en apparence qu'une question de tuyauterie. Ce qui veut dire contenant (les vaisseaux et le cœur) et contenu (le sang).

On commencera donc par le sang et la coagulation avant d'aborder la question de la circulation sanguine.

Sang

En urgence

Ce qu'on en voit, c'est la transparence au travers de la peau, soit parce qu'il a quitté les vaisseaux (pâleur), soit parce que les vaisseaux sont dilatés (rougeurs). Sinon, ce sont les hémorragies, que ce soit par l'un des cinq orifices du corps (nez, bouche, oreille, vagin ou verge, anus), les plaies, notamment traumatiques, et les écoulements de sang directement par la peau, qui sont des phénomènes très rares. Les signes d'accompagnement sont importants.

Le sang n'est pas un organe (un organe est une assemblée de cellules qui sont vascularisées et qui remplissent une fonction). Et ce n'est pas non plus une fonction puisque le rôle d'un organe est de fabriquer quelque chose. Or le sang ne fabrique rien, il véhicule de l'information. En fait, le sang est considéré comme un… tissu conjonctif, c'est-à-dire l'association d'un liquide, de cellules et de fibres.

Le sang est d'abord un extraordinaire vecteur d'informations contenues dans les éléments qu'il transporte, notamment grâce aux hormones que l'on reverra dans le ***métabolisme*** et dans tout le système de ***reproduction***.

Il est également le transporteur de tous les nutriments dont nos cellules ont besoin (glucose et autres sucres élémentaires, lipides, protides, sels minéraux, vitamines, etc.), ce qui le rend là encore essentiel au ***métabolisme***, mais aussi des déchets en provenance de nos cellules, en particulier l'urée ; il est donc ainsi partie prenante dans le système urinaire.

Il contient par ailleurs des éléments qui entrent en jeu dans les processus de ***défense*** : des anticorps et des globules blancs.

Et comme c'est un liquide précieux, il transporte les éléments qui lui permettront de colmater les brèches en cas de plaie ou de lésion des vaisseaux grâce aux plaquettes et aux facteurs de la ***coagulation***.

Mais ce qui nous intéresse ici, c'est qu'il transporte d'une part de l'oxygène issu de l'air inspiré et qui permet aux cellules de fonctionner, et d'autre part du gaz carbonique qui est le résultat de leur travail et dont il faut se débarrasser lors de l'expiration puisqu'il s'agit d'un déchet. À ce propos, d'ailleurs, on peut remarquer au passage que le sang, ce liquide si noble, si rutilant et si pur en apparence est en fait une vraie poubelle, car il transporte autant des éléments vitaux que des produits de dégradation !

Quoi qu'il en soit, ces gaz ne peuvent être en liberté dans le sang. Ils sont transportés par les globules rouges et plus exactement par l'hémoglobine, qui a la particularité de comporter du fer grâce auquel l'oxygène pourra s'accrocher. C'est cette hémoglobine qui donne aux globules rouges leur couleur.

Si le sang ne possédait pas de globules rouges, les organes de la circulation ne seraient d'aucune utilité.

On reparlera du sang dans différents chapitres de cet ouvrage, car il contribue à de nombreuses fonctions du corps.

Artères, veines.

Coagulation du sang

En urgence

- Une hémorragie extériorisée est soit visible facilement (plaie, saignement par un orifice, hématomes ou bleus spontanés, ou encore taches rouge sang sous la peau qu'on appelle pétéchies ou purpura), soit peu visible (selles très noires et nauséabondes qu'on appelle melæna et qui sont en fait du sang d'origine digestive qui a été partiellement digéré), soit invisible, ce qui est le cas dans les hémorragies internes au sein d'un organe ou dans une cavité (***péritoine***, ***péricarde***). Si cette hémorragie est importante, l'organisme réagira en rapatriant tout le sang vers les organes nobles au détriment de la peau, ce qui entraîne une pâleur, des sueurs froides, une fatigue et une soif intenses. C'est ce qu'on appelle le ***choc hémorragique***, qui est une urgence très sérieuse nécessitant des soins immédiats.
- Des thromboses, soit artérielles, ce qui entraîne une diminution de l'oxygénation des tissus irrigués par ces artères (ce qu'on appelle une ischémie et, à un stade irréversible, un infarctus, qui nécessite une action immédiate), soit veineuses, ce qui provoque une sortie d'eau hors des veines et des œdèmes qui se répandront en aval de l'endroit où se trouve cette thrombose. Si cette thrombose intervient dans la grande circulation, l'urgence est moindre, mais si elle est dans la petite circulation, elle est très sérieuse, car la thrombose diminue fortement la possibilité d'oxygéner le sang. C'est ce qui se passe dans l'***embolie pulmonaire***.

Il s'agit bien d'une fonction particulière, car tout organe peut subir des lésions qui peuvent entraîner des saignements intériorisés ou extériorisés.

Le but de ce mécanisme complexe est la formation d'un caillot qui sert à stopper une hémorragie à la suite d'une brèche dans un vaisseau sanguin. C'est un phénomène essentiel dans la protection du système vasculaire.

C'est une réaction en chaîne qui met en jeu les plaquettes du ***sang*** et les facteurs de la coagulation. Le résultat de cette réaction complexe est la formation de fibrinogène, qui est une protéine soluble, donc incapable de former le caillot. Celui-ci se formera grâce à la transformation de fibrinogène en fibrine, qui est une protéine insoluble et cohérente à l'origine du caillot.

Trois phases se succèdent pour la formation de la fibrine : la formation de la thromboplastine, qui est une enzyme dont le rôle sera d'activer la deuxième phase. Celle-ci est la formation de trombine, qui activera la troisième phase, la transformation de fibrinogène en fibrine.

La déficience de l'un des 13 éléments de la chaîne de coagulation provoque son interruption. C'est ce qui se passe en cas de trouble de la coagulation. Parmi ceux-ci, le plus connu est l'***hémophilie***, qui est due à un déficit en facteur VIII ou en facteur IX de la coagulation.

Artères, veines, peau.

Les troubles de la coagulation

Ils sont de trois types :

- un **défaut de coagulation**, qui provoque des saignements extériorisés ou non ;
- un **excès de coagulation**, qui provoque des caillots (thrombose) dans les vaisseaux, donc des interruptions de la circulation sanguine ;
- une **coagulation anormale** à l'intérieur même des vaisseaux, ce qu'on appelle la CIVD (**coagulation intravasculaire disséminée**), qui provoque à la fois hémorragies et thromboses.

Fonction cardiaque

En urgence

Une fonction cardiaque déficiente entraînera des troubles du rythme cardiaque (trop rapide ou trop lent, irrégulier) ou une insuffisance cardiaque (essoufflement, œdème des jambes, cœur rapide).

Tout a été détaillé dans le chapitre sur le ***cœur***.

Si on résume, le cœur est une pompe à deux compartiments non communicants entre eux, et chaque compartiment est divisé en deux : une chambre d'admission (l'oreillette) et une chambre d'éjection (le ventricule). Le sang arrive sous basse pression dans l'oreillette, laquelle se contracte pour l'envoyer vers le ventricule qui, à cet instant-là, se décontracte. Grâce à ce double mouvement, l'oreillette se videra de son sang vers le ventricule. Dès que celui-ci est plein, il se contracte pour envoyer le sang dans la circulation.

En fait, il y a deux circulations : la grande circulation, qui part du ventricule gauche pour envoyer le sang oxygéné dans tous les organes du corps, et la petite circulation, qui part du ventricule droit pour envoyer le sang non oxygéné vers les poumons afin d'éliminer le gaz carbonique et de se recharger en oxygène.

Le cœur bat au repos entre 60 et 80 battements par minute, parfois plus, parfois moins, selon les personnes. Mais il doit être capable de s'adapter, notamment si l'organisme a besoin de plus d'oxygène en provenance des poumons. Pour cela, il s'accélère, en particulier au cours des efforts, et le ***rythme cardiaque*** peut monter très haut, jusqu'à 160 ou 170 battements par minute.

La synchronisation des mouvements de contraction et détente du cœur est gérée par un tissu de conduction au sein même du cœur. La ***conduction cardiaque*** est une fonction à part entière du cœur, car son mauvais fonctionnement provoque des troubles de la conduction et, par conséquent, des troubles du rythme cardiaque qui peuvent être mortels. Et de fait, on finira tous par mourir d'un arrêt du cœur, quelle qu'en soit la cause !

Le but de tout cela est de maintenir la ***pression artérielle***, car sans pression qui est fournie par la pompe cardiaque, les organes ne pourraient recevoir ni oxygène ni glucose livrés par le ***sang***.

Et pour que cette pression soit transmise, il faut des vaisseaux (artères pour apporter le sang et veine pour le remporter), ce qui nous renvoie donc à la ***circulation***.

Vous voyez qu'en fait, le cœur, ce n'est pas si compliqué !

Artères, veines, peau.

Rythme cardiaque

En urgence

Un rythme trop lent (inférieur à 50 par minute, sauf chez les personnes au cœur naturellement lent) ou qui fait des pauses inopinées provoquera un malaise, voire une perte de connaissance avec chute. De la même façon, un cœur beaucoup trop rapide ne permettra pas au cœur d'avoir le temps de se remplir, ce qui fait que la quantité de sang délivrée aux organes diminuera, ce qui entraînera là aussi un malaise. Et enfin, un rythme irrégulier, surtout s'il est trop rapide ou trop lent, pourra provoquer des malaises. La cause commune à ces malaises est la baisse, au niveau du cerveau, de la ***pression artérielle*** engendrée par cette modification du rythme.

Autre point important en urgence, notamment lorsque le cœur se met brutalement à battre de façon anormale, c'est l'envoi dans la circulation de caillots qui peuvent se bloquer dans n'importe quel organe, en particulier le ***cerveau***, le ***tronc cérébral*** ou l'***œil***. Les conséquences sont alors des troubles neurologiques (***paralysies***, ***troubles de la sensibilité*** ou de l'une ou l'autre des ***fonctions cérébrales***) ou des troubles touchant l'un ou l'autre des cinq sens, surtout la ***vision*** et l'***audition***.

D'où une règle : tout signe neurologique ou déficit sensoriel soudain et inhabituel survenant en particulier lors d'un changement du rythme cardiaque est une urgence !

Nous n'avons pas conscience de notre rythme cardiaque, sauf quand nous avons l'impression qu'il bat trop vite, et cette impression n'est le cas que lors d'efforts importants (on dit qu'on a le « cœur dans les oreilles »).

En dehors de cela, le rythme cardiaque est perceptible de façon objective : c'est le pouls. Le problème, c'est que le pouls peut, dans certains cas, devenir imperceptible (quand une personne est en état de choc par exemple) : on a l'impression que le cœur est arrêté alors qu'en fait, il bat faiblement.

Mais on peut aussi le ressentir de façon plus subjective : on sent son cœur battre. Lorsque cette sensation est perçue comme désagréable, ce sont des ***palpitations***.

Le médecin, lui, utilise son stéthoscope : ce qu'il entend, ce sont les bruits du cœur. Mais parfois, ceux-ci sont assourdis (comme dans les ***péricardites***).

Le seul moyen est donc l'électrocardiogramme. Cet examen a l'avantage non seulement d'être certain que le cœur bat (sauf dans un cas précis appelé dissociation électromécanique, qui est quand même assez rare), mais encore de comprendre si ce rythme est normal ou pathologique.

Un rythme normal doit être régulier, le plus souvent compris entre 60 et 80/min au repos chez un adulte, et entre 90 et 120/min chez un nourrisson. Certaines personnes, comme les coureurs de fond, ont un pouls naturellement lent (entre 40 et 50/min) sans que cela soit anormal. D'autres sont en permanence rapides sans que cela présente le moindre risque. En revanche, il est évident qu'un cœur en permanence trop lent ou trop rapide risque d'entraîner à long terme une ***insuffisance cardiaque***.

Si le cœur est irrégulier, on appelle cela une arythmie. S'il est trop rapide, c'est une ***tachycardie***. Et s'il est trop lent, une ***bradycardie***. Après, c'est une combinaison : tachyarythmie s'il est irrégulier et rapide, bradyarythmie s'il est lent et irrégulier.

Ce rythme automatique et inlassable durant toute notre vie est assuré par le nœud sinusal (aussi appelé nœud de Keith et Flack), situé dans l'oreillette droite du cœur. En fait, toute notre vie est suspendue à l'automatisme de cette petite zone de la taille d'une pièce de 1 € et vascularisée par une artère coronaire dont le diamètre est inférieur à celui d'un crayon ! Ce nœud sinusal émet des impulsions à 100/min. Là, un nerf est chargé de le ralentir : c'est le ***nerf pneumogastrique***, appelé aussi nerf vagal. L'influx est ramené à un rythme d'environ 70/min. Une fois lancée, cette impulsion parcourra les voies de conduction du cœur et ne pourra être arrêtée. Conséquence immédiate : le cœur se contracte. Cet influx de départ peut ne pas être transmis si un blocage est intervenu sur la voie de conduction. Dans ce cas, le cœur ne se contractera pas.

En dehors des cas pathologiques où il y a un blocage des voies de conduction, ce qui modifie le rythme du cœur, ce sont les incitations extérieures venues de deux systèmes nerveux dits autonomes : le système parasympathique, représenté par le nerf pneumogastrique, qui le ralentit, et le système sympathique, qui l'accélère. C'est pour cela que certaines personnes ont un fort tonus parasympathique, donc un cœur plutôt lent, et d'autres un fort tonus sympathique, donc plutôt rapide.

Cœur.

Conduction cardiaque

En urgence

Les manifestations sont les mêmes que celles des troubles du rythme cardiaque. Un petit ajout important quand même : les personnes porteuses d'un pacemaker, posé justement pour des troubles de la conduction cardiaque, et qui voient leur pouls passer en dessous du seuil fixé dans leur carnet de surveillance (généralement 50 ou 60/min), doivent impérativement se mettre au repos et prendre immédiatement contact avec les secours d'urgence, car cela signifie que leur pacemaker est en panne. Autre panne très rare, le pacemaker qui se détraque en envoyant des impulsions trop rapides ou désordonnées. La conduite à tenir est la même que s'il est en panne.

C'est une fonction dont la perturbation entraîne forcément une modification du ***rythme cardiaque***.

Comme on l'a vu précédemment, le cœur gère sa fréquence de façon automatique et autonome. Tout part du nœud sinusal (aussi appelé nœud de Keith et Flack), situé dans l'oreillette droite. Ce centre automatique émet des impulsions à 100/min. Là, un nerf est chargé de le ralentir : c'est le nerf pneumogastrique, appelé aussi nerf vagal. L'influx est ramené à un rythme d'environ 70/min.

Chaque impulsion parcourra ensuite tout le cœur en empruntant des sortes de chemins préférentiels qu'on appelle les voies de conduction.

D'abord, donc, le nœud sinusal, puis la traversée des deux oreillettes jusqu'au nœud d'Aschoff-Tawara (encore appelé nœud auriculoventriculaire) situé entre les oreillettes et les ventricules. De ce nœud part une sorte de tronc nerveux qu'on appelle le tronc du faisceau de His. Celui-ci, après un court trajet entre les deux ventricules, se divise en deux parties : les branches du faisceau de His, une pour le ventricule droit, l'autre pour le ventricule gauche. Dès que l'influx les parcourt, les ventricules se contractent. Les ventricules, qui sont la véritable force de contraction du cœur, sont donc perpétuellement en attente de l'ordre venu des oreillettes. Dès que cet ordre leur parvient, ils se contractent. Si cet ordre ne vient pas, les ventricules finiront par se contracter, mais à leur propre rythme.

Cœur.

Les troubles de la conduction

Ce sont essentiellement les **blocages de la conduction** ou au contraire leur **exagération**.

Ces troubles ne sont mis en évidence au minimum que lors de la pratique d'un électrocardiogramme, voire d'une exploration plus avancée, comme l'exploration du faisceau de His par cathétérisme cardiaque.

Pression artérielle

En urgence

- Un excès de tension se manifestera par des vertiges ou des troubles de l'équilibre, des troubles visuels comme des mouches ou des éclairs devant les yeux, un saignement de nez inopiné, des maux de tête, surtout à l'arrière du crâne, un malaise... Si la tension devient trop forte, cela peut entraîner des ruptures vasculaires, notamment dans le ***cerveau*** ou le ***tronc cérébral***, à l'origine d'un ***accident vasculaire cérébral***, ou bien des troubles neurologiques qu'on appelle les encéphalopathies hypertensives.
- À l'inverse, une hypotension importante, en particulier en se mettant debout (***hypotension orthostatique***), peut provoquer des ***malaises***, voire des déficits neurologiques ou sensoriels transitoires.

Tout le monde sait de quoi il s'agit, puisque cette pression est mesurée par la célèbre « tension artérielle ». Cette prise de tension fait partie des incontournables de tout acte médical. Comme pour tout système de tuyauterie, c'est la pression qui règne au sein des artères.

Mais à la différence des canalisations habituelles, c'est une pression qui varie en permanence, car le cœur se contracte de façon rythmique. Lorsque le cœur se contracte, la pression augmente brusquement dans les artères : c'est la pression systolique, qui correspond au premier chiffre que le médecin énonce quand il prend la tension. Elle est normalement, au repos, inférieure à 13,5 (ce qui signifie une pression à 135 mm de mercure, c'est d'ailleurs comme cela que de nombreux pays la mesurent). Elle ne doit pas être inférieure à 9 (soit, donc, 90 mm de mercure). Lorsque le cœur se relâche, il reste toujours dans les vaisseaux une pression résiduelle qui correspond au deuxième chiffre de la tension. Il est en général inférieur à 9. On a donc deux chiffres : 13,5/8 par exemple.

Le mécanisme

Si on pratiquait ce genre d'exercice (contraction-relâchement) dans une canalisation habituelle, on obtiendrait ce bruit caractéristique, violent et inefficace qui s'appelle le coup de boutoir. Pour la simple raison que les canalisations en cuivre sont rigides. C'est cela qui fait l'énorme différence entre nos artères et les canalisations : la souplesse et l'élasticité.

- Lorsque le cœur se contracte, cela provoque une onde de choc qu'encaissera l'***aorte***. Or cette grosse artère est constituée essentiellement de fibres élastiques qui encaisseront ce coup de boutoir du cœur en s'étirant : résultat, à chaque contraction du cœur, l'aorte se déforme en se dilatant au passage de l'onde. Cette onde parcourra ensuite tout le réseau artériel comme un raz de marée, et c'est cette onde que l'on perçoit au poignet et sur toutes les artères superficielles sous la forme du pouls. L'onde de choc se déplace à la vitesse d'environ 1 m/seconde, ce qui fait qu'elle met près de deux secondes pour atteindre le bout du pied. Ainsi, l'onde est peu à peu encaissée par les artères élastiques au long de son trajet.
- Lorsque le cœur se relâche, il se passe le phénomène inverse : les fibres élastiques, en se rapprochant les unes des autres, empêchent que l'artère s'effondre sur elle-même avec la réduction de pression liée au relâchement du cœur.

C'est donc grâce à l'élasticité des artères que la pression au niveau des organes reste dans une fourchette acceptable. Si les artères n'étaient pas élastiques, la pression systolique (le chiffre supérieur), au lieu d'être à 15, monterait à 21 ou 22 (c'est d'ailleurs ce qui se passe dans certaines hypertensions). Et si les artères étaient totalement rigides comme un tuyau de cuivre, la pression diastolique (le chiffre inférieur) descendrait à 0. Cela veut dire que nos cellules seraient soumises à des écarts de pression énormes à chaque contraction du cœur.

Vive la souplesse des artères ! C'est justement ce qui se passe avec l'âge : les artères perdent leur souplesse et la tension a tendance à augmenter de façon sensible. L'expression « on a l'âge de ses artères » n'existe pas pour rien !

Les chiffres normaux

La normalité, c'est ce qui, statistiquement, à l'échelle d'une population en bonne santé, est le plus répandu. Il en est de même pour toutes les valeurs qui mesurent la physiologie du corps humain. C'est donc sujet à variation.

La tendance est à la baisse. On considérait, avant les années 1990, que la tension normale pour un sujet jeune devait être comprise entre 10 et 16 pour la maxima (le premier chiffre) et entre 6 et 9 pour la minima. Les valeurs retenues par l'OMS (Organisation mondiale de la santé) sont maintenant plus basses : **la tension doit être inférieure ou égale à 13,5 pour la maxima et au-dessous de 9 pour la minima**. Des études récentes affirment qu'une tension systolique normale au repos doit être de 12 ! Mais peut-être ne faut-il pas non plus exagérer !

Les variations avec l'âge

- **La maxima :** on considérait que si la prise de la tension avait bien été faite dans des conditions rigoureuses (après 10 min de repos assis ou allongé), la maxima devait être de 10 augmentée d'un point par décennie au-delà de 60 ans. En fait, aujourd'hui, le chiffre de **13,5** est celui considéré comme normal, de 20 à 80 ans.
- **La minima :** une pression trop élevée dans les artères entraîne un risque important d'encrassement des artères. Plus cette pression résiduelle diastolique est élevée, plus longtemps les vaisseaux sont soumis à une pression élevée. On ne doit donc jamais avoir au-delà de **9** pour la minima. Mais, comme avec l'âge, les artères durcissent, la diastolique risque de baisser trop, ce qui peut entraîner des malaises.

C'est pour cela que la seule règle à suivre, c'est une surveillance régulière de la tension par votre médecin traitant, car il vous connaît, il connaît vos antécédents et vos traitements. La bonne tension pour vos artères, c'est quand votre médecin en est satisfait !

Les variations avec l'effort

Il est évident que lors des efforts, les organes ont besoin de plus d'oxygène, donc de sang. Pour s'adapter à cette demande accrue, l'organisme intime au cœur l'ordre d'aller plus vite, c'est normal, mais il peut aussi lui demander de se contracter également plus fort : la pression systolique augmentera alors. Il est donc normal, au cours d'un effort, de voir la pression augmenter à 16 ou 17, voire 20 à 22. C'est pour cela que le médecin ne prend jamais la tension sans qu'il y ait eu un repos d'au moins 10 min. Du bienfait des salles d'attente !

La prise de la tension

La tension doit être prise sur une personne allongée ou assise, après que celle-ci est restée au moins **10 minutes au repos strict**. En effet, dans ce cas, le cœur bat à un rythme normal de repos, et la détente (donc la diminution du stress) fait que les artères musculaires sont relâchées.

Petite anecdote

On a remarqué que la même personne pouvait, selon les cas, avoir des écarts importants de maxima, uniquement selon son état de stress, et que celui-ci dépendait de la personne qui prenait la tension. Le fait que ce soit un médecin qui prenne la tension peut augmenter artificiellement les chiffres. C'est ce qu'on appelle « **l'effet blouse blanche** ». Il est très notable à l'hôpital, quand on consulte un médecin que l'on ne connaît pas, et diminue en ville chez le médecin traitant auquel on est habitué. Comme quoi, tout compte !

Lorsque les chiffres de tension (maxima ou minima) sont au-dessus de la normale, on parle d'hypertension artérielle. Et lorsqu'ils sont inférieurs, c'est l'inverse, on parle d'hypotension.

On en reste là pour l'instant.

Petite digression : et la pression veineuse ?

Elle existe bien : le sang dans les veines en dessous du cœur s'écoule en luttant contre la pesanteur, ce qui prouve qu'il y a bien de la pression. Mais elle est plus faible. Les médecins la mesurent en réanimation grâce à des cathéters qui remontent dans les grosses veines jusqu'à l'oreillette droite. Elle est de l'ordre de **12 à 30 mm de mercure.** Son augmentation témoigne d'une insuffisance du cœur à envoyer le sang vers les poumons pour y être oxygéné.

Artères, cœur, rein.

Circulation proprement dite

En deux mots : le sang part donc du cœur gauche (le cœur est divisé en deux compartiments droit et gauche), qui l'envoie sous haute pression dans les artères pour donner de l'oxygène aux organes et aux tissus. Une fois livré son oxygène aux organes, il repart chargé de déchets et de gaz carbonique par un réseau veineux sous basse pression qui le ramène au cœur droit. C'est ce qu'on appelle la « grande circulation ». De là, il part du cœur droit, sous pression également assez forte pour rejoindre le poumon pour y être oxygéné, et de là, il repart chargé d'oxygène et débarrassé de son gaz carbonique, sous basse pression, pour rejoindre le cœur gauche. C'est la petite circulation ou « circulation pulmonaire ». La boucle est bouclée. Vous savez tout… ou presque.

Mais il est intéressant de regarder de façon un peu plus intime ce qui se passe au sein même d'un organe, lorsqu'une artère lui apporte du sang. Cette artère se divisera très rapidement en artérioles de plus en plus fines, jusqu'à devenir des « capillaires » qui, comme leur nom l'indique, sont encore plus fins que nos cheveux (50 microns, là où nos cheveux font 100 microns). Ces capillaires sont en fait des sortes de tuyaux percés, et c'est au travers de ces trous que se feront les échanges. Tout ce qui nuit aux échanges au niveau des capillaires provoque une accumulation en amont des substances ou éléments qui devaient être échangés, et un déficit en aval de ce qui aurait dû être récupéré. C'est ce qui se passe de la même façon dans la grande circulation et dans la petite circulation.

La grande circulation

En urgence

Un déficit de circulation artérielle empêchera les organes d'assurer leur propre survie. En effet, ne pas être oxygénés les mettra en ischémie (c'est-à-dire en déficit d'oxygène), voire provoquera un infarctus (myocardique, rénal, mésentérique, cérébral, etc.). Mais ce déficit les empêchera également d'accomplir leur tâche, ce qui provoque une « insuffisance » (cardiaque, pulmonaire, pancréatique, hépatique, etc.). Chaque organe s'exprimera donc de ces deux façons, avec des symptômes très variés selon leur rôle.

Quand on a parlé du « ***cœur*** gauche », des ***artères*** qui véhiculent du sang rouge pour les ***organes***, et du sang bleu qui revient de ces organes vers le « cœur droit », on a décrit entièrement la grande circulation.

Prenons l'exemple du rein : le sang artériel arrive au niveau du rein sous haute pression. C'est grâce à cette pression que les capillaires seront capables de filtrer au travers de ces trous (imaginez une pomme d'arrosoir) du liquide qui sera ensuite filtré au travers d'une membrane (imaginez le papier-filtre pour le café) qui tapisse le fond d'une petite unité arrondie qu'on appelle le glomérule. Ce qui ressortira de l'autre côté, c'est une « urine primitive » très riche en eau et en substances dissoutes (glucose, urée et sels minéraux). Tout le reste (globules rouges et blancs, grosses protéines et autres substances très volumineuses) ne passera pas ces deux filtres et repartira dans le sang. C'est donc grâce à l'intégrité de cette ***fonction rénale*** et à celle de la ***pression artérielle*** fournie par le ***cœur*** que l'urine est fabriquée par le rein.

Voilà donc l'intérêt de la grande circulation : permettre aux organes de fonctionner à partir de l'oxygène et des substances que leur apporte le ***sang***.

La petite circulation

En urgence

- Un déficit de la circulation dans l'artère pulmonaire provoquera une gêne respiratoire avec une accélération de la respiration, une douleur dans la poitrine, une cyanose.
- Un déficit de circulation dans les artères coronaires provoquera une douleur dans la poitrine caractéristique de l'angine de poitrine.
- Un déficit de circulation dans les artères de la grande circulation provoquera un manque d'oxygénation des organes nobles (le rein, le cerveau, le cœur) et des extrémités (membres supérieurs et inférieurs).
- Un ralentissement du retour veineux provoquera des varices, des œdèmes des jambes, des troubles de la sensibilité dans les jambes.
- Un blocage du retour veineux (thrombose veineuse) sera responsable d'œdèmes des jambes avec cyanose.

C'est en fait exactement la même chose : le sang venu du ventricule droit du cœur apporte sous haute pression du gaz carbonique accroché à l'hémoglobine (on appelle cela de la carboxyhémoglobine), et attend en échange de l'oxygène présent dans l'air inspiré. Cet échange se fait au niveau des alvéoles pulmonaires (côté poumon) et de l'artère pulmonaire (côté sang).

Mais il y a une subtilité : s'il y a peu de sang qui arrive dans l'artère (par exemple parce qu'il y a un caillot qui bouche l'artère pulmonaire), il y aura moins de gaz carbonique qui parvient aux poumons. Mais comme les poumons sont en déficit d'oxygène, ils respireront plus vite, et le peu de gaz carbonique qui lui parvient sera éliminé dans l'expiration. Au sortir du poumon, le sang aura moins de gaz carbonique (hypocapnie), mais aussi moins d'oxygène (hypoxie). Cette alliance hypoxie-hypocapnie témoigne de ce qu'on appelle un effet *shunt*, dont le résultat est globalement un manque d'oxygène pour l'organisme. C'est ce qui se passe dans l'***embolie pulmonaire***.

Si l'échange ne se fait pas, le sang repartira avec son gaz carbonique accroché (donc sang bleu), ce qui, à la longue, provoquera une teinte bleutée de la peau (cyanose) et un manque d'oxygène que le poumon tentera de compenser en respirant plus rapidement.

Artères, veines, cœur, poumons.

Chapitre 6

La fonction métabolique

Sous ce nom compliqué se cache en fait toute l'alchimie dont nos cellules ont besoin pour fonctionner. Et tout cela n'a de sens que parce que nous avons une des ***fonctions cérébrales*** très avancées pour accomplir notre vie sur terre et nos ***cinq sens*** pour lui communiquer des informations. Or notre corps fonctionne avec des cellules, sans lesquelles aucune vie ne serait possible. On l'a vu, ces cellules ont besoin d'oxygène fourni par la ***respiration*** et apporté par la ***circulation*** grâce au ***sang***, et elles ont besoin d'énergie fournie par la ***digestion***. Mais cela n'explique pas, au fond, comment ça marche au niveau de chacune de nos cellules, et surtout comment elles communiquent entre elles. Tout cela n'est possible que si elles disposent d'eau en quantité suffisante, de sels minéraux pour maintenir un équilibre, et d'une température stable pour que les réactions cellulaires fonctionnent. Finalement, tout ce qui précède permet l'accomplissement d'une fonction mystérieuse, mais vitale : le métabolisme !

Soif

En urgence

Toute soif anormale, excessive, impossible à étancher, et non explicable par de la fièvre ou une température excessive est un signe d'alerte très important.

Pas d'eau, pas de vie possible. Notre organisme est fait à 65 % d'eau (un peu plus pour les nourrissons). Cela correspond à 45 litres d'eau pour une personne de 70 kg. Pour maintenir notre hydratation, nous possédons comme tous les êtres vivants un signal d'alerte, la soif.

Celle-ci est gérée par l'***hypothalamus***. Le point de départ est la déshydratation des cellules. Lorsque celles-ci manquent d'eau, elles en pomperont dans le sang, ce qui a pour effet de concentrer celui-ci. C'est cette augmentation de la concentration du sang qui stimule des cellules situées dans l'hypothalamus. Le même phénomène se produit lorsque le taux de sel, de sucre ou de certaines protéines augmente de façon anormale pour une raison quelconque.

En fait, au stade de soif, les cellules sont déjà en état de déshydratation. C'est la raison pour laquelle les sportifs (tennis sous le soleil par exemple) boivent régulièrement à chaque changement de côté, de façon à ne pas se déshydrater, alors même qu'ils n'éprouvent pas de sensation de soif. Cette soif s'accompagne d'une sensation de sécheresse de la bouche et du pharynx. C'est grâce à la soif que l'organisme maintient donc son équilibre en eau et en sel. La sensation de satiété survient très rapidement alors même que le sang n'a pas eu le temps de se diluer et que les cellules sont toujours déshydratées. Ce phénomène est sans doute à la fois un réflexe conditionné, une meilleure hydratation de la bouche et l'envoi de stimuli nerveux qui informeront l'hypothalamus que l'eau tant attendue est bien en route pour l'estomac.

Hypothalamus.

Les pathologies les plus fréquentes

- En dehors de la sensation normale de soif qui survient au cours de la journée si on omet de boire régulièrement ou si la température extérieure est trop forte, il peut exister des situations pathologiques : les **hémorragies massives**, et d'une manière générale, les **états de choc** ; les **brûlures étendues** ; le **coup de chaleur** et les phénomènes de **déshydratation** liés à la chaleur ; les poussées de température non compensées par un apport en eau ; les vomissements et les diarrhées, surtout quand ils sont associés, ce qui est le cas en particulier chez l'enfant lors des épidémies de gastro-entérite ; les déséquilibres en sels minéraux (excès de sodium, qu'on appelle les hypernatrémies, quelle qu'en soit la cause) ; le diabète qui, en raison de l'excès de sucre dans le sang, provoquera une sensation de soif permanente et donc une élimination d'urines importante ; le diabète insipide, certaines maladies psychiatriques se manifestant par une « polydipsie » ou une « potomanie » ; certains traitements médicamenteux qui peuvent provoquer cette sensation de soif excessive (diurétiques, médicaments à base de phénothiazine) ; la prise d'alcool, qui entraîne une déshydratation ; la transpiration excessive... bref ! Une soif anormale et excessive est un signe d'alerte très important.
- À l'inverse, l'absence de soif est **l'adipsie**. Une cause rare est la lésion de l'hypothalamus, notamment posttraumatique. En revanche, parmi les causes très fréquentes, il y a l'âge. Les personnes âgées ont, d'une manière générale, une sensation de soif émoussée. Résultat, elles se déshydratent sans s'en rendre compte. C'est pourquoi toute personne âgée en période de canicule doit impérativement boire de l'eau toutes les heures, et être aspergée régulièrement pour éviter à la fois la déshydratation et le coup de chaleur. À l'opposé, les tout jeunes enfants qui ne savent pas parler et réclamer à boire sont soumis au même risque : **un enfant trop couvert ou laissé dans un endroit en pleine chaleur (une voiture en plein soleil au mois de mars peut vite devenir un four alors qu'il fait encore froid dehors) peut se déshydrater rapidement et ne manifester aucun signe extérieur de soif.**

Hydratation

En urgence

- Une déshydratation extracellulaire se manifestera au départ par des cernes oculaires, une baisse de la pression artérielle, une perte de poids et une accélération du pouls.
- Une déshydratation intracellulaire par une soif intense, une température qui augmente, la bouche et les yeux secs, une peau parcheminée, non élastique et qui reste plissée quand on la pince, une fatigue et une somnolence.
- Lorsque la déshydratation est globale, ce sont tous ces signes qui sont associés.
- Mais l'inverse existe, c'est l'hyperhydratation, phénomène survenant le plus souvent à l'hôpital ou chez les personnes sous perfusion : œdèmes des jambes, maux de tête, fatigue, vomissements, troubles visuels avec vision floue, prise de poids, douleurs thoraciques liées à un épanchement péricardique en raison de cet excès d'eau, somnolence pouvant mener au coma.

L'hydratation du corps dépend directement de la soif. Mais si, comme on l'a vu, cette sensation de soif est absente ou non compensée, les cellules seront en déficit d'eau, ce qui provoque des dysfonctionnements potentiellement graves, car aucune réaction chimique au sein des cellules ne peut se faire si les molécules qui l'assurent ne sont pas diluées dans de l'eau.

C'est pour cela qu'on parle de déshydratation extracellulaire, lorsque ce sont seulement les tissus ou le sang qui sont en manque d'eau, ou de déshydratation intracellulaire lorsque ce sont les cellules qui en manquent.

La seule entrée d'eau, c'est l'alimentation et les boissons. Nos besoins sont de 1,5 à 2 litres d'eau par jour pour compenser les pertes obligatoires qui sont exactement du même ordre.

Or on perd obligatoirement de l'eau par la peau lors de la ***sudation***, par la ***respiration***, dans les ***urines*** et dans les ***selles***. Les autres pertes sont accidentelles ou au cours de maladies (diarrhées et vomissements).

Les organes qui régulent l'hydratation sont : les ***intestins***, qui absorbent l'eau à partir de l'alimentation et des boissons ; le rein, qui élimine (ou pas) cette eau ; le ***sang***, qui permet à l'eau de circuler ; l'***hypothalamus***, qui régule la sensation de soif ; et l'***hypophyse***, qui fabrique l'ADH (*antidiuretic hormone*), dont le rôle est d'éviter la fuite de l'eau par le ***rein***.

Mais finalement, ce sont tous les tissus et toutes les cellules du corps qui contribuent à l'hydratation. De leur bon fonctionnement dépend une parfaite hydratation : la perte d'eau (déshydratation) aboutit à des troubles majeurs rénaux et cérébraux. De la même façon, l'excès d'eau dans certains tissus peut provoquer des désordres aussi importants (œdème cérébral par exemple).

L'eau est soumise à des mouvements entre deux « compartiments » : le compartiment intracellulaire (donc l'intérieur de la cellule, et donc, en fait, de toutes les cellules) et le compartiment extracellulaire (ce qui est extérieur à toutes les cellules). Le sang fait partie de ce compartiment, et étant donné son rôle capital, on distingue dans le compartiment extracellulaire ce qui est plasmatique, c'est-à-dire le plasma sanguin, et ce qui est extraplasmatique (ce qui n'est ni l'intérieur des cellules ni le plasma, mais les tissus). Ces compartiments constituent toute la capacité de stockage de l'eau dans le corps.

Il se trouve que l'eau n'est pas seule en cause dans le maintien de l'hydratation. Elle a deux partenaires importants :

- D'abord, les **électrolytes**. Parmi eux, le sel, et plus précisément le sodium. Le sel retient l'eau : pas assez de sel, on se déshydrate ; trop de sel, on se met à gonfler. Les mouvements d'eau, du plus salé vers le moins salé, exercent une pression qu'on appelle la pression osmotique.
- Ensuite, les **protéines** qui sont en mesure de faire un appel d'eau et donc une pression appelée pression oncotique. Exemple en pratique : un manque en certaines protéines dans le sang (albumine par exemple) va éliminer de l'eau vers les tissus afin de rétablir la pression oncotique. C'est ce qui se passe dans certains œdèmes des jambes dus à un mauvais fonctionnement du rein (***syndrome néphrotique***).

L'***équilibre hydroélectrolytique***, qu'on reverra, est fondamental pour notre survie, et passe par le sel et les protéines.

Intestins, hypothalamus, hypophyse, rein, peau, poumons, sang.

Équilibre hydroélectrolytique

En urgence

Cet équilibre se manifeste par la déshydratation ou l'hyperhydratation, tel qu'on l'a vu. Mais il se manifeste indirectement, et selon les cas, par des œdèmes ou une peau sèche, une soif excessive ou insuffisante, une fatigue, des troubles très divers dont on ne comprend l'explication que grâce à des dosages dans le sang et dans les urines. Leur interprétation est alors très délicate, c'est le travail des médecins.

Ne craignez pas ce terme barbare, c'est en fait assez simple, et reportez-vous (si vous ne l'avez pas déjà lu) au point précédent sur l'hydratation.

Les électrolytes sont de tout petits atomes (sodium, potassium, magnésium et calcium) qui sont sous forme de sels dissous dans l'eau et qui permettent des échanges d'électricité, donc d'information. De leur bon équilibre dépend le fonctionnement de l'ensemble de notre corps. Plus précisément, il s'agit d'un équilibre au sein de la cellule (le compartiment cellulaire) et à l'extérieur de la cellule (le compartiment extracellulaire) entre l'eau et les sels minéraux qui y sont dissous.

Les maîtres de l'équilibre sont l'eau et le sel. La cellule a une enveloppe très peu extensible et poreuse à l'eau, mais pas aux électrolytes. Celle-ci passe librement d'un compartiment à l'autre. L'eau ira du compartiment le plus pauvre vers le plus riche en sodium sous l'action de ce qu'on appelle la « pression osmotique ».

Mais le sodium, lui aussi, peut être transporté, de façon active cette fois, au travers de la membrane cellulaire, depuis l'intérieur de la cellule jusqu'à l'extérieur et *vice versa*. C'est le système de la pompe à sodium. L'eau suivra le sel comme un toutou.

Un autre maître, mais moins important, de cet équilibre hydroélectrolytique est la teneur en protéines dans le sang. Ces grosses molécules ont besoin d'eau pour que le sang ne soit pas trop épais. C'est ce qu'on appelle la « pression oncotique ». D'où des mouvements d'eau permanents pour ajuster la quantité d'eau dans le sang.

L'hydratation des cellules

Elle doit être équilibrée en permanence avec l'hydratation à l'extérieur des cellules. Si, à un moment quelconque, la cellule manque d'eau, elle se ratatinera sur elle-même. La concentration en sodium augmentera donc dans la cellule. Il y aura alors immédiatement un appel d'eau de la part de la cellule, eau qui proviendra de l'extérieur de la cellule. L'hydratation intracellulaire dépend donc avant tout de l'état d'hydratation extracellulaire.

À l'inverse, si, à un moment quelconque, le compartiment extracellulaire présente un excès d'eau (c'est le cas par exemple de l'œdème cérébral), et que l'organisme ne peut la rejeter vers l'extérieur, cette eau envahira les cellules, qui gonfleront. La conséquence sera une dilution extrême du sodium contenu dans la cellule. Au début, cela entraînera un simple mauvais fonctionnement. Mais si cet état devait se poursuivre, les cellules, à force de gonfler, exploseraient. C'est pour cette raison que les médecins ne font jamais de perfusion dans le sang d'eau pure, car celle-ci, en diluant le sang, provoquerait une explosion des globules rouges.

L'hydratation en dehors des cellules

Si le compartiment extracellulaire est déshydraté (maque d'apport d'eau extérieure ou pompage excessif d'eau de la part des cellules), c'est tout le compartiment extracellulaire qui se trouvera alors en déficit d'eau et qui en cherchera où il peut dans le corps (récupération d'un maximum d'eau dans les ***urines***, diminution de la sécrétion de ***salive***, etc.) et mettra en route le mécanisme de la ***soif***. À partir du moment où la perte d'eau est compensée, le compartiment extracellulaire se réhydrate. Mais si la perte d'eau n'est pas compensée, l'organisme se trouvera en déshydratation extracellulaire. L'hydratation extracellulaire est donc sous la dépendance totale des apports extérieurs de l'organisme. C'est un mécanisme de sauvegarde de l'organisme, car si les tissus peuvent se permettre d'être déshydratés de façon temporaire, il n'en est pas de même de la cellule, qui a un besoin vital d'eau pour fonctionner.

Les électrolytes

En dehors de cas très particuliers (pompe à sodium ou fonctionnement des cellules musculaires), les électrolytes restent là où ils sont. C'est l'eau, comme on l'a vu, qui sert de variable d'ajustement, et notre moyen de le mesurer est, en médecine, l'ionogramme qui mesure la natrémie (le sodium), la kaliémie (le potassium) ainsi que le dosage de la calcémie et de la magnésémie. Nous n'avons donc des électrolytes qu'une vision très indirecte grâce à cette mesure dans le sang qui est un compartiment... extracellulaire et non intracellulaire.

Un excès de sel (sodium) ou, à l'inverse, un manque d'eau provoquera une hypernatrémie (excès de sodium dans le sang) et donc un excès de sodium dans le corps. Et à l'inverse, une hyponatrémie pourra autant être due à un excès d'eau qui diluera ce sel ou à un excès de sodium que le rein n'aura pas pu éliminer.

Comme vous le voyez, c'est assez subtil, mais ce qui compte, finalement, c'est que les cellules du corps et le sang aient un niveau suffisant en eau.

Hypothalamus, rein.

Équilibre acido-basique

En urgence

Les manifestations d'un trouble de l'équilibre acido-basique sont peu perceptibles (modification du rythme respiratoire, modification du volume des urines). Tout le reste est mesuré par prise de sang et donc interprété par les médecins.

On entre là dans un domaine encore plus pointu que le précédent.

Les réactions chimiques au niveau des cellules de l'organisme sont productrices d'acidité, en particulier le métabolisme des glucides, grâce auquel nos cellules fabriquent de l'énergie, produit du gaz carbonique et de l'eau. L'un et l'autre se dissolvent dans le sang. Mais le gaz carbonique est une source importante d'acidité à laquelle viennent s'ajouter les autres acides formés au cours de ces réactions productrices d'énergie, par exemple l'acide pyruvique et l'acide lactique. La conséquence est que l'organisme a une tendance naturelle à « faire de l'acide ». Il faut donc en permanence tamponner cette acidité.

L'excès d'acidité

Cela s'appelle l'acidose. L'organisme dispose pour cela de trois moyens complémentaires : la réserve alcaline, la respiration et le rein.

La réserve alcaline, comme son nom l'indique, est une réserve permanente de bicarbonates qui ont la faculté de tamponner immédiatement l'acidité du sang. Cette réserve est suffisante pour maintenir en permanence le sang à un niveau légèrement alcalin, qui est le niveau normal où l'organisme peut fonctionner. Mais il peut arriver que toutes les réserves alcalines soient consommées. Dans ce cas, l'acidité augmentera. Il faut donc une procédure d'urgence.

- Première procédure, le ***rein*** rapatriera un maximum de bicarbonates dans les urines qu'il est en train de fabriquer. Cette réabsorption remet immédiatement des bicarbonates en circulation dans le sang.
- Deuxième procédure effectuée en parallèle, les ***poumons*** élimineront le plus de gaz carbonique possible puisque c'est lui qui est l'une des sources de l'acidité de l'organisme. Pour cela, la respiration s'accélérera spontanément, à la fois grâce à l'action des centres respiratoires et notre propre volonté : une acidose nous force à respirer plus vite.

Le manque d'acidité

Lorsque l'organisme perd des acides (au cours des vomissements par exemple) ou lorsque les réserves alcalines sont trop importantes, l'organisme passe en alcalose. Le rein accélérera son élimination de bicarbonates dans les urines et la respiration ralentira.

Rein, poumons, sang.

Sudation

En urgence

Une transpiration excessive et sans cause extérieure explicable (température excessive) doit toujours être prise en considération, surtout quand les sueurs sont froides, où elles sont le plus souvent un signe de gravité.

La transpiration est une fonction normale de la peau qui lui permet de se rafraîchir en cas de chaleur excessive, grâce au phénomène d'évaporation. La sueur qui la compose est fabriquée par les ***glandes sudoripares***. Elle est composée essentiellement d'eau et de sodium. Elle contient également des acides gras comme l'acide caproïque, l'acide butyrique ou l'acide valérique. C'est la présence de ces acides gras qui donne à la transpiration une odeur plus ou moins forte. La transpiration contient aussi du chlore et de l'urée. La transpiration vient donc en complément de la fonction d'élimination du ***rein***.

Mécanisme

En cas de chaleur excessive extérieure, d'exercice physique ou de fièvre, les cellules sudoripares fabriqueront de la sueur qui s'écoulera naturellement par les pores et se répandra sur la peau. Un autre phénomène peut être à l'origine de cette transpiration : le stress ou l'émotivité. Dans ce cas, le ***cerveau*** envoie un ordre à la ***médullosurrénale*** qui déclenchera immédiatement la sécrétion de transpiration. La sueur s'évaporera, et grâce à un phénomène physique d'élimination de la chaleur qu'on appelle la « chaleur latente d'évaporation », la peau libérera dans l'atmosphère des calories et se rafraîchira ainsi.

Les différentes transpirations

- La **transpiration normale** qui survient à cause d'une chaleur excessive ou lors d'un effort.
- Les **sueurs chaudes** qui surviennent plus volontiers au cours de poussées de température.
- Les **sueurs froides** : elles sont pour le médecin un signe de gravité, notamment en cas de douleur associée. Ce type de sueurs doit toujours alerter, car elles témoignent généralement d'une souffrance de l'organisme.
- Les **sueurs odorantes** : certaines, comme dans le cas de la brucellose, ont une odeur de… paille pourrie. En dehors de crises d'angoisse nocturnes, les sueurs durant la nuit doivent également alerter et consulter le médecin.

Peau, glandes sudoripares, surrénales, cerveau.

Température du corps

En urgence

- Une fièvre élevée n'est problématique que chez le nourrisson, le jeune enfant, à cause des risques de ***convulsions***, et la personne âgée ou fragile, en raison des risques de ***déshydratation***. Elle peut cependant être le témoin d'une infection grave, et dans ce cas, divers signes l'accompagnent. Sont également problématiques les signes d'accompagnement (vomissements, diarrhée et transpiration) en raison des mêmes risques de déshydratation. Les petites fièvres trainantes (moins de 38,5 °C) qui s'étalent sur plusieurs jours, surtout sans signe d'accompagnement, doivent toujours alerter et amener à consulter un médecin. La fièvre reste de toute façon un signe majeur à prendre en considération.
- Une température trop basse constatée avec un simple thermomètre du commerce n'a aucune valeur, elle doit être mesurée avec un thermomètre hypothermique. Ce sont donc les signes d'accompagnement qui comptent : frissons, tremblements, peau froide et cyanosée, troubles de la conscience... qui en font toute la gravité.

La température normale du corps est de 37 °C. Son maintien dans des variations acceptables est une condition essentielle au fonctionnement des cellules et donc à notre survie. On estime que la température ne doit pas excéder 37,8 °C (c'est alors de l'hyperthermie, exprimée plus simplement par fièvre ou température) ni descendre en dessous de 35,5 °C (on parle d'hypothermie).

Toutefois, il existe des variations normales de la température. Au cours de la nuit, la température s'abaisse vers 36 °C. Au-dessus de cette température, le sommeil est perturbé et rendu plus difficile. C'est pour cela qu'il ne faut pas dormir dans des pièces surchauffées, le sommeil s'en ressent. Le matin, au réveil, la température normale est de 36,5 °C environ et passe rapidement à 37 °C ou 37,2 °C en quelques instants, dès qu'on s'est levé.

Il existe des variations au cours du cycle menstruel chez la femme. Lors des 14 premiers jours de son cycle, la température, le matin, au réveil, est au-dessous de 37 °C. Le jour de l'ovulation, elle passe au-dessus de 37 °C et reste ainsi pendant une bonne semaine pour redescendre en fin de cycle en dessous de 37 °C.

Le mécanisme

La régulation de la température s'appelle la thermorégulation. Elle est effectuée grâce à l'***hypothalamus***, qui la régule en temps réel. Si la température baisse (à la suite du froid par exemple), il enverra des ordres par voie nerveuse qui provoqueront un certain nombre de phénomènes : la chair de poule par action sur les muscles qui font se redresser les poils de la peau ; la pâleur, qui est due à une diminution du calibre des vaisseaux de la peau et donc un moindre afflux de sang au niveau de celle-ci ; des frissons par contraction spasmodique des muscles dans le but de produire de la chaleur.

À l'inverse, quand la température s'élève, il se produit les phénomènes inverses : les vaisseaux se dilatent. On rougit aussitôt pour évacuer la chaleur à l'extérieur, on transpire, car l'évaporation de la transpiration provoque une sensation de rafraîchissement immédiate en même temps qu'elle permet d'évacuer des calories.

L'hyperthermie

C'est le mot médical utilisé pour « fièvre ». Elle peut être déréglée à cause d'un problème intérieur. Par exemple, un dérèglement du centre de régulation de l'hypothalamus (par une tumeur ou un traumatisme par exemple) peut élever la température normale du corps.

Il en est de même en cas d'hyperthyroïdie, où les hormones thyroïdiennes font carburer l'organisme de façon excessive en lui faisant brûler toutes ses graisses et toutes ses calories.

Une température extérieure excessive peut provoquer un dérèglement de l'hypothalamus : c'est le ***coup de chaleur***.

Et puis, la cause principale de la fièvre, ce sont les ***inflammations*** et les ***infections***. Et dans ce cas, la fièvre joue un rôle précis, qui est celui de lutter contre les microbes, car ceux-ci sont sensibles à la température. La fièvre est une réaction de défense absolument normale et il faut dans la mesure du possible la respecter.

Le problème, c'est qu'elle présente des effets pervers : la transpiration et l'accélération de la respiration font perdre beaucoup d'eau, d'où le risque de ***déshydratation***, en particulier chez l'enfant et la personne âgée. Le délire ou les hallucinations si la fièvre monte vite à 40 °C sont la conséquence d'un mauvais fonctionnement du cerveau, dont les cellules « disjonctent » un peu à partir d'une certaine température. La fièvre, enfin, peut décompenser, c'est-à-dire faire basculer une maladie à peu près bien équilibrée. C'est le cas des arythmies complètes ou des insuffisances cardiaques, ou encore du diabète.

L'hypothermie

C'est une température en dessous de 35 °C. Signalons que pour les températures inférieures à 36,5 °C, les thermomètres classiques ne sont pas adaptés. Il faut un thermomètre spécial utilisé par les médecins. **Les hypothermies modérées sont comprises entre 32 °C et 35 °C ; les graves entre 26 °C et 32 °C. Quant aux majeures, généralement mortelles, elles sont inférieures à 26 °C.**

La cause est fréquemment lorsque l'organisme est soumis à une température extérieure très basse ou à un froid prolongé (nage longue en eau froide).

Une cause particulière existe, le cas de certaines septicémies, où l'infection est si grave que l'organisme, dépassé, ne fonctionne plus normalement. C'est un signe de gravité.

Au début, l'hypothermie se manifeste par des frissons pour produire de l'énergie et réchauffer l'organisme. Puis, lorsque les frissons ne sont plus suffisants ou que l'organisme est épuisé, la température baisse. S'installent alors une somnolence et des troubles de la conscience. La respiration se ralentit, le cœur aussi et tout finit par s'arrêter.

Hypothalamus.

Poids

En urgence

- Une perte de poids ultrarapide, surtout chez l'enfant, est un signe d'alerte.
- Chez le nourrisson et le jeune enfant, le poids est un paramètre essentiel. En effet, une perte de poids de 5 % (effectuée dans les mêmes conditions d'une journée à l'autre) est un signe de déshydratation. Si la perte de poids est supérieure à 10 %, c'est un signe de gravité très important qui nécessite une consultation rapide.
- Chez l'adulte, une perte de poids survenant en quelques jours n'est généralement pas aussi marquée, et ce seront d'autres signes qui auront manifesté bien avant une déshydratation : peau sèche et plissée, bouche et yeux secs, fatigue, diminution du volume des urines...
- Chez les personnes présentant une pathologie chronique de type cardiaque (hypertension, insuffisance cardiaque), une augmentation rapide du poids en quelques jours, de l'ordre de quelques kilos, est un signe d'alerte important. Il s'accompagne généralement d'œdèmes, d'essoufflement, de fatigue, et impose de le signaler aussitôt au médecin, car cela témoigne le plus souvent d'une poussée d'insuffisance cardiaque.
- Chez les personnes présentant une insuffisance rénale ou hépatique, une prise de poids est généralement due à une aggravation soudaine de cette insuffisance.

C'est la mesure la plus fréquemment effectuée. En effet, la surveillance du poids, en dehors des aspects esthétiques, fait partie des « constantes » importantes du corps humain. Le poids est le témoin de notre masse (os, muscles, organes), et en particulier de notre ***hydratation*** et de notre alimentation. Cela explique que même si l'on se pèse tous les jours à la même heure, dans le cadre d'une vie régulière, il puisse exister des variations pouvant aller de 1 à 2 kg.

Ces variations ne présentent de gravité que sur le plan de l'***hydratation***. Perte de poids = perte d'eau ; augmentation du poids = rétention d'eau.

Ce qui compte, c'est la vitesse de variation du poids : une variation du poids ultrarapide (quelques heures) ne peut être qu'une perte d'eau sévère. C'est donc une urgence.

Une variation rapide (quelques jours) est la conjonction d'une perte d'eau et d'un début de perte de graisses. La perte d'eau est liée avant tout à une perte de sel. C'est pourquoi un régime peu salé entraînera une perte d'eau et donc une perte de poids rapide. L'inconvénient est alors de risquer de se trouver en manque de sel, ce qui perturbera l'***équilibre hydroélectrolytique*** de nos cellules, et parfois, dans les cas extrêmes, provoquera un mauvais fonctionnement de celles qui sont situées dans le cerveau, réalisant ainsi ce qu'on appelle un œdème cérébral. Rassurez-vous, c'est très rare, mais cela reste possible chez la personne âgée grabataire et sous perfusion.

Les variations beaucoup plus étalées dans le temps ne sont pas une urgence, mais nécessitent d'être explorées par le médecin.

Cerveau, hypothalamus.

Fonction endocrine

En urgence

Il est impossible d'identifier ici des symptômes ou des signes pouvant témoigner du mauvais fonctionnement de l'une ou l'autre de ces fonctions endocrines, tant elles sont variées et intriquées. La seule chose à retenir peut-être est celle-ci : lorsque de nombreux signes disparates et disjoints apparaissent, de façon brutale ou progressive, il est très vraisemblable qu'il s'agisse d'un problème endocrinien. C'est toute la mission des endocrinologues de les mettre en évidence.

On en vient ici à un point très important du fonctionnement du corps humain, mais qui peut être un peu abstrait. Nos organes ne sont pas tous reliés par des canaux ou des nerfs qui leur permettraient de communiquer, notamment pour des raisons de proximité impossible (l'hypophyse est dans la tête, et la surrénale est dans le bas du dos.) Or les informations sont essentielles à transiter entre les organes afin que ceux-ci se coordonnent et rendent possible la fonction essentielle du corps, qui est le ***métabolisme***. C'est pour cela que certains organes fabriquent des hormones qui ne sont pas autre chose que des messagers passant par voie sanguine. D'où le terme de « endo-crine » qui signifie sécrétion en dedans (donc vers le sang) et qui s'oppose à « exocrine », sécrétion en dehors (donc par un canal).

Certaines glandes, le ***pancréas*** par exemple, sont à la fois endocrines (fabrication de l'insuline) et exocrines (fabrication des sucs pancréatiques qui transiteront par le canal de Wirsung pour atteindre le ***duodénum***).

Parler de la fonction endocrine des organes revient donc à parler des hormones. Il existe globalement trois types d'hormones : les hormones polypeptidiques (formées de plusieurs acides aminés), par exemple l'insuline ; les hormones stéroïdes (dérivées du cholestérol), comme le cortisol et ses dérivés fabriqués par la ***surrénale*** ; les hormones dérivées d'un acide aminé, comme les hormones thyroïdiennes.

Pour bien comprendre la raison d'être de ces hormones, il faut décrire ce qu'est l'axe hypothalamohypophysaire (désolé de ce mot, on n'en dispose pas d'autres, mais ce n'est pas si compliqué). Bien sûr, ceci n'est qu'un résumé, car il existe au moins une cinquantaine d'hormones connues, toutes n'apparaîtront donc pas ici.

Nous avons un commanditaire, qui est le cerveau. Mais le véritable chef d'orchestre, celui qui décide du tempo, de l'ordre d'intervention des instruments et de la partition qu'il faudra jouer, c'est l'***hypothalamus***, situé dans le ***tronc cérébral***. Il fabrique des *releasing factors* (donc des activateurs) et des *inhibiting factors* (donc des inhibiteurs), dans des domaines aussi divers que la ***croissance***, le contrôle de la ***surrénale***, l'***humeur***, le contrôle de l'***hydratation*** au niveau du ***rein***, la ***miction***.

Pour mettre cela en action, il dispose d'un sous-chef, qui est l'***hypophyse***, et avec laquelle il communique directement grâce à une sorte de tige très courte appelée « tige pituitaire ». Et c'est grâce à ces ordres venus à la fois par voie sanguine et par voie nerveuse que l'hypophyse enverra ses ordres aux différents instrumentistes que sont les glandes endocrines. L'hypophyse fabrique donc des hormones qui seront libérées dans le sang à destination des glandes endocrines qu'elle contrôle (***surrénale***, ***thyroïde***, ***parathyroïde***, ***glande mammaire***, ***ovaires***, ***testicules***), mais également d'organes non endocriniens (***rein***, cellules de la ***peau***, ***os***, tissu graisseux, ***cerveau***, ***vessie***).

Chacune de ces glandes a une action spécifique, soit en fabriquant des hormones (insuline, hormones thyroïdiennes, cortisol, testostérone, œstrogènes, adrénaline, parathormone...), soit en fabriquant des produits (***lait***, ***os***, ***mélanine*** pour la couleur de la peau), soit en activant des ***métabolismes*** (glucides, lipides, protides). On parle donc d'axe hypothalamohypophysothyroïdien, ou hypothalamohypophysosurrénalien, etc.

D'autres glandes endocrines, notamment digestives, fonctionnent un peu en circuit fermé (le ***duodénum***, le ***pancréas***, le ***foie***, les ***intestins***), dans une optique purement de gestion des ***métabolismes*** sous le contrôle des hormones destinées à cela.

Bref, la fonction endocrine échappe totalement à notre volonté et nous n'en mesurons l'existence que lorsque l'une ou l'autre se met à dysfonctionner.

> Hypothalamus, hypophyse, thyroïde, surrénales, os, rein, pancréas, duodénum, parathyroïde, ovaires, testicules, foie, intestins.

Métabolisme

> **En urgence**
>
> Comme on l'a vu pour la fonction endocrine, il est impossible de décrire tous les signes et symptômes qui se manifestent en cas de dysfonctionnement de l'un ou l'autre des métabolismes. Nous n'en voyons que les effets sur notre poids, notre température, notre masse graisseuse et notre masse musculaire. Le reste, c'est l'alchimie mystérieuse qui préside au fonctionnement de toutes nos cellules.

On en arrive au plus compliqué, le métabolisme, qui n'est pas autre chose que l'ensemble des transformations chimiques et biologiques qui s'accomplissent dans l'organisme. Autant dire que cela revient à traiter de toute la médecine à tous les âges de la vie. Mission impossible ici.

Quelques idées simples :

- Ce que nous voyons extérieurement du métabolisme, c'est **notre poids, notre température, notre masse graisseuse et notre masse musculaire**.
- Notre corps est composé de **six éléments organiques** (carbone, hydrogène, oxygène, azote, soufre et phosphore), auxquels s'ajoutent des ***électrolytes*** (sodium, potassium, calcium et magnésium), des oligoéléments métalliques ou métalloïdes (fer, cuivre, chrome, mercure, lithium...) et les fameuses

vitamines qui nous sont apportées de l'extérieur. La gestion de tout cela, c'est le métabolisme.

- Tous ces éléments constituent des **microbriques** dont le corps servira pour construire des structures (les cellules), des organes ou des fluides (le sang, les produits exocrines). C'est ce qu'on appelle l'anabolisme.
- Ces microbriques sont apportées par l'alimentation et la respiration, mais également par le remaniement de tout ce qui a été construit : c'est le **catabolisme**. Notre organisme passe donc son temps à réutiliser les éléments qui lui ont servi à construire quelque chose et dont il n'a plus besoin immédiatement lorsqu'il s'en est servi.
- Mis à part l'***équilibre acido-basique*** et l'***équilibre hydroélectrolytique***, que nous avons vus, tout le reste, c'est le métabolisme des glucides, des lipides et des protides, qui vont donc dans les deux sens (**anabolisme** et **catabolisme**).
- Les **glucides** servent (de façon très simplifiée) à fournir de l'énergie qui est utilisée par les cellules sous la forme de glucose. Celui-ci est soit transformé en produits plus petits, ce qui permet de fournir à la cellule de l'énergie (c'est le rôle de l'ATP, le véritable carburant de toutes les cellules), soit empilé sous forme de produits beaucoup plus gros (le glycogène) qui serviront de réserve d'énergie si l'organisme en a besoin, et qui sont stockés dans le foie et les muscles. Et puis, il y a une deuxième forme de stockage, qui est les graisses, et pour cela, le glucose peut se transformer en triglycérides qui seront stockés dans la cellule adipeuse, ce qu'on appelle la masse grasse (la graisse de notre peau, mais, hélas, aussi nos bourrelets, capitons et autres poignées d'amour !). Enfin, certains glucides participent activement à la construction de certaines structures de nos cellules. Voilà pour le métabolisme des glucides.
- Les **lipides**, eux, existent sous trois formes : les acides gras, le cholestérol et les triglycérides. Ils sont à la fois des formes de stockage de l'énergie, comme on l'a vu avec les triglycérides, et constitutifs de nombreux éléments de toutes nos cellules construites à partir du cholestérol, ainsi que de nombreuses ***hormones***, notamment sexuelles, et enfin sous forme d'acides gras, qui sont une autre forme de stockage immédiat de l'énergie au sein de la cellule, permettant de servir de point de départ pour fabriquer... du glucose. Ces deux métabolismes glucidiques et lipidiques sont donc intimement liés.
- Les **protides** sont bien sûr des formes d'apport énergétique puisque certains acides aminés qui constituent les protéines sont transformables en glucose (catabolisme). Mais il y a pour cela un prix à payer, c'est l'élimination de l'azote, qui ne peut exister à l'état libre dans le corps et qui se transformera donc en urée pour être éliminé dans les urines. La fonction essentielle du métabolisme des protides (anabolisme), c'est, à partir des acides aminés, de fabriquer des protéines qui serviront à construire les cellules, à constituer des hormones, à transporter des éléments dans le sang (l'albumine, par exemple, qui est un « gros transporteur » de substances dans le sang), et puis, surtout, à servir au niveau de la cellule elle-même en fabriquant des enzymes sous les ordres de l'ADN constitutif de nos gènes et sous l'action de l'ARN messager. Ce sont ces enzymes qui interviendront dans la plupart des réactions chimiques de l'organisme. C'est dire si ce métabolisme est important.
- Les **oligoéléments** et les petits ions n'ont pas de métabolisme propre, ce sont des sortes de pions qui transitent d'une cellule à l'autre, d'un compartiment à l'autre : le sodium pour l'hydratation, le potassium et le calcium pour la contraction musculaire, le fer pour transporter l'oxygène dans le sang, et les autres, plus discrets, qui entrent dans la composition de certaines enzymes et vitamines.
- Les **vitamines**, enfin, sont indispensables à la vie : la vitamine K est vitale, car elle sert à la ***coagulation*** du sang ; la vitamine D nous permet de fixer le calcium sur les ***os*** ; la vitamine A, de faire fonctionner les cellules de la ***rétine*** ; la vitamine E sert dans la ***fonction cutanée*** ; la vitamine C comme activateur de nombreux métabolismes, etc. À part la vitamine D, que nous fabriquons grâce au soleil sur notre peau, nous devons impérativement « importer » toutes ces vitamines dans l'alimentation.

C'est ici que nous allons parler précisément de cette unité fonctionnelle de tout notre organisme : la cellule.

Qu'elle appartienne à un organe, qu'elle soit incluse dans un tissu qui n'est pas un organe ou qu'elle soit libre dans des liquides (sang, sueur, urines, sperme, bile, etc.), toute cellule est constituée d'une enveloppe dont la forme et la constitution dépendent du lieu de l'organisme où elle opère. Elle contient un liquide, le cytoplasme où baignent le noyau de la cellule, qui contient de l'ADN porteur de notre hérédité, et des structures appelées « organites ». Aucun métabolisme, c'est-à-dire aucune tâche réalisable par une cellule n'est possible en l'absence du noyau et des organites. Évidemment, comme dans tout système il existe des exceptions. Et la plus connue est le globule rouge, qui ne contient ni noyau ni organites, car c'est un simple sac contenant de l'hémoglobine dont le rôle est de transporter l'oxygène et le gaz carbonique.

À part cette exception, les cellules fonctionnent à peu près toutes selon le même principe : l'ADN du noyau fabrique un ARN messager, qui en est la traduction exacte, et qui sort du noyau pour pénétrer dans un organite, le ribosome pour fabriquer une protéine. Cette protéine est généralement une enzyme dont le rôle est d'activer une réaction chimique qui consiste à transformer une molécule de départ (le substrat) en une autre molécule (le produit). C'est ce produit qui servira ensuite de substrat pour une autre réaction, toujours dans la même cellule, activée par une autre enzyme, toujours fabriquée par l'ARN messager. Pour cela, il faut de l'énergie qui est fournie par d'autres organites : les mitochondries.

C'est ainsi que fonctionnent tous les métabolismes de notre corps, aux noms barbares et plus ou moins connus : glycolyse, glycogénolyse, Hélice de Lynen, Cycle de Krebs, néoglucogénèse, etc.

Il faudrait ici renvoyer à tous les organes, car chacun d'eux, et en particulier chacune des cellules qui les constituent, participe de près ou de loin de cette fonction essentielle de notre organisme.

Chapitre 7

La fonction urinaire

Éliminer est tout aussi important que se nourrir. En effet, si on ne peut se débarrasser de ses déchets, on meurt intoxiqué par eux. C'est le rôle essentiel du ***rein***, qui consiste à éliminer l'urée, laquelle contient l'azote qui provient du ***métabolisme*** des protéines, mais également à gérer la quantité d'eau de l'organisme, et donc des sels minéraux, en particulier le sodium.

Une fois produite par le rein, cette ***urine*** doit être évacuée lors de la ***miction***. Simple !

Fonction rénale

En urgence

Un rein qui fonctionne mal filtrera mal le sang, c'est l'insuffisance rénale. Cela provoque des œdèmes des membres inférieurs, une prise de poids, une fatigue, parfois du sang dans les urines, des maux de tête et des vertiges liés à l'augmentation de la pression artérielle, mais parfois aussi des troubles du rythme cardiaque, notamment si le taux de potassium augmente de façon trop importante.

Le rein est un organe régulateur de l'hydratation du corps grâce à ses capacités de filtration. Chaque unité de filtration, qu'on appelle un glomérule, se trouve plutôt dans la périphérie du rein. Elle est pourvue d'une membrane au travers de laquelle l'eau passe librement, accompagnée de tous les sels minéraux contenus dans le sang. Passent également de petites molécules, dont l'urée, des acides aminés, du glucose, mais pas de graisses puisqu'elles ne sont pas solubles dans l'eau. Ce qui passe aussi, c'est le glucose (normal, il est très petit). Ce qui ne passe pas, ce sont les protéines et les très grosses molécules.

Cette urine qui provient de la filtration par les glomérules s'appelle une « urine primitive ». Pourquoi ? Parce qu'au cours de tout son trajet dans la profondeur du rein vers le bassinet, où est éliminée l'urine définitive, cette urine primitive subira une réabsorption d'un certain nombre de substances essentielles : pas l'urée, bien sûr, puisque le rein veut s'en débarrasser, mais les sels minéraux indispensables, en fonction de l'équilibre dit « hydroélectrolytique » du corps, on y reviendra plus précisément quand on parlera des ***urines***, et surtout… surtout, le glucose ! Si on en retrouve dans les urines définitives, c'est le témoin d'un diabète.

Ensuite, l'urine définitive, qui provient de tout ce travail de filtration par les glomérules et de réabsorption par les tubules, suintera par de petites papilles munies de trous, dans le bassinet qui collecte l'urine. Le rein a terminé son travail.

En fait, pas complètement, car le rein étant finalement le régulateur de l'hydratation de l'organisme et donc de la quantité d'eau dans le sang, joue un rôle essentiel dans la tension artérielle. Nous vous renvoyons à la partie sur la pression artérielle (page 176).

Rein, sang.

Les pathologies les plus fréquentes

- Lorsque la membrane est altérée (dans le cas des **glomérulonéphrites**), on retrouve des protéines dans les urines, ce qui n'est pas normal : on parle de protéinurie. Cette fuite de protéines provoque un **syndrome néphrotique**.
- Lorsque ce sont les tubules permettant la réabsorption de l'eau et du sel qui sont atteints, on parle de **tubulopathie**.

Urines

En urgence

Toute couleur anormale et prolongée des urines doit faire consulter le médecin. Il en est de même en cas d'augmentation de la soif et d'émission fréquente d'urines, car cela peut témoigner d'un diabète débutant.

Elles sont indissociables du rein puisque c'est lui qui les fabrique. Ce n'est donc pas une fonction, mais un produit. Cependant, les urines peuvent, comme le sang, être anormales sans que le rein en soit pour autant responsable.

Rein, vessie, vésicule biliaire, uretère, urètre.

Les pathologies les plus fréquentes

- Ainsi, les urines peuvent avoir une **couleur anormale**, notamment rouge s'il y a du sang dedans, ou être colorées lors de la prise de certains médicaments, ou encore de couleur thé ou porto en cas de problème de ***rétention biliaire***.
- Elles sont noires dans le cadre de certaines maladies rares. Elles peuvent être **troubles** en cas d'infection urinaire sans que le rein en soit responsable. Elles peuvent contenir des **dépôts** de consistance et de couleur variées. Leur **odeur** peut également être très forte lors de la prise de certains médicaments ou aliments (asperges).

On urine entre 500 ml à 2 litres par jour selon la quantité d'eau ingérée.

La miction

En urgence

Des brûlures en urinant, une envie fréquente d'uriner, un blocage des urines ou une difficulté à uriner sont des signes d'alerte à ne pas négliger qui doivent amener à consulter le médecin.

De même, tout problème urinaire qui s'accompagne de fièvre, de frissons et de tremblements nécessite une consultation immédiate, surtout si cela s'accompagne de douleur dans un rein ou dans le bas du dos.

On urine environ quatre ou cinq fois par jour et 1 fois éventuellement au cours de la nuit. La capacité de la vessie est de 300 à 400 ml en moyenne, et le temps pour évacuer cette urine est d'environ 30 secondes maximum.

La miction est totalement indolore et ne doit survenir que volontairement. S'oublier ou avoir des fuites en dehors de la miction est le témoin d'un problème d'***incontinence urinaire***, qui est plus un problème féminin. Chez l'homme, le jet diminue d'intensité avec l'âge. La raison en est le plus souvent un vieillissement de la prostate pouvant être responsable de ***rétention urinaire***.

La miction est due à la contraction du muscle détrusor de la vessie. Ce muscle est commandé par voie hormonale en provenance du cerveau dès que la vessie a informé celui-ci par voie nerveuse qu'elle est pleine. Toutefois, la miction demeure un acte volontaire. En effet, une partie du sphincter est normalement fermée de façon totalement inconsciente. L'ordre venu du cerveau le libère, mais l'urine ne pourra s'écouler que lorsque le sphincter aura reçu par voie nerveuse l'ordre de se détendre.

Au moment de la miction, le sphincter s'ouvre, le détrusor se contracte, aidé au besoin par les muscles abdominaux et pelviens, et l'urine s'écoule.

Chez le jeune enfant, il peut exister une malformation urinaire qui provoquera un reflux des urines vers l'***uretère*** et le ***rein*** lorsque la vessie se contracte. Ce reflux vésico-urétéral peut être à l'origine de poussées de fièvre incxpliquées.

Ventre, vessie, urètre, muscles, hypothalamus.

Chapitre 8
Le système nerveux

Ce qu'on appelle « système nerveux central », c'est le ***cerveau***, le ***cervelet***, le ***tronc cérébral*** et la ***moelle épinière***. Ce dont on parlera ici, c'est du système nerveux périphérique, autrement dit l'ensemble des ***nerfs*** qui partent du tronc cérébral ou de la moelle épinière pour se distribuer à l'ensemble du corps. Cela revient donc à préciser comment chemine l'influx nerveux dans les nerfs, ce qu'on appelle la ***conduction nerveuse***, et comment fonctionnent les ***réflexes***.

Conduction nerveuse

En urgence

Toute perturbation de la fonction nerveuse (trouble de la sensibilité, douleur, paralysie et, plus généralement, tout trouble neurologique) doit être prise au sérieux, surtout si elle est soudaine, brutale, inhabituelle ou accompagnée d'autres troubles touchant les cinq sens, la coordination des mouvements ou la motricité.

La conduction de l'influx nerveux dans les nerfs est le principe fondamental de toutes les fonctions nerveuses.

Les différentes fonctions nerveuses

- La fonction nerveuse est soit **motrice** (elle répercute à la périphérie les ordres du cerveau), soit **sensitive** : elle lui envoie des informations sensitives (douleur, chaleur, pression, etc.) qui participent donc du ***toucher*** et de la ***sensibilité***.
- Mais on peut également la décrire comme **volontaire** (sous le contrôle de la volonté) ou **autonome** (sous le contrôle de structures du tronc cérébral qui maintiennent un certain tonus nerveux, comme le sphincter, qui contrôle la vessie).

Et puis, dans le cadre du système nerveux autonome (ou végétatif), on peut lui décrire un tonus « sympathique » (tout le système nerveux déclenché par la ***surrénale,*** qui fabrique entre autres l'***adrénaline***, l'***hormone*** du stress), « parasympathique » (tout le système nerveux sous le contrôle du ***nerf pneumogastrique***, qui contribue à gérer tout le système digestif, mais également le cœur et certains vaisseaux).

Selon le type de système nerveux, les fonctions qu'il pilote autant que les dysfonctionnements dont il souffre sont très nombreux. Impossible donc de les décrire ici. Cela d'autant plus que notre système nerveux est en relation étroite avec la ***surrénale*** (on l'a vu), mais aussi le ***microbiote intestinal*** (les bactéries de notre ***intestin***), ainsi que le système immunitaire chargé de notre ***défense***, qu'il soit ***sanguin***, ***lymphatique*** ou présent au sein de nos tissus.

Nerfs rachidiens, nerfs crâniens, plexus nerveux, cerveau, cervelet, tronc cérébral, moelle épinière.

Réflexes

En urgence

Il est difficile d'apprécier si les réflexes sont normaux ou non. Une abolition, une diminution ou une exagération des réflexes ne peuvent être appréciées que par un médecin lors d'un examen neurologique. Leur perturbation est le témoin de différentes maladies qui ne sont pas que liées au système nerveux.

C'est la réponse motrice faite à une stimulation. Chaque type de nerf sensitif ou sensoriel apporte une réponse de type réflexe.

Réflexe sensitif

Lorsque la peau est stimulée, il se produit une réponse immédiate de la région stimulée sous forme d'un retrait du membre ou du corps.

D'autres réflexes existent qui sont recherchés par le médecin :

- le **réflexe cutané abdominal** : la contraction des deux muscles longitudinaux de l'abdomen est obtenue en stimulant la paroi abdominale de chaque côté. Son absence d'un côté témoigne d'une lésion du cerveau du côté opposé ;
- le **réflexe cutané plantaire** a la même signification : la stimulation de la plante du pied provoque une crispation du gros orteil. En cas de paralysie, le gros orteil remonte lentement au lieu de se contracter : c'est le réflexe de Babinski ;
- le **réflexe crémastérien** : stimulation de la peau au-dessus du pli de l'aine, laquelle entraîne la rétraction du muscle qui soutient les bourses et provoque la remontée du testicule. Il est recherché chez l'enfant.

Réflexes sensoriels

- Le **réflexe photomoteur**. Il est exploré par le médecin et consiste à exposer l'œil à une lumière vive : la pupille rétrécira sous l'effet de la lumière. L'absence de réaction prouve une lésion au niveau du ***tronc cérébral***.
- Le **réflexe nauséeux** : la stimulation du fond de la gorge provoque un réflexe de nausée dont l'absence témoigne également d'une atteinte du ***tronc cérébral***.
- Le **réflexe cornéen** : le simple contact avec la ***cornée*** provoque un clignement des yeux. Son absence témoigne d'une lésion du trijumeau, qui est l'un des ***nerfs crâniens***.

Réflexes ostéotendineux

- Ils sont recherchés par le médecin pour mettre en évidence l'**intégrité des nerfs périphériques**.
- Une **abolition des réflexes ostéotendineux** témoigne d'une atteinte des nerfs périphériques, comme c'est le cas des polynévrites ou des lésions de la moelle par compression. C'est ce qu'on appelle une aréflexie.
- À l'inverse, une exagération des réflexes (**hyperréflexie**) se voit dans des problèmes d'***hypoglycémie*** ou en cas d'atteinte de certaines parties du système nerveux, comme le système extrapyramidal.

Réflexes végétatifs

Ce sont des réactions du système nerveux végétatif à une stimulation. Le plus connu est le ***malaise vagal***, qui est dû à un réflexe du nerf pneumogastrique en réponse à une stimulation des intestins par exemple.

À l'inverse, un réflexe sympathique est une réaction de cœur rapide, avec sueurs et pâleur, qui fait suite à une stimulation, comme une baisse de la tension artérielle ou une hémorragie.

Nerfs, muscles.

Chapitre 9
Le mouvement

On a vu comment le corps fonctionnait, mais pour quoi faire ?

Le mouvement est une fonction essentielle, car c'est grâce à cela que l'être humain peut aller chercher sa nourriture, échapper aux dangers qui le menacent, satisfaire ses besoins essentiels.

Les ***os*** du squelette servent de structure fixe, avec cette particularité qu'ils doivent assurer leur ***croissance*** depuis l'enfance jusqu'à l'âge adulte. Ce sont les ***muscles*** qui, par leur ***tonus*** et leur ***motricité*** au cours de l'***effort musculaire***, permettent d'animer les ***articulations***. Les gestes harmonieux ne sont possibles que grâce à un ***équilibre*** parfait et une ***coordination*** afin de favoriser, en particulier, la ***marche*** et la ***locomotion*** et, finalement, l'ensemble de tous les ***mouvements***.

Fonction osseuse

En urgence

À part les problèmes de ***fractures***, la fonction osseuse intervient peu, car elle est lente. Cependant, un phénomène lié au métabolisme du calcium est la crise de ***tétanie***, due à une baisse du taux de calcium dans le sang. L'hypercalcémie ne provoque généralement aucun trouble aigu, seulement le risque de fabriquer des calculs dans les reins, qui pourront entraîner des ***coliques néphrétiques***, ou dans les glandes salivaires, à l'origine de ***lithiases salivaires***.

La fonction osseuse consiste à maintenir en bon état de marche les os et le squelette, mais aussi à mettre à disposition de l'organisme le calcium dont il a besoin pour fonctionner normalement et pour assurer la ***croissance***.

La trame de l'os est constituée de protéines organisées en fibres sur lesquelles sont fixés des cristaux d'hydroxyapatite, faits d'un sel de calcium et de phosphore. La minéralisation des fibres de collagène est assurée par le calcium. Les cellules qui s'occupent de l'organisation des travées s'appellent les ostéoblastes. Ils élaborent la trame protéique qui est alors minéralisée. Ce système participe à l'ossification primaire de l'os, c'est-à-dire un os non encore organisé. L'action des ostéoblastes est stimulée par l'***hormone de croissance***, appelée aussi hormone somatotrope, fabriquée par l'***hypophyse*** et par les ***hormones thyroïdiennes***. Une fois que l'ostéoblaste a accompli son travail de synthèse, il se transformera en un ostéocyte, qui est un ostéoblaste vieilli. L'os est remanié en permanence grâce aux ostéoclastes. Ceux-ci détruisent l'os : la trame protéique est transformée en acides aminés tandis que le calcium et le phosphore sont libérés dans le sang. L'action des ostéoclastes augmente donc la quantité de calcium dans le sang tandis qu'elle en diminue la quantité dans l'os. Ce travail des ostéoclastes s'appelle l'ostéolyse.

Que ce soit au début de la vie, ou à la suite de fractures, ou tout simplement pour le renouvellement du tissu osseux (la totalité de l'os est entièrement remaniée en trois ans), et pour la ***croissance***, il se produit un travail d'ossification.

Les ostéoblastes fabriquent les fibres de collagènes qui sont minéralisées : c'est l'os primaire, qui n'est pas organisé (le cal osseux, par exemple, au cours d'une fracture). Puis interviennent les ostéoclastes, qui détruisent cet os en creusant de véritables tunnels longitudinaux que coloniseront à nouveau les ostéoblastes. Ils fabriquent des fibres de collagène qui sont alors parallèles à l'axe de l'os et qui seront minéralisées en couches concentriques : ce sont les travées de Havers. Ce travail est de l'ossification secondaire, donc organisée. Selon le type d'os et les contraintes imposées par les mouvements et les pressions que subit le corps, l'os s'organisera en lignes de force.

L'ossification peut se faire à partir du périoste : c'est l'ossification périostée, qui assure la croissance (et la réparation) en épaisseur de l'os. Mais elle peut aussi se faire au sein de l'os : c'est l'ossification endochondrale, qui permet la croissance en longueur.

Ces deux mouvements de construction et de destruction aboutissent à la mobilisation du calcium dans le sang ou, au contraire, à son stockage dans l'os.

Si l'organisme a besoin de calcium, il mobilisera le calcium de l'os grâce à la parathormone, qui stimule les ostéoclastes et accélère donc le processus d'ostéolyse. Si l'organisme a besoin de stocker le calcium, il le récupérera dans le sang et le fixera sur la rame protéique : ce processus d'ossification ou de stockage est sous la dépendance de la ***calcitonine***, de la ***vitamine D***, de l'***hormone de croissance*** et des ***hormones thyroïdiennes***.

Cette fonction osseuse est donc indissociable du ***métabolisme du calcium***.

Hypophyse, thyroïde, parathyroïdes, os, métabolisme.

Croissance

En urgence

Les problèmes de croissance n'entrent pas en ligne de compte. En revanche, un enfant de petite ou de grande taille peut présenter des troubles non urgents, mais nécessitant une exploration par le pédiatre.

La croissance est formidable les toutes premières années de la vie. En un an, bébé multiplie par 50 % sa taille de départ, avec 25 cm de plus, et triple son poids pour atteindre environ 9 à 10 kg ; à 2 ans, il a encore pris une dizaine de centimètres et deux kilos. Puis, de 3 ans à la puberté, régulièrement, il prendra cinq à six centimètres par an et deux kilos. À l'âge adulte, la tête a doublé de volume, le tronc a triplé sa taille, les bras sont quatre fois plus grands et les jambes cinq fois.

Les facteurs de la croissance

La croissance dépend de multiples facteurs : une bonne hygiène de vie associée à une alimentation équilibrée ; l'hérédité, qui vient en bonne place dans la taille ou le poids de chacun (les chats font des chats, et les échalas... plutôt des échalas) ; les hormones de croissance et les hormones thyroïdiennes jouent un rôle déterminant dans la croissance. Leur absence aboutit à un nanisme. Les hormones sexuelles jouent un rôle dans le développement des organes génitaux ; enfin, les facteurs affectifs ont aussi leur importance. Un enfant entouré, câliné, dorloté, pousse tout seul. Inversement, en cas de conflit familial durable, la croissance peut se bloquer en poids comme en taille. On connaît l'histoire de Peter Pan, cet enfant qui refusait de grandir par peur du monde des adultes...

Hypothalamus, hypophyse, os.

Fonction musculaire

En urgence

En ce qui concerne spécifiquement les muscles striés (ceux que nous commandons volontairement), ce sont les douleurs ou les ruptures, telles que vues plus haut. Les tremblements sont parfois le fait de problèmes musculaires, mais souvent aussi la conséquence de frissons ou de fièvre.

Le mécanisme de contraction du muscle est le suivant : l'ordre, quelle que soit son origine, parviendra au muscle par un ***nerf*** moteur. L'influx nerveux sera délivré au muscle par l'intermédiaire d'une structure microscopique, la plaque motrice. Celle-ci est une sorte de réunion de petites fibres nerveuses dont chacune a sous sa dépendance une fibre musculaire. L'intermédiaire entre la fibre nerveuse et la fibre musculaire est un neuromédiateur appelé « acétylcholine ». Celui-ci provoque le passage d'ions, comme le ***calcium*** et le ***sodium***, qui agiront sur les protéines constitutives de la fibre musculaire : l'actine et la myosine. Leur forme respective change sous l'action des ions. Ce changement infime au niveau de chaque protéine s'effectue pour toutes les protéines qui constituent le muscle, ce qui provoque à grande échelle une contraction musculaire.

Les différents types de fonctions musculaires

- Pour les **fibres musculaires striées** (muscles du squelette), la commande est sous le contrôle de la volonté, et le médiateur est l'acétylcholine.
- Pour les **fibres lisses**, comme celles qui constituent la paroi de certaines artères, de sphincters ou encore des muscles arrecteurs des poils, le médiateur dépendra de l'organe où se situe la contraction musculaire. Celle-ci échappera totalement à la volonté.
- Pour les **fibres myocardiques** (le cœur), la contraction est commandée par le tissu nodal, qui est un tissu situé dans une oreillette du cœur et qui envoie un influx régulier. La fonction musculaire est ici discontinue : les fibres musculaires sont infatigables, en revanche, elles ne peuvent se contracter qu'après un temps de repos obligatoire. Leur contraction échappe là aussi à la volonté.

Cerveau, nerfs.

Les pathologies les plus fréquentes

- Les problèmes des muscles striés sont les **crampes**, les **contractures**, **l'élongation**, le **claquage**, la **déchirure**, **l'écrasement** et la **rupture musculaire**. Les **paralysies** sont les atteintes de la fonction musculaire et ont des causes très variables (infectieuses, toxiques, traumatiques).
- Le problème le plus fréquent des muscles lisses est le **spasme** : lorsque celui-ci siège sur un canal, les liquides ou matières en amont ne peuvent s'écouler, ce qui produit une augmentation de la pression en amont, responsable de douleurs, et une baisse de la pression en aval, responsable d'une déficience de l'organe en question. Lorsque le spasme se situe sur un vaisseau, l'organe en question n'est plus irrigué et risque de souffrir : c'est le cas de **l'infarctus du myocarde** par exemple.
- Les problèmes de myocarde, mis à part les **problèmes vasculaires liés aux coronaires**, sont les **inflammations**, comme les **myocardites**, ou les **tumeurs**, comme les myxomes.

Tonus musculaire

En urgence

Les troubles du tonus n'ont de sens qu'en fonction d'autres signes bien plus visibles : paralysies, tremblements, troubles de la sensibilité. Ils ne sont pratiquement jamais isolés.

Le tonus musculaire est un aspect important du mouvement. En effet, qu'il soit exagéré (hypertonie), diminué (hypotonie) ou altéré (dystonie), il est indispensable pour assurer le maintien de notre corps face à la pesanteur et garantir des gestes harmonieux. Il s'agit donc d'un état de tension des muscles qui s'exerce de façon permanente. Cela correspond à une sorte de contraction musculaire de base qui permet au muscle de réagir immédiatement, comme un ressort sous l'action de la commande nerveuse. C'est grâce au tonus musculaire également que les articulations se maintiennent dans leur état de repos sans effort apparent.

- **L'hypotonie** : les muscles sont flasques, détendus, sans la moindre réaction. C'est ce qu'on voit au cours de certains comas et de paralysies dites flasques.
- En revanche, **l'hypertonie** est une contraction permanente des muscles. La crise de tétanie en est un très bon exemple. Les paralysies dites spastiques surviennent à la suite de traumatismes crâniens ou vertébraux graves.

L'enfant, au cours de son développement, présentera de façon normale un certain tonus dans le sens de la rétraction, puisque c'était pour lui un moyen de rester replié dans le ventre de sa mère sans effort. Ce tonus à la naissance s'inversera ensuite au cours de son évolution.

Muscles.

Fonction articulaire

En urgence

Les douleurs articulaires, de même que les raideurs ou les blocages, sont très courantes, soit dans le cadre de traumatismes, soit dans le cadre de phénomènes inflammatoires. Ils peuvent exister isolément ou être accompagnés par d'autres signes (température, rougeurs, tremblements…) qui peuvent en exprimer toute la gravité.

S'il n'y avait pas d'articulations entre les os, les muscles ne serviraient à rien, nous serions figés comme des statues. La fonction articulaire consiste à permettre un mouvement des os les uns par rapport aux autres. On parle aussi souvent de mécanique articulaire, tant la forme et l'intégrité du cartilage articulaire sont importantes pour un fonctionnement harmonieux.

Le mouvement des articulations se fait dans les trois plans de l'espace :

- **la flexion et l'extension** : c'est le cas du coude et du genou, par exemple, dont l'un des os a globalement une forme de poulie. Elle est assurée par des muscles fléchisseurs et extenseurs qui portent le nom de l'articulation ou de l'os qu'ils animent : fléchisseur propre du pouce, extenseur des doigts, etc. ;
- **la rotation interne et externe**. Elle est possible grâce à des extensions sur les côtés des surfaces articulaires. Le genou et surtout le poignet en sont de bons exemples. Elle est assurée par des muscles rotateurs appelés également pronateur (rotation en dedans) ou supinateur (rotation en dehors) ;
- **l'inclinaison latérale**. Elle est beaucoup plus limitée : par exemple le poignet ou les doigts, avec les muscles interosseux.

Contrôle des articulations

La ***motricité*** des articulations est assurée par les muscles, qui pilotent chacun un mouvement élémentaire précis. Certains muscles travaillent en action-réaction : par exemple, un muscle fléchisseur sera plus spécialement relié grâce à un contrôle du cerveau, à un muscle extenseur. C'est pour cela qu'on parle de muscles agonistes et antagonistes.

Chacun de ces mouvements élémentaires se combine à d'autres mouvements élémentaires grâce à une ***coordination*** musculaire assurée par le ***cervelet***.

De la même façon, le cerveau sait en permanence comment les ***articulations*** sont sollicitées, grâce à des capteurs de pression. C'est ce qu'on appelle la ***sensibilité*** proprioceptive.

Coordination et contrôle de la motricité sont à l'origine de l'harmonie, de la fluidité des mouvements et donc de la souplesse des articulations.

> Os, articulations, ligaments, bourses séreuses, muscles, ménisques, tendons.

Motricité

> **En urgence**
>
> Les troubles de la motricité se manifestent par des paralysies partielles ou totales, des troubles de la coordination, des tremblements, des troubles du tonus, et tout cela isolément ou dans le cadre de manifestations comme les troubles de la conscience ou le coma. Autant dire qu'un trouble de la motricité soudain est toujours une urgence potentielle.

La motricité est une fonction du ***cerveau*** assurée par une zone appelée la frontale ascendante. Cette zone a sous son contrôle tous les mouvements conscients et volontaires du corps. Mais il existe également une motricité non volontaire gérée par le système nerveux végétatif qui a pour effet d'assurer la motricité des muscles lisses des organes viscéraux (intestins, utérus, vessie, etc.). La façon dont nous évaluons notre motricité s'effectue en examinant les mouvements que nous imprimons à notre corps.

- La **motricité volontaire** est sous le contrôle du cerveau, qui comporte les neurones moteurs réunis en un « faisceau pyramidal » qui descend dans la moelle épinière et se distribue par les nerfs. Un point important à savoir, c'est que si le côté gauche du cerveau est atteint, c'est la partie droite du corps qui présentera des troubles de la motricité. Et *vice versa*. Cette fonction motrice est harmonisée grâce au ***cervelet***, qui en assure la ***coordination***.
- La **motricité automatique** est assurée par le système extrapyramidal, qui est parallèle au faisceau pyramidal, mais qui est issu du ***tronc cérébral***. Ce système assure les mouvements automatiques comme la marche ou la mastication, lesquels ne sont pas volontaires à proprement parler, car ils se font de façon automatique : quand on marche, on sait seulement où l'on veut aller, mais le programme « marche » se déroule selon des procédures automatiques qui dépendent du faisceau pyramidal.
- La **motricité involontaire** ne dépend ni du système pyramidal ni du système extrapyramidal, mais du système nerveux végétatif. Celui-ci commande les muscles lisses des viscères auxquels on donne le nom de motilité, pour bien préciser qu'ils ne sont pas soumis au contrôle de la volonté. Par exemple, la motilité intestinale se fait par des mouvements péristaltiques, la motilité vésicale par la contraction brusque du muscle de la vessie, le détrusor.

> Muscles, nerfs, cerveau, tronc cérébral, moelle épinière.

Équilibre

En urgence

Les troubles de l'équilibre ne sont pas graves en eux-mêmes, mais associés avec d'autres signes (tremblements, malaise, vomissements, nausées, chute...), ils sont toujours le révélateur d'un dysfonctionnement qui doit être pris en compte.

Cette fonction essentielle du corps lui permet en permanence de connaître sa position dans l'espace et par rapport à la pesanteur, et de conserver la position qu'il a choisie ou de la modifier en temps réel. Rester en équilibre est un travail permanent et complexe de notre corps qui met en jeu à la fois notre ***cervelet*** et notre ***oreille interne***, mais également tous les capteurs de notre corps qui renseignent le cervelet de la position à chaque instant de la moindre parcelle de notre corps, permettant ainsi de mettre en jeu les ***muscles*** et les ***mouvements*** adéquats pour maintenir cet équilibre. L'équilibre n'est donc pas une fonction statique comme celle que l'on recherche pour un objet, mais bien une fonction dynamique, modulable dans le temps et selon une volonté bien précise.

Cela explique que les causes de déséquilibre soient aussi nombreuses puisqu'elles témoignent du mauvais fonctionnement de ces différents organes.

Les informations

Trois fonctions essentielles du corps concourent à renseigner le cervelet et le cerveau : la vision, qui permet d'informer le cerveau de l'environnement, lequel cerveau fait appel à son expérience et à sa mémoire pour que les informations visuelles données par les yeux aient un sens. Le vestibule est l'organe de l'oreille interne capable de connaître en permanence la position de la tête, ainsi que les accélérations ou décélérations que subit la tête. Les muscles, tendons, articulations et récepteurs profonds de la peau renseignent le cerveau des contraintes subies par les muscles et les ligaments.

L'intégration des informations

Elle est effectuée par le tronc cérébral et le cervelet. L'un et l'autre intégreront toutes ces données par un échange d'informations. C'est le cervelet, en définitive, qui fournit au cerveau les éléments nécessaires pour que celui-ci donne les ordres moteurs qui adapteront la position du corps en conséquence.

Les ordres

Ils sont donnés par le cerveau au moyen de la zone qui pilote les mouvements : la frontale ascendante. Le cerveau les organisera selon des schémas bien précis connus de lui : c'est ce qu'on appelle le schéma corporel.

Cervelet, oreille interne, muscles, ligaments, articulations, tendons.

Les troubles de l'équilibre

Ils sont un signe très important. Soit on a l'impression que tout tourne autour de soi, c'est alors un vertige, soit simplement une sensation de déséquilibre, comme celle d'être sur un bateau, et c'est alors un faux vertige. Les **vrais vertiges** sont des troubles du cervelet ou de l'oreille interne, les **faux vertiges** sont la conséquence d'un mauvais fonctionnement cérébral (mauvaise oxygénation ou mauvaise vascularisation du cerveau, tension artérielle trop élevée ou trop basse, intoxications, etc.).

Coordination des mouvements

Muscles, nerfs, articulations, cervelet.

En urgence

Tout trouble de la coordination inhabituel ou brutal impose une consultation immédiate. Il est rare que ces troubles soient isolés, et ils s'accompagnent le plus souvent de tremblements, de paralysie ou de troubles de la sensibilité, voire de perturbation d'autres fonctions comme la marche, la parole ou la conscience.

C'est l'ensemble des fonctions neurologiques qui permettent aux mouvements de rester harmonieux et fluides. Ainsi sont conservés les postures initiales et les mouvements n'ayant pas une action réflexe. La coordination des mouvements se fait par un contrôle permanent des muscles agonistes (ceux qui font une action, plier le bras par exemple) et ceux des muscles antagonistes (ceux qui l'étendent).

La coordination met en jeu diverses fonctions qui agissent en permanence, à chaque instant et en temps réel. Le cerveau reçoit des informations en provenance des ***articulations*** grâce à la ***sensibilité*** profonde et des muscles qui indiquent leur état de ***tonicité***. Par ailleurs, l'oreille interne informe le cerveau sur la position du corps par rapport à la verticale, ainsi que son état de vitesse, d'accélération et de déplacement. Enfin, la vision et l'audition informent le cerveau de l'environnement immédiat. Le cerveau envoie alors des ordres pour maintenir, modifier ou stopper le mouvement de certains muscles par rapport à d'autres. Les voies qui assurent cette ***motricité*** sont les voies pyramidales. Parallèlement, les voies extrapyramidales assurent les postures et le contrôle des mouvements volontaires.

Toutes ces données sont coordonnées par le cervelet, qui joue en quelque sorte le rôle de cerveau secondaire.

Les troubles de la coordination

Ils sont dus au dérèglement de l'une ou l'autre des structures en cause.

- Les atteintes de la voie pyramidale (paralysie) provoqueront des **troubles des mouvements** lorsque certains muscles seulement sont non fonctionnels.
- Les atteintes des voies extrapyramidales, comme on le voit dans la maladie de Parkinson, par exemple, provoquent des **tremblements au repos** et une sorte de **rétrécissement des mouvements** qui gêne leur coordination.
- Les atteintes de certains muscles que l'on peut voir dans des maladies musculaires peuvent, par voie de conséquence, provoquer des **troubles de la coordination**.

Les maladies du cervelet sont celles qui sont le plus responsables de troubles de la coordination : ataxie (mouvements incontrôlés), tremblements, hypermétrie (impossibilité d'arrêter un geste). Elles perturbent grandement des fonctions comme la marche.

Locomotion

En urgence

Une diminution de la locomotion, voire un arrêt, est un signe d'alerte, surtout s'il est soudain, inhabituel, et s'il s'accompagne d'autres troubles tels des paralysies ou des troubles de la parole.

La locomotion est un ensemble de fonctions qui permettent le déplacement, donc l'autonomie. Elle dépend de la ***motricité***, de la ***coordination*** des mouvements, de l'intégrité des ***fonctions musculaires et articulaires,*** de l'***équilibre***, de la ***volonté*** et de la capacité de se déplacer, donc de la ***marche***. Elle est soumise également aux fonctions supérieures de ***mémorisation***, car la locomotion suppose de pouvoir s'orienter sans se perdre.

Muscles, nerfs, cervelet, oreille interne, cerveau.

Les troubles de la locomotion

Ils recouvrent les **troubles de la marche.**

Marche

En urgence

Un trouble de la marche, en particulier s'il est brutal et inhabituel, est toujours une urgence *a priori*, car il témoigne de la perturbation de l'une ou l'autre des fonctions qui la constituent. Une perturbation de la marche est d'autant plus inquiétante si elle s'accompagne de troubles de la parole, de la sensibilité ou de tremblements.

La marche est une fonction complexe mettant en jeu différentes fonctions : l'***équilibre***, la ***motricité***, la ***coordination*** des mouvements.

Le cerveau est renseigné sur la position des pieds grâce aux récepteurs de pression situés sur toutes les ***articulations*** et sur l'état de tension des muscles grâce à des récepteurs situés sur les ***tendons***. Il reçoit en même temps des informations du centre de l'équilibre situé dans l'***oreille interne.*** La ***volonté*** permet alors au cerveau de mettre le système en route : la jambe sera lancée en avant grâce à l'action coordonnée de tous les ***muscles*** de la jambe, mais également du bassin et des bras, dont le but est d'accompagner les mouvements lors de la marche. La ***coordination*** de ces mouvements est assurée par le ***cervelet***, qui contrôle que l'***équilibre*** est bien conservé. Il envoie alors des ordres au cerveau pour que celui-ci ajuste la contraction musculaire. Puis, dès que le phénomène est en route, il continuera de façon presque automatique (nous ne faisons pas d'effort de volonté pour marcher), selon des programmes préétablis situés dans le cerveau. Ce sont tous ces programmes qui prendront plusieurs mois à l'enfant à mettre en place.

Muscles, nerfs, cervelet, oreille interne, cerveau, articulations, tendons, ménisques, bourses séreuses, ligaments.

Mouvements

En urgence

Tout trouble des mouvements, surtout s'il est inhabituel ou brutal, nécessite une consultation immédiate, car il témoigne de la perturbation de l'une ou l'autre des fonctions qui composent le mouvement. Une perturbation de la marche est d'autant plus inquiétante si elle s'accompagne de troubles de la parole, de la sensibilité ou de tremblements.

Notre capacité à effectuer des mouvements est le fruit de plusieurs fonctions pilotées par plusieurs organes. Pour être harmonieux et fluides, ils mettent en jeu la ***motricité***, mais aussi des systèmes plus complexes, comme le ***tonus musculaire*** et la ***coordination*** des mouvements.

Il existe trois types de mouvements :

- les **mouvements volontaires** : on décide de faire tel ou tel mouvement de façon consciente, comme prendre un objet ;
- les **mouvements automatiques** : on effectue une action volontairement, mais on n'a pas conscience

de tous les éléments du mouvement, marcher par exemple, qui se fait automatiquement sans que l'on en ait conscience, une fois que le cerveau a donné l'ordre de le faire ;

- les **mouvements involontaires** qui sont soit pathologiques, car ils perturbent le mouvement initial, les tremblements par exemple, et les mouvements involontaires normaux, comme les contractions des intestins.

Les mouvements volontaires et les mouvements automatiques

Le ***cerveau*** enverra un ordre moteur : c'est la ***motricité***. Le mouvement se produit sur un muscle qui a déjà un certain ***tonus musculaire*** et qui le conservera tout au long du mouvement. De plus, ce mouvement est harmonieux en raison de la ***coordination*** des muscles entre eux effectuée grâce au ***cervelet***. Mais le mouvement ne se suffit pas à lui seul, il s'inscrit dans un programme (la marche par exemple) ou un schéma qui dépend de la ***volonté*** et d'acquisitions faites au cours de la vie (le petit enfant a la volonté de marcher, mais il ne sait pas tout de suite, il lui faut faire appel à son expérience, donc à sa ***mémoire***). Tout cela se situe dans le ***cerveau***, en différentes aires dont on connaît encore insuffisamment le fonctionnement et les interactions. Enfin, pour que le mouvement soit possible, il faut des ***muscles*** et donc des ***articulations***. La perturbation des mouvements est donc due au mauvais fonctionnement de l'une ou l'autre des structures ou fonctions ci-dessus. Dans le cas des mouvements automatiques, l'enchaînement des mouvements se fait grâce à une zone du cerveau particulaire, qui est l'aire du schéma corporel.

Les mouvements involontaires

En ce qui concerne les mouvements involontaires normaux, l'ordre vient du système nerveux végétatif, qui enverra un ordre moteur : c'est la motilité, laquelle est une motricité involontaire. Le mouvement se produit sur un muscle lisse qui a déjà un certain ***tonus musculaire*** : par exemple, le sphincter de la vessie est naturellement fermé ; le mouvement d'ouverture de ce sphincter perdurera tant que la vessie n'a pas effectué sa vidange totale. Le système nerveux végétatif, par voie hormonale ou par voie nerveuse, assurera la motricité des muscles lisses de l'organe. Par exemple, le muscle de la vessie se contractera en même temps que le sphincter s'ouvrira. Une participation de la volonté existe en plus dans ce cas précis, puisqu'on peut décider d'aller uriner ou de se retenir.

Muscles, nerfs, cervelet, oreille interne, cerveau, articulations, tendons, ménisques, bourses séreuses, ligaments.

Chapitre 10

La peau comme intermédiaire social

La peau est un organe, comme on l'a vu, mais on peut également considérer qu'il s'agit d'une fonction qui est celle de protéger l'ensemble de notre corps contre les agressions. C'est la première enveloppe, la première défense. Et c'est aussi la première enveloppe qui nous fait communiquer avec nos semblables : notre teint, la texture de notre peau, sa luminosité, son grain, sa façon de refléter la lumière sont le premier des appâts, ceux grâce auxquels nous entrons en communication avec le corps social, celui des êtres humains.

Mais comme c'est un organe, la peau est aussi le miroir de notre ordre intérieur : tous les aspects subjectifs envoyés dans l'imaginaire de la personne qui nous observe sont des indicateurs de certains dysfonctionnements, notamment le ***teint***, l'***aspect de la peau*** et la ***sudation***, que nous avons vue dans le ***métabolisme***.

Teint

En urgence

Sont des signes d'alerte très importants : une pâleur brutale, soit générale, soit localisée à un membre ou la partie d'un membre, ou si elle s'accompagne de sueurs froides ; une cyanose brutale, quelle que soit sa localisation, surtout si elle s'accompagne de gêne respiratoire ou de douleur dans la poitrine ; une rougeur soudaine, surtout si elle s'accompagne de démangeaisons, de gêne respiratoire ou de gonflement de la langue.

Le teint normal est la couleur habituelle que l'on a depuis sa naissance, et ce, quelle que soit son ethnie ou sa carnation. Le teint peut changer, à la suite soit d'agressions extérieures, soit de pathologies variées.

Les différentes modifications

- La **pâleur**. C'est une manifestation très courante, mais qui est généralement un signe d'alerte lorsqu'elle est brutale. Elle est due à une diminution de la circulation sanguine dans un territoire localisé ou d'une façon générale, touchant ainsi toute la peau.
- **Couleur gris ardoise**. Cela se voit chez les personnes atteintes d'argyrisme (intoxication argentique) dans le cadre de pathologies professionnelles.

- Le **bronzage** est un phénomène normal sous l'action des rayons du soleil, qui stimulent la production de mélanine par les mélanocytes situés dans la partie profonde de l'épiderme. Lorsque le bronzage est très localisé, notamment dans une zone non exposée au soleil, on parle de mélanodermie, qui est due à des maladies rares et au long cours, comme la maladie d'Addison.
- Un **teint cuivré** est dû à une accumulation de cuivre, comme dans la maladie de Wilson.
- Une peau rouge en permanence (**érythrose**) est une teinte anormale qui nécessite exploration.
- La **cyanose** (peau bleutée) est un signe de gravité qui témoigne d'un excès de gaz carbonique dans le sang.

Peau, surrénale, artères, veines, sang.

Aspect de la peau

En urgence

Il est très important :

- d'essayer de repérer le type de lésion (macule, papule, vésicule, pustule, tuméfaction, ulcération, crevasse, plaie, etc.) ;
- de ne pas dénaturer la lésion en se grattant ou en mettant un produit dessus, ce qui gênera considérablement le travail du médecin ;
- de repérer les signes d'accompagnement : fièvre, démangeaisons, malaise, pâleur générale, tremblements, etc. Ce sont souvent ces signes qui donnent à la lésion initiale son sens.

Cela correspond à tout le travail du dermatologue. En dehors de la modification du teint, dont les causes sont assez restreintes, le nombre de maladies s'exprimant par une modification de l'aspect de la peau est très important. Il est donc impossible de les détailler ici.

Peau.

Les pathologies les plus fréquentes

Cependant, on peut faire le tour des manifestations les plus importantes :

- Les **éruptions**, c'est-à-dire les poussées soudaines de boutons ou de taches sur la peau. Le dermatologue les classe en macules (simple tache), papules (petite surélévation qu'on peut justement « palper »), vésicules (comme de petites gouttes d'eau posées sur la peau), pustules (bouton qui s'est ouvert et d'où s'échappe un liquide qui n'est pas forcément... du pus), squames (peau qui pèle en plaques). Toutes ces éruptions peuvent avoir des couleurs différentes, qui vont du blanc au noir en passant par toutes les couleurs possibles (jaune, bleu, vert, rouge, brun, etc.).
- Les **lésions**, qui surviennent généralement de façon plus lente, mais dont il est souvent difficile de faire la différence avec une éruption. Il peut s'agir de lésions en creux (ulcérations diverses, crevasses, perte de substance...) ou de lésions surélevées (tuméfaction, c'est-à-dire surélévation de la peau, qu'il ne faut pas confondre avec une grosseur qui soulève la peau en profondeur, verrues ou aspect de ce type reposant sur une peau saine ou au contraire altérée ou de teinte différente). Toutes ces lésions peuvent également être de couleur très variée, comme vu plus haut.
- Ces lésions élémentaires peuvent se compliquer d'**infections** ou de **lésions de grattage** qui dénatureront la lésion initiale.
- Elles peuvent également s'accompagner de démangeaisons, de fièvre, de malaise, de pâleur générale, de gonflements... bref d'une cohorte de signes qui font qu'à partir de ces lésions élémentaires, le nombre de combinaisons possibles montre toute la difficulté de la dermatologie.

Chapitre 11

Le système de défense

Notre corps est soumis à chaque instant à des agressions. Si on exclut les traumatismes contre lesquels nous sommes habitués à nous défendre grâce à notre gestion des mouvements et de la locomotion, ce sont surtout les agressions extérieures, dont la plupart sont invisibles : les germes (bactéries, virus, champignons), les produits toxiques ingérés, inhalés ou projetés sur la peau, les gaz (monoxyde de carbone, solvants, gaz divers...).

Un dernier type d'agression est celle que nous menons contre nous-même, et qui porte le nom de maladies auto-immunes.

Finalement, notre système de défense est fondé sur : l'enveloppe protectrice que constituent notre ***peau*** et nos muqueuses ; une mémoire, qui est l'***immunité*** ; notre système de ***défense contre les infections***, l'***inflammation***, qui participe de cette lutte, mais qui peut être paradoxalement une source de désagréments, voire de maladies ; et tout le ***système lymphatique***, qui permet l'évacuation des restes du conflit qui nous a opposés à ces agresseurs.

Immunité

En urgence

On ne voit de troubles du système immunitaire qu'à cause des manifestations liées à une baisse de l'immunité (des infections à répétition) ou à des poussées de maladies auto-immunes, qui sont des maladies chroniques, ou encore des réactions allergiques très violentes, comme l'œdème de Quincke. Les réactions contre les infections sont en fait bénéfiques, mais elles peuvent être très violentes.

L'immunité est la capacité qu'a notre organisme d'identifier ses agresseurs et de s'en souvenir. La mise en œuvre de ce système immunitaire dépend de nombreuses cellules de notre corps réparties entre le sang et les tissus.

Les deux systèmes immunitaires

Notre organisme possède deux lignes de défense :

- le **système immunitaire naturel**, sorte de ligne Maginot, avec l'efficacité en plus ;
- le **système immunitaire adaptatif**, c'est-à-dire un système stratégique capable de réagir spécifiquement à chaque type d'agresseur.

Le système immunitaire étant extrêmement complexe et nécessitant la coordination de nombreuses cellules, il n'est pas inutile de recourir à une image, celle d'une ligne de défense au cours d'un conflit armé.

La ligne Maginot et les soldats : le système naturel

Ce système souterrain défensif enterré et construit entre la guerre de 14-18 et celle de 39-45 entre la France et l'Allemagne est une bonne image pour comprendre comment fonctionne notre immunité.

Chaque organe, chaque tissu, chaque recoin de notre corps possède sa propre ligne Maginot.

- Elle est constituée d'abord de **barrières naturelles**, comme les reliefs de terrain qui peuvent gêner la progression d'un envahisseur : la ***peau***, avec sa couche cornée épaisse, ses enzymes, comme le lysozyme contenu dans la ***sueur*** ; le mucus qui recouvre ses muqueuses (***bouche***, ***nez***, ***vagin***...) ; l'acide chlorhydrique de l'***estomac*** qui stérilise les aliments ingérés.
- Elle comprend aussi un **réseau souterrain** : ce sont les ***capillaires sanguins***, qui parcourent notre corps et qui sont capables à tout instant de faire parvenir sur le lieu de l'infection des troupes fraîches
- Les **troupes** en question, ce sont les ***globules blancs*** présents dans le ***sang***. Il y a les polynucléaires, capables de sortir immédiatement sur les lieux de l'infection pour attaquer les microbes.
- Ils sont aidés par une **artillerie lourde** constituée par des éléments normaux de l'organisme : les anticorps, les cytokines et le complément.
- Le système immunitaire naturel possède également des **bunkers**, des **bastions** : ce sont toutes les formations lymphoïdes. Certaines sont avancées (comme les ***amygdales***, qui sont les premiers remparts contre les microbes qui passent par la bouche), d'autres sont en retrait, comme les ***ganglions lymphatiques***, que nous possédons un peu partout (aine, aisselles, sous la mâchoire, etc.).

Tout ce système est un dispositif de veille : il ne se déclenche que si l'ennemi attaque. L'attaque, c'est l'infection, la défense, c'est l'inflammation.

Tout cela fonctionne grâce au système adaptatif, sorte d'école de stratèges et de formation de soldats.

Les stratèges : le système adaptatif

C'est le système de défense de deuxième niveau. Le système adaptatif est initié dans un centre de formation, un peu comme le centre d'instruction des armées. C'est la ***moelle osseuse***. Elle fabrique des cellules dites cellules-souches, qui donneront des lignées de cellules spécialisées :

- les **polynucléaires neutrophiles**, on les a vus, ce sont les bombardiers chargés de l'attaque. Ils encerclent les microbes, les capturent et déversent sur eux des enzymes qui les détruisent ;
- les **lymphocytes** sont des cellules-mémoires de l'immunité. Elles possèdent des récepteurs de surface capables de reconnaître tous les types de microbes ;
- d'autres cellules sont porteuses d'une artillerie spécifique. Ce sont les **plasmocytes** et les **lymphocytes B**, qui sont capables de poser des sortes d'explosifs dirigées contre chaque type de microbes. Ces explosifs, ce sont les anticorps, protéines de taille variable circulant dans le sang et dans les tissus. Ils ne sont élaborés que contre un antigène et un seul. Ils se fixent sur les antigènes de l'agresseur. La formation de ce couple antigène-anticorps fait intervenir alors le détonateur appelé complément, qui se fixera dessus et détruira l'ensemble ;
- la mémoire de tous ces combats est conservée dans les lymphocytes. Ce sont les **archivistes**. Leur destruction (par le virus du sida par exemple) ou leur inhibition (par un traitement corticoïde ou un immunosuppresseur), ou encore la perturbation de leur mémoire (certaines formes de leucémie) aboutissent à une immunodéficience. L'organisme, privé de mémoire immunitaire, ne peut plus faire face à ses agresseurs. C'est ainsi que des bactéries opportunistes peuvent profiter de la situation de faiblesse immunitaire et se développer.

Un peu plus dans le détail si cela vous intéresse

Les éléments du système immunitaire naturel

- Les **macrophages** sont des cellules géantes issues de la même lignée que les polynucléaires. Leur tempérament de tueurs les prédispose à la destruction de toute substance étrangère.
- Les **polynucléaires**, eux, sont dits *natural killers*, ce qui signifie tueurs habituels. Ils enrobent les microbes et font éclater leur paroi grâce à leurs enzymes. Ce qui en résulte, c'est le pus, constitué de débris de bactéries et de polynucléaires altérés au cours de l'opération de destruction.
- Les **mastocytes** libèrent la sérotonine et de l'histamine qu'elles contiennent pour démarrer la réaction inflammatoire.
- Le complément est un gigantesque **système enzymatique** qui se fixe sur le couple antigène-anticorps et provoque sa destruction. Ainsi, une brèche est ouverte dans la paroi du microbe et celui-ci éclate.
- Les **cytokines** sont des protéines fabriquées par les cellules de l'immunité en réponse à une infection virale. La plus connue des cytokines est l'interféron. D'autres cytokines ont pour but d'aider les tissus à se réparer à la suite de l'infection.
- Et puis, notre système immunitaire n'est pas tout seul : il bénéficie de l'apport essentiel d'informations en provenance de notre microbiote intestinal, qui coopère étroitement avec notre système immunitaire.

Les éléments du système naturel adaptatif

- Les **lymphocytes T** aident les macrophages à détruire les microbes qu'ils ont encerclés. Ils sont dits *helper*. Une deuxième catégorie de lymphocytes T est les lymphocytes *killer*. Ils sont dits cytotoxiques parce qu'ils détruiront eux-mêmes des microbes à leur portée en matière de taille : les virus.
- Les **lymphocytes B**, informés par les lymphocytes T, ont pour rôle de fabriquer les anticorps.
- Les **plasmocytes** sont une forme de lymphocytes B disséminés dans les tissus.
- Les **anticorps** sont des protéines spécifiques du microbe. On les appelle aussi immunoglobulines. Il existe des anticorps anti-HBs contre le virus de l'hépatite, antitétaniques contre le bacille du tétanos, etc. Les anticorps lourds restent dans la circulation parce qu'ils sont trop gros pour sortir des vaisseaux. Ce sont les IgM. Les anticorps légers (les IgG) peuvent sortir des vaisseaux et attaquer localement dans les tissus. D'autres anticorps restent attachés à l'endroit où ils sont fabriqués : ce sont les IGA, ou anticorps de surface, présents dans toutes les muqueuses (nez, gorge, etc.).

L'auto-immunité

Lorsque notre immunité se retourne contre nous-même, contre nos propres protéines et cellules, on parle d'auto-immunité. Tout se passe comme si l'immunité avait perdu la mémoire. Ces maladies se développent sur le long terme.

L'allergie

La réaction allergique est une réaction exagérée de l'organisme face à un agresseur sans danger, mais que l'organisme considère comme dangereux.

Immunité, inflammation et défense sont en fait un seul et même système dont le but est la défense contre les infections.

Rate, ganglions, lymphatiques, moelle osseuse, sang, peau, amygdales, estomac, intestins, côlon.

Défense contre les infections

En urgence

Ce que nous observons en cas d'infection, c'est la lutte entre les agresseurs (virus, bactéries, champignons) et nos cellules immunitaires. Et tous les signes désagréables que nous constatons (douleur, fièvre, gonflements, infections diverses, etc.) ne sont que le résultat de cette bataille qui, généralement, tourne à notre avantage, mais parfois pas.

Cela a été vu précédemment avec le détail de l'immunité.

Que ce soit notre organisme qui baisse la garde ou un microbe virulent qui l'assaille, le scénario sera à chaque fois le même. Il utilise des mots connus : contamination, contagion, incubation, etc.

La contamination

Le microbe pénètre par un point quelconque de l'organisme. C'est ce qu'on appelle la contamination. Il y pénètre par un nombre limité de points, ceux qui font que notre organisme n'est pas un système clos et hermétique, mais un système ouvert vers l'extérieur au moyen de ses orifices : les voies aériennes (bouche et nez), les voies ORL (le fond de la gorge et la trompe d'Eustache, qui mène à l'oreille moyenne), les voies digestives (par la bouche essentiellement, mais aussi par l'anus), les muqueuses (buccale encore une fois, nasale, rectale, vaginale et urinaire), avec une place particulière pour l'œil, les pores de la peau, la peau elle-même lorsqu'elle est atteinte par une plaie ou une lésion.

La contagion

La contamination peut se faire de façon directe, grâce à l'air que nous respirons ou grâce à ce que nous avalons, ou de façon indirecte par un autre être vivant (animal, plante ou être humain). Mais finalement, cet organisme contagieux ne fait que nous transmettre un microbe par contact (toucher, air qu'il expire, gouttelettes de salive, contact sexuel, etc.). C'est pour cela qu'on utilise souvent le terme de sujet-contact. Lui-même peut être déjà infecté, donc malade (tuberculeux par exemple) ou porteur sain (l'échinococcose transmise par les renards par exemple). On parle alors (surtout pour les animaux) de réservoir.

À nous de savoir nous défendre, et c'est là que l'immunité entre en jeu.

L'incubation

Au début, le nombre de microbes est faible (même si le nombre peut se chiffrer en millions). Mais, plus ou moins rapidement selon les microbes, leur nombre s'accroîtra de façon considérable. Il faut dire qu'ils ont tout à disposition : une température idéale, des cellules-hôte qu'ils peuvent parasiter pour s'incorporer dans leur matériel génétique, des nutriments à profusion, ils sont comme des coqs en pâte. Plus leur nombre s'accroît, plus ils sont perçus par l'organisme comme étrangers et agressifs. On parle, pour certains virus, de charge virale, qui signifie que tant que les virus ne se sont pas développés en nombre suffisant, l'organisme ne fait que les repérer sans réaction agressive. Il faut un certain temps pour que tout cela se mette en place : c'est la période d'incubation, qui varie selon les microbes, leur virulence et leur quantité initiale.

La phase d'état : l'inflammation

On utilise souvent ce terme dans les maladies infectieuses. C'est le moment où l'organisme, ayant décidé que cet envahisseur était bien un ennemi, réagira en alertant ses troupes : la réaction commune à pratiquement toutes les infections est l'inflammation.

Mais chaque inflammation a son mode d'expression spécifique selon le lieu de l'infection et le type de microbe.

Une poussée de boutons, c'est une forme particulière d'inflammation qui donne la signature de la maladie, les signes spécifiques. Par exemple, de petits boutons disséminés sur le corps et qui, le lendemain, se surmontent d'une bulle qui crève le surlendemain pour laisser place à une croûte sont une réaction inflammatoire spécifique de la varicelle, qui est due à l'herpès virus.

En revanche, le même herpès virus qui se développe dans les méninges et provoque une méningite donnera une réaction méningée (maux de tête, vomissements, gène à la lumière, etc.) qui aurait été la même si la méningite avait été provoquée par un autre microbe.

C'est souvent au stade d'inflammation, lors de cette période d'état, que les signes sont les plus violents. D'abord à cause de la virulence du microbe, qui peut faire des dégâts (destruction de cellules nerveuses dans l'encéphalite par exemple), mais aussi à cause de l'importance de la réaction inflammatoire que l'organisme est obligé de mettre en place pour se défendre. Cette réaction peut être parfois telle que le médecin est obligé de la tempérer en utilisant des anti-inflammatoires.

La suite de l'infection

Il n'y a pas beaucoup de possibilités : quatre exactement.

- Soit **les défenses de l'organisme sont d'emblée les plus fortes** et l'infection sera tuée dans l'œuf, les signes inflammatoires diminuant rapidement.
- Soit **le conflit monte en puissance** et la bataille fait rage : on appelle cela le foyer infectieux. Les microbes se multiplient et déversent leurs toxines ou grignotent peu à peu les tissus au cours de leur avancée. En réponse, les cellules de défense (polynucléaires, macrocytes, lymphocytes, etc.) jouent les kamikazes, les encerclent et les détruisent. Tout cela fait un mélange de débris des deux protagonistes et de tissus détruits. Les dégâts alentour sont considérables (à l'échelle microscopique) : c'est le pus. À ce stade, l'abcès qui se constitue est inévitable. Cet abcès peut être plus ou moins gros, mais il se développe seulement au niveau local (abcès du poumon, furoncle, foyer tuberculeux, etc.). Le conflit peut s'étendre au niveau régional, et parfois au niveau général (c'est-à-dire dans tout l'organisme : c'est la septicémie). La guérison dépendra de l'importance de cette extension.
- Soit **l'infection est jugulée**. C'est ce qu'on appelle souvent la phase tertiaire ou la phase de convalescence. Peu à peu, les dernières troupes de microbes sont anéanties et l'organisme commence la reconstruction minutieuse de ce qui a été détruit. Parfois sans séquelles, parfois avec séquelles. Ces séquelles dépendent de l'importance des tissus atteints au niveau local, régional et général, et lorsque ceux-ci ne se reproduisent pas ou mal, les séquelles sont irréversibles.
- Soit **l'infection ne l'est que partiellement** : il persiste un petit foyer infectieux en dormance (comme l'herpès virus, qui dort dans des ganglions nerveux, ou le virus de l'hépatite dans la cellule hépatique) qui se réveillera parfois. La maladie passe à la chronicité.

La mémoire immunitaire

Quelle que soit l'issue, l'organisme gardera précieusement en mémoire le motif antigénique de l'agresseur, sa carte d'identité génétique. C'est le rôle des lymphocytes du sang, qui sont les gardiens de notre immunité.

Rate, ganglions, lymphatiques, moelle osseuse, sang, peau, amygdales, estomac, intestins, côlon.

Inflammation

> ## ⚠ En urgence
> Une très grande majorité des maladies s'expriment par une réaction inflammatoire : rougeur, chaleur, gonflement, douleur. Et donc les manifestations dépendent de la localisation. Lorsque cette inflammation est généralisée, on entre dans des problématiques très sérieuses, en particulier lors des infections généralisées très sévères, les septicémies. Dans ce cas, à ces signes locaux s'ajoutent des signes généraux : fièvre, fatigue intense, tremblements, pâleur, troubles de la conscience, gêne respiratoire, douleur thoracique, arrêt de la fonction rénale... C'est tout l'organisme qui est en état de choc septique. Ce sont de grandes urgences médicales.

On l'a vu à la fois au cours de la réaction immunitaire et lors de la défense contre les infections, l'inflammation est une réaction normale de l'organisme à une agression, quelle qu'en soit l'origine.

Normale ?

Cela peut paraître paradoxal, mais l'inflammation est bénéfique. Pourtant : ça fait mal, ça chauffe localement, la région enflammée devient toute rouge et elle gonfle. Rougeur, chaleur, gonflement et douleur, quatre signes qui témoignent de l'inflammation et qui sont perçus comme néfastes. La preuve, c'est qu'on lutte contre l'inflammation par des anti-inflammatoires !

En fait, il faut bien comprendre la finalité des choses : au départ, il y a bien une agression (réelle ou ressentie comme telle par l'organisme) et nous ne faisons que nous défendre.

L'inflammation est donc une réaction soit à une infection par un microbe, soit à une agression extérieure (brûlure, blessure, coup, traumatisme, irritation locale), soit au mauvais fonctionnement d'un constituant normal du corps (par exemple, une tendinite, qui est l'inflammation d'un tendon qui travaille de façon excessive), soit à une erreur de l'organisme qui prend ses propres constituants pour un agresseur (maladies auto-immunes).

Comment cela se passe-t-il ?

Au départ, le tissu victime de l'agression réagit en faisant libérer par des cellules en patrouille des substances qui déclenchent la réaction inflammatoire. Ces cellules, présentes dans tous les tissus, sont les mastocytes. Ils déverseront localement de l'histamine et de la sérotonine. Ces deux substances ont pour effet de stimuler tous les capillaires sanguins de la région et de faire en sorte qu'ils se dilatent. La région devient rouge et chaude. Ce signal d'ouverture des pores des vaisseaux fait arriver en masse les cellules de défenses du sang : les lymphocytes et les polynucléaires. Les polynucléaires, c'est l'artillerie lourde, et les lymphocytes, ce sont les archivistes de toutes les batailles qui ont pu se dérouler auparavant. Ce sont eux, les vrais stratèges, car ils possèdent la mémoire immunitaire, celle qui permet de connaître la carte d'identité des agresseurs, ce qu'on appelle les motifs antigéniques. Tout ce monde fait beaucoup de remue-ménage et prend de la place. Résultat : la peau gonfle et comprime les nerfs de la région qui alertent le cerveau : la douleur est là !

L'inflammation a joué son rôle. Deux phénomènes viendront alors en superposition : les mécanismes de défense et l'immunité. L'absence de l'un ou de l'autre fait que le combat est perdu d'avance : pas de stratège, pas de victoire, pas d'artillerie, pas de défense !

Les erreurs et les excès

- **Parfois, l'intensité de la réaction inflammatoire est telle que le gonflement et la douleur deviennent insupportables.** C'est pour cela que le médecin utilise des anti-inflammatoires et des corticoïdes, dont le rôle est de limiter la violence de la réaction inflammatoire. Mais il prend des précautions. C'est pourquoi, si la cause de cette inflammation est une infection par un microbe, il accompagnera son traitement anti-inflammatoire d'un antibiotique (s'il s'agit d'une bactérie) ou d'un antifongique (s'il s'agit d'un champignon), ou encore, dans certains cas limités, d'un antiviral (s'il s'agit d'un virus). En effet, sans cela, l'anti-inflammatoire aurait pour effet de limiter l'arrivée des cellules de défense et donc de faciliter la progression des microbes.

- Autre exemple d'excès : **les réactions inflammatoires sans infection**. Pas d'agresseurs au sens propre, mais une agression au sens large : par exemple, une articulation qui travaille mal finira par s'irriter localement. L'organisme déclenchera la réaction inflammatoire, qui joue un rôle de clignotant, pour signifier à l'articulation de cesser son activité. À bien y réfléchir, c'est une bonne chose, car sans cela, l'articulation continuerait à travailler de travers, ce qui aboutirait à des destructions irréversibles. L'inflammation est donc garante du bon fonctionnement local grâce à ses cellules qui patrouillent inlassablement dans les tissus.
- Il peut aussi arriver que l'organisme se trompe en déclarant ennemi ce qui est en fait un constituant normal de l'organisme. C'est le problème des **maladies auto-immunes**. Elles constituent une véritable erreur de mémoire des lymphocytes et de tout le système immunitaire, qui développera des anticorps anti-articulation ou antipoumon, etc.

Ganglions lymphatiques, sang, foie, rate.

Système lymphatique

En urgence

Ils peuvent devenir inflammatoires : c'est la lymphangite. Lorsque les ganglions gonflent un peu en réaction à l'***inflammation***, c'est une adénopathie, et lorsque ces ganglions deviennent eux-mêmes inflammatoires, voire s'infectent, c'est une adénite. Les adénopathies peuvent également témoigner d'une maladie sanguine qui touche les lymphocytes : c'est le cas des leucémies, qui peuvent parfois se déclarer brutalement.

Les vaisseaux lymphatiques transportent la lymphe et ont un rôle essentiel dans l'immunité, car ils l'informent en permanence de tous les combats que l'organisme a dû mener contre ses agresseurs. C'est un réseau diffus, mal systématisé, mais qui suit globalement le parcours des veines.

Le rôle du système lymphatique est celui… d'éboueur. En effet, ces vaisseaux véhiculent la lymphe, dont le rôle est de drainer les déchets des tissus. Dès qu'une région du corps est agressée, qu'un tissu s'enflamme ou s'infecte, les lymphatiques draineront peu à peu tout ce qui résulte du combat entre les cellules qui défendent l'organisme et ses agresseurs.

Mais ils jouent aussi de ce fait un rôle important de mémoire grâce aux ***ganglions*** lymphatiques, qui servent de collecteurs. Ces relais intermédiaires ont pour rôle d'informer les jeunes lymphocytes du sang de tout ce que l'organisme a pu emmagasiner comme archives sur les microbes ou les substances qui l'ont agressé. Pour rester dans des comparaisons délicates, c'est en fouillant le contenu de sa poubelle que l'on peut avoir des renseignements intéressants et uniques sur la vie intime et le passé de quelqu'un. C'est un peu cela que font les ganglions. Leur rôle est aussi de constituer des bastions locaux en première ligne pour la défense contre les infections. Ganglions et vaisseaux lymphatiques forment le système lymphatique, qui participe de façon très active au système immunitaire.

Les lymphatiques servent par ailleurs à transporter de grosses protéines qui ne peuvent remonter par voie sanguine. Ils transportent également certaines graisses que leur a fournies l'intestin lors de la digestion. Ce rôle de transporteur est extrêmement important, autant que le rôle du sang dans ce domaine.

Ganglions, lymphatiques, rate, sang.

Chapitre 12
La reproduction

Dernier chapitre de ce tour d'horizon des fonctions du corps, donc de la physiologie humaine. À y regarder de près, autant tout ce que nous avons vu n'est que des fonctions absolument nécessaires à l'individu, autant tout ce qui touche à la reproduction dépasse l'individu et est nécessaire à l'espèce humaine dont nous faisons partie. C'est donc une fonction accessoire sur le plan de l'individu et vitale sur le plan de l'humanité.

Au départ, la ***puberté***, qu'elle soit masculine ou féminine, est nécessaire pour que les organes reproducteurs puissent être opérationnels et que la ***conception*** soit envisageable. Sans ***sexualité***, qu'elle soit masculine ou féminine, pas de reproduction possible ! De la même façon, sans ***ovulation***, pas d'ovule et donc pas de ***fécondation*** possible, et donc pas de ***grossesse***. Ce sont les ***règles*** qui témoignent de cette absence de grossesse. Mais lorsque la grossesse est en cours, l'***accouchement*** est le but au terme duquel l'enfant vient au monde. Mais, là encore (sauf dans la procréation médicale assistée), sans spermatozoïdes contenus dans le ***sperme*** et sans ***érection*** permettant une ***éjaculation***, l'ovule ne pourra être fécondé, et la grossesse n'aura pas lieu.

Étonnamment, tout le reste est accessoire : la ***sexualité*** en général est une fonction totalement décorrélée de la reproduction, ce qui en fait donc un concept à part, bien différent dans ses objectifs de la simple mécanique de la sexualité féminine et masculine. Faut-il les distinguer ou les confondre ? En fait, en urgence, vous verrez qu'on ne parle pas exactement des mêmes choses et des mêmes problèmes.

La lactation est une fonction très importante à la fois pour la mère et pour l'enfant, de même que l'allaitement, qui nécessite d'être... deux. Reste, finalement, cette grande question de l'***hérédité***, fonction mystérieuse, bouleversée par les connaissances récentes en épigénétique, et qui alimente tant de pages dans la littérature... !

Puberté

En urgence

Il n'y a aucun signe soudain ou inattendu témoignant d'un problème de puberté. Mais sans puberté, pas de vie sexuelle complète possible.

La puberté est une transition entre l'enfance et l'adolescence, au cours de laquelle la taille augmente de façon importante, les caractères sexuels se développent (pénis, seins), les caractères sexuels secondaires apparaissent (poils, mue).

Une fois la puberté terminée, l'adolescent est capable de procréer, c'est-à-dire de faire des enfants. La puberté normale commence entre 11 et 13 ans chez la fille et entre 13 et 15 ans chez le garçon. La variation des âges d'apparition de la puberté s'explique par des facteurs héréditaires, climatiques, psychiques et, parfois, par des maladies génétiques. Cette transformation se fait sous l'impulsion de structures situées sous le cerveau : l'hypothalamus qui fabrique une hormone, la LH RH, et l'hypophyse qui fabrique la FSH (*folliculo-stimulating hormone*) et la LH (hormone de lutéinisation). Ces deux hormones activeront les glandes sexuelles (***ovaires*** chez la fille qui fabriquent des œstrogènes et de la progestérone, et ***testicules*** chez le garçon qui fabrique de la testostérone). C'est l'action de ces différentes hormones qui provoquera les signes apparents de puberté chez la fille (poussée des ***seins***, élargissement du bassin, apparition des poils pubiens et axillaires...) comme chez le garçon (poils, pénis et ***testicules*** qui grandissent, voix qui mue...). Tout cela est la partie émergée de l'iceberg, car en profondeur, ce sont tous les ***organes reproducteurs*** chez la fille (***ovaires***, ***trompes***, ***utérus***) et chez le garçon (***testicules***, ***prostate***, ***vésicules séminales***) qui se mettent en action, de façon à pouvoir être opérationnels pour la ***reproduction***.

Hypothalamus, hypophyse, peau, poils, ovaires, trompes, utérus, vagin, testicules, vésicules séminales, prostate, épididyme, cerveau, seins.

Conception

En urgence

La seule question qui se pose vraiment concernant la conception est : « Suis-je enceinte ou pas ? » Ce sont les petits signes avant-coureurs, nausées, malaises, prise de poids, tension des seins, retard de règles, petite modification de l'humeur... Seul juge de paix : le test de grossesse.

La conception d'un enfant regroupe toutes les étapes depuis l'acte sexuel jusqu'à l'accouchement : fécondation, nidation, développement de l'embryon jusqu'au stade de fœtus mature, susceptible de venir au monde.

La question psychologique

Indépendamment des aspects « mécaniques » de la conception, un élément important est le **désir d'enfant**. C'est une question qui regarde la femme puisqu'elle portera l'enfant en elle, mais également l'homme, et donc le couple.

En dehors de la grossesse accidentelle ou non programmée, qui fait que la conception devient en fait l'acceptation d'un fait accompli, l'aspect psychologique de la conception est à la base de tout le processus qui s'ensuivra.

Cela signifie donc interrompre une contraception éventuelle ou encore envisager de « cadrer » les relations sexuelles de façon que la fécondation survienne. Ensuite, il y a l'attente, parfois angoissante. Bien des couples ont du mal à accepter que cela prenne un certain temps et ont tendance à médicaliser le problème par excès d'impatience. Concevoir un enfant, c'est donc également savoir attendre qu'il vienne.

Et puis, dans certains cas, cette attente peut être déçue, la femme tardant à tomber enceinte. On tombe dans des problèmes qu'on a tôt fait de qualifier de stérilité, et qui sont en fait la simple difficulté à avoir un enfant.

Hypothalamus, hypophyse, peau, poils, ovaires, trompes, utérus, vagin, testicules, vésicules séminales, prostate, épididyme, cerveau, tronc cérébral.

Sexualité féminine

Vagin, col de l'utérus, utérus, trompes, ovaires, seins, hypothalamus, hypophyse, cerveau, tronc cérébral, périnée.

Ce terme de sexualité est ici employé dans son sens purement mécaniste, c'est-à-dire les principes physiologiques qui entrent dans les processus de reproduction et dans l'optique des urgences. Il ne s'agit donc pas ici d'amour, de sentiments ou de complicité, mais simplement de la mise en scène de tous les organes de la reproduction que nous avons vus et qui, eux, peuvent poser de gros problèmes en urgence, en partie à cause d'une « mauvaise mécanique sexuelle ».

Pour qu'il y ait reproduction (hors PMA), la rencontre des deux sexes est une nécessité biologique entraînant pénétration du pénis de l'homme dans le vagin de la femme. La reproduction n'est possible que si, anatomiquement, il existe un ***vagin*** dont l'***hymen*** est déchiré ou suffisamment perméable pour permettre la remontée de ***spermatozoïdes*** fécondants, un ***col de l'utérus*** perméable, un ***utérus*** en mesure d'accueillir un embryon, des ***trompes*** perméables permettant le passage de l'ovule depuis l'***ovaire***, et un système hormonal en mesure de favoriser la ***fécondation*** et la nidation de l'embryon dans l'utérus. Dans cette optique de reproduction, ces éléments sont un préalable nécessaire. Tout dysfonctionnement de ces éléments et n'aboutissant pas à une grossesse peut être traité par des traitements médicaux ou chirurgicaux.

La sexualité, dans cette optique, dépend donc de la génétique, une femme fécondable étant obligatoirement porteuse de deux chromosomes sexuels X. D'un point de vue strictement mécaniste, la sexualité s'arrête là.

Toutefois, et même dans une seule optique de reproduction, la mécanique du rapport sexuel requiert un certain nombre d'obligations, car le plaisir généré par ce moment dépend de son harmonie, ou du moins de la satisfaction du désir. Pour être harmonieux, le rapport sexuel nécessite que soient réalisées plusieurs phases.

La séduction

Elle est un préalable qui met en jeu des phénomènes conscients et inconscients gérés par le cerveau et qui se manifeste par des gestes, des paroles ou des attitudes qui permettront à la femme de se sentir désirée par l'homme. La séduction génère (en principe) le désir.

Le désir

C'est l'envie d'avoir une relation intime (voire sexuelle) avec quelqu'un, ici, en l'occurrence, un homme puisque nous parlons de reproduction. C'est un peu différent de l'excitation, qui est la conséquence du désir. En effet, un homme en érection et une femme au vagin lubrifié sont en phase d'excitation : cela ne veut pas dire pour autant qu'ils sont désirants l'un envers l'autre. On peut également désirer sans amour ni attrait, par simple pulsion sexuelle. Et on peut de la même façon désirer par fantasme. Le désir est donc une notion floue qui tourne autour de fantasme et excitation.

Le désir met en jeu l'***hypothalamus*** et le système limbique situé dans le ***cerveau***. Différentes hormones sexuelles et différents neurotransmetteurs connus sont impliqués chez la femme : œstrogène, progestérone, prolactine, ocytocine, dopamine, sérotonine et acétylcholine. Des facteurs génétiques seraient également en cause.

Tout cela est bien réducteur, car nous savons bien tous ce que désirer veut dire.

- Le désir se manifeste généralement par un **début d'excitation** : l'homme se met en érection et la femme sécrète un mucus lubrifiant simplement comme un réflexe. À ce moment, il n'est besoin ni d'amour ni de séduction.
- **Du désir à l'excitation :** le désir est sous dépendance neurologique et hormonale. L'excitation est la conséquence d'une modification locale des

LA PHYSIOLOGIE

vaisseaux : la verge se gonfle de sang et la région périnéale de la femme se gorge de sang. C'est donc un réflexe. Mais c'est aussi sous la dépendance de l'émotion et de l'affect : l'entretien de l'excitation se fait grâce au désir érotique qui permettra d'aboutir à l'orgasme.

- **Le désir et les fantasmes.** C'est souvent le fantasme qui crée l'excitation et l'entretient : la vue d'un torse d'homme, la perception d'une voix ou d'un regard, ou toute autre stimulation visuelle ou fantasmatique excite la convoitise et allume le désir. C'est donc l'érotisation de la situation qui fabrique le désir et entraîne l'excitation.

Tout cela peut paraître un peu théorique, mais c'est important pour comprendre où sont les causes de la perte du désir sexuel, ou son excès, ce qui peut aboutir à des troubles du comportement.

L'excitation

Elle est la conséquence de ce qui précède et a un effet multiplicateur. C'est dire l'importance des préliminaires, de la parole, des stimulations corporelles que la femme espère ou demande, et de l'intégration cérébrale de tous ces stimuli. Les fantasmes jouent à ce moment un rôle très important, et pour chaque femme, il sera différent. Les positions sont essentielles, à la fois pour stimuler le fameux point G, et pour favoriser la stimulation du clitoris, et les échanges de paroles, de gestes et de regards.

Sans excitation, le rapport risque d'être douloureux pour la femme et donc non harmonieux, puisqu'elle ne sera pas lubrifiée du tout. Car certains phénomènes sont essentiels : dilatation des vaisseaux du ***périnée***, élargissement du vagin, détente des muscles pour faciliter la pénétration, gonflement des seins, dilatation des vaisseaux du visage. Tout cela est sous le contrôle de la LH (hormone lutéinisante fabriquée par l'***hypophyse***), de l'ocytocine, de même que les endorphines fabriquées par le cerveau. Un mécanisme complexe et encore mal connu provoque un emballement de tous ces médiateurs qui conduira – ou non – à l'orgasme. Il est intéressant de voir que chez la femme, ce ne sont pas les mêmes aires cérébrales qui sont activées par rapport à l'homme. Ce qui signifie que l'intégration de tous ces mécanismes par les hémisphères cérébraux et les structures en dessous (structures sous-corticales) ne sont pas les mêmes chez la femme et chez l'homme.

L'orgasme

C'est théoriquement le but de l'acte sexuel, mais il est vécu de façon très variable par les femmes, depuis une simple contraction sans plaisir, jusqu'à un véritable orage sensoriel qui peut s'emparer de tout son corps, les études récentes ayant montré que le clitoris est en fait un organe très étendu qui remonte dans le petit bassin et qui stimule différents nerfs. Il est suivi par une phase de bien-être, qui peut être de courte durée, ce qui permet à certaines femmes d'avoir plusieurs rapports menant à l'orgasme en très peu de temps.

⚠ En urgence

Aucun des dysfonctionnements touchant ces différentes phases n'a de sens en urgence (troubles du désir, de l'excitation et anorgasmie). Cependant, à la suite d'un week-end très amoureux ou un rapport très intense, certains troubles dus à l'échauffement peuvent apparaître. De même, des troubles peu fréquents du comportement sexuel dans le sens des excès (violence, perte du contact avec le réel, troubles de la conscience...) peuvent révéler une maladie sous-jacente de type psychiatrique. Cela reste rare.

Les autres signes témoignent d'un rapport sexuel qui s'est mal passé ou non consenti. Il s'agit alors de traumatismes concernant la sphère sexuelle, ou de véritables traumatismes psychologiques aigus ou chroniques dont le retentissement sur la vie physique et psychique de la femme peut être considérable.

Ovulation

Ventre, ovaires, hypothalamus, hypophyse, cerveau.

L'ovulation est la période située au milieu du cycle menstruel et au cours de laquelle l'***ovaire*** émet un ovule destiné à être fécondé.

Toute la période qui a précédé l'ovulation a consisté à faire mûrir les follicules. Il y en avait plus d'un million à la naissance de la petite fille. Seuls 400 d'entre eux environ parviendront à maturité. Le follicule est une sorte de petite boule au sein de l'ovaire, constituée de cellules qu'on appelle la thèque avec, au centre, un ovocyte, qui est un futur ovule. Grâce à l'action de la FSH, le follicule grossit. Les cellules de la thèque sont stimulées et fabriquent des œstrogènes en grande quantité. L'ovocyte, quant à lui, grandit avec le follicule. Lorsque le taux d'œstrogène est suffisamment élevé, l'***hypophyse*** envoie une autre hormone, la LH, qui provoquera l'ovulation. Celle-ci se passe de la manière suivante : le follicule mûr éclatera à la surface de l'ovaire, et l'ovocyte mature, qui s'appelle maintenant un ovule, tombera dans la ***trompe de Fallope*** en direction de l'utérus pour y être fécondé le cas échéant. Ce qui reste du follicule sera colonisé par des vaisseaux, et les œstrogènes se transformeront alors en progestérone, laquelle aidera une éventuelle grossesse.

Il peut arriver qu'aucun ovule ne parvienne à maturation. C'est ce qu'on appelle un cycle anovulatoire. La répétition de ces cycles entraîne une anovulation. Il peut également arriver que les cycles deviennent trop longs ou au contraire trop courts. Cela provoque des perturbations dans les règles, qui sont alors trop en retard ou au contraire trop en avance.

En urgence

Les seuls signes qui peuvent survenir en milieu de cycle sont de petites douleurs ou tensions du même type que les douleurs de règles. En dehors de cela, les troubles de l'ovulation ne sont responsables d'aucun signe en urgence.

Règles

En urgence

Les troubles des règles ont une extrême importance. Elles peuvent être irrégulières (spanioménorrhées), de faible abondance (oligoménorrhée), trop abondantes (ménorragie), trop fréquentes (polyménorrhée), douloureuses (dysménorrhée), absentes ou disparaître (aménorrhée).

Tous ces troubles imposent de voir un médecin. Un en particulier impose de consulter un médecin, c'est le retard de règles, car cela signifie une grossesse vraisemblable. Et si ce retard s'accompagne de douleurs du bas-ventre ou de pertes brunes, c'est une urgence, en raison du risque de ***grossesse extra-utérine.***

Les règles, encore appelées menstruations, sont un écoulement de sang accompagné de fragments d'endomètre (le tissu qui tapisse l'intérieur de l'utérus) et qui se renouvelle environ une fois par mois. Ce sang est rouge, fluide et généralement sans caillots. Il suinte plutôt qu'il ne coule. Il ne faut pas imaginer cela comme une plaie qui saignerait, mais simplement une sorte de peau à l'intérieur de l'utérus qui, en se détachant, libère du sang. Cette hémorragie est de faible abondance, et en dehors de situations pathologiques, on ne risque absolument pas de se vider de son sang. Ce n'est ni sale ni infecté, mais l'oxydation du sang peut prendre une odeur désagréable, d'où la nécessité d'une bonne hygiène. En général, il suffit de changer trois fois par jour les protections. Au-delà, cela signifie que les règles sont abondantes. Elles sont la plupart du temps très régulières, d'où leur nom. Le cycle dure entre 21 et 45 jours selon les femmes. Toutefois, la moyenne se situe à 28 jours. La perte de sang est généralement faible le premier jour des règles, puis maximale le deuxième jour, pour diminuer jusqu'à l'arrêt en six jours. Elles durent habituellement trois à six jours selon les femmes. Au moment où elles commencent à se tarir, elles peuvent devenir un peu plus foncées. Ça n'a rien d'inquiétant.

Le syndrome prémenstruel

Durant les quelques jours qui précèdent les règles, des douleurs peuvent apparaître et déborder un peu sur le premier ou le deuxième jour. C'est le syndrome prémenstruel, qui s'accompagne parfois aussi d'autres signes désagréables, comme des troubles de l'humeur, des gonflements.

La signification des règles

Elles témoignent du fait qu'il n'y a pas de grossesse en cours et elles marquent la fin d'un cycle et le début d'un autre.

Mais elles montrent surtout que les taux des œstrogènes et de la progestérone sont montés à des niveaux suffisants pour que la muqueuse de l'utérus gonfle, et que, par la suite, la décroissance de ces hormones a été suffisante pour que la muqueuse dégonfle et libère du sang. Leur volume et leur régularité témoignent donc d'un bon équilibre hormonal.

Les règles au cours de la vie

Elles surviennent à partir de l'adolescence, elles durent en moyenne **20 à 30 ans**, et disparaissent avec la survenue de la ménopause, **entre 40 et 55 ans** selon les femmes. **La moyenne se situe vers 52 ans.**

Mais il peut arriver, à l'occasion d'un voyage, d'un déménagement, d'un choc psychologique, etc., qu'elles soient retardées, ou que les cycles deviennent plus longs ou plus courts. Les règles témoignent de la fertilité (tant qu'on a des règles, on peut espérer avoir des enfants).

Avant leur arrêt définitif, il peut exister une période de transition de plusieurs années pendant laquelle elles deviennent irrégulières, d'abord plus rapprochées, puis plus espacées. Cette période porte le nom de préménopause.

Le cycle menstruel

Il est important à connaître. Le cycle menstruel est une période comprise entre le premier jour des règles et les règles suivantes.

- Première partie du cycle : il dure **14 jours** environ. L'ovaire est stimulé par la FSH. Cette hormone fera mûrir les follicules présents dans l'ovaire. Chaque follicule contient un ovocyte, qui est un futur ovule, et une couronne de cellules qui l'entoure et qu'on appelle la « thèque ». La thèque fabrique des œstrogènes. Ces hormones agiront sur l'utérus de la façon suivante : le col utérin sécrétera une glaire riche en éléments nutritifs qui aideront les spermatozoïdes à remonter les voies génitales jusque dans l'utérus. La muqueuse de l'utérus gonflera et se gorgera de sang en vue d'une éventuelle grossesse.
- **Le 14e jour** du cycle, parfois plus tôt, parfois plus tard, selon les femmes et selon leur âge, une autre hormone, la LH, provoquera l'***ovulation***, c'est-à-dire la libération par l'ovaire d'un ovule mûr, prêt à être ***fécondé***.
- **Les 14 derniers jours** du cycle. Ce sont des jours où l'ovaire attend une réponse de l'utérus : grossesse ou pas grossesse ? S'il y a fécondation d'un ovule par un spermatozoïde, l'œuf se nidera dans la muqueuse de l'utérus. La zone de contact entre l'œuf et l'utérus, c'est le placenta, qui fabrique de la bêta HCG, l'hormone que l'on mesure dans les tests de grossesse. S'il n'y a pas de fécondation, il n'y aura pas de placenta, donc pas de bêta HCG. La muqueuse de l'utérus s'atrophiera et tombera, un peu comme une peau morte, entraînant avec elle du sang et des débris cellulaires correspondant à tout ce qui reste de la muqueuse précédente : ce sont les règles. Un nouveau cycle menstruel attend l'ovaire.

Ventre, ovaires, hypothalamus, hypophyse, utérus.

Fécondation

En urgence

Deux problèmes essentiels liés à la fécondation : la ***grossesse extra-utérine***, qui correspond à une fécondation ayant eu lieu en dehors de l'utérus, et la ***fausse couche***, lorsque la grossesse s'interrompt alors qu'elle avait pourtant bien démarré.

Dans le domaine de la reproduction, la fécondation est un moment essentiel. Qu'elle soit effectuée naturellement ou au cours d'une procréation médicalement assistée (PMA), il suffit d'un spermatozoïde actif et d'un ovule prêt à être fécondé pour que la fécondation ait lieu. L'ovule le plus mature, généralement situé à la surface de l'***ovaire*** et sous l'action de la FSH (l'hormone qui permet le développement et la maturation des ovules), est éjecté de l'ovaire et passe dans la ***trompe*** correspondante. L'ovule est alors prêt à être fécondé par un spermatozoïde.

Le moment précis de la fécondation

L'ovule est entouré par une sorte de coque un peu échevelée qu'on appelle la corona radiata. Les spermatozoïdes rescapés de leur long voyage attaqueront alors cette coque grâce à des enzymes qu'ils possèdent dans leur tête. C'est au premier qui arrivera. Dès qu'un spermatozoïde parvient à pénétrer dans l'ovule, la paroi de ce dernier devient imperméable aux autres spermatozoïdes. Si plusieurs spermatozoïdes y entraient en même temps, l'œuf produit ne serait pas viable.

Le noyau du spermatozoïde élu, qui contient **22 chromosomes et un chromosome sexuel (soit X, soit Y)**, fusionnera avec l'ovule, qui contient **22 chromosomes et un chromosome sexuel, qui est toujours un chromosome X.** L'ovule et le spermatozoïde ont formé une seule et même cellule, qui est un œuf contenant **44 chromosomes (22 paires)**, et deux chromosomes sexuels (X et Y si c'est un garçon, X et X si c'est une fille).

La suite des événements

L'œuf a été formé vers les deux tiers de la trompe. Il mettra **cinq jours environ** pour achever son trajet dans la trompe, qui l'aide à progresser grâce à ses contractions. L'œuf va s'implanter dans un endroit quelconque de l'utérus qui sera le point de départ de formation du futur placenta. Si le placenta se développe à un mauvais endroit, on parlera de placenta prævia qui risque de poser des problèmes lors de l'accouchement. Le moment où l'œuf s'implante s'appelle la nidation, avec l'aide de la progestérone.

Toute cette alchimie ne tient qu'à peu de chose : un ovule émis dans la trompe doit être retrouvé par une armée de spermatozoïdes qui ont effectué un trajet harassant et qui doivent encore trouver l'énergie pour pénétrer l'ovule. L'œuf formé ne mesure que 50 microns et doit s'implanter dans un point de la muqueuse utérine qui l'accepte. Ce système est celui de la reproduction sexuée, et cela fait des centaines de milliers d'années que les êtres vivants se reproduisent ainsi. Aléatoire, donc, mais efficace !

Pourtant, des problèmes peuvent survenir qui peuvent mettre des obstacles à la fécondation.

Lorsque la fécondation est effectuée, l'embryon se développera. On ne parle plus de fécondation, mais « d'embryogenèse », c'est-à-dire la lente maturation de l'œuf, qui deviendra embryon puis fœtus, tout cela jusqu'au jour de l'accouchement. L'œuf formé n'a que deux devenirs possibles : soit il se développe harmonieusement et aboutira à un fœtus (vivant ou non à la suite de l'accouchement), soit il est expulsé et c'est alors une fausse couche.

Ventre, ovaires, trompes, utérus.

Grossesse

En urgence

C'est toute la question de l'obstétrique qui se pose ici. Les symptômes qui se posent en urgence sont les saignements par le vagin, la diminution des mouvements du fœtus, les contractions, les poussées de fièvre, les pertes diverses par le vagin, les convulsions, les malaises, les maux de tête violents, les troubles de la conscience. Tous ces signes, même minimes, imposent de consulter, car ils peuvent témoigner d'un problème au cours de la grossesse, d'une menace de fausse couche ou d'un accouchement prématuré.

Les premiers jours

La ***fécondation*** de l'ovule par le spermatozoïde aboutit à une cellule unique, l'œuf, qui possède en elle tous les germes du futur bébé. Cette cellule est dite totipotente, cela signifie qu'elle est la dépositaire du matériel génétique initial. D'ici l'accouchement, aucun autre matériel génétique que celui qui se trouve dans cette cellule initiale ne sera introduit dans les cellules pour en modifier l'évolution. L'œuf est formé en général dans l'une des trompes.

Au bout de **24 heures**, cette cellule se divisera d'abord en deux cellules identiques, lesquelles se diviseront également en deux, etc. On aboutit, en **trois ou quatre jours**, au stade de quelques cellules qui sont en nombre pair : c'est le stade de morula, c'est-à-dire d'une petite mûre microscopique. Cet amas de cellules fait seulement quelques microns. À ce stade, il se trouve en général au bout de la trompe, juste à l'entrée de l'***utérus***. Il est toujours libre, c'est-à-dire qu'il ne s'est pas encore implanté dans la muqueuse de l'utérus.

À partir de là, les cellules commenceront à s'organiser. Certaines iront vers l'un des pôles de l'œuf, tandis que les autres iront vers l'autre : une cavité se forme au milieu, c'est le stade de blastocyste. Certaines de ces cellules joueront un rôle d'accrochage dans la muqueuse utérine (c'est le futur placenta). D'autres se regrouperont pour former le futur embryon. Le blastocyste s'implantera alors dans la muqueuse utérine. À ce stade, les cellules des deux pôles sont déjà différenciées les unes par rapport aux autres.

L'embryogenèse

Les cellules de l'embryon se sépareront en deux groupes avec, entre les deux, une cavité. Les cellules du dessous donneront les futurs organes, et les cellules du dessus donneront la peau. Entre ces deux feuillets, une sorte d'entonnoir se forme, qu'on appelle le Nœud de Hensen. Par ce trou s'engouffrent certaines cellules de l'ectoblaste qui formeront une lame de cellules intermédiaire aux deux cavités et qui portera le nom de mésoblaste. C'est lui qui sera à l'origine du tissu nerveux. On est vers le **17e jour**.

Il se passe alors un phénomène fondamental dans l'embryogenèse : la délimitation. C'est en fait une sorte de repliement de l'œuf sur lui-même, qui emprisonnera l'entoblaste. Ce repli s'effectue dans les trois dimensions de l'espace, ce qui aboutira à une sorte de tube ouvert aux deux bouts. On est vers le **18e jour**.

À ce stade, l'embryon ressemble à une sorte de crevette dont l'une des extrémités, dite céphalique, très renflée, constitue la future tête, et l'autre extrémité, plus effilée, constitue l'extrémité caudale, c'est-à-dire les futures fesses. Entre les deux, un bourgeon relativement proche de la tête sur laquelle la crevette semble recroquevillée : c'est le futur cœur. Le dos de la crevette, c'est déjà le dos que l'on voit se segmenter en petits amas cellulaires qui constitueront les vertèbres recouvertes de peau.

Le **21e jour**, l'extrémité céphalique du tube se ferme : c'est la fermeture du neuropore antérieur qui donne naissance à des cellules regroupées autour d'une cavité, le futur cerveau.

Le **28e jour**, soit donc un mois après la fécondation, à l'autre bout de la crevette, le neuropore postérieur se ferme à son tour : c'est l'extrémité de la moelle épinière. L'embryon a déjà 6 mm de long et il possède déjà un minicerveau, une ébauche de cœur d'où naît l'aorte et où circulent déjà quelques globules rouges. Sa moelle épinière est formée, passant au centre des vertèbres, et de son ventre part le cordon ombilical, pourvu de deux vaisseaux qui rejoignent le placenta qui, entre-temps, a eu le temps de se développer et d'envoyer des messages hormonaux à la mère pour lui signaler que la grossesse se déroule normalement. À ce moment, la mère sait déjà qu'elle est enceinte, car elle a déjà 15 jours de retard de règles, un test de grossesse positif et parfois des nausées.

L'organogenèse

En fait, la construction des organes a déjà commencé, mais elle se poursuit à un rythme effréné. À **5 semaines**, le cœur a déjà quatre cavités, les bras et les jambes ne sont encore que des bourgeons qui poussent, mais on les devine très bien, l'œil est présent, les narines se forment ainsi que la bouche.

À **6 semaines**, l'embryon fait 15 mm et on peut le voir baignant dans son liquide amniotique : il a des bras avec, au bout, une palette où les doigts s'individualisent. Il en est de même pour les jambes. Son front devient marqué ainsi que le relief du nez. Le cœur bat, et du sang circule dans son petit corps. Dans le cerveau, les cellules nerveuses s'interconnectent à raison de 100 000 cellules à la minute, le lobe frontal est déjà bien individualisé, la rétine est formée.

De son côté, la mère a moins de nausées et la première consultation se rapproche.

À **8 semaines**, tous les organes sont en place, un bourgeon bien individualisé forme le sexe. L'embryon fait 4 centimètres, la taille d'une petite boîte d'allumettes, et pèse 15 grammes.

À **10 semaines**, il bouge par tressaillements, démontrant ainsi que son système nerveux primitif est en place.

De la 11e à la 15e semaine, son visage se modèlera, ses muscles lui permettent de bouger : il tourne la tête, remue les bras et les pieds. Il fait maintenant 15 centimètres. Son œil ne voit pas encore, mais il est formé. Il sera fonctionnel à l'âge de **4 mois**.

Pour l'oreille, c'est un peu plus tardif : il ne pourra entendre que vers le **5e mois**.

Les quatre derniers mois qui restent au fœtus dans le ventre de sa mère servent à grandir et à connecter tout son réseau de cellules cérébrales.

À partir du **7e mois**, l'enfant commence à être à l'étroit et il le fait savoir en remuant dans tous les sens. À **8 mois**, il fait 45 centimètres, et 1 mois plus tard, il est prêt pour le grand saut dans l'inconnu, l'accouchement.

Ventre, ovaires, utérus, placenta.

Accouchement

En urgence

- Premier point important : les contractions. C'est une sorte de durcissement du bas-ventre, les mêmes que celles auxquelles la femme a été confrontée à un moment ou un autre de la grossesse. Si les contractions reviennent régulièrement et qu'elles se rapprochent, c'est que le travail a commencé. À partir d'une fréquence d'une contraction toutes les 10 min, il y a menace d'accouchement imminent.
- Deuxième point : la perte des eaux, qui est un liquide comme de l'eau, d'abondance variable, mais qui ne peut pas passer inaperçu, car c'est une véritable inondation. Cela signifie que l'engagement commencera.
- Troisième point : les saignements. Ils ont la même valeur qu'une rupture de la poche des eaux.

Le moment tant attendu, mais parfois aussi tant redouté, est arrivé. L'enfant est prêt à naître. En fait, il y a globalement trois cas de figure : soit **l'accouchement dans une maternité ou un service hospitalier** ; soit **l'accouchement programmé à domicile supervisé par une sage-femme** ; soit la **menace d'accouchement en dehors de toute assistance médicale**, donc un peu en catastrophe, ce qui est souvent le cas des accouchements prématurés

L'accouchement normal

Il se déroule en trois phases : **le travail**, qui commence à évacuer l'enfant vers la sortie ; **l'expulsion**, qui est la sortie de l'enfant à l'extérieur ; et enfin, **la délivrance**, qui est le détachement définitif du placenta. Cet accouchement est considéré comme normal parce que la présentation de l'enfant est idéale pour l'accouchement (la tête en bas, bien engagée dans le bas de l'utérus) et parce que le terme est normal (l'enfant n'est ni prématuré ni postmature).

Le travail

C'est l'ensemble des efforts qui sont fournis par la femme et son utérus au moment de l'accouchement : l'utérus se contracte et la femme pousse. Le travail est annoncé par les premières contractions. Puis il se déroule en deux temps : d'abord, le ***col de l'utérus*** se dilate pour que la tête puisse s'engager, et ensuite, la tête s'engage. C'est alors l'expulsion proprement dite.

Au cours du travail, préparé par les contractions, le col se dilatera jusqu'à 11 cm de diamètre, ce qui est inférieur au diamètre de la tête du fœtus. Durant chacune des contractions qui se succéderont régulièrement, le col s'ouvrira chaque fois un peu plus, par à-coups. La durée moyenne, lors d'une première grossesse, pour qu'un col s'ouvre complètement est de huit heures.

L'engagement

Cette phase est une phase intermédiaire qui correspond à la fin du travail. C'est une sorte de point de non-retour, car à ce stade, le col est totalement dilaté, la tête de l'enfant est visible. On dit que l'enfant est engagé. Dès que le travail est suffisant, la sage-femme demande à la mère de pousser pour expulser l'enfant : c'est la deuxième phase de l'accouchement.

L'expulsion

À ce stade, c'est la femme qui travaille, prenant le relais de l'utérus. En poussant, elle permet l'expulsion de son enfant. Cette phase est la plus astreignante. Elle peut être soulagée grâce à des techniques préparatoires (psychiques et physiques) que l'on enseigne à la maman au cours des dernières phases de sa grossesse, l'accouchement sans douleur. Pour diminuer la douleur, la péridurale est une technique additionnelle éprouvée et très efficace qui a révolutionné l'accouchement. Au terme de l'expulsion, l'enfant naît en poussant un cri vigoureux. La sage-femme peut alors s'occuper de lui, le réchauffer et couper le cordon ombilical qui le retient à sa mère. L'enfant, bien que fragile, est à ce moment-là autonome puisqu'il respire avec ses propres poumons et non plus avec le placenta. Le rôle de la sage-femme est alors de s'occuper de la mère, car à ce stade, le placenta est encore collé au fond de l'utérus. On arrive à la troisième phase de l'accouchement : la délivrance.

La délivrance

C'est la dernière phase de l'accouchement, qui fait suite à la sortie de l'enfant. Elle correspond à l'expulsion de ce qui reste dans l'utérus, à savoir les membranes et le placenta. La délivrance s'effectue en quelques minutes, un quart d'heure environ après l'accouchement. Le placenta se décollera, ce qui entraînera un saignement, puis il sera expulsé par des contractions de l'utérus. Il suffit à la sage-femme de le recueillir avec une surveillance très rigoureuse, sans jamais tirer sur le cordon : en effet, une traction trop importante risquerait de déchirer le cordon, à l'origine d'une hémorragie qui peut être cataclysmique.

L'accouchement anormal

Par opposition, un accouchement est considéré comme anormal quand toutes les conditions optimales ne sont pas réunies. Ce peut être une mauvaise présentation ou une expulsion qui se passe mal (on dit que l'accouchement est dystocique), ou un terme trop précoce (on parle d'accouchement prématuré).

En fait, les scénarios d'accouchement anormal sont extrêmement divers et difficiles à résumer en quelques lignes. De façon très succincte (et donc très incomplète) :

- l'enfant se présente trop tôt (**accouchement prématuré**) ;
- **l'enfant se présente mal** (siège, face, épaule, etc.) ;
- l'enfant s'engage correctement, mais il naît avec le **cordon autour du cou** (la circulaire du cordon), ce qui l'étrangle et prive son placenta d'oxygène ;
- l'enfant est né, mais il se produit une « **hémorragie de la délivrance** », qui met les jours de la mère en danger.

Quoi qu'il en soit, ces situations sont gérées par la sage-femme et le service d'obstétrique, ce qui sort donc du cadre de ce livre.

Ventre, utérus, placenta, vagin.

Lactation

En urgence

La lactation ne pose aucun problème particulier, ce qui n'est pas le cas de l'allaitement.

Le lait est fabriqué par la ***glande mammaire*** et, comme on l'a vu, sous le contrôle de l'***hypothalamus*** et de l'***hypophyse***. La lactation est préparée au cours de la grossesse et trouve son plein épanouissement dans les mois qui suivent l'accouchement. L'abondance de leur lait permet à certaines femmes de ne nourrir leur enfant qu'avec leur propre lait. Il faut bien faire la différence entre la lactation, qui est la production de lait par la glande, et l'allaitement, qui est le fait de donner du lait à son enfant.

Les cellules de la glande mammaire sont soumises à l'action des hormones sexuelles fabriquées par les ***ovaires*** qui prépareront le sein à fabriquer du lait. Au cours de la grossesse, les ***œstrogènes*** continuent d'être sécrétés par les ovaires. Leur action, couplée à celle de la ***progestérone*** fabriquée par le ***corps jaune*** puis le ***placenta***, maintiendra la glande mammaire en activité.

Ce n'est que lorsque l'accouchement survient que l'hypophyse fabrique en grande quantité la ***prolactine***, hormone qui provoquera la lactation, et une autre hormone, l'***ocytocine***, qui permettra l'expulsion du lait dans les canaux galactophores. On appelle cela la montée de lait. Celle-ci se produit vers le e jour après l'accouchement. Pendant les trois jours qui précèdent cette montée de lait, le sein fabriquera une sorte de lait de démarrage qu'on appelle le colostrum. Le lait coule en abondance tant que le sein est stimulé par la succion du sein par le bébé.

Un point particulier est que la prolactine fabriquée de façon intensive a pour effet de bloquer la fabrication d'hormones sexuelles par les ovaires. La conséquence est que les femmes qui allaitent sont beaucoup moins fertiles. Ce phénomène ne doit cependant pas être utilisé comme moyen contraceptif.

Seins, hypothalamus, hypophyse, ovaires.

Allaitement

En urgence

L'engorgement des seins est le problème le plus fréquent. Lorsque le problème est chronique, le risque est la lymphangite du sein, dont la complication, rare mais possible, est l'abcès du sein.

Autre problème fréquent, les crevasses du sein, pour lesquelles de simples précautions suffisent pour les éviter.

L'allaitement n'est en aucun cas une nécessité pour la mère comme pour l'enfant. On peut très bien nourrir son enfant au biberon sans pour autant que l'enfant ou la mère en subisse un préjudice quelconque.

Toutefois, il est clair que l'allaitement artificiel, du fait de son découpage très net en « lait premier âge » et « lait deuxième âge », est moins naturel que l'allaitement au sein, le lait de la mère ayant la particularité de changer progressivement de composition en fonction de l'âge de l'enfant. Par ailleurs, il est également certain qu'une relation plus privilégiée s'instaure entre l'enfant et le sein de sa mère qu'avec une tétine. D'autres bénéfices non négligeables sont l'ensemencement des intestins de l'enfant par le microbiote de la mère, la transmission d'anticorps de protection, et une qualité des protéines incomparables puisqu'il ne s'agit pas d'un lait d'origine animale, mais humaine.

La mise au sein

Le lait ne commence à venir que le 3e ou le 4e jour après l'accouchement. C'est ce qu'on appelle la « montée laiteuse ». Toutefois, il est nécessaire, si vous souhaitez allaiter votre enfant, de le mettre au sein dès la première heure qui suit la naissance.

Il se peut néanmoins, selon la clinique où vous accouchez, que l'on ne vous l'autorise pas et qu'un biberon soit donné à la place. Bien sûr, cela se « négocie ».

La mise au sein précoce présente plusieurs avantages. D'abord, l'enfant à peine né est très réveillé – ça peut se comprendre – et son réflexe de succion est très fort. Cela permettra à l'enfant de prendre du « colostrum », qui est un peu une sorte de « prélait » très riche en graisses et en sels minéraux. Grâce à ce liquide, l'enfant élimine son « méconium », c'est-à-dire ses premières selles, qui ont un aspect visqueux et verdâtre. Deuxième avantage, la stimulation du mamelon accélère la montée laiteuse et permet ainsi d'« amorcer la pompe » en quelque sorte. Dernier avantage, ce contact « chair contre chair » entre la mère et l'enfant permet à l'un comme à l'autre de se sécuriser et de nouer une relation très forte.

La tétée proprement dite

Elle est généralement décrite comme se déroulant en quatre temps qu'il est intéressant de connaître. Toutefois, il est possible que l'un ou l'autre de ces temps soit écourté ou prolongé, ce qui peut dérouter. L'expérience après fera le reste.

- Premier temps : **l'enfant recherche naturellement le sein**. C'est l'odeur de sa mère qui le stimule. Il plaque sa bouche contre le mamelon. C'est un moment délicat, car il faut que l'enfant et la mère s'accordent. Pas d'inquiétude, pas d'énervement, tout viendra à point. Généralement, l'enfant avale environ 20 ml de lait peu concentré.
- Deuxième temps, la **phase de latence** au cours de laquelle le sein semble vidé. L'enfant continue à effectuer des mouvements de succion. Mais comme rien ne vient, il peut alors se mettre à hurler. Phase délicate, là encore, où il faut ne pas s'impatienter et attendre quelques minutes la troisième phase.
- Troisième phase : la **montée laiteuse**. La succion de l'enfant excite des fibres nerveuses du sein qui alertent l'hypophyse, laquelle sécrète immédiatement de la ***prolactine***, qui stimulera la ***glande mammaire*** pour qu'elle émette du lait. Le sein se durcit, le lait monte, parfois gicle un peu sur le visage de l'enfant, qui peut alors reprendre sa succion. Dans le même temps, la mère peut ressentir des

contractions de l'utérus, qu'on appelle les « tranchées utérines ».

- Quatrième phase : **le lait monte par poussées,** généralement trois à cinq durant quelques minutes. Cette poussée dure en moyenne 20 minutes. De son côté, l'enfant alternera les périodes de succion et de pauses. Par la suite, le rythme se précisera, l'enfant finissant par trouver son « rythme de croisière ».

Les conseils pour l'allaitement

Au début, il est préférable que les tétées soient fréquentes. L'enfant doit être nourri à la demande. Un nouveau-né peut parfois téter une dizaine de fois par 24 heures. Cela suppose donc que l'enfant et la maman dorment dans la même chambre, de façon à pouvoir satisfaire ses demandes.

Lorsqu'il pleure ou s'agite, la tétée permettra à l'enfant de le calmer, et au lait d'être fabriqué régulièrement et en quantité.

Après chaque tétée, si le sein n'est pas complètement vidé, on peut utiliser un « tire-lait », qui est une sorte de poire avec un réservoir permettant d'aspirer le lait et de le stocker pour être donné le cas échéant, par la suite, sous forme de biberon.

Seins, hypothalamus, hypophyse.

Sexualité masculine

En urgence

Aucun trouble de la sexualité ne justifie une consultation en urgence. En revanche, les troubles du comportement sexuel, notamment entraînant des violences, sont des urgences d'un point de vue psychiatrique.

Comme pour la sexualité féminine, ce terme de sexualité est ici employé dans son sens purement mécaniste, c'est-à-dire les principes physiologiques qui entrent dans les processus de reproduction et dans l'optique des urgences. Il ne s'agit donc pas ici de notions sociales ou sociétales, ni d'amour ou de sentiments. C'est évident, mais cela va mieux en le disant.

Pour qu'il y ait reproduction (hors PMA), la rencontre des deux sexes est une nécessité biologique entraînant pénétration du pénis de l'homme dans le vagin de la femme. Du côté de l'homme, le processus est différent de celui de la femme. L'excitation est indispensable, mais elle n'aboutit pas forcément à une ***érection*** de qualité. Généralement, l'érection permet au pénis d'aboutir au fond du ***vagin***, tout près du ***col de l'utérus***. Et enfin, dernière nécessité, l'***éjaculation*** est ce qui rend une ***fécondation*** possible. Il arrive, en restant à l'entrée du vagin, que le sperme remonte jusqu'au fond, c'est rare, mais à signaler. L'orgasme et le plaisir ne sont pas indispensables à cette fonction de reproduction. En revanche, la qualité du sperme est très importante, car elle participe du pouvoir fécondant qui permettra qu'un spermatozoïde, au moins, féconde l'ovule.

Dans cette optique de reproduction, ces éléments sont un préalable nécessaire. Tout dysfonctionnement de ces éléments et n'aboutissant pas à une grossesse peut être traité par des traitements médicaux ou chirurgicaux.

La sexualité, dans cette optique, dépend donc de la génétique, un homme fécondant étant obligatoirement porteur de **deux chromosomes sexuels, un X et un Y**. D'un point de vue strictement mécaniste, la sexualité de l'homme s'arrête là.

Cerveau, hypothalamus, hypophyse, testicules.

Érection

En urgence

La panne, l'anéjaculation ou l'anorgasmie ne sont pas des urgences, mais des problèmes à résoudre avec l'aide d'un sexologue. Le seul cas urgent est celui du priapisme, qui est une érection brutale, permanente et douloureuse. Il nécessite une consultation en urgence.

Inutile de faire un dessin : la verge se met à gonfler et à grandir, c'est l'érection.

Sous l'influence du cerveau, certains nerfs de la région du sacrum, dits nerfs érecteurs, sont stimulés. La conséquence est une dilatation locale des vaisseaux au niveau du pénis. Un flux de sang gonfle alors les corps caverneux, qui sont les organes érectiles qui parcourent le ***pénis***. Cet afflux de sang artériel est maintenu grâce à un système encore mal élucidé d'obstruction des veines qui, normalement, permettent au sang de quitter les corps caverneux. Tant que cette obstruction persiste, les corps caverneux restent gonflés et l'érection perdure. Puis, après ***éjaculation***, ou spontanément, les corps caverneux se libèrent du sang qu'ils contiennent et la verge dégonfle.

Les phénomènes psychologiques liés à l'érection

L'érection existe dès le plus jeune âge puisque le bébé dans le ventre de sa mère a des érections. C'est donc un phénomène réflexe. Les érections peuvent survenir, en particulier à l'adolescence, indépendamment de tout contexte érotique : sommeil, stress au cours d'une épreuve, etc. Un adolescent n'a pas à culpabiliser de ses érections : c'est un phénomène normal, naturel qui témoigne du bon fonctionnement veineux, responsable de l'érection. L'érection incontrôlée n'est ni un péché ni une maladie. L'adolescent se culpabilise très vite en pensant que tout ce qui touche au sexe est sale, dangereux et interdit. Le rôle des parents est très important dans cette phase trouble et incertaine de la puberté, et bien des blocages à l'âge adulte tiennent à l'attitude parentale.

Il est très fréquent que l'homme adulte se pose des questions sur la qualité de son érection, en particulier en ce qui concerne la longueur de sa verge. Est-elle assez longue, assez dure, assez grosse ? Ce qu'il est important de comprendre, c'est que la jouissance d'un homme comme celle d'une femme se passe dans la tête. Le pénis n'est qu'un instrument. Et ce ne sont pas les bons instruments qui font les bons ouvriers : le charme, l'humour, la confiance en soi et, le pouvoir infini de l'imaginaire sont plus importants que la taille de la verge.

Ventre, verge, cerveau.

Les pathologies les plus fréquentes

L'érection peut ne pas survenir : c'est la **panne**. Elle peut faire défaut de façon permanente ou discontinue : on commence à parler d'**impuissance**. L'érection peut se faire sans problème, mais n'aboutir à aucune éjaculation (**anéjaculation**) ou à aucun orgasme (**anorgasmie**). Elle peut aussi se dérouler sans problème, mais dans certains cas rester permanente et douloureuse (**priapisme**), ce qui est une véritable urgence, ou déformer la verge (**maladie de Lapeyronie**).

Éjaculation

En urgence

Aucun trouble de l'éjaculation, même l'hémospermie, ne justifie une consultation en urgence.

C'est le fait d'émettre du sperme par la verge. Cette éjaculation peut être spontanée (on parle aussi de pollution). Cela peut survenir plutôt la nuit, en particulier lors de rêves érotiques, qu'on l'appelle les *wet dreams*. L'éjaculation survient surtout au cours d'un rapport sexuel et de la masturbation. L'éjaculation est en général contemporaine de l'orgasme. Mais les deux ne vont pas forcément de pair. L'éjaculation est un phénomène réflexe, partiellement contrôlable, qui est dû à la contraction des vésicules séminales situées de part et d'autre de la prostate. Elles ne se contractent que lorsque le degré d'excitation est suffisant. Pendant l'éjaculation, la prostate est gonflée et le sphincter de la vessie reste fermé, ce qui permet au sperme d'être évacué par la verge sans refluer vers la vessie.

Ventre, cerveau, tronc cérébral, verge, vésicules séminales, prostate.

Les pathologies les plus fréquentes

- On peut avoir un orgasme sans éjaculation (**anéjaculation**). Cela se voit à la suite du traitement de certains cancers. À l'inverse, l'éjaculation peut survenir sans orgasme (**anorgasmie**).
- L'éjaculation peut ne pas être normale : sang rouge ou brun dans l'éjaculat (**hémospermie**). Généralement, ce phénomène est totalement bénin et sans gravité. Toutefois, certains **cancers** de la prostate peuvent être à l'origine de ce saignement, il faut consulter un médecin.
- Éjaculation douloureuse qui témoigne habituellement d'une **prostatite**.
- **Éjaculation précoce**, qui est une éjaculation survenant dans les deux minutes suivant la pénétration, avant que la partenaire n'ait eu le temps de jouir.
- L'**éjaculation rétrograde** est l'éjaculation non pas vers l'extérieur, mais vers la vessie. Cela peut se voir lorsque le col de la vessie est ouvert après une intervention chirurgicale sur la prostate ou la vessie. L'alcoolisme chronique et certains médicaments peuvent être responsables de ce phénomène qui peut entraîner une stérilité.

Sexualité non reproductive

En urgence

À part des troubles du comportement, aucun élément de la sexualité non reproductive ne justifie une urgence quelconque.

On sort ici du cadre strictement mécaniste que l'on a vu précédemment, et on entre dans la sexualité simplement orientée vers le plaisir et la relation à l'autre. Qu'il s'agisse de rapports entre un homme et une femme (relation hétérosexuelle), entre deux hommes ou entre deux femmes (relations homosexuelles), avec toutes les combinaisons possibles (relation bi, etc.), cela n'entre en rien dans un problème d'urgence, même si des conflits non résolus par la parole ou par les gestes au cours de cette relation peuvent aboutir à des comportements pouvant être considérés comme des troubles, voire des délits (viols, maltraitance, rapports non consentis...).

Pour les personnes qui ne se reconnaissent pas dans la binarité homme/femme, y compris pour les transsexuels, l'urgence s'applique aux organes que l'on possède anatomiquement (pénis, prostate, ovaires, utérus...). On est donc renvoyé aux problèmes qui touchent ces organes spécifiques.

Cerveau.

Hérédité

En urgence

Aucun problème d'hérédité ne justifie la moindre consultation en urgence. En revanche, lorsqu'on est porteur d'une maladie génétique dont on connaît les risques, cette maladie peut venir au premier plan en raison de complications liées au dysfonctionnement de tel ou tel organe, telle ou telle fonction.

Cette question de l'hérédité a été gardée pour la fin, car il s'agit là de la finalité de la reproduction qui est la transmission des caractères génétiques (couleur des yeux, maladie, etc.) d'une personne à sa descendance. C'est grâce à cette sorte de pulsion ancestrale héritée du monde animal que l'humanité a pu traverser les âges. Et cela aborde donc l'immense domaine qu'est la génétique.

Caractères simples et complexes

Le mécanisme est également simple s'il s'agit de la couleur des yeux : elle est due aux pigments que contient l'iris, la partie colorée de l'œil. Or ces pigments sont un ensemble de protéines fabriquées par les cellules de l'iris, lesquelles possèdent l'information dans leurs chromosomes. Cette information codée dans le chromosome sous forme d'un gène (par exemple le gène bleu qui fabrique le pigment responsable de cette couleur de l'iris) s'exprime sous la forme de cette protéine au moyen d'un système qu'on appelle la synthèse protéique. Le mécanisme est donc : le gène porté par le chromosome fabrique dans la cellule de l'iris une protéine qui est responsable de la couleur de l'œil. C'est à peu près simple.

Le problème est également simple lorsque cette protéine est une enzyme qui permettra la transformation dans la cellule d'un produit A en un produit B. C'est ce qui se passe pour toutes les réactions chimiques de la cellule : la phénylalanine est transformée en tyrosine par une enzyme qu'on appelle la phénylalanine oxydase. Si le gène qui doit normalement fabriquer cette protéine est absent, la réaction de transformation en tyrosine ne peut se faire et la phénylalanine s'accumule dans les cellules : c'est une maladie grave qu'on appelle la phénylcétonurie. Le mécanisme est donc : le gène porté par le chromosome permet la formation par la cellule d'une protéine qui favorise la transformation d'un produit en un autre. Cela se complique.

On s'arrêtera là, car les exemples sont infinis et parfois extrêmement complexes, avec des synthèses de plusieurs protéines à la fois, voire de caractères physiques très sophistiqués, comme les doigts palmés, qu'on retrouve de génération en génération et qui sont en quelque sorte la marque de fabrique de la famille.

Mais là où ça devient proprement extravagant, c'est lorsque l'on pense que certaines ressemblances (forme du nez ou des oreilles, forme du visage) peuvent également se transmettre de génération en génération.

Et puis vient par-dessus cette notion récente de l'épigénétique, où des événements (maladies, facteurs environnementaux, voire psychiques) peuvent se transmettre d'une génération à l'autre alors qu'ils ne sont pas présents dans le code génétique initial.

L'hérédité n'est donc pas aussi simple que la transmission de la couleur des yeux.

Récessif ou dominant ?

Toutes nos cellules possèdent **46 chromosomes (44 chromosomes dits autosomes et deux chromosomes dits sexuels)**. Le sexe masculin a un chromosome sexuel X et un chromosome sexuel Y, alors que la femme a deux chromosomes X. La formule des cellules est donc : **44 XY si on est un homme, et 44 XX si on est une femme.**

L'homme fabrique des spermatozoïdes dont la formule est 22X ou 22Y. La femme fabrique des ovules dont la formule est 22X uniquement. La fusion de l'ovule avec un spermatozoïde aboutira donc à un œuf dont la formule sera 44 XX (une future petite fille) ou 44 XY (un futur petit garçon).

Si un spermatozoïde possède parmi ses chromosomes le caractère yeux bleus, il transmettra ce caractère à l'œuf qu'il concourt à former. Et si, de son côté, l'ovule fécondé par le spermatozoïde transmet également le caractère yeux bleus, l'enfant à naître aura les yeux bleus.

Que se serait-il passé si l'ovule avait porté le caractère yeux bruns ? L'enfant aurait eu les yeux... bruns. Cela est dû au fait que le caractère yeux bruns domine le caractère yeux bleus. On dit que le gène yeux bruns est dominant par rapport au gène yeux bleus. On pourrait dire de la même façon que le gène yeux bleus est récessif par rapport au gène yeux bruns. Dominance et récessivité : l'une des clés de l'hérédité se trouve là.

On peut donc avoir des transmissions autosomiques dominantes ou récessives, des transmissions dominantes ou récessives liées au sexe et généralement portées par le chromosome X, mais il peut exister également des codominances, bref...

Toutes les cellules de notre corps, en particulier les cellules germinales féminines (ovocyte), contenues dans les ovaires, et masculines (spermatozoïdes), contenues dans les testicules.

Partie 4

Les symptômes

Avant de vous lancer dans le cœur de ce livre, voici un petit mode d'emploi pour cheminer efficacement, étape par étape, vers la meilleure décision à prendre face à un ou plusieurs symptômes :

1. Cherchez le symptôme qui vous inquiète ou qui vous gêne le plus. Vous saurez ainsi :
   - L'urgence de votre situation **(Est-ce grave ?)** ;
   - Ce qu'il faut faire (et ne pas faire) **(Que faire ?)**.
2. Référez-vous à la partie « Les secours à appeler », en introduction, p. 7 **(Qui appeler ?)**.
3. Vous pouvez mieux comprendre la situation grâce aux trois premières parties sur l'anatomie, les organes et la physiologie, en vous référant au picto 🔍 et à l'index p. 533.

Boutons

Lésion de la peau ancienne et connue → Aller à « Lésions de la peau ».

Sinon, lire la suite.

Que faire ?

- Ne mettre aucun produit coloré
- Dans la mesure du possible, ne pas se gratter
- Ne pas prendre de médicament sans avis médical
- Ne pas mettre de crème ou de pommade contenant des corticoïdes sans avis médical
- En cas de piqûre d'hyménoptère (guêpe, abeille, frelon...) retirer le dard et appliquer du froid (Glaçage)
- En cas de piqûre d'insecte ou d'araignée, vous pouvez mettre une pommade antiprurigineuse (sans corticoïdes)
- En cas de lésions sur le vagin ou le gland, n'avoir des rapports qu'avec préservatifs
- En cas de bouton unique, rouge, chaud et douloureux, il est possible de mettre dessus des compresses alcoolisées
- En cas de tique (petit insecte noir fiché dans la peau avec une rougeur autour), utiliser uniquement un tire-tique (disponible en pharmacie)
- En cas de coup de soleil, appliquer du lait après-soleil

Les questions à se poser

Type de lésion

- Macules
- Papules
- Plaques
- Nodules
- Vésicules
- Bulles
- Pustules
- Urticaire
- Squames
- Croûtes
- Érosions
- Ulcères
- Pétéchies
- Purpura
- Atrophie
- Cicatrices
- Télangiectasies

Localisation

- Isolée
- À plusieurs endroits
- Zone exposée au soleil
- Main, pied, cuir chevelu
- Symétrique ou asymétrique

Ressenti

- Démangeaisons
- Douleurs
- Cuisson
- Insensibilité

Organisation

- En ligne
- En anneau
- Arrondies
- En cocarde
- En mailles de filet
- En amas
- Sur le trajet d'un nerf

Couleur

- Rouge
- Orange
- Jaune
- Verte
- Bleue
- Violette
- Gris ardoise
- Noire

Texture

- Rugueuse
- Lisse
- Lichenifiée
- Indurée

Ce qui doit vous alerter

(Un ou plusieurs signes par encadré)

Aggravation

5

- Pétéchies, purpura ou macules rouge sang avec fièvre, gêne à la lumière et maux de tête
- Bulles disséminées, d'apparition rapide avec malaise et/ ou fièvre
- Plaques ou urticaire qui démange avec visage gonflé et gêne respiratoire
- Piqûre d'hyménoptère avec langue enflée et difficulté à respirer
- Pétéchies, purpura ou bleus spontanés et d'apparition rapide
- Rougeurs ou plaques rouges avec pâleur, sueurs froides, malaise et palpitations

4

- Vésicules se transformant en croûtes sur tout le corps (sauf paume de la main et plante des pieds) avec démangeaisons
- Vésicules et croûtes en ligne sur le trajet d'une côte
- Vésicules et croûtes dans la région de l'œil
- Vésicules et ulcérations sur les grandes lèvres, le vagin ou la verge
- Pustules et croûtes jaunes sur la lèvre ou le nez avec fièvre
- Rougeur générale du corps avec fièvre, mal à la gorge et langue couleur framboise
- Plaque rouge surélevée, douloureuse avec fièvre, frissons et tremblements

3

- Petites vésicules comme une cuisson et qui démangent, sur la lèvre ou le nez
- Pustule ou papule unique avec du pus au centre
- Petit bouton ou rougeur sur la paupière
- Macules rosées sur le corps avec ganglions

2

- Macules organisées en ligne après un séjour à la campagne
- Tique attrapée en forêt
- Piqûre d'hyménoptère
- Coup de soleil

1

- Aucun signe d'alerte
- Piqûres d'insecte
- Piqûres de méduses
- Aoûtats

Amélioration

Cas particuliers

- Vésicules sur tout le corps (sauf paume de la main et plante des pieds) avec démangeaisons
- Bouton rouge douloureux et chaud à l'entre du vagin
- Fesses rouges
- Mal à la bouche
- Bave
- Macules rouges, au pied et à la main
- Macules rosées et ganglions et mal à la gorge

À l'étranger

- Morsure de serpent
- Piqûre de scorpion, millepattes, araignées, chenilles

Facteurs aggravants (augmentent d'un niveau)

» Pas de vaccination par le ROR

» Immunodépression

» Traitement anticoagulant en cours

» Traitement antibiotique en cours

» Terrain allergique

» Diabète non insulino-dépendant

» Voyage dans un pays tropical ou subtropical

Brûlure

Suite à une électrocution → Aller à « Électrocution ».

Sinon, lire la suite.

Que faire ?

- Refroidir la brûlure en faisant couler le robinet d'eau froide selon la règle des trois 15 : eau à 15 °C pendant 15 min, et à 15 cm de la zone brûlée, quelle que soit la cause puis sécher la peau délicatement avec une compresse stérile
- Si les vêtements brûlés collent à la peau, ne pas les retirer et asperger la zone brûlée à travers les vêtements.
- Ne mettre ni gras, ni huile, ni beurre sur la brûlure (cela va propager la chaleur et cuire encore plus la peau)
- Appliquer de la biafine en couche très épaisse (1 demi cm d'épaisseur, même sur les zones où les vêtements sont, sinon, du tulle gras)
- Évaluer les zones brûlées (rouges)
- Recouvrir d'une compresse stérile sèche, non compressive

Les questions à se poser

- Heure de la brûlure ?
- Cause de la brûlure ?
- Zone(s) atteinte(s) ?
- Circonstances ?
- Quels sont tous les signes d'accompagnement ?
- Antécédents personnels ?

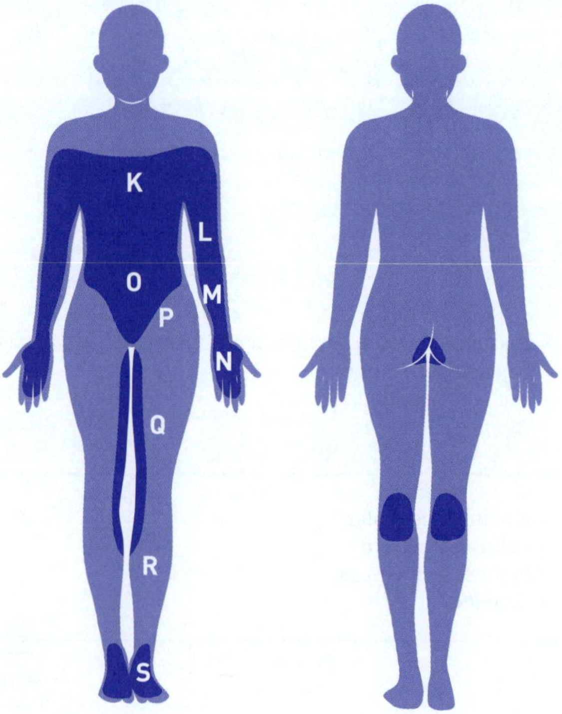

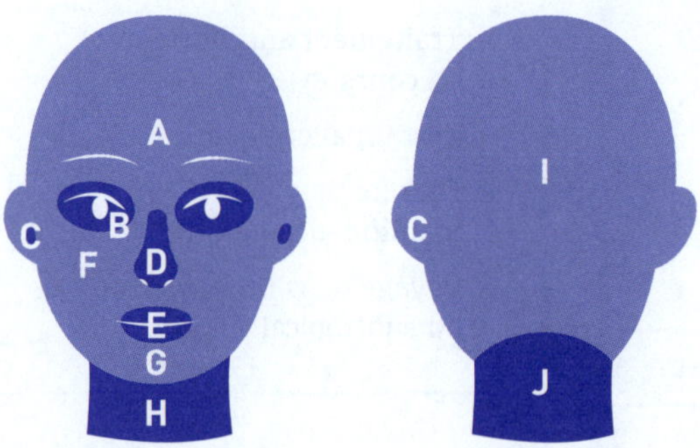

Ce qui doit vous alerter

(Un ou plusieurs signes par encadré)

Aggravation

5

- Brûlure en A, B, C, D, E, H, J
- Brûlure sur une articulation, quelle qu'elle soit
- Peau blanche ou noire ET insensible (brûlure du 3e degré)
- Brûlure plus grande qu'une raquette de ping pong chez un adulte
- Brûlure plus grande qu'une carte de crédit chez un enfant
- Brûlure plus grande qu'une pièce de 2 euros chez un nourrisson
- Brûlures sur les zones en bleu (face antérieure des bras, paume de la main, thorax, ventre, organes génitaux, dessus du pied, anus, arrière du genou, intérieur de la cuisse)
- Brûlure par produit toxique
- Brûlure par huile bouillante
- Brûlure électrique
- Soif importante
- Absence d'urines
- Brûlures multiples

4

- Brûlure plus petite qu'une raquette de ping pong chez un adulte
- Brûlure plus petite qu'une carte de crédit chez un enfant
- Brûlure plus petite qu'une pièce de 2 euros chez un nourrisson
- Brûlure du visage
- Brûlure avec des cloques (brûlure du 2e degré)
- Brûlure par eau chaude
- Écoulement de pus quelques jours après la brûlure

3

- Peau rouge (brûlure du 1er degré)
- Peau parcheminée ou rétractée lors de la cicatrisation

2

- Brûlure par frottement
- Coup de soleil

1

- Aucun signe d'alerte
- Simple brûlure

Amélioration

Cas particuliers

- Brûlure du testicule
- Brûlure de la verge
- Toute brûlure chez un nourrisson doit être obligatoirement montrée à un médecin
- Brûlure du sein
- Brûlure vaginale

À l'extérieur

- Plusieurs brûlures
- Fracture ou membre déformé
- Perte de connaissance
- Soif importante
- Accident de la voie publique
- Plaies souillées
- Vêtements collés à la brûlure
- Plusieurs brûlures sans gravité

Facteurs aggravants (augmentent d'un niveau)

» Diabète

» Maladie de peau préexistante

» Immunodépression

Choc

- Choc avec perte de connaissance → Aller à « Perte de connaissance ».
- Plaie qui saigne → Aller à « Plaie ».
- Saignement → Aller à « Saignement traumatique ».
- Sinon, lire la suite.

À éviter !

» Laisser la personne seule pour aller chercher du secours

» La faire vomir

» Lui donner un médicament sans l'avis d'un médecin

» Lui donner du lait ou tout autre liquide

Les questions à se poser

» Heure du choc ?

» Y a t-il eu perte de connaissance ?

» Circonstances ?

» Quels sont tous les signes d'accompagnement ?

» Antécédents personnels ?

Que faire ?

» Appeler ou faire appeler les secours

» Accident de la voie publique : appelez les secours

» Évaluer la gravité (signes d'alerte)

» En l'absence d'avis médical, ne surtout pas bouger ni relever la personne si le choc a touché la tête ou le cou

» Couvrir la personne

Réponse aux questions ?

- Oui → **Réponse adaptée ?**
  - Oui → Recherche des signes d'alerte
  - Non → 5
- Non → = Perte de connaissance

Tête ou cou
- Plaies
- Syncope
- Trouble visuel
- Trouble auditif
- Paralysie
- Insensibilité
- Perte de mémoire
- Ne parle plus
- Ne respire plus
- Pâleur
- Soif
- Sueurs froides
- Bleu

Thorax
- Difficulté à respirer
- Plaie
- Syncope
- Pâleur
- Soif
- Sueurs froides

Ventre
- Difficulté à respirer
- Plaie
- Syncope
- Pâleur
- Soif
- Sueurs froides
- Bleu
- Sang dans les urines

Membre supérieur
- Pâleur
- Soif
- Sueurs froides
- Malaise
- Bras déformé
- Épaule déformée

Membre inférieur
- Pâleur
- Soif
- Sueurs froides
- Frissons
- Malaise
- Cuisse déformée
- Jambe déformée

Colonne vertébrale
- Plaies
- Paralysie
- Insensibilité
- Pâleur
- Soif
- Sueurs froides
- Malaise
- Douleur sur une vertèbre

Plusieurs zones
- Plaies
- Paralysie
- Insensibilité
- Pâleur
- Soif
- Sueurs froides
- Malaise
- Vertiges

Ce qui doit vous alerter

(Un ou plusieurs signes par encadré)

Aggravation

5

- Pâleur soudaine
- Soif soudaine
- Sueurs froides soudaines
- Frissons
- Tremblements
- Convulsions
- Perte de connaissance
- Trouble de la conscience
- Trouble de la mémoire
- Troubles de la parole
- Trouble visuel
- Trouble de l'audition
- Troubles de la pensée
- Délire, hallucinations
- Trouble de la sensibilité d'un membre (picotements, perte de sensibilité)
- Paralysie ou difficulté à bouger un membre
- Trouble du comportement
- Trouble du tonus musculaire
- Vomissements
- Déformation de la cuisse
- Pied tourné vers l'extérieur
- Impossibilité de soulever la jambe
- Jambe raccourcie
- Sang dans les urines

4

- Maux de tête
- Vertiges
- Troubles de l'équilibre
- Avant-bras, main, doigts, déformés
- Jambe, pied, orteils, cheville déformés
- Gonflement d'un muscle
- Rétractation d'un muscle

3

- Traumatisme sans déformation
- Douleur importante

2

- Bleu
- Ecchymoses

1

- Aucun signe d'alerte
- Égratignures, érosions, bosse

Amélioration

Cas particuliers

- Perte de connaissance
- Soif intense
- Malaise
- Choc sur la tête, le cou ou la nuque
- Perte de sang
- Plaies saignant par jets
- Convulsions

- Perte de sang
- Perte des eaux
- Maux de tête
- Convulsions

- Pâleur brutale
- Lèvres bleutées
- Difficulté à respirer
- Trouble de la conscience

- Retard de règles
- Pertes brunes
- Mal au ventre
- Pâleur

- Troubles du comportement
- Dépression
- Refus de s'alimenter

Facteurs aggravants (augmentent d'un niveau)

» Traitement anticoagulant

» Trouble de la coagulation

Fièvre

→ **La température moyenne normale est de 36,5 °C à 37 °C chez les personnes asiatiques.**

Que faire ?

- Bain à 2 °C en dessous de la température (36 °C pour 38 °C) sauf si l'enfant a les mains froides
- **Médicaments contre la fièvre**
- Température de la pièce à 20 °C max
- Faire boire abondamment
- Bain non nécessaire

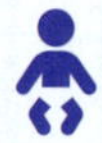

- **Médicaments contre la fièvre**
- Température de la pièce 20 °C max
- Faire boire abondamment

- Médicaments contre la fièvre en évitant rigoureusement l'aspirine et les anti-inflammatoires durant le premier et le dernier trimestre de la grossesse.
- Température de la pièce à 20 °C max
- Boire abondamment

- **Médicaments contre la fièvre**
- Ne pas donner le sein en cas de rougeur du sein. Tirer le lait et le jeter. Passer momentanément au lait artificiel
- Température de la pièce à 20 °C max
- Boire abondamment

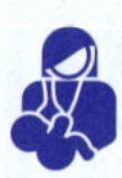

- **Médicaments contre la fièvre**
- Température de la pièce à 20 °C max
- Faire boire abondamment, en particulier en période de canicule

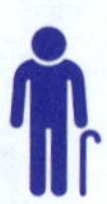

Que vérifier ?

Température

- Supérieure à 40 °C
- Entre 38,5 °C et 40 °C
- Entre 37,6 °C et 38,5 °C

Signes d'alerte

- Douleurs ? Où ?
- Problème de peau récent ?
- Nausées, vomissements, diarrhée ?
- Toux, maux de gorge, nez qui coule ?
- Toux, crachats, difficulté à respirer ?
- Gêne à la lumière, mal à la tête ?
- Tremblements, frissons ?
- Ganglions, grosseurs, gonflement ?
- Délire, hallucination ?
- Trouble neurologique (paralysie…) ?
- Convulsions, perte de connaissance ?
- Pertes, écoulements ?
- Troubles urinaires ?

Antécédents

- Diabète ?
- Immunodépression ?
- Maladie chronique ?
- Convulsions hyperpyrétiques ?
- Bronchite chronique ?
- Chimiothérapie ?
- Tabagisme
- Contraception par pilule
- Aplasie médullaire ?
- Vaccinations incomplètes ?
- Grossesse en cours ?
- Accouchement récent ?

Circonstances

- Début brutal ou progressif ?
- Voyage récent ?
- Canicule ? Exercice physique ?
- Vaccination récente ?
- Saison hivernale ?

Ce qui doit vous alerter

(Un ou plusieurs signes par encadré)

Aggravation

5

- Perte de connaissance
- Maux de tête violents, somnolence, troubles neurologiques
- Maux de tête avec gêne à la lumière, vomissements et fièvre
- Douleur très brutale dans le ventre avec fièvre, frissons, malaise et ventre dur
- Douleur dans la poitrine avec fièvre élevée, malaise et cœur rapide
- Douleur dans la poitrine d'un côté avec gêne respiratoire, malaise et lèvres bleutées
- Fièvre avec jaunisse, pâleur, urines très foncées, voire couleur porto, fatigue intense, malaise
- Fièvre avec cœur très rapide, pâleur, troubles de conscience
- Fièvre avec hémorragies diverses
- Coma, troubles de la conscience
- Tout trouble neurologique avec de la fièvre

4

- Plaque rouge surélevée et douloureuse avec fièvre, frissons et tremblements
- Frissons, pâleur, tremblements, sueurs et malaise
- Fièvre très élevée avec sueurs et frissons au retour d'un voyage en région tropicale
- Fièvre, diarrhées et vomissements au retour d'un voyage en région tropicale
- Troubles urinaires avec tremblements, frissons et fièvre supérieure à 38,5 °C
- Fièvre, pertes jaunes et douleurs du bas-ventre après l'accouchement
- Repas de champignons sauvages

3

- Plus de 3 signes d'alerte associés
- Maux de tête, courbatures, toux et fatigue
- Toux, difficulté à respirer, fièvre et crachats
- Exercice physique en pleine chaleur, canicule
- Fièvre très élevée, sécheresse de la bouche, diminution du volume des urines
- Mal au ventre

2

- Plus de 2 signes d'alerte associés
- Maux de gorge, ganglions
- Toux et fièvre
- Éruption de boutons et fièvre

1

- Aucun signe d'alerte

Amélioration

Cas particuliers

Nourrisson :
- Convulsions
- Température > 40 °C
- Somnolence ou agitation anormale
- Toux rauque ou sifflante
- Pleurs inexpliqués
- Vomissements + fièvre + diarrhée importante

Enfant :
- Délire
- Maux de tête, vomissements gêne à la lumière
- Éruption de boutons

Femme enceinte :
- Contractions anormales
- Pertes jaunes ou louches
- Diminution des mouvements du fœtus

Après l'accouchement :
- Douleur du bas ventre et pertes
- Sein rouge et gonflé

Personne âgée :
- Mal à l'anus et troubles urinaires

À l'étranger

- Hémorragies
- Délire, coma
- Jaunisse
- Ganglions
- Diarrhées
- Boutons
- Somnolence

Facteurs aggravants (augmentent d'un niveau)

» Carnet vaccinal pas à jour
» Immunodépression
» Diabète non insulino-dépendant
» Voyage dans un pays tropical ou subtropical
» Antécédents de convulsions
» Chimiothérapie en cours
» Grossesse en cours (1er et 3e trimestre)

Intoxication

Cause connue ou vraisemblable → Aller à « Intoxication de cause connue ».

Sinon, ou après avoir vérifié la cause p. 412, lire la suite.

Les questions à se poser

- Évaluer l'état de conscience
- Heure du début de l'intoxication ?
- Cause possible de l'intoxication ?
- Mode d'entrée ? Respiratoire ? Digestive ? Cutanée ?
- Circonstances de survenue ?
- Environnement (chauffage au gaz ?)
- Quels sont tous les signes d'accompagnement ?
- Antécédents personnels ?
- Fréquence cardiaque (pulsations/min)
- Fréquence respiratoire (sur 1 min)

Ce qui doit vous alerter

- Signes cardio-vasculaires : douleur thoracique, palpitations, cœur trop rapide, cœur trop lent
- Signes respiratoires : gêne respiratoire, toux impossible à soulager, crachats sanglants
- Signes digestifs : diarrhée, nausées, vomissements de sang
- Signes généraux : frissons, tremblements, sueurs froides, fièvre élevée ou au contraire peau froide, bouche sèche, crampes musculaires, cyanose
- Tout trouble neurologique (maux de tête, troubles des mouvements ou de la coordination, troubles visuels, auditifs, paralysie, trouble sensitif, coma, troubles de la conscience...) ou psychiatrique (agitation, délire, hallucination, troubles de l'humeur ou du comportement)
- Fatigue extrême

Que faire ?

Intoxication médicamenteuse probable

- Mettre la personne en *position latérale de sécurité* (PLS)
- Rechercher les boîtes entamées ou vides
- Évaluer les quantités ingérées
- Association avec de l'alcool
- Noter tous les signes avec l'heure
- Ouvrir la porte d'entrée

Intoxication par toxique probable

- Mettre la personne en *position latérale de sécurité* (PLS)
- Ne pas faire vomir
- Ne pas donner à boire
- Évaluer les quantités ingérées
- Noter tous les signes

Intoxication par monoxyde de carbone

- Ouvrir toutes les fenêtres
- Éteindre les appareils au gaz en service ou les appareils de chauffage au charbon ou au fuel
- Appeler les pompiers (18)
- Quitter les lieux

Intoxication alimentaire

- Se laver les mains
- Récupérer les restes d'aliments ingérés
- Ne pas prendre de médicament antidiarrhéique

Intoxication végétale

- Récupérer les plantes ingérées
- Noter les signes

Ce qui doit vous alerter

(Un ou plusieurs signes par encadré)

Aggravation

5

- Âge inférieur à 19 ans et antécédents de tentative de suicide ou de suivi psychiatrique
- Médicaments à risque (cf. liste)
- Toxique à risque (cf. liste)
- Toxique non connu
- Mélanges de médicaments (ou toxiques) et d'alcool
- Troubles de la conscience, coma, somnolence, agitation ou délire
- Pas de réactions aux stimulations et bave
- Difficulté à respirer, convulsions ou cyanose
- Maux de tête + visage rouge + nausées + chauffage au gaz ou animal domestique malade
- Pouls supérieur à 130/min ou inférieur à 50/min
- Fréquence respiratoire supérieure à 30/min ou inférieure à 12/min
- Mouvements, vertiges ou tremblements
- Vomissements de sang, malaise ou troubles visuels
- Pâleur et sueurs froides ou peau froide
- Toxicomanie par voie intraveineuse
- Ingestion de produits agricoles ou industriels (cf. liste)
- Douleur abdominale violente et brutale
- Paralysie et/ou troubles de la coordination ou troubles de la sensibilité ou crampes musculaires
- Consommation de champignons potentiellement mortels (cf. liste)

4

- Personne consciente et qui peut répondre aux questions
- Toxique connu
- Somnolence, confusion
- Toxicomanie par comprimés (ecstasy…)
- Consommation de champignons sauvages toxiques
- Nouveau traitement (maladie iatrogène)
- Diminution des urines, urines foncées

3

- Diarrhée très liquide, avec nausées et vomissements
- Consommation de plantes sauvages (cf. liste)
- Signes qui s'aggravent soudain

2

- Signes résolutifs en quelques heures

1

- Aucun signe d'alerte

Amélioration

Cas particuliers

Toute intoxication par médicament, toxique ou produit au cours du premier et du dernier trimestre de la grossesse nécessite un avis médical

Toute intoxication par médicament, toxique ou produit chez un enfant doit nécessiter un avis médical immédiat

Les personnes âgées sont *a priori* plus fragiles et nécessitent donc une attention particulière

Les pièges

» Les boîtes de médicaments ont été jetées
» La personne ne dit pas la vérité sur les quantités absorbées ni sur la prise éventuelle d'alcool
» Plusieurs substances ont pu être absorbées
» La personne est difficile à interroger
» Association de nouveaux médicaments (iatrogénie)
» Usage de barbecue dans un lieu mal ventilé

Facteurs aggravants
(augmentent d'un niveau)

» Femme enceinte
» Enfant
» Personne âgée
» Diabétique
» Insuffisant cardiaque ou coronarien
» Insuffisant respiratoire chronique
» Insuffisant rénal
» Insuffisant hépatique

Lésions de la peau

Éruption de boutons → Aller à « Boutons ».

Sinon, lire la suite.

Que faire ?

- Ne mettre aucun produit coloré
- Dans la mesure du possible, ne pas se gratter
- Ne pas prendre de médicament sans avis médical
- Ne pas mettre de crème ou de pommade contenant des corticoïdes sans avis médical
- En cas de piqûre d'hyménoptères (guêpe, abeille, frelon...) retirer le dard et appliquer du froid
- En cas de piqûre d'insecte ou d'araignée : vous pouvez mettre une pommade antiprurigineuse (sans corticoïdes)
- En cas de lésions sur le vagin ou le gland, n'avoir des rapports qu'avec préservatifs
- En cas de bouton unique, rouge, chaud et douloureux, il est possible de mettre dessus des compresses alcoolisées.
- En cas de tique (petit insecte noir fiché dans la peau avec une rougeur autour), utiliser uniquement **un tire-tique** (disponible en pharmacie)
- En cas de coup de soleil, appliquer du lait après-soleil

Les questions à se poser

Type de lésion

- Macules
- Papules
- Plaques
- Nodules
- Vésicules
- Bulles
- Pustules
- Urticaire
- Squames
- Croûtes
- Érosions
- Ulcères
- Pétéchies
- Purpura
- Atrophie
- Cicatrices
- Télangiectasies

Localisation

- Isolée
- À plusieurs endroits
- Zone exposée au soleil
- Main, pied, cuir chevelu
- Symétrique ou asymétrique

Ressenti

- Démangeaisons
- Douleurs
- Cuisson
- Insensibilité

Organisation

- En ligne
- En anneau
- Arrondies
- En cocarde
- En mailles de filet
- En amas
- Sur le trajet d'un nerf

Couleur

- Rouge
- Orange
- Jaune
- Verte
- Bleue
- Violette
- Gris ardoise
- Noire

Texture

- Rugueuse
- Lisse
- Lichenifiée
- Indurée

Ce qui doit vous alerter

(Un ou plusieurs signes par encadré)

Aggravation

5

- Lésion avec fièvre élevée, malaise, frissons, tremblements et déficits neurologiques
- Bulles disséminées, d'apparition rapide avec malaise et/ou fièvre
- Lésion qui démange avec visage gonflé et gêne respiratoire
- Piqûre d'hyménoptère avec langue enflée et difficulté à respirer
- Lésions d'évolution rapide
- Rougeurs ou plaques rouges avec pâleur, sueurs froides, malaise et palpitations

4

- Plaie saignante, creusée, avec du pus
- Vésicules et croûtes en ligne sur le trajet d'une côte
- Vésicules et croûtes dans la région de l'œil
- Vésicules et ulcérations sur les grandes lèvres, le vagin ou la verge
- Pustules et croûtes jaunes sur la lèvre ou le nez avec fièvre
- Plaque rouge surélevée, douloureuse avec fièvre, frissons et tremblements

3

- Petites vésicules comme une cuisson et qui démangent, sur la lèvre ou le nez
- Corps étranger sous la peau
- Suites de brûlure ou de lésion qui s'infecte
- Escarres
- Crevasses du sein
- Grain de beauté qui se transforme (couleur, saignement, extension...)

2

- Lésions de la peau suite à un grattage
- Plaie ou ulcération qui ne guérit pas en une semaine
- Sorte de « verrue » qui se développe

1

- Aucun signe d'alerte

Amélioration

Cas particuliers

- Vésicules sur tout le corps (sauf paumes des mains et plantes des pieds) avec démangeaisons
- Bouton rouge douloureux et chaud à l'entrée du vagin
- Macules rosées, ganglions et mal à la gorge
- Fesses rouges
- Mal à la bouche
- Bave
- Macules rouges aux pieds et aux mains

À l'étranger

- Morsure de serpent
- Piqûre de scorpion, millepattes, araignées, chenilles

Facteurs aggravants
(augmentent d'un niveau)

» Immunodépression

» Traitement anticoagulant en cours

» Traitement antibiotique en cours

» Terrain allergique

» Diabète non insulino-dépendant

» Voyage dans un pays tropical ou subtropical

» Toxicomanie

» Suite de viol ou d'agression sexuelle

» Rapports sexuels non protégés récents

» Diabète

Mal à la poitrine

Douleur survenue à la suite d'un traumatisme du thorax → Aller à « Choc ».

Sinon, lire la suite.

Que faire ?

Dans l'immédiat

- En cas de malaise ou de perte de connaissance associé à cette douleur dans la poitrine, allonger la personne SAUF SI ELLE A DU MAL À RESPIRER. Dans ce cas, la mettre en position demi-assise
- Ne pas donner de médicaments, sauf traitement habituel
- Si elle a de la *trinitrine* en spray ou un dérivé nitré prescrit par un médecin, lui mettre une pulvérisation sous la langue.
- Prendre la température

Par la suite

- La douleur cède : éviter les efforts, bien noter tous les signes pour en parler au médecin
- La douleur cède et reprend : vérifier les signes d'alerte
- La douleur ne cède pas : vérifier les signes d'alerte et prendre contact avec un médecin
- La douleur s'aggrave : augmenter d'un niveau de gravité

Échelle visuelle de la douleur (EVD)									
1	2	3	4	5	6	7	8	9	10
Faible		Moyenne			Forte			Très forte	

Les questions à se poser

- Quand la douleur a-t-elle commencé ?
- Dans quelle(s) zone(s) ?
- La douleur est-elle fixe ou à localisation variable
- Est-elle continue ou discontinue ?
- La douleur irradie-t-elle ailleurs ?
- Y a-t-il des positions qui soulagent ?
- Quels sont tous les signes d'accompagnement ?
- Quelle est son intensité ?
- Y a-t-il eu des épisodes équivalents diagnostiqués ?
- Durée de la douleur
- Type de douleur
- Antécédents personnels et familiaux ?

Oppression, constriction, brûlure, spasme, déchirure, sensation d'étau, blocage, cuisson, coup de couteau

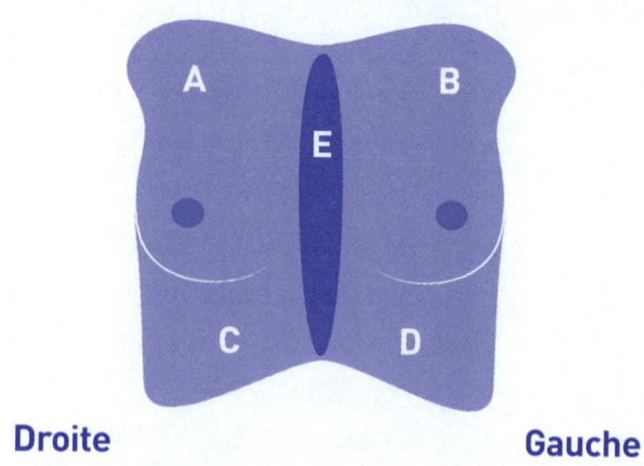

Ce qui doit vous alerter

(Un ou plusieurs signes par encadré)

Aggravation

5

- Douleur en E
- Douleur forte (EVD >6)
- Ressenti : oppression, poids sur la poitrine, constriction, déchirure, étau, serrement
- Douleur désignée avec la main à plat sur la poitrine
- Durée supérieure à 20 min
- Douleur qui persiste, même sans respirer
- Douleur irradiant dans la mâchoire ou dans la gorge
- Douleur qui n'augmente pas en inspiration
- Sueurs froides
- Gêne respiratoire augmentant en position allongée
- Pâleur, teint gris
- Douleur dans le milieu de E migrant dans le dos et dans les reins (région lombaire)
- Crachats sanglants, rose saumon ou couleur rouille
- Perte de connaissance
- Visage ou ongles bleutés

4

- Petite fièvre (<38,5 °C) et cœur rapide (> 100/min)
- Une jambe gonflée rouge, chaude et douloureuse
- Douleur brutale en C ou D
- Douleur en B et D ou en A et C
- Douleur à l'effort et cédant à l'arrêt de l'effort
- Lèvres bleutées
- Toux sans fièvre AVEC gêne respiratoire importante
- Difficulté à respirer
- Malaise et/ou vomissements
- Douleur augmentée en inspiration à fond ou en changeant de position
- Douleur à l'effort et ne cédant pas à l'arrêt de l'effort
- Douleur soulagée par la position penchée en avant
- Douleur comme un coup de couteau
- Douleur soulagée par les dérivés nitrés

3

- Douleur en A, C, B ou D irradiant dans l'épaule
- Fièvre supérieure à 38,5 °C
- Douleur en C irradiant dans le dos
- Toux douloureuse en A, C, B ou D
- Crachats jaunes ou verts
- Douleur à l'effort et cédant à l'arrêt de l'effort
- Ressenti : brûlure en E qui descend vers l'estomac
- Toux brusque
- Douleur en E désignée avec les doigts
- Jambes gonflées
- Boutons qui suivent le trajet d'une côte

2

- Douleur très ponctuelle augmentant à la pression
- Ressenti : décharge électrique, point douloureux
- Douleur en E seulement à la toux

1

- Aucun signe inquiétant
- Douleur qui a disparu totalement

Amélioration

Cas particuliers

Pilule contraceptive + tabagisme

Associations inquétantes

Mal à la poitrine + difficulté à respirer + sueurs froides

Douleur en C ou D + difficulté à respirer + cyanose + cœur rapide

Ressenti de déchirure + EVD >7 + douleur migrant vers le dos + pâleur + cœur rapide

Facteurs aggravants

(augmentent d'un niveau)

- » Antécédents d'infarctus
- » Antécédents familiaux d'infarctus
- » Antécédents d'embolie pulmonaire
- » Insuffisance cardiaque
- » Hypertension artérielle
- » Surpoids
- » Hypercholestérolémie
- » Augmentation du LDL cholestérol ou diminution du HDL cholestérol
- » Diabète
- » Sédentarité
- » Absence d'exercice physique
- » Âge supérieur à 50 ans
- » Phlébite en cours
- » Bronchopneumopathie chronique obstructive (BPCO)
- » Alitement
- » Intervention chirurgicale récente
- » Traitement pour angine de poitrine

Mal à la tête

Douleur survenue à la suite d'un traumatisme de la tête → Aller à « Choc ».

Douleur plutôt située sur le visage → Aller à « Mal au visage ».

Sinon, lire la suite.

Que faire ?

Dans l'immédiat

- » S'allonger au calme, dans la pénombre si possible
- » Poser un linge humide et frais sur le front
- » Se faire masser fermement les cheveux (comme pour un shampooing), puis doucement sur les tempes avec les pouces
- » Pas de médicaments autres que le traitement habituel
- » Prendre la température

Par la suite

- » La douleur cède : en parler avec votre médecin lors d'une prochaine consultation
- » La douleur ne cède pas en 30 min : prendre un *médicament contre la douleur* (en respectant les contre-indications)
- » La douleur s'aggrave : évaluer à nouveau la gravité

Échelle visuelle de la douleur (EVD)									
1	2	3	4	5	6	7	8	9	10
Faible		Moyenne			Forte			Très forte	

Les questions à se poser

- » Quand la douleur a t-elle commencé ?
- » Dans quelle(s) zone(s) ?
- » Quel type de douleur ?
- » Est-elle continue ou discontinue ?
- » Quels sont tous les signes d'accompagnement ?
- » Quelle est son intensité ? (voir EVD)
- » Y a t-il eu des épisodes équivalents diagnostiqués ?
- » Durée de la douleur
- » Antécédents personnels et familiaux ?

Douleur pulsatile, coup de tonnerre dans la tête, compression, explosion dans la tête, douleur vive

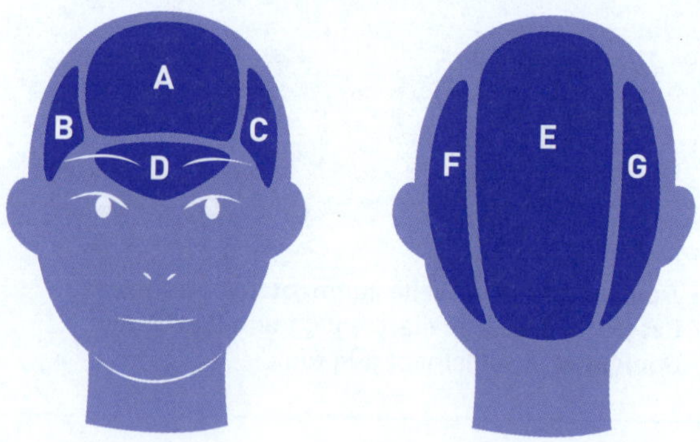

Ce qui doit vous alerter

(Un ou plusieurs signes par encadré)

Aggravation

5

- Douleur comme une explosion dans la tête
- Perte de connaissance, trouble de la conscience, somnolence
- Paralysie d'un membre
- Perte de force dans un membre
- Bouche de travers
- Douleur très forte (EVD>8) ou intolérable
- Trouble de la parole, de la mémoire, de la marche ou des gestes habituels, ou délire
- Douleur brutale en B ou C avec trouble visuel du même côté
- Baisse brutale de la vision ou de l'audition
- Mal de tête précédé ou suivi de convulsions

4

- Mal de tête brutal et inhabituel
- Gêne à la lumière avec position recroquevillée sur le côté
- Raideur de la nuque
- Douleur qui s'aggrave en quelques heures
- Malaise
- Douleur matinale et vomissements en jets,
- Douleur migraineuse connue qui ne cède pas avec les traitements habituels
- Agitation importante

3

- Douleur (B, C, F ou G)
- Douleur pulsatile (battement dans la tête)
- Douleur aggravée par l'effort et/ou le bruit et/ou la lumière
- Douleur précédée par des troubles visuels, des fourmis, une nausée ou des vertiges
- Douleur en E ou A persistante
- Douleur avec vertiges, troubles visuels ou troubles de l'audition
- Douleur en D avec nez bouché ou nez qui coule
- Douleur en F ou G sous l'oreille
- Douleur en E irradiant dans la nuque

2

- Fièvre élevée (>38,5 °C) avec courbatures et fatigue
- Toux
- Douleur aggravé par le stress
- Douleur en casque (A, B, C, F, G)
- Prise importante d'alcool

1

- Nez qui coule ou nez bouché, ou mal de gorge
- Aucun signe inquiétant
- Douleur qui a disparu totalement

Amélioration

Cas particuliers

- Troubles de la conscience, convulsions
- Mal de tête inhabituel et croissant

- Bourdonnements d'oreillles ou trouble visuel

- Troubles du comportement
- Douleur + vomissements en jets
- Agitation

Associations inquiétantes

Mal à la tête + trouble de la parole et/ou paralysie (visage, membres)

» Mal à la tête + vomissements + gêne à la lumière + fièvre + raideur de la nuque

» Mal de tête + vomissements en jets + troubles visuels AVEC ou SANS fièvre

» Mal de tête + troubles de la conscience

» Mal de tête (en E) + vomissements + convulsions

Facteurs aggravants (augmentent d'un niveau)

» Hypertension artérielle

» Traitement anticoagulant

» Grossesse en cours

Difficulté à respirer

- **Gêne respiratoire survenue à la suite d'un traumatisme du thorax → Aller à « Choc ».**
- **Corps étranger dans la gorge → Aller à « Corps étranger ».**
- **Sinon, lire la suite.**

Que faire ?

Dans l'immédiat

» Ne pas s'allonger. Rester en position demi-assise

» Se mettre au repos

» Ne pas prendre de médicaments autres que le traitement habituel

» Vérifier qu'il n'y a pas une fausse route ou un corps étranger dans la gorge

» Vérifier si la langue est enflée → aller à « Langue enflée »

» Écouter les bruits inspiratoires et expiratoires

» En cas de crise d'asthme connue et qu'on vous a diagnostiquée, prendre une bouffée de *bronchodilatateur*

Par la suite

» La gêne respiratoire cède : évitez les efforts, notez bien tous les signes pour en parler à votre médecin

» La gêne respiratoire cède et reprend : vérifiez et prenez les signes d'alerte

» La gêne respiratoire ne cède pas : vérifier les signes d'alerte et prendre contact avec un médecin

» La gêne respiratoire s'aggrave : augmenter d'un niveau de gravité

Les questions à se poser

» Quand la gêne respiratoire a-t-elle commencé ?

» Respiration rapide ou lente ?

» L'inspiration ou l'expiration sont-elles bruyantes ?

» Y a t-il des positions qui soulagent ?

» Quels sont tous les signes d'accompagnement (en particulier, sueurs froides, lèvres bleutées) ?

» Y a-t-il eu des épisodes équivalents diagnostiqués ?

» Durée de la gêne respiratoire

» Antécédents personnels et familiaux ?

Étouffe, asphyxie, manque d'air, respire mal

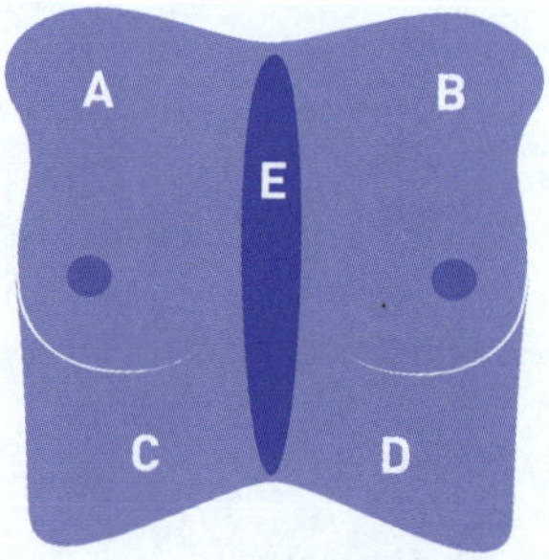

Fréquence respiratoire normale par min		
<45/min	<24/min	<16/min
nourrisson	enfant	adulte

Ce qui doit vous alerter

(Un ou plusieurs signes par encadré)

Aggravation

5

- Sueurs froides et grésillements dans la gorge
- Respiration rapide et visage ou ongles bleutés
- Respiration très lente (moins de 12/min)
- Douleur dans la poitrine en E, B ou D
- Sifflements (inspiration ou expiration) dans la poitrine avec sueurs
- Modification de la voix (ne peut pas dire « A »)
- Gêne respiratoire augmentant en position allongée
- Pâleur, teint gris
- Cœur très rapide (>120)
- Crachats sanglants, rose saumon ou couleur rouille
- Perte de connaissance
- Visage gonflé et langue enflée
- Somnolence anormale
- Respiration qui ralentit avec troubles de conscience
- Tremblements des mains, doigts écartés
- Respiration irrégulière
- Impossibilité de dire dix mots de suite sans reprendre la respiration

4

- Petite fièvre (<38,5 °C) et cœur rapide (> 100/min)
- Douleur dans la poitrine en A, C OU en B, D et irradiant dans une épaule
- Douleur dans la poitrine en A et C ou en B et D qui disparaît en arrêtant de respirer
- Crachats gris et visqueux
- Odeur fétide de l'haleine
- Lèvres enflées
- Lèvres bleutées
- Jambes enflées récemment
- Prise de poids (plus de 3 kg) en 2 ou 3 jours
- Toux sans fièvre AVEC gêne respiratoire importante
- Toux sèche aux changements de position
- Expiration avec les lèvres pincées
- Impression de ne pas pouvoir expirer

3

- Toux sèche et Fièvre supérieure à 38,5 °C
- Covid-19 positive (PCR ou autotest)
- Toux douloureuse en A et C ou en B et D
- Toux douloureuse des deux côtés du dos
- Crachats jaunes ou verts

2

- Picotements dans les mains et autour de la bouche
- Crachats blancs ou translucides

1

- Toux sèche isolée
- Pas de douleur
- Aucun signe inquiétant

Amélioration

Cas particuliers

Femme :

- Pilule contraceptive + tabagisme

Enfant :

- Toux rauque ou voix éteinte
- Gêne respiratoire augmentant en position allongée
- Refus de plus de deux biberons de suite
- Creux à la base du cou en inspiration
- Respiration très rapide
- Sifflements dans la poitrine
- Pâleur et sueurs
- Agitation ou immobilité
- Crise d'octobre à février

Facteurs aggravants (augmentent d'un niveau)

» Tabagisme actif
» Antécédents d'infarctus
» Antécédents d'embolie pulmonaire
» Insuffisance cardiaque
» Hypertension artérielle
» Hypercholestérolémie
» Diabète
» Sédentarité
» Absence d'exercice physique
» Âge supérieur à 60 ans
» Phlébite en cours
» Bronchopneumopathie chronique obstructive (BPCO)
» Alitement
» Intervention chirurgicale récente
» Asthme
» Ongles bombés
» Déformation du thorax
» Dos très voûté (cyphose)
» Joueur de hautbois ou basson
» Rougeur permanente du visage

Mal au dos

- **Douleur survenue à la suite d'un traumatisme du dos → Aller à « Choc ».**
- **Douleur située dans le bas du dos (la ceinture) → Aller à « Mal aux reins ».**
- **Douleur située dans le dos ET la poitrine → Aller à « Mal à la poitrine ».**
- **Sinon, lire la suite.**

Que faire ?

Dans l'immédiat

» Faire allonger la personne ou l'aider à se mettre dans la position qui la soulage, SAUF SI ELLE A DU MAL À RESPIRER. Dans ce cas, la mettre en position demi-assise

» Ne pas donner de médicaments, sauf traitement habituel

» Prendre la température

Par la suite

» La douleur cède : éviter les efforts, bien noter tous les signes pour en parler au médecin

» La douleur cède et reprend : vérifier les signes d'alerte

» La douleur ne cède pas : vérifier les signes d'alerte et prendre contact avec un médecin

» La douleur s'aggrave : augmenter d'un niveau de gravité.

Les questions à se poser

» Quand la douleur a-t-elle commencé ?

» Dans quelle(s) zone(s) ?

» La douleur est-elle fixe ou à localisation variable ?

» Est-elle continue ou discontinue ?

» La douleur irradie-t-elle ailleurs ?

» Y a t-il des positions qui soulagent ?

» Quels sont tous les signes d'accompagnement ?

» Quelle est son intensité ?

» Y a-t-il eu des épisodes équivalents diagnostiqués ?

» Durée de la douleur

» Type de douleur

» Antécédents personnels et familiaux ?

Oppression, constriction, brûlure, déchirure, sensation de coincement, douleur en coup de couteau

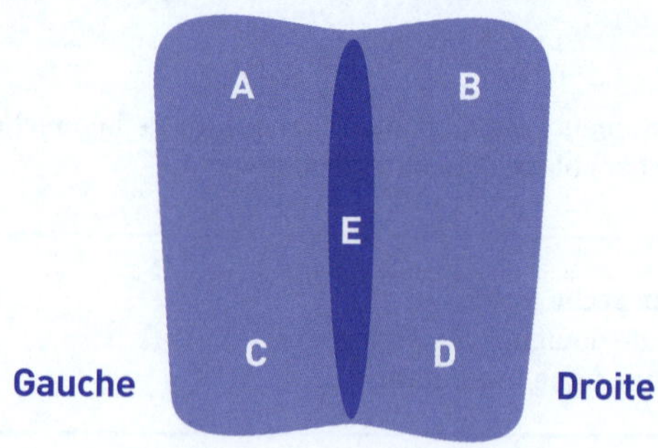

Échelle visuelle de la douleur (EVD)									
1	2	3	4	5	6	7	8	9	10
Faible		Moyenne			Forte			Très forte	

Ce qui doit vous alerter

(Un ou plusieurs signes par encadré)

Aggravation

5

- Ressenti : oppression, déchirure, étau, serrement
- Douleur qui n'augmente pas en inspiration
- Sueurs froides
- Gêne respiratoire augmentant en position allongée
- Pâleur, teint gris
- Douleur ayant débuté dans la poitrine, migrant dans le dos et dans les reins (région lombaire)
- Douleur qui part de la poitrine et qui irradie en A ou C
- Crachats sanglants, rose saumon ou couleur rouille
- Perte de connaissance
- Visage ou ongles bleutés

4

- Douleur forte (EVD >6) bloquant tout mouvement
- Petite fièvre (<38,5 °C) et cœur rapide (>100/min)
- Douleur brutale qui persiste même sans respirer
- Frissons + tremblements + fièvre
- Douleur brutale en C ou D
- Douleur en B et D ou en A et C
- Douleur à l'effort et cédant à l'arrêt de l'effort
- Lèvres bleutées
- Toux sans fièvre avec gêne respiratoire importante
- Malaise et/ou vomissements
- Douleur augmentée en inspiration à fond
- Douleur à l'effort et ne cédant pas à l'arrêt de l'effort
- Douleur comme un coup de couteau
- Douleur dans la partie basse de C ou D, irradiant dans le ventre

3

- Douleur en A, B, C ou D, irradiant dans l'épaule
- Fièvre supérieure à 38,5 °C
- Toux brusque et/ou douloureuse en A et C ou en B et D
- Crachats jaunes ou verts
- Douleur à l'effort et cédant à l'arrêt de l'effort
- Douleur qui part du ventre à gauche et qui irradie en C
- Douleur qui part du ventre à droite et qui irradie en D
- Jambes gonflées
- Boutons qui suivent le trajet d'une côte
- Douleur ponctuelle en E (sur une vertèbre)
- Douleur augmentant avec les mouvements du tronc
- Douleur en A ou B ou dans le haut de E, irradiant vers le cou

2

- Douleur très ponctuelle augmentant à la pression
- Douleur encore présente et survenue à la suite ou au cours d'un effort physique
- Ressenti : décharge électrique, point douloureux

1

- Aucun signe inquiétant
- Douleur qui a disparu totalement

Amélioration

Cas particuliers

- Femme : Pilule contraceptive + tabagisme
- Personne âgée : Douleur dans la poitrine très forte (EVD>8), à gauche puis irradiant en C ou E, puis dans les reins

Associations inquiétantes

Douleur brutale en C ou D + cœur rapide (>100) + petite fièvre (<38,5 °C) + lèvres bleutées

Facteurs aggravants
(augmentent d'un niveau)

» Tabagisme actif
» Antécédents d'infarctus
» Antécédents d'embolie pulmonaire
» Hypertension artérielle
» Surpoids
» Hypercholestérolémie
» Augmentation du LDL cholestérol ou diminution du HDL cholestérol
» Diabète
» Sédentarité
» Absence d'exercice physique
» Âge supérieur à 50 ans
» Phlébite en cours
» Bronchopneumopathie chronique obstructive (BPCO)
» Alitement
» Intervention chirurgicale récente
» Chimiothérapie en cours

Mal au ventre

Douleur survenue à la suite d'un traumatisme du ventre → Aller à « Choc ».

Sinon, lire la suite.

Que faire ?

Dans l'immédiat

- S'allonger, au calme
- Conserver les selles et les urines (si cela est possible et si elles semblent anormales)
- Pas de médicaments dans l'immédiat, sauf le traitement habituel
- Chercher une « position antalgique », c'est-à-dire une position où la douleur est moins forte, voire disparaît
- Se souvenir de la séquence des événements et des signes d'accompagnement, pour pouvoir en parler ultérieurement au médecin
- Évaluer la gravité (signes d'alerte)
- Ne boire qu'en cas de soif importante

Par la suite

- ***Antispasmodiques*** si la douleur dure plus d'une heure
- Surveiller l'évolution (signes d'alerte) à 1 h puis 2 h

Échelle visuelle de la douleur (EVD)									
1	2	3	4	5	6	7	8	9	10
Faible		Moyenne			Forte			Très forte	

Les questions à se poser

- Quand la douleur a-t-elle commencé ?
- Y a-t-il eu un point de départ ? Lequel ?
- La douleur est-elle fixe ou à localisation variable
- Est-elle continue ou discontinue ?
- La douleur irradie-t-elle ailleurs ?
- Y a-t-il des positions qui soulagent ?
- Quels sont <u>tous</u> les signes d'accompagnement ?
- Quelle est son intensité ?
- Y a-t-il eu des épisodes équivalents diagnostiqués ?
- Durée de la douleur
- Type de douleur
- Antécédents personnels et familiaux ?

Spasme, brûlure, torsion, coup de couteau, tension, oppression, douleur sourde, broiement, arrachement, douleur en barre, crampe, torsion, faim douloureuse

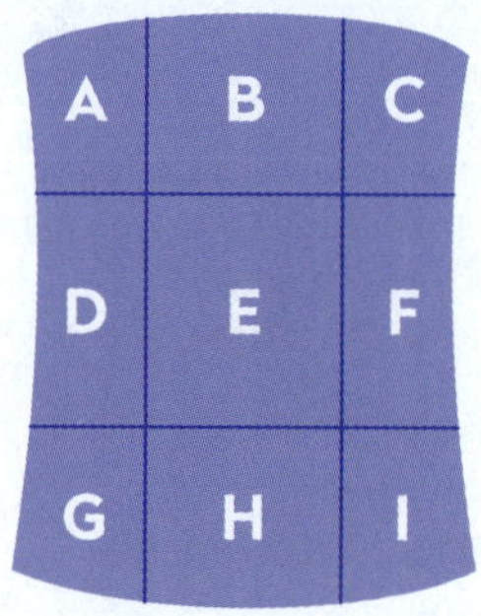

Ce qui doit vous alerter

(Un ou plusieurs signes par encadré)

Aggravation

5

- Douleur brutale et persistante en coup de couteau
- Douleur localisée qui s'étend en moins de 30 min à tout le ventre (de A à I)
- Malaise sévère avec pâleur, soif intense, marbrures, sueurs froides
- Teint gris, fatigue extrême
- Saignements (anus, vagin, verge) avec soif intense
- Vomissement de sang

4

- Opération très récente (moins de 5 jours)
- Douleur rapidement croissante (doublement de la valeur en quelques minutes)
- Douleur (B) remontant vers le sternum
- Douleur (de A à I) avec perte de connaissance brève
- Douleur (G, H, I) soudaine, brutale et violente (EVD> 6)
- Absorption de produits toxiques
- Douleur importante (EVD> 7) durant plus de 2 h
- Douleur (A, B) irradiant dans le dos
- Constipation inhabituelle et vomissements ou arrêt d'émission de gaz
- Douleur (A, B ou C) soulagée par position chien de fusil
- Douleur sans position pour se soulager
- Douleur (H) avec impossibilité d'uriner
- Douleur (G, I), forte (EVD >6) avec boule dans l'aine
- Douleur (B,C) déclenchée par repas gras et alcool

3

- Température supérieure à 39 °C avec frissons et tremblements
- Douleur (A, B) suivie de fièvre et jaunisse
- Douleur résistante aux antispasmodiques
- Selles noires comme du charbon et malodorantes
- Douleur sourde, localisée et continue
- Douleur moyenne et continue de plus de 2 h
- Douleur inhabituelle
- Douleur (B ou C) irradiant dans le dos
- Douleur (B) soulagée par les repas
- Fièvre modérée et trainante
- Douleur (D, G, ou F, I) avec problème urinaire
- Douleur + vomissements + diarrhée + fièvre
- Douleur (de A à I) déclenchée par les repas
- Douleur moyenne (G, H, I)

2

- Douleur de plus de 2 jours
- Apparition d'autres signes nouveaux
- Douleur (B) aggravée par les repas

1

- Aucun signe inquiétant
- Epidémie de gastro-entérite
- Diarrhée avec ou sans fièvre
- Douleur habituelle ou épisodes équivalents connus

Amélioration

Cas particuliers

- Contractions soudaines et régulières
- Perte de sang
- Perte abondante de liquide comme de l'eau

- Retard de règles
- Pertes rouges, brunes ou noires

- Teint gris, sueurs, fatigue extrême
- Difficulté à respirer
- Mal à la poitrine

- Douleur brutale du testicule

- Pas de selles
- Refus du biberon
- Vomissements
- Crises de pleurs réguliers
- Somnolence
- Pâleur ou rougeur du visage
- Sueurs

Facteurs aggravants
(augmente d'un niveau)

» Infarctus du myocarde
» Dissection aortique
» Anévrisme de l'aorte
» Opération du ventre
» Traitement anticoagulant
» Intervention chirurgicale ancienne sur le ventre
» Péritonite
» Traitement anticancéreux en cours
» Diabète
» Alcoolisme chronique

Malaise

- **Malaise avec perte de connaissance → Aller à « Perte de connaissance ».**
- **Malaise suite à un choc → Aller à « Choc ».**
- **Malaise suite à une chute → Aller à « Chute ».**
- **Malaise avec sensation de cœur rapide → aller à « Cœur trop rapide ».**
- **Malaise avec sensation de cœur trop lent → aller à « Cœur trop lent ».**
- **Sinon, lire la suite.**

À éviter !

» Laisser la personne seule pour aller chercher du secours

» La faire vomir

» Lui donner un médicament sans l'avis d'un médecin

» Lui donner du lait ou tout autre liquide

Que faire ?

Dans l'immédiat

» Allonger la personne SAUF SI ELLE A DU MAL À RESPIRER

» Si ce n'est pas le cas, et en cas de nausées, allonger sur le côté en ***position latérale de sécurité*** (PLS)

» Sinon, allonger sur le dos, les jambes surélevées

» Desserrer sa ceinture

» Ouvrir son col de chemise

» Aérer la pièce s'il fait trop chaud

» Se souvenir de la séquence des événements et des signes d'accompagnement, pour pouvoir en parler ultérieurement au médecin

» Évaluer la gravité (signes d'alerte)

Par la suite

» Simple surveillance de l'évolution

» En parler à son médecin

Les questions à se poser

» Heure du début du malaise ?

» Le malaise est-il toujours en cours ?

» Circonstances de survenue (début progressif ou brutal) ?

» Malaise aggravé par certains positions ?

» Y a-t-il des positions qui soulagent ?

» Quels sont tous les signes d'accompagnement ?

» Y a t-il eu des épisodes équivalents diagnostiqués ?

» Durée du malaise

» Antécédents personnels ?

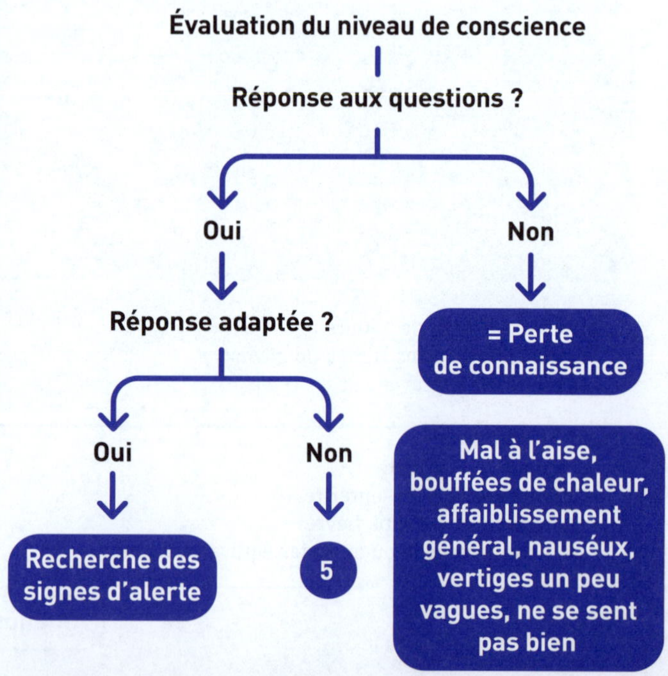

Ce qui doit vous alerter

(Un ou plusieurs signes par encadré)

Aggravation

5

- Douleur dans la poitrine désignée avec le plat de la main
- Douleur brutale dans la poitrine ou le dos
- Découverte de corps étranger dans la gorge
- Difficulté à respirer
- Soif importante
- Saignements (vagin, anus, vomissements de sang)
- Malaise suivi d'une perte de connaissance
- Convulsions avec ou sans pertes d'urines
- Trouble de la parole, des mouvements, des gestes ou de la mémoire
- Bouche de travers
- Cœur trop rapide (>120/min) ou trop lent (>50/min), ou palpitations
- Paralysie d'un membre
- Malaise avec chute
- Absorption de produits toxiques

4

- Cœur rapide → aller à « cœur trop rapide » et cœur trop lent → aller à « cœur trop lent »
- Selles liquides, noires comme du charbon et malodorantes
- Opération très récente (moins de 5 jours)
- Mal au ventre avec pâleur et sueurs
- Tremblements, agitation
- Odeur d'alcool dans l'haleine
- Le malaise s'aggrave

3

- Température supérieure à 39 °C avec frissons et tremblements
- Pâleur avec sueurs froides et fatigue chez une personne non diabétique
- Vertiges rotatoires (les murs et les plafonds tournent)
- Maux de tête
- Bourdonnements d'oreille, troubles visuels

2

- Période de canicule
- Problème familial, sentimental, professionnel
- Tremblements + agitation + picotements dans les mains et autour de la bouche

1

- Aucun signe d'alerte
- Malaise qui disparaît

Amélioration

Cas particuliers

Diabétique sous insuline
Malaise + pâleur + sueurs + fatigue + propos incohérents
→ Donner du sucre

Porteur de pace maker
Pouls inférieur au rythme marqué sur le carnet de suivi ou pouls inférieur à 50/min

- Perte de sang
- Perte des eaux
- Maux de tête
- Convulsions

- Pâleur brutale
- Lèvres bleutées
- Mal à respirer
- Trouble de la conscience

- Retard de règles
- Pertes brunes
- Mal au ventre
- Pâleur

- Troubles du comportement
- Dépression
- Refus de s'alimenter

Facteurs aggravants
(augmentent d'un niveau)

» Diabétique insulino-dépendant (se fait des piqûres d'insuline)
» Porteur d'un pace maker
» Alcoolisme chronique
» Hypertension artérielle
» Antécédent d'ulcère gastrique
» Grossesse en cours

Plaie

Douleur survenue à la suite d'un traumatisme du thorax → Aller à « Choc ».

Sinon, lire la suite.

Que faire ?

- Comprimer la plaie avec une compresse stérile ou, à défaut, un linge propre qui a été repassé au fer. La plaie doit cesser de saigner au bout de 15 min
- Protéger avec un pansement stérile
- Ne mettre aucun colorant sur la plaie
- Ne pas faire de garrot sur un membre. Simplement comprimer la plaie
- Ne donner aucun médicament
- Vérifier si la plaie saigne en nappe ou par jets
- En cas de plaie ancienne qui suinte ou devient rouge, chaude et douloureuse, faire des pansements tièdes alcoolisés à conserver toute la journée.

Les questions à se poser

- Heure de l'accident ?
- Corps étranger dans la plaie ?
- Y a-t-il eu perte de connaissance ?
- Circonstances de survenue
- Quels sont tous les signes d'accompagnement ?
- Antécédents personnels ?

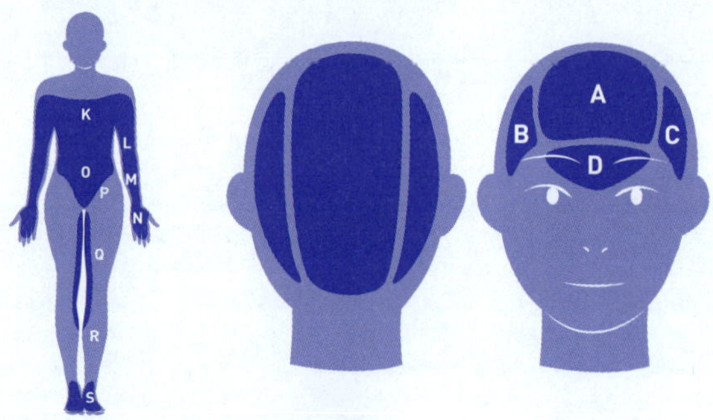

PLAIE SUR UNE ARTICULATION 5

Épaule
- Épaule déboîtée
- Plaie souillée
- Épaule déformée
- Difficulté à respirer
- Fracture

Coude
- Coude déboîté
- Plaie souillée
- Articulation visible au fond de la plaie
- Fracture

Poignet
- Main déformée Articulation visible au fond de la plaie
- Poignet déformé
- Fracture

Hanche
- Hanche déformée
- Douleur intense
- Plaie souillée

Genou
- Genou déboîté
- Plaie souillée
- Fracture du genou
- Plaie souillée

Cheville
- Cheville déformée
- Fracture de la cheville
- Plaie souillée

Doigts ou orteils
- Plaie souillée
- Doigt luxé

Ce qui doit vous alerter

(Un ou plusieurs signes par encadré)

Aggravation

5

- Plaie en B
- Plaie en H
- Plaie en N (si la plaie semble profonde : on voit les tendons ou une articulation)
- Plaie par jets (en même temps que le pouls)
- Plaie en P
- Soif importante
- Pâleur, sueurs froides, malaise
- Plaie par arme à feu
- Plaie suite à électrocution
- Amputation d'un doigt ou d'un membre

4

- Plaie devant une articulation à risque (épaule, coude, poignet, arrière du genou)
- Plaie en A, C, D, E, F ou G
- Plaie en I ou J
- Plaie en L ou M
- Plaie en N si la plaie est peu profonde (on ne voit ni les tendons ni une articulation
- Saignement en nappe (pas par jets)
- Plaie en P
- Plaie profonde (on voit des organes) en K ou O
- Corps étranger de plus de 5 mm dans la plaie
- Plaie de l'anus
- Plaie souillée (terre, débris...)
- Perte de sensibilité en dessous de la plaie
- Plusieurs plaies qui saignent
- Plaie qui continue de saigner au-delà de 15 min

3

- Plaie sur une articulation moins à risque (devant du genou, plante du pied...)
- Plaie en S sur le dessus du pied
- Plaie en S sur les orteils
- Plaie ancienne (plus de 3 jours) d'où s'écoule du pus
- Plaie de plus de 2 jours qui devient rouge, chaude et inflammatoire

2

- Plaie en forme de N si la plaie est superficielle
- Plaie inférieure à 5 mm dans la plaie
- Écharde
- Plaie ancienne (plus de 3 jours) d'où s'écoule un liquide rosé

1

- Aucun signe d'alerte
- Égratignures, érosions, ecchymose

Amélioration

Cas particuliers

- Plaie du testicule
- Plaie de la verge
- Toute plaie due à un traumatisme chez le nourrisson doit être examinée par un médecin
- Plaie du sein
- Plaie vaginale

À l'extérieur

- Plusieurs plaies
- Fracture ou membre déformé
- Perte de connaissance
- Soif importante
- Chute d'un endroit en hauteur
- Chute à vitesse élevée (vélo, course)
- Accident de la voie publique
- Plaies souillées
- Plusieurs plaies sans gravité
- Chute de sa hauteur
- Chute à vitesse du pas

Facteurs aggravants (augmente d'un niveau)

» Traitement anticoagulant

» Hémophilie

» Maladie de la coagulation

Chapitre 1
Les douleurs

Ce chapitre est consacré uniquement aux douleurs, c'est-à-dire des sensations douloureuses, violentes ou pas, et qui sont localisables avec la main ou possibles à décrire au téléphone.

Tête et cou

Mal de tête

→ **Voir la double page 248-249.**

C'est un symptôme assez fréquent, et le plus souvent sans gravité. Le médecin appelle les maux de tête des **céphalées**. En fait, ce terme a une signification bien précise qui exclut les banals maux de tête passagers pour lesquels on ne trouve généralement aucune cause. Le terme de **céphalalgie**, plus sophistiqué, est souvent employé entre médecins. Il n'a pas de sens plus précis que celui de céphalées, si ce n'est pour marquer leur caractère violent et tenace.

La plupart des maux de tête isolés, donc accompagnés d'aucun signe, sont le plus souvent sans gravité. Ils passent spontanément ou avec un simple médicament contre la douleur.

Certains maux de tête violents peuvent cependant avoir des causes sérieuses qui imposent une hospitalisation. Mais dans ce cas, ils sont accompagnés de troubles neurologiques importants : paralysies, troubles sensoriels de la vision ou de l'audition, déficits moteurs ou sensitifs.

Deux exceptions toutefois : **les migraines et les algies vasculaires de la face**, qui sont très violentes, avec des vomissements, et parfois des déficits neurologiques passagers, mais qui n'ont strictement aucune gravité, si ce n'est qu'elles peuvent être un handicap terrible dans la vie de tous les jours pour les personnes qui sont atteintes de façon chronique.

D'autres, enfin, entrent dans le cadre d'autres maladies (hépatite, grippe, Covid-19 ou maladie virale par exemple).

Causes possibles

Accident vasculaire cérébral : mal de tête souvent inaugural ; ***Hématome extradural*** : avec malaise et parfois coma, à la suite d'un traumatisme crânien ; ***Hématome sous-dural*** : avec malaise et parfois coma, à la suite d'un traumatisme crânien ; ***Hémorragie cérébrale*** : mal de tête souvent brutal avec vomissements et coma ; ***Hémorragie méningée*** où la personne est en coma plutôt agité ; ***Méningite*** : maux de tête avec gêne à la lumière, vomissements et fièvre ; ***Rupture d'anévrisme*** (grande urgence) : mal de tête brutal, comme un coup de tonnerre ou une explosion dans la tête ; ***Syndrome méningé*** qui peut avoir de nombreuses causes en dehors de la méningite…

Moins graves, qui se résolvent dans la très grande majorité des cas par un traitement à domicile

Grippe (fréquent) ; ***Migraine*** : mal de tête pulsatile augmentant à l'effort et à la lumière ; ***Poussée d'hypertension*** : douleur dans la tête et la nuque, comme dans un casque ; ***Sinusite*** : maux de tête frontaux ; ***Zona ophtalmique*** à son début…

Nécessitant un traitement par un spécialiste

Algie vasculaire de la face : forte douleur d'un côté du visage avec nez et yeux qui coulent ; ***Arthrose cervicale*** : mal de tête et surtout mal au cou ; ***Céphalées psychogènes*** : maux de tête dus à des problèmes psychosomatiques ; ***Encéphalite*** : mal de tête avec vomissements et déficit neurologique ; ***Encéphalopathie*** : mal de tête quasi constant, avec signes neurologiques modérés ; ***Glaucome*** (urgence ophtalmologique) : mal aux yeux, troubles visuels et mal à la tête ; ***Kératite*** : mal aux yeux, le mal de tête est secondaire ; ***Maladie de Horton*** (rare mais grave) : douleur de la tempe avec perte de la vision ; ***Névralgies diverses*** touchant certains nerfs crâniens ; ***Problème de lunettes non adaptées*** : trop fortes ou trop faibles ; ***Sinusite chronique***…

Tête, dents, gencives, sinus, méninges, œil, hypothalamus, hypophyse, cerveau, peau, nerfs, artères.

Mal à la bouche

Il y a un certain nombre d'organes dans la bouche, et il est parfois difficile de faire la part des choses. La bouche est une cavité où se trouvent la langue et les dents, qui reposent sur les gencives, lesquelles reposent sur la mandibule pour les dents inférieures, et un os du crâne (le malaire) pour les dents supérieures. La bouche en elle-même est donc limitée par le « plancher de la bouche » (là où repose la langue), les gencives où sont fixées les dents, les deux joues et, tout en haut, le « palais dur ». En dessous du palais dur, c'est le voile du palais, qui est donc le fond de la bouche et derrière lequel se trouvent les amygdales. Tout ce qu'on appelle donc ici la bouche, c'est ce que les médecins désignent par l'oropharynx.

→ Douleur sur la langue → Mal à la langue.

→ Douleur aux dents → Mal aux dents.

→ Mal dans le fond de la gorge → Mal à la gorge.

→ Ailleurs (joues, gencive, intérieur de la lèvre, palais, voile du palais), lire la suite.

Que faire ?

- Ne pas prendre d'antibiotique sans avis médical.
- Les douleurs peuvent être amoindries avec des **gargarismes** (sans avaler) d'eau oxygénée, ou des **bains de bouche** vendus en pharmacie.

Ce qui doit vous alerter

Aggravation

4
- Mal à respirer.
- Lèvres et langue qui gonflent.

3
- Boutons ou lésions douloureuses, surtout comme une cuisson douloureuse.
- Ulcération (lésion creusée et douloureuse).
- Douleur qui ne passe pas en 3 jours.
- Fièvre.

2
- Aphtes qui ne diminuent pas en 3 jours.
- Boule dans le cou ou sous la mâchoire avec de la fièvre.
- Démangeaisons dans la bouche.
- Gencives gonflées et douloureuses.

Amélioration

Causes possibles

Aphtes ; ***Gingivite*** ; ***Herpès*** ; ***Abcès dentaire*** ; ***Morsure*** ; ***Muguet*** ; ***Parodontite*** : gencive gonflée avec parfois un peu de pus ; ***Stomatite*** : inflammation de la bouche, toutes causes confondues ; ***Suite de soins dentaires*** ; ***Syndrome pied-main-bouche*** (touche l'enfant) : dûe à un virus à Coxsackie...

Tête, bouche, langue, dents, gencives, glandes salivaires, pharynx, salivation, mastication, déglutition.

Mal à la gorge

C'est un symptôme piège. En effet, on peut avoir une simple douleur de la gorge sans que cela entraîne une douleur lors de la déglutition. On peut également avoir « du mal en avalant », c'est-à-dire un mal de gorge qui entraîne une douleur lors de la déglutition. Et puis on peut également avoir « du mal à avaler », non pas en raison d'une douleur, mais parce que « ça bloque » lors de la déglutition. Pour compliquer le tout, on emploie souvent, pour qualifier un mal de gorge, le mot « angine », qui est un abus de langage, car l'angine est un diagnostic et non un symptôme. Et pour finir, la douleur de la gorge peut être la prolongation d'une douleur dans la poitrine, ce qui explique le terme d'« angine de poitrine » utilisé pour parler d'un problème cardiaque.

→ Une difficulté à avaler parce que ça coince → Mal à avaler.

→ Une douleur de la gorge qui vient de la poitrine → Mal à la poitrine.

→ Une douleur en avalant ou une douleur de la gorge augmentée ou non lors de la déglutition, lire la suite.

Que faire ?

- N'essayez pas d'ouvrir la bouche devant une glace pour savoir s'il y a des points blancs ou si c'est rouge ou blanc, etc. Vous risquez de vous tromper parce que ce n'est pas si évident que ça !
- Vous pouvez tenter de prendre une photo avec votre smartphone et la montrer à un médecin, mais la qualité de la photo ne lui permettra pas forcément de qualifier ce mal de gorge.
- Ne prenez pas d'antibiotique sans avis médical.
- Vous pouvez adoucir le mal de gorge avec divers **collutoires** achetés chez votre pharmacien sans ordonnance.
- Autre remède d'attente, des **gargarismes** d'eau oxygénée (sans l'avaler), ou avec de l'eau tiède que vous aurez préalablement fait bouillir avec du gros sel.
- Vous pouvez aussi prendre un **médicament contre la douleur**.
- Il est déconseillé de prendre un anti-inflammatoire sans avis médical, car, en l'absence d'antibiotique adapté, cela pourrait aggraver l'infection.

Ce qui doit vous alerter

Aggravation

4

- **Mal à respirer.**
- **Langue enflée.**
- **Modification de la voix (en particulier, difficulté à dire : « Ahhh »).**
- **Douleur nettement augmentée en mettant le menton sur la poitrine.**
- **Éruption de boutons, ou peau rouge (peau de chagrin) avec fièvre.**

- Fièvre avec frissons et tremblements.
- Ganglions dans le cou et fatigue.
- Fièvre avec courbatures, fatigue importante, toux.
- Mal de gorge qui traine au-delà de 48 h.
- Ganglions douloureux sous la mâchoire.

Amélioration

Facteurs aggravants (augmentent d'un niveau d'urgence)

- Absence de vaccination par le DTCoq Polio.
- Absence de vaccination par le ROR.
- Immunodépression.
- Diabète.

Causes possibles

Amygdalite ou angine ; ***Épiglottite*** (rare, mais grave chez l'enfant) : mal à respirer, voix éteinte, langue enflée ; ***Grippe*** ; ***Mononucléose infectieuse*** : angine avec fatigue et ganglions dans le cou ; ***Pharyngite*** ; ***Phlegmon de l'amygdale*** (urgence) : douleur augmentant en penchant le menton sur la poitrine...

Tête, cou, bouche, langue, amygdales, ganglions, pharynx, salivation, mastication, déglutition.

Mal à la langue

Les douleurs de la langue sont fréquentes et généralement jamais graves en urgence.

Ce qui doit vous alerter

Aggravation

4
- Langue très gonflée, gênant l'élocution.
- Mal à respirer.
- Lèvres gonflées.
- Visage gonflé.

3
- Boutons sur le corps ou rougeur générale comme une « peau de chagrin ».
- Fièvre.
- Mal à la gorge.

2
- Modification de la langue (changement de couleur, d'aspect).
- Aphtes sur la langue.
- Langue recouverte d'un enduit blanchâtre.

Amélioration

Que faire ?

- Vous pouvez vous soulager avec des **bains de bouche**.
- Ne prenez aucun antibiotique ni antifongique sans avis médical.
- Si la douleur est importante, et à la condition que vous n'ayez pas de fièvre, vous pouvez prendre un **anti-inflammatoire** en respectant les doses et les contre-indications.

Causes possibles

Aphtes ; ***Glossite*** : inflammation de la langue ; ***Glossodynie*** (fréquent) : douleur de la langue sans cause particulière ; ***Morsure*** ; ***Mycose digestive*** : langue blanche et douloureuse ; ***Scarlatine*** : langue très rouge avec fièvre et rougeurs sur le corps ; ***Stress***...

Tête, cou, langue, pharynx, salivation, peau, glandes salivaires, goût.

Mal au visage

Ce qu'on entend par visage, c'est l'ensemble de la face en dehors des globes oculaires. Les paupières font partie du visage, mais en raison de leur connexion importante avec les yeux, elles ont une place à part entière. La partie visible des oreilles fait également partie du visage, mais pas le conduit auditif.

→ Dans les yeux → Mal aux yeux.

→ Sur les paupières → Mal aux paupières.

→ À l'intérieur des oreilles → Mal aux oreilles.

→ Sur le reste du visage (front, nez, oreilles, joues, pommettes, menton et mâchoire), lire la suite.

Que faire ?

- Vous pouvez vous soulager avec un **médicament contre la douleur**.
- Évitez les anti-inflammatoires.
- Si vous avez des boutons sur le visage comme de petites vésicules, ne prenez aucun médicament à base de cortisone (corticoïdes) ou demandez un avis médical si votre traitement en comporte.
- Mettez-vous au calme, au repos et dans la pénombre si possible.
- Et si vous avez en fait la « gueule de bois », l'eau gazeuse est parfaite pour cela !

Ce qui doit vous alerter

Aggravation

4

- Douleur très vive.
- Douleur déclenchée par le toucher sur certaines zones (œil, pommettes).
- Douleur empêchant de dormir.
- Douleur dentaire avec fièvre et gonflement du visage.
- Douleur de la mâchoire qui semble provenir du thorax.
- Petites vésicules avec des douleurs comme une cuisson dans la région des pommettes et de l'œil.
- Douleur pulsatile (qui bat), violente, surtout si elle est augmentée par le bruit, la lumière et les efforts physiques.

3

- Petites vésicules sur la lèvre supérieure ou inférieure avec douleurs comme une cuisson.

Amélioration

Causes possibles

Abcès dentaire ; ***Algie vasculaire de la face*** : douleur très vive et brutale de tout le visage ; ***Algies postzostériennes*** (suites de zona) ; ***« Gueule de bois »*** ; ***Infarctus du myocarde*** : douleurs des dents ou de la mâchoire venant de la poitrine ; ***Inflammation des glandes salivaires*** ; ***Lithiase salivaire*** : douleur sous la mâchoire lors de la salivation ; ***Migraine*** ; ***Névralgie d'Arnold*** : douleur du visage déclenchée le plus souvent par la pression d'un point du visage (*trigger zone*) ; ***Névralgie du trijumeau*** : douleur très vive de l'œil et de la pommette ; ***Parotidite*** : douleur et gonflement de la parotide sous la mâchoire ; ***Zona ophtalmique*** : douleur très violente de l'œil...

Tête, poitrine, nerfs, os, muscles, parotide, cœur, glandes salivaires, peau.

Mal aux dents

Les médecins utilisent parfois le terme d'« algie dentaire », qui est synonyme de douleur dentaire ou de rage de dents. Chez le nourrisson et le petit enfant qui ont les dents qui poussent, on appelle souvent cela aussi « feu de dent ».

Les douleurs dentaires font partie des douleurs les plus pénibles. Et, comme la cause est souvent infectieuse, avec une proximité importante du cerveau, ce ne sont pas des douleurs à négliger.

Ce qui doit vous alerter

Aggravation

4

- **Douleur vive ou lancinante empêchant de dormir.**
- **Douleur avec fièvre et frissons, voire tremblements.**
- **Ganglions sous la mâchoire.**
- **Douleur pulsatile (qui bat au rythme du pouls).**
- **Boule douloureuse et gonflée sur la gencive.**
- **Douleur de la mâchoire en provenance de la poitrine.**

3

- **Douleur chronique au niveau d'une dent de sagesse.**

Amélioration

Que faire ?

- Des **bains de bouche**.
- Vous pouvez prendre des **médicaments contre la douleur**.
- Vous pouvez prendre un **anti-inflammatoire**, sauf si vous avez de la fièvre ou un ganglion sous la mâchoire.
- Ne prenez pas d'antibiotique sans avis médical.
- Si vous sentez avec votre langue une boule au niveau de la gencive, ne tentez pas de la percer ni de presser dessus.

Causes possibles

Abcès dentaire ; ***Angine*** ; ***Alvéolite*** à la suite d'une extraction dentaire ; ***Arthrite dentaire*** : inflammation de l'articulation entre la dent et la gencive ; ***Caries dentaires*** ; ***Dent cassée ou fêlée*** ; ***Kyste dentaire*** : gonflement sous la dent sans fièvre ; ***Mastoïdite*** ; ***Névralgies*** ; ***Oreillons*** ; ***Sinusite*** ; ***Poussée de dent de sagesse*** ; ***Poussée dentaire chez l'enfant*** dès l'âge de 3 mois ; ***Pulpite*** : douleur très violente, pulsatile et insupportable d'une dent...

Tête, dents, gencives, nerfs, sinus, pharynx.

Mal à l'oreille

Mal à l'oreille = otite ! C'est l'un des abus de langage les plus répandus en médecine. Une douleur de l'oreille n'est pas forcément une otite, même si c'est le cas le plus fréquent. En effet, cette douleur d'oreille peut provenir du **conduit auditif externe**, du **tympan**, de la **caisse du tympan**, voire de l'**oreille interne**, mais aussi des dents, des **gencives**, de la base du crâne et même... du **larynx**.

Que faire ?

Chez l'adulte

- Ne pas prendre d'antibiotique sans avis médical.
- Ne pas mettre d'objets ou de coton-tige dans l'oreille.
- Ne mettre aucune goutte dans l'oreille à base de corticoïdes sans avis médical (demandez au pharmacien si vous ne savez pas).
- Vous pouvez prendre un **médicament contre la douleur**.
- S'il n'y a pas de fièvre, vous pouvez prendre à la place un **médicament anti-inflammatoire** en respectant les indications et les contre-indications.
- Prenez votre température.

Chez l'enfant

- Ne pas donner d'antibiotique sans avis médical.
- Ne pas mettre d'objets ou de coton-tige dans l'oreille.
- Ne mettre aucune goutte dans l'oreille à base de corticoïdes sans avis médical (demandez au pharmacien si vous ne savez pas).
- Vous pouvez lui donner un **médicament contre la douleur** en respectant les doses et les contre-indications.
- Prenez sa température.
- Si ça le soulage, vous pouvez lui mettre des **compresses tièdes** sur l'oreille en vérifiant que l'eau ne tombe pas dans le conduit auditif.

Ce qui doit vous alerter

Chez l'adulte

Aggravation

4

- **Fièvre avec mal de tête et vomissements.**
- **Fièvre avec frissons et tremblements.**
- **Douleur très violente de l'oreille empêchant de dormir.**
- **Trouble brutal de l'audition.**
- **Douleur survenue à la suite d'un voyage en avion ou de plongée sous-marine ou même de piscine avec nage sous l'eau.**
- **Saignement de l'oreille.**
- **Douleur derrière le lobe de l'oreille, sur l'os du crâne, avec fièvre.**
- **Troubles de l'équilibre ou vertiges.**

2

- Mal à l'oreille avec fièvre.

Amélioration

Chez l'enfant

Aggravation

4

- **Fièvre avec mal de tête et vomissements.**
- **Fièvre avec frissons et tremblements.**
- **Douleur très violente de l'oreille empêchant de dormir.**
- **Trouble brutal de l'audition.**
- **Douleur survenue à la suite d'un voyage en avion ou de plongée sous-marine ou même de piscine avec nage sous l'eau.**
- **Saignement de l'oreille.**
- **Douleur derrière le lobe de l'oreille, sur l'os du crâne, avec fièvre.**
- **Somnolence ou agitation anormale.**
- **Éruption de boutons.**
- **Toux rauque.**
- **Écoulement de liquide par l'oreille.**

3

- Mal à l'oreille avec fièvre.
- Pas de guérison de la douleur au bout de 2 jours.

2

- Perte d'audition depuis quelque temps (baisse des résultats scolaires, écoute de la musique à fort volume...).
- Mal à l'oreille sans fièvre.

Amélioration

Causes possibles

Chez l'enfant

Abcès du conduit auditif externe ; ***Oreillons*** ; ***Otite moyenne aiguë*** ; ***Otite séreuse*** : responsable surtout de troubles de l'audition...

Chez l'adulte

Abcès du conduit auditif externe ; ***Angine*** ; ***Mastoïdite*** : gonflement et douleur derrière l'oreille avec fièvre élevée ; ***Oreillons*** ; ***Otite*** ; ***Otite séreuse*** ; ***Sinusite maxillaire***...

Tête, os, parotide, tympan, oreille moyenne, audition.

Mal aux paupières

Généralement, une douleur des paupières est liée à un gonflement, mais pas forcément. Si c'est l'ensemble du visage qui est gonflé, dont les paupières, ce n'est la plupart du temps pas douloureux, car cela correspond à un œdème.

- Une paupière seulement gonflée, mais indolore → Visage gonflé.
- Une paupière gonflée et douloureuse, ou une paupière seulement douloureuse, lire la suite.

Que faire ?

- Les **compresses d'eau bouillie tiède** permettent de soulager.
- En l'absence de fièvre, vous pouvez prendre un **anti-inflammatoire**.
- Si un petit point blanc apparaît au sommet du bouton rouge, il s'agit vraisemblablement d'un orgelet qui va percer. Récupérez alors le pus qui en sort avec le bord d'une compresse stérile <u>sans presser</u>. Il guérira tout seul.

Ce qui doit vous alerter

Aggravation

4
- Plusieurs vésicules sur la paupière avec une sensation de cuisson.
- Douleur dans l'œil comme une cuisson.
- Démangeaisons sur le corps ou le visage.
- Traumatisme de l'œil avec troubles visuels.

3
- L'orgelet ne guérit pas au bout de 3 jours. Il s'agit vraisemblablement d'un chalazion.
- Paupière gonflée avec œil au beurre noir sans troubles visuels.
- Corps étranger dans l'œil. Il finit généralement par partir et la douleur disparaît.

2
- Une rougeur de toute la paupière.
- Un petit bouton ou une rougeur sur le bord de la paupière.

Amélioration

Causes possibles

Blépharite : infection d'une paupière ; ***Chalazion*** : petit kyste infecté de la paupière ; ***Herpès ophtalmique*** ; ***Œil au beurre noir*** ; ***Orgelet*** : petite infection de la base d'un cil…

Tête, paupière, œil, peau, vision.

Mal aux yeux

Il y a une différence importante et des enjeux différents selon qu'il s'agit d'une douleur dans un œil ou dans les deux yeux. Par ailleurs, quand on parle de mal aux yeux, on parle de douleur du globe oculaire, c'est-à-dire ni l'orbite (le pourtour osseux de l'os) ni la paupière (supérieure et inférieure).

→ Sur la (ou les paupières) → Mal aux paupières.
→ Sur l'orbite → Mal au visage.
→ Sur l'œil lui-même (ou les deux yeux), lire la suite.

Que faire ?

- Ne mettre aucun collyre dans l'œil sans avis médical.
- En revanche, vous pouvez laver l'œil à l'eau tiède, mais jamais directement sous le robinet (risque de pression trop forte ou de changement brutal de la température de l'eau). Mettez de l'eau bouillie tiède dans un verre du diamètre de l'œil (les verres à liqueur sont les mieux indiqués), posez l'œil dessus, renversez la tête en arrière et ouvrez l'œil sous l'eau, si possible.
- Mais le mieux est du **sérum physiologique** vendu en pharmacie sous différentes marques ou du **Dacryosérum**.
- Si la douleur est très forte, vous pouvez prendre un **médicament contre la douleur**.

Ce qui doit vous alerter

Douleur d'un seul œil

Aggravation

4

- Trouble visuel (diminution de l'acuité visuelle, floue ou déformée par un halo, rétrécissement du champ visuel).
- Éclairs dans le champ visuel.
- Œil rouge, dur et douloureux.
- Prise de médicaments à base d'atropine.
- Antécédents de glaucome.
- Traumatisme de l'œil.
- Plaie de l'œil.
- Douleur brutale de la tempe d'un côté avec troubles visuels.

3

- Douleur du visage.
- Douleur de la tête pulsatile, d'un côté, avec gêne à la lumière, majorée par le bruit et les efforts.

Amélioration

Douleur des deux yeux

Aggravation

4

- Douleur insupportable.
- Douleur survenue à la suite d'une exposition au soleil sans lunettes de soleil ou après une soudure à l'arc électrique sans protection par un masque agréé.
- Corps métallique dans l'œil.
- Traitement en cours par collyre à base de corticoïdes.

3

- Éternuements.
- Yeux rouges.
- Gêne à la lumière.
- Corps étranger non métallique dans l'œil.
- Douleurs lors du mouvement des yeux.

Amélioration

Causes possibles

L'œil est un organe très fragile. Toute lésion apparente de l'œil (boutons, ulcère, plaie...) nécessite de voir un médecin rapidement (selon le niveau d'urgence).

Conjonctivite ; ***Exophtalmie*** : yeux exorbités par excès de fonctionnement de la thyroïde ; ***Glaucome*** (urgence) : douleur oculaire, œil gonflé et dur, troubles visuels ; ***Iritis*** : douleur des yeux en mouvement, troubles visuels ; ***Kératite*** : douleur de l'œil, gêne à la lumière, diminution de l'acuité visuelle ; ***Maladie de Horton*** (rare, mais grave) : douleur de la tempe, troubles de la vision ; ***Névralgie faciale*** ; ***Névrite optique*** : troubles visuels, mal aux yeux, gêne à la lumière ; ***Rétinite*** : vision floue, déformée, diminution du champ visuel ; ***Suites de soudure à l'arc*** sans protection par un masque agréé...

Tête, œil, nerfs crâniens, rétine, cornée, glandes lacrymales.

Mal au cou

Le cou n'est pas qu'un simple cylindre permettant le passage de toutes les informations de la tête vers le reste du corps, et *vice versa*. La partie postérieure du cou, donc la nuque, a en fait des problématiques totalement différentes de la partie antérieure du cou, qu'on a tendance à appeler « la gorge ».

→ Une douleur de la partie antérieure du cou, donc la gorge → Mal à la gorge.

→ Une gêne dans la gorge à la déglutition → Mal à avaler.

→ Mal à la nuque à la suite d'un choc ou d'un traumatisme du cou → Choc.

→ Une douleur de la nuque ou des muscles du cou, lire la suite.

Ce qui doit vous alerter

Aggravation

5
- **Douleur importante du cou survenue à la suite d'un traumatisme du cou (coup du lapin lors d'un accident, ou d'une chute avec choc ou torsion du cou).**
- **Picotements dans les mains, ou perte de sensibilité du membre supérieur.**

4
- **Douleur de la nuque avec fièvre, vomissements et gêne à la lumière.**
- **Vomissements en jet avec maux de tête.**
- **Douleur du cou très violente bloquant les mouvements de la tête.**
- **Fièvre et boutons sur le corps (taches rouge sang sous la peau).**

3
- **Douleur du cou qui ne passe pas en 3 jours.**
- **Ganglions dans le cou.**
- **Ganglions sous la mâchoire.**

2
- **Douleur du cou augmentant avec les mouvements.**
- **Gonflement progressif du cou depuis plusieurs semaines.**

Amélioration

Que faire ?

- En cas de douleur violente du cou empêchant tout mouvement de la tête, la cause est le plus souvent un torticolis. Vous pouvez acheter une minerve chez un pharmacien pour vous soulager.
- Si cela n'est pas possible, vous pouvez vous fabriquer une **minerve artisanale**.
- Vous pouvez prendre un médicament **anti-inflammatoire** en respectant les doses et les contre-indications.

Causes possibles

Coup du lapin : à la suite d'un traumatisme ou d'un choc sur le cou ; ***Méningite*** : raideur du cou, mal de tête, vomissements, gêne à la lumière et souvent fièvre ; ***Poussée d'arthrose cervicale*** ; ***Tendinite d'un muscle du cou*** ; ***Torticolis***…

Cou, colonne vertébrale, os, muscles, tendons, ligaments, méninges.

Mal à avaler

C'est ce qu'on appelle une dysphagie. Mais il existe malgré tout une ambiguïté dans ce mot médical, car une difficulté à avaler à cause d'un blocage dans l'**œsophage** est une dysphagie.

Or le même mot « dysphagie » est également utilisé à tort lorsqu'on a une douleur en avalant.

→ Une douleur de la gorge en avalant (salive, aliments) → Mal à la gorge.

→ Une gêne lors de la déglutition (ça bloque), lire la suite.

Ce qui doit vous alerter

Aggravation

4

- **Des fausses routes brutales entraînant des quintes de toux.**
- **Traumatisme crânien violent récent.**
- **Une incapacité à avaler.**
- **Des régurgitations de ce qui vient d'être avalé.**
- **Une sensation d'étouffement.**
- **Des quintes de toux qui ne s'arrêtent pas.**
- **Une gêne respiratoire.**
- **Une douleur majorée par la flexion du menton sur la poitrine.**

3

- **Un blocage des aliments d'abord pour de grosses bouchées (pain, viande), puis pour du liquide.**
- **Des fausses routes à répétition.**

Amélioration

Que faire ?

À part consulter, il n'y a pas grand-chose à faire dans l'immédiat.

Causes possibles

Abcès du pharynx (très rare) ; ***Accident vasculaire du tronc cérébral*** (rare) ; ***Anxiété*** ; ***Épiglottite*** (rare, mais grave chez l'enfant) : gêne respiratoire, langue enflée, voix éteinte ; ***Œsophagite*** : blocage des aliments, douleurs derrière le sternum ; ***Repas pris trop vite avec mâchage insuffisant*** ; ***Phlegmon de l'amygdale*** ; ***Stomatites*** : donne surtout des douleurs de la bouche…

Tête, cou, bouche, langue, amygdales, ganglions, pharynx, salivation, mastication, déglutition.

Thorax et dos

Mal à la poitrine

→ **Voir la double page 246-247.**

Le thorax contient en fait beaucoup moins d'organes que le ventre : le cœur, bien sûr, mais aussi le péricarde, les poumons, les bronches, etc. Mais dès qu'on évoque une douleur dans la poitrine, on pense aussitôt au cœur et on oublie le reste.

Le langage dispose de nombreuses expressions pour signifier le ressenti d'une douleur thoracique. Quelques exemples :

- Une personne qui dit avoir mal « à la poitrine » ou « dans la poitrine » signifie généralement par là qu'au moment où elle parle, elle a une douleur dans la poitrine. En effet, le mot « douleur » est moins immédiat que le mot « mal » et témoigne d'une réflexion plus distanciée face au fait d'avoir mal.

- Une personne qui parle de « douleur thoracique » a généralement eu ce genre de douleur, car c'est un mot médical qu'elle emploie parce qu'elle a déjà une culture médicale sur le sujet, ou qui lui a sans doute été transmis par un médecin qu'elle a déjà consulté pour cela.
- Quant à la personne qui parle de « précordialgies » (ce qui signifie littéralement « douleurs devant le cœur »), elle veut indiquer qu'elle sait très bien de quoi elle parle, car ce sont les divers médecins qu'elle a consultés qui ont utilisé ce mot.

Tous ces mots veulent dire en fait à peu près la même chose, mais le fait que la personne décide d'employer tel ou tel mot contient un message que le médecin – ou l'entourage – doit savoir décrypter.

Le type de douleur est également très important : une sensation d'oppression ou de constriction (les médecins disent souvent « prise dans un étau », alors que bien des gens ne savent plus ce qu'est un étau) n'aura pas la même valeur qu'une sensation de brûlure ou de piqûre.

Et puis la douleur peut être profonde ou au contraire superficielle. Elle peut être très localisée, ou au contraire très étendue. D'un seul côté ou des deux ou au milieu.

La façon de la désigner est importante : soit avec un doigt ou le bout des doigts, ou carrément avec la main à plat, voire les deux mains, ou avec les poings serrés.

Causes possibles

Problèmes cardiovasculaires

Angine de poitrine : douleur derrière le sternum à l'effort. Peut préfigurer un infarctus ; ***Infarctus du myocarde*** : douleur derrière le sternum désignée avec la main à plat et irradiant le bras gauche ; ***Péricardite*** : douleur derrière le cœur diminuée par la flexion du tronc et augmentée aux changements de position, avec fièvre…

Problèmes touchant les gros vaisseaux

Embolie pulmonaire : mal à respirer, douleur dans la poitrine, lèvres bleutées, palpitations ; ***Dissection aortique*** (surtout chez le sujet âgé) : douleur de la poitrine descendant dans le dos et les reins…

Problèmes pulmonaires

Bronchopneumopathie chronique obstructive (BPCO) : donne surtout une toux sifflante avec une gêne respiratoire et parfois une douleur thoracique modérée ; ***Pleurésie*** : gêne respiratoire, douleur thoracique d'un côté augmentant aux changements de position ; ***Pneumonie*** : douleur d'un poumon avec toux, expectorations jaunes et fièvre ; ***Pneumopathie*** : c'est le chef de file des infections pulmonaires ; ***Pneumothorax*** (surtout chez certains sujets jeunes, chez les joueurs d'instruments à double anche : hautbois, cor anglais et basson) : douleur brutale d'un côté avec gêne respiratoire sans fièvre ; ***Trachéite*** : douleur au cours des efforts de toux avec crachats blancs, jaunes ou verts…

Problèmes digestifs

Hernie hiatale : brûlures qui partent de l'estomac et remontent dans la poitrine ; ***Colique hépatique*** : douleurs sous les côtes à droite et irradiant dans le dos, parfois dans la poitrine et augmentant en inspirant…

Problèmes divers

Ce sont en fait eux les plus fréquents, en particulier chez les personnes de moins de 45 ans : 90% des douleurs thoraciques à cet âge sont dus à ces causes bénignes.

Algies postzostériennes : sensations de brûlures à la suite d'un zona ; ***Névralgie intercostale*** : douloureux, bloquant la respiration mais sans gravité ; ***Spasmophilie*** : douleur dans la poitrine, essoufflement, respiration rapide, picotement dans les mains et la bouche, mais aucune gravité ; ***Stress*** : on ne l'envisage que lorsqu'on a éliminé les autres hypothèses ; ***Surmenage*** : *idem* ; ***Zona intercostal*** : brûlures et sensation de cuisson le long d'une côte, accompagnée de rougeurs et de bulles qui démangent…

Thorax, colonne vertébrale, cœur, aorte, artères, veines, poumons, péricarde, plèvre, trachée, bronches, peau, cerveau, émotion, nerfs crâniens, nerfs rachidiens, fonction cardiaque, circulation.

Mal aux seins

Le **sein** est une glande entourée de graisse et rattachée aux muscles de la poitrine par des ligaments et un tissu de soutien. Les douleurs du sein peuvent donc être dues à la glande elle-même, surtout lors de l'allaitement, au tissu graisseux, au muscle de la poitrine en dessous (le grand pectoral), mais aussi aux organes situés dans le thorax en regard du sein, ou à des grosseurs douloureuses dans le sein. Il est parfois difficile de faire la part des choses.

→ Une douleur derrière le sein, dans la poitrine → Mal à la poitrine.

→ Une grosseur douloureuse dans le sein → Boule dans le sein.

→ Une douleur dans le sein lui-même, lire la suite.

Ce qui doit vous alerter

Au cours de l'allaitement

Aggravation

4

- **Fièvre avec frissons et tremblements.**
- **Cordon rouge sur le sein, chaud et douloureux.**
- **Un sein globalement gonflé, chaud et douloureux.**
- **Sang qui sort par le mamelon.**

3

- **Crevasses du sein.**
- **Douleurs lors de la tétée.**
- **Absence de lait.**
- **Sein gonflé et douloureux, mais ni rouge ni chaud.**
- **Petite fièvre sans frissons ni tremblements.**

Amélioration

En dehors de l'allaitement

Aggravation

4

- **Fièvre avec frissons et tremblements.**
- **Cordon rouge sur le sein, chaud et douloureux.**
- **Un sein globalement gonflé, chaud et douloureux.**
- **Sang qui sort par le mamelon.**

3

- **Crevasses du sein.**
- **Sein gonflé et douloureux, mais ni rouge ni chaud.**
- **Petite fièvre sans frissons ni tremblements.**
- **Maux de tête, avec troubles visuels et seins qui gonflent avec émission de lait.**

Amélioration

Que faire ?

Au cours de l'allaitement

- Si le sein est rouge, chaud, douloureux et, surtout, si vous avez de la fièvre, stoppez l'allaitement, voyez le médecin et passez à l'allaitement artificiel en attendant de le consulter.
- Sauf si le sein est rouge ou présente une traînée rouge et douloureuse, vous pouvez doucher vos seins à l'eau chaude afin de désengorger le sein.
- Si le sein s'engorge parce que votre bébé ne tète pas assez, récupérez le lait et donnez-lui au biberon. Cela vous permettra d'entretenir la montée de lait.
- En cas de crevasses du sein, évitez les tétées trop longues, ne laissez pas le bébé mordiller votre sein, videz votre sein avec un tire-lait et donnez-le en

biberon au bébé. Vous pourrez alors laver doucement le sein, le sécher avec un sèche-cheveux sur position tiède et appliquer des pommades cicatrisantes que vous pourrez acheter en pharmacie. Évitez les compresses pare-lait pourvues d'un renforcement en plastique (ça accroît la macération).

En dehors de l'allaitement

- Rien de spécial à faire, à part consulter.

Causes possibles

Au cours de l'allaitement

Abcès du sein (surtout chez la femme qui allaite) ; ***Crevasses du sein*** (*idem*) ; ***Engorgement des seins*** : seins tendus et gonflés chez la femme qui allaite ; ***Lymphangite du sein*** : petit cordon rouge sur le sein...

En dehors de l'allaitement

Abcès du sein (rare) ; ***Mastite*** : avec un peu de fièvre ; ***Tumeur de l'hypophyse*** (très rare) ; ***Tumeur du sein*** : rarement douloureuse...

Thorax, seins, hypothalamus, hypophyse, lactation, allaitement, sexualité masculine, sexualité féminine.

Mal au dos

→ **Voir la double page 252-253.**

Le dos n'est pas facile à définir. Il part du bas de la nuque et se termine de façon pas très nette au sommet du bassin. Et puis, latéralement, c'est pareil : au niveau du thorax, la limite entre les côtes du dos et celles de la poitrine n'est pas très nettement définie ; de même que celle entre le bas du dos (qu'on appelle les reins) et le ventre.

En effet, en haut, une douleur de l'épaule peut s'étendre vers le centre et donner l'impression d'un mal de dos. Une douleur de la colonne vertébrale fait partie du mal de dos, et pourtant, il peut s'agir seulement d'une ou plusieurs vertèbres. Une douleur du bas du dos peut être limite avec une « douleur des reins », qu'on appelle une douleur lombaire.

- Surtout dans la poitrine et allant dans le dos → Mal à la poitrine.
- Uniquement dans la colonne vertébrale (toute la hauteur ou un point précis) → Mal au dos.
- Surtout dans l'épaule et allant dans le dos → Mal à l'épaule.
- Plutôt dans le bas du dos (les reins) → Mal aux reins.
- Une douleur ailleurs que dans ces zones, lire la suite.

Causes possibles

Angine de poitrine (provoque rarement de douleur dorsale) ; ***Arthrose vertébrale*** : douleur centrale, médiane, située sur un point précis de la colonne vertébrale, irradiant un peu sur les côtés ou dans toute la colonne ; ***Colique hépatique*** : douleur dans le dos à droite ou dans l'épaule droite, ou dans les deux zones à la fois, douleur dans le ventre, sous les côtes à droite (trajet en bretelle) ; ***Colique néphrétique*** : douleur très violente dans le bas du dos (les reins), d'un seul côté, avec sueurs, pâleur et vomissements ; ***Contracture musculaire*** (très fréquent) : comme un « tour de rein » ; ***Cyphose*** : déformation du dos (bossu) qui peut provoquer des douleurs du dos ; ***Déchirure musculaire*** : comme des contractures ; ***Dissection aortique*** (plutôt chez le sujet âgé) : douleur du dos, comme une déchirure très violente, descendant vers les reins et venant de la poitrine ; ***Élongation musculaire*** : moins douloureux que la contracture, mais c'est le stade avant la rupture musculaire si l'élongation est trop importante ; ***Embolie pulmonaire*** : point de côté douloureux au niveau des dernières côtes, irradiant parfois vers le devant, avec une gêne respiratoire, un malaise et des palpitations ; ***Fracture vertébrale*** (urgence) : à la suite d'un choc ; ***Hernie discale*** : douleur localisée sur une seule vertèbre, le plus souvent la cinquième lombaire ou la première sacrée, donc dans le bas du dos, entre les deux reins. Dans d'autres cas moins fréquents, la douleur est située dans le dos plus ou moins haut sur la colonne et parfois dans le cou ; ***Infarctus du myocarde*** : la douleur dorsale est alors une irradiation d'une douleur de la poitrine ; ***Lordose*** (plus fréquente chez la femme enceinte) : Cambrure excessive du bas du dos ; ***Maladie de Scheuermann*** : douleur de la colonne augmentée par les mouvements ; ***Mauvaises postures*** (cause la plus fréquente) : mal de dos causé par de mauvaises positions assises ; ***Névralgie intercostale*** : point douloureux très précis dans le dos, rendant toute inspiration profonde impossible et cédant en apnée ; ***Péricardite*** : douleur rarement dans le dos à gauche, plus souvent dans la poitrine à gauche, augmente aux changements de position avec un peu de fièvre ; ***Pleurésie*** : douleur d'un seul côté du dos, toujours au-dessus de la ceinture, avec de la toux, de la fièvre et une gêne respiratoire ; ***Pneumonie*** : infection des poumons avec fièvre, toux, expectoration jaune ou verte et douleur d'un côté du dos, augmentant généralement en inspiration ; ***Pneumopathie*** : atteinte des poumons sans qu'on soit capable de préciser la cause exacte ; ***Pneumothorax*** : douleur brutale d'un côté du dos avec une gêne respiratoire qui augmente en toussant ; ***Sciatique*** : douleur partant de la fesse et descendant dans la jambe ; ***Scoliose*** : douleurs dorsales chroniques si la déformation du dos est importante ; ***Spondylarthrite ankylosante*** : maladie chronique du dos avec raideur dorsale ; ***Spondylarthrite*** : douleur d'une vertèbre, due à une atteinte rhumatologique ; ***Tout problème rhumatologique*** en poussée aiguë ; ***Syndrome de Fiessinger-Leroy-Reiter*** : Mal au dos, mal aux yeux et brûlures en urinant ; ***Zona*** : douleur le long d'une côte avec des boutons et des bulles rouges, correspondance dans la poitrine…

Thorax, colonne vertébrale, os, muscles, ligaments, peau, cœur, poumons, péricarde, plèvre, aorte, artères, veines, œsophage, estomac, pancréas, foie, vésicule biliaire, œil, urètre.

Mal aux reins

Les « reins » sont des organes, mais quand on parle de « mal au rein », on pense surtout à une région qu'on appelle la région lombaire. Les médecins ne parlent d'ailleurs pas de douleur rénale, mais de douleur lombaire. Cela dit, le langage courant a introduit cette notion avec des mots comme « tour de rein », « reins fatigués », « douleur des reins », etc.

Mais même si on parle de douleur lombaire répertoriée par les médecins comme une douleur du dos comprise entre la première et la cinquième vertèbre lombaire, cela reste vague.

En fait, quand on se passe la main dans le dos, on sent qu'il y a une différence de consistance entre le bas du thorax, où se trouvent les dernières côtes, et le bas du dos, qui est mou jusqu'à une partie plus dure qui est le bassin. Et pour compliquer le tout, nous avons une zone de transition visuelle plus ou moins bien marquée qui est la « taille ».

Donc, pour vous donner une idée de ce qu'on pourrait appeler « les reins » ou « la région lombaire », c'est, dans le dos, la partie un peu molle située entre la partie dure du thorax en haut et la partie dure du bassin, juste en dessous de la taille.

- Au-dessus des reins → Mal au dos.
- À la suite d'un choc dans le bas du dos → Choc.
- Dans la région des reins (région lombaire), lire la suite.

Ce qui doit vous alerter

Aggravation

4

- Douleur très violente de tout un côté, partant du rein, et aboutissant parfois dans le bas-ventre ou le testicule.
- Douleur d'un seul rein avec fièvre, frissons et tremblements.
- Douleur forte avec sang dans les urines.
- Douleur forte avec aucune position qui soulage.
- Traumatisme lombaire récent avec sang dans les urines.

3

- Douleur qui descend dans la fesse et éventuellement la jambe.
- Douleur survenue à la suite d'un effort physique ou d'un mouvement du tronc.
- Douleurs comme des courbatures des deux côtés avec ou sans fièvre.
- Règles douloureuses avec douleur dans les reins.
- Brûlures en urinant.
- Boutons douloureux organisés en ligne partant d'un rein et revenant vers le ventre.

Amélioration

Que faire ?

- De préférence, ne pas boire, surtout si la douleur est d'un seul côté.
- Sauf si vous avez de la fièvre, vous pouvez prendre un bain chaud.
- Si la douleur est survenue à la suite d'un mouvement (tour de rein), vous pouvez prendre un **anti-inflammatoire** et vous faire masser le dos avec une **pommade décontractante** vendue en pharmacie sans ordonnance.
- Si la douleur est d'un seul côté et descend dans le ventre, vous pouvez prendre un **antispasmodique**.
- Mettez-vous dans la position qui vous soulage le plus (la position allongée n'est pas forcément la mieux adaptée).
- Ne prendre aucun antibiotique sans avis médical.

Facteurs aggravants (augmentent d'un niveau d'urgence)

- Antécédents de **pyélonéphrite** ou de **colique néphrétique**.
- **Cystite** en cours.

Causes possibles

Colique néphrétique : douleur terrible d'un rein irradiant dans le bas-ventre avec pâleurs, sueurs et vomissements ; ***Courbatures d'une maladie virale*** (grippe ou Covid-19 par exemple) ; ***Déchirure musculaire*** : à la suite d'une chute, d'un traumatisme ou d'une torsion ; ***Élongation musculaire*** : c'est le classique « tour de rein », aussi appelé « lumbago » ; ***Dissection aortique*** : douleur des reins comme une déchirure, remontant dans le dos et la poitrine, avec malaise, pâleur et sueurs ; ***Fracture du rein*** : à la suite d'un traumatisme lombaire et pouvant entraîner du sang dans les urines avec une douleur d'un rein ; ***Hernie discale*** : peu fréquente au niveau du rein, sauf si les vertèbres dorsales sont atteintes ; ***Infarctus rénal*** (rare) : douleur partant d'un rein avec grand malaise ; ***Poussée inflammatoire d'une maladie rhumatologique chronique*** (spondylarthrite ankylosante, spondylite, maladie de Scheuerman…) ; ***Pyélonéphrite*** : infection du rein avec troubles urinaires, fièvre, frissons et tremblements ; ***Règles douloureuses*** : douleurs du bas-ventre, qui peuvent parfois remonter vers un rein ; ***Sciatique*** : la douleur part généralement plutôt de la fesse ; ***Zona*** : avec des boutons décrivant une ligne circulaire depuis le dos jusque sur le ventre…

Ventre, colonne vertébrale, os, muscles, ligaments, aorte, artères, nerfs rachidiens, rein, uretère, vessie, urètre, fonction rénale, urines, miction.

Ventre

Mal au ventre

→ **Voir la double page 254-255.**

Tous, un jour ou l'autre, nous avons eu mal au ventre. Tous. À un moment ou à un autre de notre vie. Quand nous étions nourrissons, nous pleurions, et nos parents inquiets ne savaient plus à quel saint se vouer devant nos cris qui pouvaient être dus à mille autres causes. Après, quand nous avons commencé à comprendre leurs interrogations, nous leur avons montré avec notre doigt notre nombril, et peu à peu, à force que notre langage se constituait, nous avons su désigner l'endroit de cette douleur que les médecins désignent par le terme un peu vague et pompeux de « douleur abdominale ». Il nous fallut trouver les mots pour le dire, les images pour décrire ce mal, et instaurer une temporalité qui parfois nous échappait.

Et puis la vie est venue par là-dessus, avec son lot de maladies, bénignes ou pas, avec opération à la clef ou pas, et nous avons appris à nous confronter avec ce mal mystérieux, dans ce lieu étrange que constitue le **ventre** et que les médecins appellent abdomen et où notre vie d'adolescente et d'adolescent puis de jeune femme et de jeune homme nous a amenés à trouver les expressions pour le décrire : douleur sourde, spasme, brûlure, torsion, etc.

Pour certains, les maux de ventre sont rares, ponctuels, sans gravité ou menant au contraire vers une action médicale ; pour d'autres, c'est un mal lancinant, récurrent qui passe à la chronicité, ou qui s'inscrit dans le cadre de pathologies graves ou non. Les maux de ventre constituent, avec la fièvre, la plainte la plus fréquente dont les êtres humains sont atteints.

Les maux de ventre ont des enjeux différents selon l'âge (le nourrisson, l'enfant et l'adulte), le sexe (masculin ou féminin) et la localisation (l'une des neuf zones de l'abdomen).

Causes possibles

Elles sont très nombreuses. Impossible de les citer toutes.

D'une manière générale (hors nourrisson)

Maladies de l'estomac : ***Gastrite*** : douleur chronique de l'estomac, comme des brûlures, aggravée par les repas ; ***Hernie hiatale*** : très rarement à l'origine de maux de ventre ; ***Ulcère gastrique*** : douleur chronique de l'estomac, comme des brûlures, soulagée par les repas ; ***Ulcère duodénal*** : équivalent de l'ulcère gastrique, mais avec un soulagement plus tardif…

Maladies des intestins : ***Allergie alimentaire*** : avec diarrhée, vomissements et rougeurs prurigineuses, après absorption d'aliments allergisants ; ***Appendicite*** : douleur du bas-ventre à droite augmentant en avançant la jambe droite, avec vomissements et petite fièvre ; ***Colite spasmodique*** : douleur dans l'abdomen, comme des spasmes sans fièvre ; ***Colopathie*** : mot générique pour décrire les douleurs du gros intestin ; ***Gastro-entérite*** : la fameuse « gastro » responsable de douleurs avec vomissements, diarrhées et fièvre ; ***Indigestion*** : nausées et vomissements sans beaucoup de douleurs ; ***Maladie de Crohn*** : douleurs chroniques des intestins, avec diarrhée, et parfois un peu de sang dans les selles ; ***Occlusion intestinale*** : douleur du ventre importante avec ballonnements, vomissements et arrêt de l'émission de gaz ; ***Péritonite*** (grande urgence) : douleur abdominale violente, sans rémission, avec ventre dur, malaise, frissons et fièvre souvent élevée ; ***Rectocolite ulcérohémorragique*** : douleurs chroniques violentes des intestins et du rectum, par poussées, avec diarrhée et sang dans les selles ; ***Toutes les formes de colite*** : inflammation du gros intestin…

Autres douleurs

Anévrisme de l'aorte (rare) : douleur abdominale avec masse qui bat dans le ventre ; ***Cholécystite aiguë*** : douleur sous les côtes à droite avec souvent jaunisse, fièvre, urines foncées et selles décolorées ; ***Colique hépatique*** : douleur sous les côtes à droite, soulagée par la position recroquevillée, généralement sans fièvre ni jaunisse ; ***Colique néphrétique*** : douleur d'un rein, très violente, irradiant vers le bas-ventre, avec malaise, pâleur, sueurs et vomissements ; ***Courbatures*** : douleur des reins et du dos augmentant avec les mouvements, souvent dans le contexte d'une maladie virale avec fièvre ; ***Hépatite*** : douleur modérée sous les côtes à droite avec jaunisse et grande fatigue ; ***Infarctus du myocarde*** (plutôt chez le sujet âgé et diabétique) ; ***Insuffisance cardiaque droite*** : peu souvent responsable de douleurs abdominales ; ***Maladie périodique*** (touche les personnes du bassin méditerranéen) : avec fièvre ; ***Pancréatite*** : grosse douleur au niveau de l'estomac, comme une brûlure, irradiant dans le dos et à gauche, avec vomissements ; ***Rupture de rate*** (grande urgence avec hémorragie interne sévère) : à la suite d'un traumatisme du ventre. Grave, car peut se rompre quelques heures ou jours après le traumatisme ; ***Suites d'une cœlioscopie*** : perforation avec douleur abdominale, fièvre et frissons ; ***Zona abdominal*** : éruption linéaire de boutons douloureux et prurigineux sur le ventre…

Plus particulièrement chez la femme enceinte

Accouchement prématuré ; ***Fausse couche*** ; ***Grossesse extra-utérine*** avant que soit réalisée une échographie…

Plus particulièrement chez la femme

Endométrite : douleurs du bas-ventre avec pertes vaginales malodorantes et parfois fièvre ; ***Fibrome utérin*** : tumeur bénigne de l'utérus qui se tord (vomissements et pâleur) ou s'infecte (fièvre et frissons) ; ***Grossesse extra-utérine*** chez la femme qui ne se sait pas enceinte : retard de règles, pertes brunes, douleur du bas-ventre, malaise ; ***Kyste de l'ovaire*** qui se complique : torsion, rupture ou infection ; ***Ovarite*** : douleurs du bas-ventre avec pertes vaginales anormales et un peu de fièvre ; ***Salpingite aiguë*** : inflammation des trompes utérines provoquant douleurs du bas-ventre, pertes vaginales anormales et un peu de fièvre…

Plus particulièrement chez l'homme

Infarctus à forme abdominale, chez l'homme âgé diabétique (plutôt rare) ; ***Orchiépididymite*** : douleur du bas-ventre et du testicule avec fièvre et brûlures en urinant. Souvent confondue avec la torsion du testicule ; ***Prostatite*** : douleur de l'anus et du bas-ventre augmentant en position assise, avec brûlures urinaires, fièvre et parfois frissons ; ***Torsion du testicule*** (grande urgence nécessitant d'intervenir chirurgicalement en moins de six heures) : douleur violente du bas-ventre et du testicule, avec souvent nausées, vomissements et malaise…

Plus particulièrement chez le nourrisson et l'enfant

Angine ou même certaines formes d'infection pulmonaire qui provoquent des douleurs abdominales dues à une inflammation des ganglions situés dans l'abdomen ; ***Appendicite*** (rare) ; ***Gastro-entérite*** : la plus fréquente des douleurs du nourrisson avec pleurs, diarrhée, vomissements ; ***Hernie étranglée*** : si c'est un segment d'intestin, cela provoquera une occlusion intestinale ; ***Hernie hiatale*** : malformation digestive assez fréquente. Provoque des douleurs avec pleurs en fin de repas et régurgitations de lait caillé ; ***Invagination intestinale aiguë*** (grande urgence chez le nourrisson) : pleurs qui vont et viennent, refus du biberon et absence de selles ; ***Maladies du rein et de l'appareil urinaire*** : donnent des poussées de fièvre inexpliquées, mais aussi parfois des douleurs ; ***Occlusion intestinale*** : due le plus souvent à une invagination intestinale ; ***Péritonite*** (rare) : le plus souvent, elle est due à une appendicite passée inaperçue ; ***Rupture de rate*** (rare chez l'enfant) : accident typique de la table à langer d'où l'enfant tombe ou du coin de table contre lequel l'enfant se cogne ; ***Sténose du pylore*** : pleurs en fin de repas, vomissements de lait caillé, perte de poids ou stagnation du poids chez un nourrisson de moins de 3 semaines ; ***Torsion du testicule*** (très rare) : inapparent chez le tout-petit dont les testicules ne sont pas descendus encore dans les bourses…

Plus particulièrement chez la personne âgée

Angor mésentérique (très rare) : douleurs quelques heures après les repas avec malaise, vomissements, teint gris ; ***Infarctus du mésentère*** (rare) : pâleur extrême (teint gris) avec sueurs et douleurs dans tout le ventre, à distance du repas ; ***Infarctus du myocarde à forme abdominale*** : passe souvent inaperçu, surtout chez la femme âgée diabétique…

Ventre, œsophage, estomac, pylore, duodénum, pancréas, vésicule biliaire, foie, intestins, péritoine, cæcum, appendice, côlon, rectum, artères, veines, testicules, épididyme, ovaires, trompes utérines, utérus, col de l'utérus, vagin, périnée, placenta, nerfs crâniens, digestion, fonction hépatique, fonction biliaire, fonction pancréatique, fonction intestinale, selles, fonction rénale, urines, miction, reins, uretères, vessie, rate, fécondation, grossesse, règles, accouchement.

Membres supérieurs

Mal à l'épaule

L'épaule est une articulation complexe au carrefour entre le thorax et le bras. Les douleurs de l'épaule peuvent donc être dues à l'épaule elle-même, mais également à la projection de douleurs en provenance de la poitrine, et d'autres qui irradient vers le bras. Ce n'est donc pas toujours facile de faire la part des choses.

Par ailleurs, la douleur peut survenir spontanément, sans raison ou à la suite d'un choc ou d'une chute.

→ Fait suite à une chute → Chute.

→ Fait suite à un choc → Choc.

→ Est survenue en dehors de tout traumatisme, lire la suite.

Que faire ?

- Mettre le bras en écharpe si cela soulage.
- Prendre un **médicament contre la douleur**.

Ce qui doit vous alerter

Aggravation

4

- **Une douleur qui vient de la poitrine, en particulier du sternum, et qui peut éventuellement remonter vers la mâchoire.**
- **Une impossibilité de bouger le bras à cause de la douleur.**
- **Une gêne respiratoire.**
- **Une douleur qui serre comme une oppression ou une compression.**
- **Le bras ou la main qui sont devenus froids et douloureux.**
- **Fièvre avec épaule gonflée et douloureuse gênant la position allongée.**
- **Douleur dans le ventre.**
- **Enfant qui ne se sert plus de son bras (chute cachée).**

3

- **Une difficulté à bouger le bras à cause de la douleur.**
- **Une douleur majorée par les mouvements d'épaule.**
- **Épaule gonflée sans fièvre.**

Amélioration

Facteurs aggravants (augmentent d'un niveau d'urgence)

- Choc sur le ventre.
- Coloscopie ou cœlioscopie récente.

Causes possibles

Problèmes de l'articulation de l'épaule

Arthrite de l'épaule : douleur de l'épaule avec fièvre et impossibilité de bouger le bras ; ***Arthrose de l'épaule*** : douleur par poussées et gêne dans les mouvements ; ***Épaule gelée*** : complètement bloquée ; ***Rupture de la coiffe des rotateurs*** : à la suite d'un traumatisme de l'épaule ; ***Fracture de l'épaule*** ; ***Névralgie cervicobrachiale*** : douleurs dans le cou et le bras ; ***Luxation de l'épaule*** : à la suite d'une chute sur le bras tendu ou sur le moignon de l'épaule ; ***Ostéochondrite*** : douleur violente de l'épaule avec de la fièvre ; ***Périarthrite scapulo-humérale*** : inflammation des tissus autour de l'épaule. Provoque douleurs et blocage de l'épaule en dehors de tout traumatisme ; ***Polyarthrite rhumatoïde*** : douleurs et déformation des doigts ; ***Syndrome épaule-main*** : douleur de l'épaule, main douloureuse, gonflée et luisante ; ***Tendinite de l'épaule*** : douleur pour des mouvements précis sur l'avant de l'épaule...

Causes rares

Embolie artérielle ou thrombose artérielle : le bras d'un seul côté devient soudain blanc, froid et insensible ; ***Infarctus du myocarde ou angine de poitrine*** : douleur qui vient de la poitrine et irradie dans l'épaule ; ***Suites d'une coloscopie ou d'une cœlioscopie*** : douleur sous les côtes et irradiant dans une épaule avec gêne respiratoire ; ***Péricardite*** : douleur qui vient de la poitrine, irradie dans l'épaule gauche et augmente aux changements de position. Soulagée par la flexion du tronc en avant ; ***Pneumopéritoine*** : douleur sous les côtes et irradiant dans une épaule avec gêne respiratoire...

Membre supérieur, thorax, os, articulations, ligaments, bourses séreuses, tendons, muscles, ganglions, nerfs rachidiens, plexus, mouvements, coordination des mouvements, fonction articulaire, fonction musculaire, motricité, cœur, habileté, tonus musculaire, fonction musculaire, croissance.

Mal au bras

Le bras fait suite à l'épaule, mais son extrémité supérieure fait aussi partie de l'épaule. De plus, l'extrémité inférieure de l'humérus qui constitue l'os du bras fait partie aussi du coude. Les douleurs du bras vont également souvent dans l'avant-bras. Dans ce cas, on parle de douleurs du membre supérieur. Et puis cette douleur peut survenir à la suite d'un choc ou d'une chute, ce qui complique encore les choses.

- Concerne surtout l'épaule → Mal à l'épaule.
- Concerne surtout le coude → Mal au coude.
- Fait suite à un choc → Choc.
- Fait suite à une chute → Chute.
- Concerne le bras et l'avant-bras → Mal au membre supérieur.
- Est survenue en dehors de tout traumatisme, lire la suite.

Que faire ?

- Mettre le bras en écharpe si cela soulage.
- Prendre un **médicament contre la douleur**.

Ce qui doit vous alerter

Aggravation

4

- Une douleur qui vient de la poitrine, en particulier du sternum, et qui peut irradier dans le bras.
- Une impossibilité de bouger le bras à cause de la douleur.
- Une douleur qui serre comme une oppression ou une compression.
- Le bras ou la main qui sont devenus subitement froids et douloureux.
- Fièvre avec épaule gonflée et douloureuse gênant la position allongée.
- Douleur dans le ventre.
- Enfant qui ne se sert plus de son bras (chute cachée).

3

- Une difficulté à bouger le bras à cause de la douleur.
- Une douleur majorée par les mouvements du bras.
- Bras gonflé sans fièvre.

Amélioration

Causes possibles

Les problèmes de l'articulation de l'épaule → Mal à l'épaule.

Arthrite de l'épaule : douleur du bras avec fièvre et impossibilité de bouger l'épaule ; ***Arthrose.*** Elle touche rarement l'épaule, car celle-ci n'est pas soumise à une pression permanente comme le sont les articulations vertébrales ou les articulations du genou ou de la hanche ; ***Contractures musculaires***, à la suite d'un effort physique avec le bras. Ce sont les causes les plus fréquentes ; ***Déchirure musculaire :*** douleur permanente et vive du bras à la suite d'un effort physique ; ***Douleurs musculaires.*** Très fréquentes, surtout après un effort physique ; ***Élongation musculaire :*** douleur modérée du bras à la suite d'un effort physique ; ***Épaule gelée.*** Épaule complètement bloquée qui donne des douleurs du bras ; ***Fracture de l'épaule***. La déformation de l'épaule est visible, et cela survient à la suite d'un choc ou d'une chute ; ***Luxation de l'épaule.*** L'épaule est totalement bloquée à la suite d'un traumatisme, et la douleur descend dans le bras ; ***Névralgie cervicobrachiale.*** C'est alors un diagnostic qui est posé quand les autres causes ont été éliminées ; ***Ostéochondrite.*** La douleur est violente au niveau du coude avec de la fièvre. On l'appelle aussi la maladie de König ; ***Périarthrite scapulo-humérale.*** Inflammation des tissus autour de l'épaule qui retentit dans le bras. Provoque douleurs du bras et de l'épaule avec blocage de l'épaule en dehors de tout traumatisme ; ***Tendinite de l'épaule.*** La douleur survient essentiellement lors d'un mouvement précis lorsque le muscle dont dépend ce tendon se contracte. La tendinite du sus-épineux à l'épaule est la plus connue ; ***Tumeur osseuse.*** Peu fréquente au niveau du bras, elle donne une déformation visible et palpable.

Causes rares

Infarctus du myocarde : douleur du bras gauche provenant de la poitrine ; ***Angine de poitrine*** : douleur à l'effort qui vient de la poitrine et irradie dans le bras ; ***Embolie artérielle*** : douleur du bras et froideur qui s'étend à l'avant-bras et à la main ; ***Thrombose artérielle*** : *idem* ; ***Péricardite*** : douleur venant de la poitrine et irradiant plutôt dans le bras gauche…

Membre supérieur, thorax, bras, os, articulations, ligaments, bourses séreuses, tendons, muscles, ganglions, nerfs rachidiens, mouvements, coordination des mouvements, fonction articulaire, fonction musculaire, motricité, cœur, habileté, tonus musculaire, fonction musculaire, croissance.

Mal à l'avant-bras

L'avant-bras fait suite au coude, mais son extrémité supérieure fait aussi partie du coude. De plus, l'extrémité inférieure des deux os qui le constituent (le radius et le cubitus) fait partie aussi du poignet. Les douleurs de l'avant-bras viennent également souvent du bras. Dans ce cas, on parle de douleurs du membre supérieur. Et puis cette douleur peut survenir à la suite d'un choc ou d'une chute, ce qui complique encore les choses.

- → Concerne surtout le coude → Mal au coude.
- → Concerne surtout le poignet → Mal au poignet.
- → Fait suite à un choc → Choc.
- → Fait suite à une chute → Chute.
- → Concerne l'avant-bras et le bras → Mal au membre supérieur.
- → Est survenue en dehors de tout traumatisme, lire la suite.

Que faire ?

- Mettre le bras en écharpe, avec le coude replié si cela soulage.
- Prendre un **médicament contre la douleur**.

Ce qui doit vous alerter

Aggravation

4

- Une douleur qui vient de la poitrine, en particulier du sternum, et qui peut irradier dans l'avant-bras.
- Une impossibilité de bouger l'avant-bras à cause de la douleur.
- L'avant-bras ou la main qui sont devenus subitement froids et douloureux.
- Fièvre avec coude gonflé et douloureux.
- Avant-bras, poignet et main gonflés.
- Enfant qui ne se sert plus de son bras (chute cachée).
- Avant-bras et main dans le plâtre à la suite d'une immobilisation plâtrée avec main et doigts bleuâtres.

3

- Une difficulté à bouger l'avant-bras à cause de la douleur.
- Une douleur majorée par les mouvements de l'avant-bras.
- Avant-bras gonflé sans fièvre.

Amélioration

Causes possibles

Épicondylite : tendinite à l'extérieur du coude, surtout chez les joueurs de tennis ; ***Épitrochléite*** : tendinite à l'intérieur du coude, surtout chez les joueurs de golf ; ***Fracture du coude*** : à la suite d'un choc ou d'une chute ; ***Fracture de l'avant-bras*** chez des personnes ayant de l'ostéoporose ; ***Douleurs musculaires*** (élongation, déchirure, contractures) ; ***Luxation du coude*** ; ***Névralgie cervicobrachiale*** qui peut atteindre l'avant-bras ; ***Ostéochondrite*** : douleur violente du coude avec de la fièvre ; ***Syndrome de Volkmann*** chez les personnes plâtrées de l'avant-bras ; ***Tendinite*** d'un des tendons de l'avant-bras...

Causes rares

Angine de poitrine : douleur dans la poitrine et irradiant dans l'avant-bras ; ***Embolie artérielle*** (rare) : douleur brutale et froideur de l'avant-bras ; ***Infarctus du myocarde*** : douleur de l'avant-bras gauche provenant de la poitrine ; ***Péricardite*** : douleur venant de la poitrine et irradiant dans l'avant-bras gauche ; ***Thrombose artérielle*** : comme une embolie artérielle, mais plus progressif...

Membre supérieur, coude, os, articulations, ligaments, bourses séreuses, tendons, muscles, ganglions, nerfs rachidiens, mouvements, coordination des mouvements, fonction articulaire, fonction musculaire, motricité, cœur, habileté, tonus musculaire, fonction musculaire, croissance.

Mal au coude

Les douleurs du coude sont le plus souvent traumatiques (entorses ou fractures).

Ce qui doit vous alerter

Aggravation

4
- L'enfant ne se sert plus de son bras.
- Coude rouge, chaud, gonflé avec fièvre.

3
- Mal au coude avec boule molle qui est apparue derrière le coude.
- Coude gonflé sans fièvre.
- Douleur très ponctuelle sur l'extérieur du coude.
- Douleur du coude lors des opérations de vissage-dévissage ou en forçant sur le bras tendu en avant (salut nazi).

Amélioration

Que faire ?

- Si le coude est rouge, chaud et gonflé, vous pouvez le refroidir avec un sac plastique rempli de glaçons (**glaçage**).
- En cas de douleur forte, vous pouvez prendre un **anti-inflammatoire**.

Causes possibles

Arthrite du coude (plutôt rare) : due à des microcristaux ; ***Épicondylite*** : douleur qui limite les mouvements de vissage-dévissage, surtout chez les joueurs de golf ou de tennis ; ***Épitrochléite*** : douleur qui limite les mouvements de vissage-dévissage, surtout chez les joueurs de golf ; ***Entorse du coude*** ; ***Fracture du coude*** ; ***Hygroma*** : boule peu douloureuse, située à l'arrière du coude ; ***Luxation du coude***...

Membre supérieur, coude, os, articulations, ligaments, bourses séreuses, tendons, muscles, ganglions, nerfs rachidiens, mouvements, coordination des mouvements, fonction articulaire, fonction musculaire, motricité, cœur, habileté, tonus musculaire, fonction musculaire, croissance.

2

- Aggravation de douleurs chez une personne ayant un syndrome du canal carpien.

Amélioration

Mal au poignet

Les douleurs du poignet sont le plus souvent traumatiques (entorses ou fractures). En dehors de cela, il y a peu de causes en urgence.

Que faire ?

- Si le poignet est rouge, chaud et gonflé, vous pouvez le refroidir avec un sac plastique rempli de glaçons (**glaçage**).
- En cas de douleur forte, vous pouvez prendre un **anti-inflammatoire.**

Ce qui doit vous alerter

Aggravation

4

- Fièvre et gonflement du poignet empêchant la flexion.
- Panaris ou infection de la main non traitée.
- Poignet déformé à la suite d'une chute, généralement sur la main. Chez la personne âgée ou porteuse d'une ostéoporose, le poignet peut se fracturer à la suite d'un choc ou d'une chute minime.

Causes possibles

Fracture du poignet (fréquente chez les personnes âgées) : à la suite d'une chute sur la main ; ***Entorse du poignet*** ; ***Phlegmon de la gaine radiale*** (rare) : dû à une infection de la main ou d'un panaris mal soigné ; ***Syndrome du canal carpien*** : douleur à la flexion du poignet, avec sensation d'électricité dans la main ; ***Infarctus du myocarde*** : douleur dans un poignet provenant de la poitrine avec malaise et sueurs...

Membre supérieur, poignet, os, articulations, ligaments, bourses séreuses, tendons, muscles, ganglions, nerfs rachidiens, mouvements, coordination des mouvements, fonction articulaire, fonction musculaire, motricité, cœur, habileté, tonus musculaire, fonction musculaire, croissance.

Mal à la main

Les douleurs de la main sont souvent traumatiques (entorses ou fractures), mais il peut exister d'autres causes non traumatiques qu'il ne faut pas négliger.

Que faire ?

- Si la main est devenue subitement froide, notamment lors d'une exposition au froid, les réchauffer dans de l'eau seulement tiède (pas chaude).
- En revanche, si le poignet ou la main est rouge, chaud et gonflé, vous pouvez la refroidir avec un sac plastique rempli de glaçons (**glaçage**).

- En cas de douleur forte, vous pouvez prendre un **anti-inflammatoire**.

Ce qui doit vous alerter

Aggravation

4
- Fièvre avec mal de tête et vomissements.
- Fièvre avec frissons et tremblements.
- Fièvre et gonflement de la main ou du poignet perturbant les mouvements.
- Panaris ou infection de la main non traitée.
- Main déformée à la suite d'une chute, généralement sur la main. Chez la personne âgée ou porteuse d'une ostéoporose, le poignet peut se fracturer à la suite d'un choc ou d'une chute minime.
- Main subitement froide et pâle.

3
- Douleur au niveau du pouce, limitant les mouvements.

2
- Aggravation de douleurs chez une personne ayant un syndrome du canal carpien.

Amélioration

Causes possibles

Embolie artérielle (rare) : main froide et douloureuse brutalement ; ***Entorse*** d'une articulation dans la paume ; ***Fracture de la main*** (fréquent) : nécessite une radiographie ; ***Fracture du scaphoïde*** : douleur augmentant en tirant le pouce, survenue à la suite d'un traumatisme ; ***Infection de la main*** : à la suite d'un panaris ou d'une plaie mal soignée ; Poussées inflammatoires d'un rhumatisme ***chronique*** ; ***Rhizarthrose du pouce*** : douleur du pouce majorée quand on tire dessus ; ***Syndrome de Raynaud*** : douleur et froideur de la main après une exposition au froid ; ***Syndrome du canal carpien*** : douleur à la flexion du poignet, avec sensation d'électricité dans la main ; ***Thrombose artérielle*** (rare) : main froide et douloureuse brutalement en dehors de toute exposition au froid...

Membre supérieur, main, os, articulations, ligaments, bourses séreuses, tendons, muscles, ganglions, nerfs rachidiens, mouvements, coordination des mouvements, fonction articulaire, fonction musculaire, motricité, habileté, tonus musculaire, fonction musculaire, croissance.

Mal aux doigts

Les douleurs des doigts sont souvent traumatiques (entorses ou fractures), mais il peut exister d'autres causes non traumatiques qu'il ne faut pas négliger.

Que faire ?

- Si les doigts sont devenus subitement froids, notamment lors d'une exposition au froid, réchauffer les mains dans de l'eau seulement tiède (pas chaude).
- En revanche, si les doigts sont rouges, chauds et gonflés, vous pouvez les refroidir avec un sac plastique rempli de glaçons (**glaçage**).
- En cas de douleur forte, vous pouvez prendre un **anti-inflammatoire**.
- Si le doigt est rouge, gonflé et chaud, sans plaie, vous pouvez le tremper dans de l'alcool à 90° pendant 10 min, ou avec de l'Hexomédine transcutanée vendue en pharmacie sans ordonnance.

· En cas de plaie du doigt, mettre un **antiseptique** et couvrir avec un pansement sec. Surveiller la plaie pour qu'elle ne s'infecte pas.

Ce qui doit vous alerter

Aggravation

4

- Fièvre et gonflement des doigts perturbant les mouvements.
- Panaris. Le doigt est rouge, chaud, gonflé, avec une douleur pulsatile (qui bat), et il empêche généralement de dormir.
- Hématome sous-unguéal. À la suite d'un coup sur le doigt, l'ongle devient bleu avec une douleur très violente. Il est nécessaire de l'évacuer rapidement. Au cas où vous ne pouvez consulter ou si vous êtes dans un endroit isolé, il vous est possible d'évacuer l'hématome sous l'ongle en prenant certaines précautions.
- Doigt déformé à la suite d'une chute généralement sur la main.
- Plaie profonde du doigt, surtout si elle est souillée.
- Plaie du doigt qui saigne par jets.

3

- Douleur au niveau du pouce, limitant les mouvements.
- Plaie du doigt qui s'infecte.

2

- Plaie minime et récente du doigt.

Amélioration

Causes possibles

Entorse ; ***Fracture d'un ou plusieurs doigts*** ; ***Fracture du scaphoïde*** : douleur augmentant en tirant le pouce, survenue à la suite d'un traumatisme ; ***Poussées inflammatoires d'un rhumatisme chronique*** ; ***Ongle incarné*** (très fréquent) : l'ongle rentre dans la chair ; ***Panaris*** : inflammation de la pulpe du doigt ou de l'extrémité du doigt, pulsatile, avec un peu de fièvre et empêchant de dormir ; ***Tourniole*** : infection autour de l'ongle ; ***Plaie du doigt*** (attention aux plaies qui saignent par jet : urgence) ; ***Rhizarthrose du pouce*** : douleur du pouce majorée quand on tire dessus ; ***Infarctus du myocarde*** : douleur des doigts, provenant de la poitrine, avec malaise et sueurs...

Membre supérieur, main, doigts, os, articulations, ligaments, bourses séreuses, tendons, muscles, ganglions, nerfs rachidiens, mouvements, coordination des mouvements, fonction articulaire, fonction musculaire, motricité, habileté, tonus musculaire, fonction musculaire, croissance.

Mal au membre supérieur

Les douleurs touchant l'intégralité du membre supérieur (bras et avant-bras) sont généralement traumatiques (fractures, élongations, etc.). Il peut toutefois arriver qu'elles touchent l'intégralité du bras en dehors de tout traumatisme.

Ce qui doit vous alerter

Aggravation

4
- Douleur du bras en provenance de la poitrine (sternum).
- Bras gonflé avec fièvre, frissons et tremblements.
- Bras douloureux brutalement avec une diminution de la sensibilité, et froideur de la main.
- Bras entièrement cyanosé (bleuté).
- Douleur du bras sous plâtre.

3
- Douleur qui touche également le cou et l'épaule.
- Sensation de fourmillements dans le bras et l'avant-bras.

Amélioration

Que faire ?

- En dehors des cas où il y a des signes de gravité, vous pouvez prendre des **médicaments contre la douleur**.

Causes possibles

Angine de poitrine : douleur à l'effort venant de la poitrine et irradiant dans tout le membre supérieur ; ***Contracture musculaire*** : à la suite d'un effort physique avec le bras ; ***Déchirure musculaire*** : à la suite d'un effort physique brutal et violent avec le bras ; ***Élongation musculaire*** : à la suite d'un effort physique forcé et prolongé avec le bras ; ***Embolie artérielle*** : douleur brutale et froideur de tout le membre supérieur ; ***Infarctus du myocarde*** : douleur à l'effort venant de la poitrine et irradiant dans tout le membre supérieur, avec malaise et sueurs ; ***Névralgie cervicobrachiale*** : touchent le cou et tout le membre supérieur ; ***Péricardite*** : douleur venant de la poitrine et irradiant dans tout le bras gauche ; ***Polynévrite ou multinévrite*** : douleurs sur le trajet des nerfs ; ***Syndrome de Volkmann*** chez les personnes plâtrées pour fracture du membre supérieur ; ***Thrombose artérielle*** : comme une embolie artérielle, mais plus progressif...

Membre supérieur, os, articulations, ligaments, bourses séreuses, tendons, muscles, ganglions, nerfs rachidiens, mouvements, coordination des mouvements, fonction articulaire, fonction musculaire, motricité, habileté, tonus musculaire, fonction musculaire, croissance.

Bassin

Mal à la fesse (mal au coccyx)

Les fesses sont constituées par les muscles fessiers, mais ceux-ci s'insèrent sur les os du bassin (os iliaque), entre lesquels se trouve le sacrum. De plus vient s'articuler dans l'os iliaque le fémur, qui constitue avec lui l'articulation de la hanche. Enfin, la raie des fesses correspond au sacrum.

Les douleurs de la fesse sont trop souvent assimilées à la sciatique, qui est l'une des causes possibles.

→ Dans l'anus → Mal à l'anus.

→ Dans une fesse, dans les deux ou dans la raie des fesses, lire la suite.

Que faire ?

- Vous pouvez prendre un **anti-inflammatoire** sauf si vous avez de la fièvre.
- Les massages de la fesse et du bas du dos avec une **pommade anti-inflammatoire** peuvent être utiles.

- Si votre matelas est trop mou, il peut être utile de mettre une planche entre votre matelas et votre sommier.

Ce qui doit vous alerter

Aggravation

4

- **Une douleur de la fesse qui s'accompagne d'une perte de sensibilité entre les jambes (ce que les médecins appellent « l'anesthésie en selle », car cette perte de sensibilité recoupe la zone en contact avec la selle quand on monte à cheval).**
- **Une douleur insupportable ou très forte.**
- **Une douleur fulgurante entraînant un malaise.**
- **Une paralysie ou une diminution de la motricité des muscles de la jambe.**
- **Une impossibilité de lever la jambe tendue en étant allongé.**
- **Une douleur dans la raie des fesses avec sensation de grosseur, et fièvre.**
- **Un écoulement de pus.**

3

- **Une douleur qui part de la fesse et descend derrière la cuisse et parfois la jambe jusqu'au talon.**
- **Une douleur qui part de la fesse et descend sur le côté de la cuisse et parfois l'extérieur de la jambe.**
- **Une douleur qui descend vers l'intérieur de la cuisse (cruralgie).**
- **Douleur réveillée par la toux et les mouvements du tronc.**

Amélioration

Facteurs aggravants (augmentent d'un niveau d'urgence)

- Fin de grossesse avec forte prise de poids.
- Déformation de la colonne vertébrale (lordose ou scoliose).
- Maladie de Scheuermann chez l'enfant ou l'adolescent.

Causes possibles

Contractures musculaires : douleurs de la fesse à la suite d'efforts musculaires ; ***Coxarthrose*** : douleur de la fesse et de la hanche, gênant la marche ; ***Cruralgie*** : douleur entre les jambes qui descend vers l'intérieur de la cuisse ; ***Déchirure musculaire*** ; ***Élongation musculaire*** : douleur de la fesse, gênant la marche, à la suite d'un effort ; ***Hernie discale*** : douleur sur une seule vertèbre dans le bas du dos ; ***Kyste pilonidal infecté*** : boule tout en haut de la raie des fesses et très douloureuse ; ***Lumbago*** : douleur d'un rein pouvant irradier dans une fesse ; ***Mauvaises postures*** (fréquent) ; ***Périarthrite de la hanche*** (tendinite du moyen fessier) : douleurs de l'extérieur de la cuisse, gênant la marche et persistant en position allongée ; ***Sacro-iliite*** : douleurs au-dessus de la raie des fesses, de chaque côté ; ***Sciatique*** : douleur de la fesse, irradiant dans la jambe sur le côté ou derrière la jambe ; ***Spondylarthrite ankylosante*** : douleur du dos, pouvant irradier dans les fesses, et nécessitant un dérouillage matinal…

Colonne vertébrale, membre inférieur, nerfs rachidiens, os, muscles.

Mal au coccyx

Les rares fois où l'on entend parler du coccyx, c'est à l'occasion d'une chute sur les fesses.

En dehors d'un traumatisme, il s'agit d'un problème généralement chronique qui intéresse le plus souvent le sacrum, cet os en forme de trapèze qui fait suite à la colonne vertébrale et qui est pris en tenaille par les deux os du bassin, l'os iliaque, qui forme une sorte d'encorbellement pour tous les organes de la région pelvienne (vessie, utérus, trompes et ovaires, sigmoïde et rectum).

Cette région est très complexe avec en particulier de nombreux muscles qui constituent le « plancher pelvien » et parmi lesquels le releveur de l'anus qui est indispensable pour libérer les selles.

De ce fait, en dehors d'une chute sur les fesses, le coccyx s'exprime surtout de façon chronique, donc en dehors de l'urgence.

→ Chute sur les fesses → chute.

→ Sinon, lire la suite.

Ce qui doit vous alerter

Aggravation

4
- Malaise à la suite de la chute, avec soif
- Perte de la sensibilité dans une jambe
- Sang dans les urines

3
- Douleur importante
- Impossibilité de s'asseoir quelques jours après la chute
- Douleur qui ne diminue pas au bout de quelques jours

Amélioration

Que faire ?

- Consulter pour une radiographie et examen clinique pour évaluer d'éventuelles compressions des nerfs de la région.
- Rien de plus si ce n'est des **médicaments contre la douleur**.

Causes possibles

Fracture du coccyx : douleur en s'asseyant et majorée par l'élimination des selles ; ***Coccygodynies*** : traduction médicale de « douleur du coccyx », dont les causes sont complexes (névralgie pudendale en particulier).

Colonne vertébrale, ligaments, os, rectum, utérus, trompes, ovaires, sigmoïde.

Mal à l'anus

Les douleurs de l'anus sont trop souvent assimilées à des crises d'hémorroïdes et souvent dues à d'autres causes, notamment en provenance du **rectum**.

Que faire ?

- S'il s'agit d'hémorroïdes que vous reconnaissez et pour lesquelles vous avez déjà eu un traitement, vous pouvez mettre une **crème antihémorroïdaire**.
- Vous pouvez prendre un anti-inflammatoire si la douleur est importante et à condition que vous n'ayez pas de fièvre. Si c'est le cas, vous pouvez prendre un **médicament antidouleur**.

Ce qui doit vous alerter

Aggravation

4

- Une boule à l'anus rouge, violacée et très douloureuse.
- Une boule rouge, chaude, pulsatile et douloureuse située à l'entrée de l'anus.
- Un suintement par l'anus.
- Un écoulement de pus.
- Une douleur très vive en allant à la selle.

3

- Une petite boule de la taille d'une noisette, peu douloureuse et qui démange.
- Du sang sur le papier toilette.
- Une constipation depuis plusieurs jours.
- Une douleur de l'anus en position assise.
- Une sensation d'être assis sur une boule (comme une balle de tennis).

Amélioration

Causes possibles

Abcès de la marge anale : abcès à l'entrée de l'anus avec un peu de fièvre ; ***Anite*** : inflammation de l'anus avec douleurs, suintement et démangeaisons ; ***Fécalome*** : boule de selles coincée dans le rectum ; ***Fissure anale*** : douleur vive et aiguë majorée par les évacuations de selles, avec suintement de liquide ; ***Fistule anale*** : entraîne des suintements de sang et des douleurs du rectum ; ***Hémorroïdes*** : boules qui sortent de l'anus, avec démangeaisons ou douleurs, souvent avec un peu de sang sur le papier toilette ; ***Prostatite*** : douleur de l'anus majorée par la position assise, avec fièvre et souvent frissons ; ***Rectite*** : inflammation du rectum avec fièvre et suintement de liquide sanglant ; ***Syndrome d'Alcock*** (névralgie pudendale) : douleurs invalidantes de l'anus majorées par la position assise ou allongée, sans fièvre, et soulagée par la position debout et la marche ; ***Thrombose hémorroïdaire*** : boule douloureuse, bleuâtre et très gonflée, sortant de l'anus…

Ventre, rectum, veines, prostate.

Mal à l'aine

L'aine est le pli situé à la jonction entre la jambe et le bassin. Il est le lieu de passage de tendons, d'artères, de veines, de nerfs et du **canal déférent** chez l'homme. C'est également le siège des **ganglions** inguinaux.

Que faire ?

- Rien. Consulter.

Ce qui doit vous alerter

Aggravation

4

- Une boule dans l'aine qui grossit et qui devient très douloureuse, avec une constipation.
- De la fièvre avec une boule rouge, chaude et douloureuse.
- Une douleur qui vient du testicule (nécessite une consultation très rapide).
- Une douleur survenue à la suite d'une chute et ne permettant pas à la personne de se relever.

3

- Une boule dans l'aine qui devient douloureuse.
- Un gonflement des ganglions inguinaux.
- Des brûlures en urinant.

Amélioration

Causes possibles

Adénite du pli inguinal : un gros ganglion généralement douloureux avec fièvre ; ***Colique néphrétique*** (rare) : douleur de l'aine provenant des reins et du bas-ventre ; ***Cruralgies*** : douleur entre les jambes en provenance de la fesse ; ***Fracture du col du fémur*** : douleur du pli de l'aine à la suite d'une chute, avec raccourcissement de la jambe et impossibilité de lever le talon du lit ; ***Ganglions inflammatoires*** : ganglions douloureux à la suite d'une infection de la jambe ; ***Hernie étranglée*** : boule douloureuse impossible à réduire, avec arrêt des selles et des gaz ; ***Pubalgie*** (fréquent chez les footballeurs) : douleur sur l'os du bassin au centre, irradiant dans l'aine ; ***Tendinite des adducteurs*** : équivalente à la pubalgie ; ***Torsion du testicule*** : douleur violente et brutale du testicule irradiant dans l'aine et le bas-ventre...

Membre inférieur, tendons, os, ganglions, cuisse, reins, testicule.

Membres inférieurs

Mal à la hanche

Les douleurs de la hanche ne sont pas que l'apanage de la personne âgée, les jeunes enfants peuvent également en souffrir, de même que les adultes. Le problème de la hanche, c'est que l'expression en elle-même, « mettre les mains sur les hanches », désigne un geste qui n'a rien à voir avec l'articulation de la hanche : c'est une zone située au-dessus du bassin, à mi-chemin entre le bas du dos et le bas-ventre.

De plus, l'articulation de la hanche se situe exactement en haut de la « culotte de cheval », donc en fait le haut de la cuisse, et en relation étroite avec le bassin.

Et enfin, cette articulation entretient des relations très étroites avec la tête du fémur, donc le haut du membre inférieur.

Ce qui fait que quand on dit qu'on a mal à la hanche, c'est une douleur que l'on peut localiser :

- sur les « hanches » ;
- sur la « culotte de cheval » ;
- au pli de l'aine, c'est-à-dire « à la couture du slip », donc en haut de la cuisse, à la jonction entre la cuisse et le bas-ventre.

Pas simple !

→ Mal à la hanche à la suite d'une chute → Chute.

→ Mal à la hanche à la suite d'un choc → Choc.

→ Mal à la « hanche » ou aux « hanches » plutôt devant → Mal au ventre.

→ Mal à la « hanche » ou aux « hanches » plutôt derrière → Mal au dos.

→ Mal au pli de l'aine → Mal à l'aine.

→ Mal sur la « culotte de cheval », ou tout autre endroit qui vous fait penser à la hanche, lire la suite.

Ce qui doit vous alerter

Adolescent, personne jeune et personne âgée

Aggravation

5
- Chute d'une grande hauteur ou sur un sol très dur.
- Impossibilité de se relever après la chute.
- Quand on est allongé sur le dos, impossibilité de lever le talon du sol.
- Jambe raccourcie avec le pied qui tourne sur le côté ou, au contraire (plus rarement), vers l'intérieur.
- Malaise avec pâleur, soif, sueurs froides.
- Accident de la voie publique.

4
- Fièvre avec frissons et tremblements.

3
- Douleur d'apparition nocturne.
- Douleur seulement lors de la mobilisation de la jambe ou de l'appui sur la jambe.
- Douleurs à la suite d'un exercice physique.

Amélioration

Cas spécifique de l'enfant

Aggravation

3
- Boiterie, voire impossibilité de marcher, ou difficulté à rester en appui sur la jambe, fièvre modérée, aux alentours de 38 °C.

Amélioration

Causes possibles

Arthrite de hanche : douleur de la hanche avec fièvre et frissons et troubles de la marche ; ***Bursite*** : douleurs de l'extérieur de la cuisse avec fièvre ; ***Fracture du col du fémur*** : douleur de la hanche chez une personne âgée à la suite d'une chute, avec raccourcissement de la jambe et impossibilité de lever le talon du lit en position allongée ; ***Périarthrite de hanche*** : douleurs de l'extérieur de la cuisse, gênant la marche et persistant en position allongée ; ***Poussée de coxarthrose*** : douleur de la hanche, gênant la marche ; ***Rhume de hanche chez l'enfant*** : boiterie et douleur de la hanche avec un peu de fièvre ; ***Tendinite*** : douleur sur l'insertion d'un des tendons qui s'insèrent sur le bassin…

Membre inférieur, tendons, os, cuisse, articulations, ligaments, marche, locomotion, mouvements.

Mal à la cheville

La cheville est une articulation très mobile, toujours en mouvement dès que l'on bouge la jambe, et sur laquelle repose tout le poids du corps quand on est debout. De plus, elle doit en permanence s'adapter aux modifications du terrain sur lequel on marche. C'est donc une articulation très exposée aux traumatismes, notamment les entorses.

Mais toutes les douleurs de cheville ne sont pas forcément des entorses.

→ La douleur s'inscrit dans un contexte de choc touchant plusieurs parties du corps → Choc.

→ La douleur s'inscrit dans un contexte de chute touchant plusieurs parties du corps → Chute.

→ Dans les autres cas, lire la suite.

Douleur à la suite d'un choc direct, d'une chute ou d'une torsion de la cheville

Ce qui doit vous alerter

Aggravation

4

- **Vous avez ressenti un craquement dans la cheville suivi d'une impossibilité immédiate de marcher.**
- **Impossibilité de poser le pied par terre plusieurs heures après l'accident.**
- **Malaise important avec sueurs et pâleur.**
- **Chute du haut d'un lieu élevé.**
- **Troubles de la conscience.**
- **Plaie qui saigne par jets.**
- **Plaie souillée.**
- **Un bout d'os sort de la plaie.**
- **La cheville est complètement déformée.**
- **Soif importante.**
- **Muscle du mollet rétracté avec douleur au niveau du tendon d'Achille.**

3

- **La douleur a entraîné un malaise passager.**
- **Bleu d'installation rapide.**
- **« Œuf de pigeon » : petite boule bleue et dure en dessous du relief osseux de la malléole externe (l'os qui ressort du côté externe de la cheville).**
- **Impossibilité de faire plus de 5 pas après le traumatisme.**

Amélioration

Que faire ?

- Stopper immédiatement l'activité de marche.
- Appliquer immédiatement du froid pendant 15 min sur la zone douloureuse : glaçage.
- Pour la nuit, pansement alcoolisé (compresses imbibées d'alcool à 60°).
- Vous pouvez prendre un **médicament antidouleur** <u>en évitant l'aspirine</u>, ou un **anti-inflammatoire**.
- Ne marcher qu'avec l'aide de cannes anglaises sans poser le pied par terre.

Causes possibles

Entorse de cheville ; ***Fracture de cheville*** (moins fréquent que l'entorse) ; ***Rupture du tendon d'Achille*** : douleur au-dessus du talon avec rétraction du muscle du mollet…

Douleur en dehors d'un choc, d'une chute ou d'une torsion

Arthrite de la cheville (rare) : cheville rouge, chaude et gonflée avec fièvre ; ***Bursite*** : inflammation derrière le talon, au bord supérieur de la chaussure, gênant la marche ; ***Fracture de fatigue*** : fracture à la suite d'un excès d'effort sur une articulation non échauffée ; ***Goutte*** : douleur parfois très violente de la cheville qui est gonflée et chaude ; ***Phlébite*** : mollet chaud, rouge et gonflé d'un seul côté avec œdème et un peu de fièvre ; ***Poussée de rhumatisme inflammatoire connu*** (rhumatisme psoriasique, polyarthrite rhumatoïde...) ; ***Tendinite d'un autre tendon de la cheville***...

Ce qui doit vous alerter

Aggravation

4

- Cheville rouge, chaude, gonflée avec fièvre, frissons et tremblements.

3

- Cheville rouge, chaude, gonflée, sans fièvre, d'apparition progressive en quelques heures.
- Cheville douloureuse à la suite d'un exercice physique (course, activité sportive...).
- Douleur apparaissant durant la nuit.
- Douleur survenue en fait à la suite d'un traumatisme minime ou passé inaperçu.
- Cheville inflammatoire et gonflée avec œdème remontant sur le mollet du même côté, rougeur du mollet et petite fièvre (moins de 38 °C).

Amélioration

Que faire ?

- Appliquer du froid pendant 15 min sur la zone douloureuse : glaçage.
- Pour la nuit, pansement alcoolisé (compresses imbibées d'alcool à 60°).
- Vous pouvez prendre un **médicament antidouleur** en évitant l'aspirine, ou un **anti-inflammatoire**.

Causes possibles

Arthrite de cheville (rare) : cheville rouge, chaude et gonflée avec parfois un peu de fièvre ; ***Bursite :*** inflammation derrière le talon, en regard du bord supérieur de la chaussure, donne des douleurs à la marche ; ***Fracture de fatigue :*** fracture à la suite d'un excès d'effort sur une articulation non échauffée ; ***Goutte :*** crise aiguë avec douleur parfois très violente de la cheville, qui est gonflée et chaude ; ***Phlébite :*** mollet chaud, rouge et gonflé d'un seul côté avec œdème et parfois un peu de fièvre ; ***Poussée de rhumatisme inflammatoire*** connu (rhumatisme psoriasique, polyarthrite rhumatoïde...) ; ***Tendinite*** d'un autre tendon de la cheville.

Membre inférieur, cheville, os, articulations, ligaments, muscles, tendons, bourses séreuses, marche, locomotion, équilibre, fonction articulaire, fonction osseuse, coordination des mouvements, mouvements.

Mal à la cuisse

→ La douleur touche seulement un muscle → Douleur musculaire.

→ La douleur fait suite à une chute violente → Chute.

→ La douleur touche toute la cuisse ou un côté de la cuisse, lire la suite.

Plusieurs questions à se poser :

- La douleur est-elle survenue à la suite d'un choc ou d'une chute sans gravité ?
- La douleur est-elle venue progressivement au cours ou à la suite d'un effort ?
- Avez-vous déjà ressenti ce genre de douleurs ?
- Cette douleur de la jambe remonte-t-elle dans la fesse ?
- Cette douleur descend-elle dans la jambe ?
- Quel est l'état de la peau (chaude, froide, rouge, très pâle) ?

- Y a-t-il présence sur la peau d'une plaque rouge et chaude ?
- Quelles sont les circonstances de survenue ?

Ce qui doit vous alerter

Aggravation

5
- Cuisse déformée à la suite d'un choc direct très violent (accident de la voie publique, choc direct).
- Malaise.
- Pâleur, sueurs froides, palpitations, soif.

4
- Cuisse rouge, chaude, gonflée avec fièvre, ET frissons ET tremblements.
- Cuisse douloureuse avec plaque rouge et chaude, ET fièvre.
- Tout le membre inférieur est douloureux ET froid ET pâle, le tout d'apparition brutale.
- Cuisse douloureuse gonflée, avec varices dilatées et peau bleutée (cyanose).
- Cuisse très douloureuse au cours ou à la suite d'un effort physique (course à pied, marche athlétique…).
- Jambe douloureuse sous plâtre.
- Douleur brutale dans la poitrine avec gêne respiratoire et malaise.
- Douleur remontant vers la fesse, avec perte de la sensibilité entre les jambes.

3
- Cuisse rouge, chaude, gonflée avec fièvre modérée.
- Cordon rouge et douloureux le long de la cuisse.
- Douleur venue de la fesse et descendant par l'arrière ou par le côté externe de la cuisse.
- Douleur venant de la hanche et augmentant à la marche.

Amélioration

Que faire ?

- Si la cuisse est gonflée, chaude et douloureuse, faites un **glaçage** pendant 15 à 20 min.
- Pour la nuit, pansement alcoolisé (compresses imbibées d'alcool à 60°).
- Vous pouvez prendre un **médicament antidouleur** <u>en évitant l'aspirine</u>, ou un **anti-inflammatoire**.
- En cas de crampe de la cuisse, plier fortement et immédiatement le genou pour amener la cuisse contre votre poitrine et maintenir la position jusqu'à ce que la douleur disparaisse.

Facteurs aggravants (augmentent d'un niveau d'urgence)

- Athérosclérose.
- Hypertension artérielle.
- Alitement.
- Jambe dans le plâtre.
- Traitement anticoagulant.

Causes possibles

Claquage musculaire : douleur brutale de la cuisse au cours d'un effort ; ***Contracture musculaire*** : douleur de la cuisse au cours ou à la suite d'un effort. Pas de lésion du muscle ; ***Contusion musculaire*** : à la suite d'un choc direct, souvent avec un hématome ; ***Crampes musculaires nocturnes*** : douleur très forte et passagère ; ***Cruralgies*** : douleurs entre les jambes et descendant vers l'intérieur de la cuisse ; ***Élongation musculaire*** : douleur de la cuisse au cours ou à la suite d'un effort prolongé ; ***Érysipèle*** : plaque rouge avec fièvre et frissons ; ***Fracture du fémur*** (grande urgence) : pâleur, sueurs, malaise, soif, et chute de tension ; ***Ischémie aiguë de la jambe*** : membre pâle et froid brutalement ; ***Rupture musculaire*** : comme une fracture. Muscle de cuisse volumineux avec parfois creux sur le muscle la cuisse. Malaise et sueurs ; ***Sciatique*** : douleur de la fesse irradiant dans la cuisse ; ***Syndrome de Volkmann*** : douleur sous plâtre, nécessitant son ablation rapide ; ***Syndrome des loges*** : muscle très douloureux et gonflé à cause d'une hémorragie musculaire importante ; ***Tendinite*** : douleur sur l'insertion d'un tendon (notamment le tendon rotulien)...

Membre inférieur, cuisse, os, ligaments, muscles, tendons, marche, locomotion, équilibre, fonction osseuse, fonction musculaire, coordination des mouvements, mouvements.

Mal au genou

Le genou est une articulation soumise à rude épreuve tout au long de la vie, car elle doit supporter le poids du corps en plein mouvement. Il suffit de regarder les footballeurs, les skieurs et les rugbymen. Mais sans aller à ce niveau extrême d'engagement physique, nos genoux subissent quotidiennement des pressions importantes.

Douleur à la suite d'un choc direct, d'une chute ou d'une torsion de la cheville

Ce qui doit vous alerter

Aggravation

4
- Genou luxé ou déformé.
- Plaie profonde du genou.
- Genou complètement bloqué.

3
- Genou gonflé, mais non déformé.
- Plaie superficielle du genou, mais souillée.
- Douleur du genou seulement lors de la marche.

2
- Érosion ou ecchymose du genou.

Amélioration

Que faire ?

- À la suite du choc ou de la chute, stopper immédiatement l'activité physique et la marche.
- Appliquer du froid (**glaçage**).
- Allongez-vous, jambe surélevée.
- Vous pouvez prendre un **médicament contre la douleur** en évitant absolument l'aspirine, ou bien un **anti-inflammatoire**.

Causes possibles

Entorse du genou ; ***Fracture du genou*** : genou gonflé, déformé et très douloureux avec malaise, pâleur et soif ; ***Rupture des ligaments croisés*** : à la suite d'un traumatisme du genou avec chute. Genou instable, gonflé et douloureux ; ***Rupture méniscale*** : douleur sur le côté du genou (généralement du côté interne), limitant la flexion et parfois entraînant un blocage…

Douleur en dehors d'un choc, d'une chute ou d'une torsion

Arthrite du genou : genou rouge, chaud et gonflé avec un peu de fièvre ; ***Bursite*** : genou gonflé chaud et rouge, au-dessus du genou ; ***Goutte*** : crise aiguë avec douleur parfois très violente du genou qui est gonflé et chaud ; ***Poussée d'arthrose du genou*** : genou gonflé chaud et rouge chez une personne souffrant d'arthrose du genou ; ***Rhumatisme articulaire aigu*** : très rare depuis le traitement antibiotique des angines ; ***Rhumatisme inflammatoire*** : à la suite d'un rhumatisme chronique ; ***Tendinite du genou*** : inflammation d'un tendon…

Aggravation

4
- Genou rouge et gonflé, impossible à plier, avec fièvre et frissons.

3
- Douleur progressive du genou chez une personne porteuse d'une arthrose du genou.
- Douleur du genou survenue à la suite d'un effort physique intense.
- Genou rouge et gonflé, limitant la flexion, sans fièvre ni frissons.

2
- Boule derrière le genou d'apparition récente.
- Genou simplement gonflé, sans rougeur, ni fièvre, ni frissons.

Amélioration

Causes possibles

Arthrite du genou : genou rouge, chaud et gonflé avec un peu de fièvre ; ***Bursite :*** genou gonflé, chaud et rouge, au-dessus du genou ; ***Goutte :*** crise aiguë avec douleur parfois très violente de la cheville, qui est gonflée et chaude ; ***Poussée d'arthrose du genou :*** genou gonflé, chaud et rouge chez une personne souffrant d'arthrose du genou ; ***Rhumatisme articulaire aigu :*** très rare depuis le traitement antibiotique des angines ; ***Rhumatisme inflammatoire :*** à la suite d'un rhumatisme chronique ; ***Tendinite du genou :*** inflammation d'un tendon.

Membre inférieur, genou, os, ligaments, muscles, tendons, articulations, ménisques, bourses séreuses, marche, locomotion, équilibre, fonction osseuse, fonction musculaire, coordination des mouvements, mouvements.

Mal à la jambe

Ce qu'on entend par jambe, c'est la portion comprise entre la cheville et le genou. Au-dessus, c'est la cuisse.

→ La douleur touche seulement un muscle (mollet) → Douleur musculaire.

→ La douleur touche toute la jambe, lire la suite.

Plusieurs questions à se poser :

- La douleur est-elle survenue à la suite d'un choc direct ou d'une chute ?
- La douleur est-elle venue progressivement au cours ou à la suite d'un effort ?
- Avez-vous déjà ressenti ce genre de douleurs ?
- Cette douleur de la jambe remonte-t-elle dans la cuisse ?
- La douleur touche-t-elle une seule jambe ou les deux ?

- Quel est l'état de la peau (chaude, froide, rouge, très pâle) ?
- Quelles sont les circonstances de survenue ?

Ce qui doit vous alerter

Aggravation

4

- Jambe déformée à la suite d'un choc direct très violent (dans le tibia).
- Mollet rouge, chaud, gonflé avec fièvre, ET frissons ET tremblements.
- Jambe douloureuse avec plaque rouge et chaude, ET fièvre.
- Jambe douloureuse ET froide ET pâle, le tout d'apparition brutale.
- Jambe douloureuse, gonflée, avec varices dilatées et peau bleutée (cyanose).
- Mollet très douloureux au cours ou à la suite d'un effort physique (course à pied, marche athlétique...).
- Jambe douloureuse sous plâtre.
- Douleur brutale dans la poitrine avec gêne respiratoire et malaise.

3

- Mollet rouge, chaud, gonflé avec fièvre modérée.
- Jambe déformée sur le côté à la suite d'un choc (sur le côté de la jambe) ou d'une torsion violente.
- Cordon rouge et douloureux le long du mollet.
- Douleur de la jambe apparue à l'effort et cessant à l'arrêt de la marche (phénomène déjà ressenti).
- Douleur venue de la cuisse, voire de la fesse.
- Les deux jambes sont gonflées, œdématiées et douloureuses.

2

- Jambe gonflée en fin de journée.
- Douleur proche de la cheville ou proche du genou, à la suite d'un effort, et déclenchée par les mouvements du genou ou de la cheville.
- Jambe rouge, chaude, gonflée, sans fièvre, d'apparition progressive en quelques heures.
- Jambe douloureuse à la suite d'un exercice physique (course, activité sportive...).
- Douleur survenue en fait à la suite d'un traumatisme minime ou passé inaperçu.
- Mollet inflammatoire et gonflé avec œdème et petite fièvre (moins de 38 °C).

1

- Crampe brutale du mollet survenant en dehors de tout effort.

Amélioration

Que faire ?

- Si la jambe est gonflée, chaude et douloureuse, faites un **glaçage**.
- Pour la nuit, pansement alcoolisé (compresses imbibées d'alcool à 60°).
- Vous pouvez prendre un **médicament antidouleur** en évitant l'aspirine, ou un **anti-inflammatoire**.
- En cas de crampe brutale du mollet, allongez-vous et relevez fortement le pied en tirant avec vos mains le bout du pied vers vous. La douleur passe en 1 à 2 min.

Facteurs aggravants (augmentent d'un niveau d'urgence)

- Athérosclérose.
- Hypertension artérielle.
- Alitement.
- Jambe dans le plâtre.
- Traitement anticoagulant.
- Antécédents d'artérite des membres inférieurs.

Causes possibles

Artérite : douleur à la marche et cédant à l'arrêt de celle-ci ; ***Claquage musculaire*** : douleur brutale de la jambe au cours d'un effort ; ***Contracture musculaire*** : douleur de la jambe au cours ou à la suite d'un effort ; ***Contusion musculaire*** : à la suite d'un choc direct, souvent avec un hématome ; ***Crampes musculaires nocturnes*** (très fréquentes) : douleur très forte et passagère ; ***Élongation musculaire*** : douleur de la jambe à la suite d'un effort soutenu ; ***Érysipèle*** : plaque rouge avec fièvre et frissons ; ***Fracture du péroné*** : soit en bas, et c'est une fracture de la cheville, soit en haut et cela participe d'une fracture du genou ; ***Fracture du tibia*** : à la suite d'un choc très violent ; ***Insuffisance veineuse*** : jambe gonflée et œdématiée ; ***Ischémie aiguë de la jambe*** : jambe soudainement froide, pâle et douloureuse ; ***Phlébite*** : jambe gonflée, rouge, chaude, œdématiée, avec un peu de fièvre ; ***Rupture musculaire*** : mollet rompu au milieu ; ***Sciatique*** : irradiation d'une sciatique ; ***Syndrome de Volkmann*** : douleur sous plâtre. Nécessite une ablation rapide ; ***Syndrome des loges*** : muscle très douloureux et gonflé à cause d'une hémorragie musculaire importante ; ***Tendinite du tendon d'Achille***...

Membre inférieur, jambe, genou, os, ligaments, muscles, tendons, articulations, bourses séreuses, marche, locomotion, équilibre, fonction osseuse, fonction musculaire, coordination des mouvements, mouvements.

Mal au pied

Les douleurs du pied sont fréquentes puisqu'ils portent toute la journée la totalité du poids de notre corps en mouvement sur des terrains très variés. La capacité d'adaptation des pieds aux reliefs du sol est liée aux multiples os qui le constituent, chacun d'eux étant en lien avec les os contigus au moyen d'articulations maintenues par des ligaments.

Chaque articulation constitue une fragilité (entorses), et chaque os peut subir des dommages (fractures). Les zones de fragilité sont :

- Le calcanéum (le talon sur lequel on s'appuie), avec juste au-dessus l'astragale, qui participe de la constitution de la cheville. Risque principal pour ces deux os : les fractures.
- Les différents os qui suivent, qu'on appelle le tarse, et qui sont plus sujets à des entorses des articulations qui les relient.
- Les métatarses, ces longs os tendus entre le tarse et les orteils, très sujets aux fractures.
- Les orteils, qui peuvent se fracturer, mais aussi être le siège d'inflammations ou d'infections.

→ La douleur touche plutôt la cheville → Mal à la cheville.

→ La douleur touche les orteils → Mal aux orteils.

→ La douleur touche seulement le pied, lire la suite.

Douleur à la suite d'un choc direct, d'une chute ou d'une torsion du pied

Ce qui doit vous alerter

Aggravation

4
- Pied déformé.
- Plaie profonde du pied.
- Plaie qui saigne par jets.
- Impossibilité totale de marcher et de poser le pied par terre.
- Chute d'une grande hauteur et/ou sur un sol dur (bitume, ciment).
- Malaise avec pâleur et sueurs.
- Un bout d'os sort du pied.

3
- Pied gonflé, mais non déformé.
- Plaie superficielle du pied, mais souillée.
- Douleur du pied seulement lors de la marche.

2
- Érosion ou ecchymose du pied.

Amélioration

Que faire ?

- À la suite du choc ou de la chute, stopper immédiatement l'activité physique et la marche.
- Appliquer du froid (**glaçage**).
- Allongez-vous, jambe surélevée.
- Vous pouvez prendre un **médicament contre la douleur** en évitant absolument l'aspirine, ou bien un **anti-inflammatoire**.
- En cas de plaie ou d'os qui ressort d'une plaie, simplement protéger la plaie avec une compresse stérile. Ne rien appliquer dessus.

Causes possibles

Entorse de cheville ; ***Entorse du tarse*** ; ***Fracture de l'astragale*** : cheville bloquée et douloureuse, à la suite d'une chute en hauteur ; ***Fracture des métatarses*** : dos du pied gonflé et douloureux à la suite d'un choc ou d'une chute ; ***Fracture des os du tarse*** ; ***Fracture du calcanéum*** : douleur du talon, généralement à la suite d'une chute en hauteur…

Douleur en dehors d'un choc, d'une chute ou d'une torsion

Aggravation

4
- Pied rouge et gonflé, très douloureux, avec fièvre et frissons.
- Pied froid, pâle et insensible, de survenue brutale.

3
- Pied rouge et gonflé, limitant les mouvements, sans fièvre ni frissons.
- Douleur de la jambe et/ou du pied survenant à la marche et cédant à l'arrêt de celle-ci.
- Douleur de survenue progressive à la suite d'un exercice de marche ou de course intense.
- Œdème des deux pieds.

2

- Douleur du pied survenue au froid.
- Douleur seulement lors de la marche.

Amélioration

Facteurs aggravants (augmentent d'un niveau d'urgence)

- Diabète.
- Rhumatisme psoriasique.
- Antécédents de goutte.
- Athérosclérose.
- Maladie rénale.
- Insuffisance hépatique.

Causes possibles

Algoneurodystrophie : à la suite d'une fracture ou d'une entorse ancienne ; ***Artérite*** : touche plutôt le mollet ; ***Bursite*** : généralement au niveau du tendon d'Achille ; ***Embolie artérielle*** : pied subitement froid, pâle et douloureux ; ***Épine calcanéenne*** : douleur du talon à la marche ; ***Fracture de fatigue*** : à la suite d'une marche sur un pied non échauffé ; ***Goutte*** : douleur et gonflement du pied ; ***Ischémie aiguë du pied*** : pied soudainement pâle, douloureux et froid ; ***Mal perforant plantaire*** : infection du pied chez les diabétiques non soignés ; ***Maladie de Raynaud*** : douleur et cyanose des extrémités à la suite d'une exposition au froid ; ***Phlébite*** : touche plutôt le mollet ; ***Tendinite*** d'un des nombreux tendons qui traversent le pied ; ***Thrombose artérielle*** : comme l'embolie, mais en progressif…

Membre inférieur, pied, os, ligaments, muscles, tendons, articulations, ménisques, bourses séreuses, marche, locomotion, équilibre, fonction osseuse, fonction musculaire, coordination des mouvements, mouvements.

Mal aux orteils

Douleur à la suite d'un choc direct, d'une chute ou d'une torsion du pied

Ce qui doit vous alerter

Aggravation

4

- Marche impossible en raison de la douleur.

3

- Orteil bleuté et déformé.
- Plaie superficielle de l'orteil, mais souillée.

2

- Ongle bleuté et très douloureux (hématome sous l'ongle).

Amélioration

Que faire ?

- À la suite du choc ou de la chute, stopper immédiatement l'activité physique et la marche.
- Appliquer du froid (**glaçage**).
- Allongez-vous, jambe surélevée.

- Vous pouvez prendre un **médicament contre la douleur** en évitant absolument l'aspirine, ou bien un **anti-inflammatoire**.
- En cas de plaie ou d'os qui ressort d'une plaie, simplement protéger la plaie avec une compresse stérile. Ne rien appliquer dessus.
- En l'absence de plaie, vous pouvez solidariser l'orteil cassé avec l'orteil voisin qui sert d'attelle, en utilisant un morceau d'Élastoplaste (deux tours seulement sans serrer).
- Il est possible d'évacuer l'hématome si vous n'avez pas la possibilité de consulter rapidement : **évacuation d'un hématome sous l'ongle**.

Causes possibles

Fracture d'un orteil ; ***Hématome sous l'ongle***.

Douleur en dehors d'un choc, d'une chute ou d'une torsion

Aggravation

4 • Orteil froid, pâle et insensible, de survenue brutale.

3 • Orteil rouge et gonflé, très douloureux, avec fièvre et frissons.

2 • Orteil gonflé, chaud et douloureux sans fièvre.

Amélioration

Facteurs aggravants (augmentent d'un niveau d'urgence)

- Diabète.
- Rhumatisme psoriasique.
- Antécédents de goutte.

Causes possibles

Algoneurodystrophie : douleurs à la suite d'une fracture ou d'une entorse ancienne ; ***Artérite*** : douleur à la marche et cédant à l'arrêt. Pied froid et bleuté ; ***Embolie artérielle*** : pied subitement froid, pâle et douloureux ; ***Épine calcanéenne*** : douleur du talon à la marche ; ***Fracture de fatigue*** : à la suite d'une marche sur un pied non échauffé ; ***Goutte*** : douleur et gonflement du pied ; ***Ischémie aiguë du pied*** : pied soudainement pâle, douloureux et froid ; ***Mal perforant plantaire*** : infection du pied chez les diabétiques non soignés ; ***Maladie de Raynaud*** : douleur et cyanose des extrémités à la suite d'une exposition au froid ; ***Ongle incarné*** : l'ongle s'enfonce dans la peau autour ; ***Phlébite*** : touche plutôt le mollet ; ***Tendinite*** : d'un des nombreux tendons qui traversent le pied ; ***Thrombose artérielle*** : comme l'embolie artérielle en plus progressive…

Membre inférieur, orteils, os, ligaments, muscles, tendons, articulations, bourses séreuses, marche, locomotion, équilibre, fonction osseuse, fonction musculaire, coordination des mouvements, mouvements, artères, nerfs rachidiens, métabolisme.

Mal au membre inférieur

Les douleurs touchant l'intégralité du membre inférieur (cuisse et jambes) sont généralement traumatiques (fractures, élongations, etc.). Il peut toutefois arriver qu'elles touchent l'intégralité du membre inférieur en dehors de tout traumatisme.

- La douleur touche plutôt la jambe → Mal à la jambe.
- La douleur touche plutôt la cuisse → Mal à la cuisse.
- La douleur touche tout le membre inférieur, lire la suite.

Ce qui doit vous alerter

Aggravation

4

- **Douleur du membre inférieur en provenance de la fesse.**
- **Membre inférieur gonflé avec fièvre, frissons et tremblements.**
- **Membre inférieur douloureux brutalement avec une diminution de la sensibilité, et froideur de l'ensemble du membre.**
- **Membre inférieur entièrement cyanosé (bleuté).**
- **Douleur du membre inférieur sous plâtre.**

3

- **Douleur qui touche également la fesse ou le ventre.**
- **Sensation de fourmillements dans le membre inférieur.**

Amélioration

Que faire ?

- En dehors des cas où il y a des signes de gravité, vous pouvez prendre des **médicaments contre la douleur**.

Causes possibles

Embolie artérielle ou thrombose artérielle : douleur du membre inférieur qui devient froid pâle et douloureux ; ***Ischémie aiguë du membre inférieur*** : douleur plus progressive du membre inférieur qui devient froid pâle et douloureux ; ***Syndrome de Volkmann*** chez les personnes plâtrées pour fracture du membre inférieur ; ***Douleurs musculaires*** (élongation, déchirure, contractures) : à la suite d'un effort physique avec le membre inférieur ; ***Polynévrite ou multinévrite*** : douleur empruntant le trajet des nerfs chez des personnes diabétiques ou éthyliques chroniques ; ***Sciatique*** : douleur qui part de la fesse et descend dans tout le membre inférieur...

Membre inférieur, jambe, cuisse, genou, cheville, pied, os, ligaments, muscles, tendons, articulations, bourses séreuses, marche, locomotion, équilibre, fonction osseuse, fonction musculaire, coordination des mouvements, mouvements, nerfs rachidiens, artères, veines.

Douleurs générales

Douleur musculaire

Les douleurs musculaires ne sont pas toujours faciles à identifier. En effet, un muscle s'insère sur des os soit directement, soit le plus souvent par l'intermédiaire d'un tendon, qui est la terminaison du muscle. Lorsqu'il passe près d'une articulation, il en est séparé par une bourse séreuse. Il est donc parfois difficile de faire la part des choses entre une douleur tendineuse, une douleur de la masse musculaire ou une douleur articulaire. Et enfin, ces douleurs peuvent survenir dans le cadre d'un traumatisme ou d'un effort musculaire intense.

- Sur un tendon → Mal au tendon.
- Sur une articulation → Mal aux articulations.
- Un peu partout → Mal partout.
- Sur le muscle en lui-même, lire la suite.

Que faire ?

Douleur survenue à la suite d'un choc ou d'un effort physique

- Stopper immédiatement l'activité physique, se mettre au repos et ne plus solliciter le muscle atteint.
- En cas de douleur, vous pouvez prendre un **médicament contre la douleur** en évitant l'aspirine.
- Appliquer sur le muscle un sac plastique rempli de glaçons (**glaçage**) en respectant le protocole.
- En cas de crampe (douleur soudaine avec muscle très dur), il faut étirer le muscle. Cet **étirement** doit être fait correctement.
- Pour les autres cas, si une consultation en urgence n'est pas nécessaire, vous pouvez faire des pansements alcoolisés à humidifier pendant la nuit.

Douleur survenue en dehors d'un effort physique

- Vous pouvez prendre un **médicament contre la douleur** ou un **anti-inflammatoire**.
- Si le muscle est chaud, gonflé et douloureux, vous pouvez appliquer dessus des glaçons (**glaçage**).
- À l'inverse, si le muscle est simplement douloureux, vous pouvez appliquer une **pommade anti-inflammatoire** en effectuant un massage depuis le bas du corps vers le haut du corps.
- En cas de torticolis (douleur du cou), vous pouvez porter une minerve ou confectionner une **minerve artisanale**.
- En cas de lumbago (dos bloqué).

Ce qui doit vous alerter

Douleur survenue à la suite d'un choc ou d'un effort physique

Aggravation

4
- Le muscle est rétracté, et on perçoit nettement un creux au milieu de la masse musculaire.
- Malaise avec pâleur, sueurs froides et soif.
- Muscle très gonflé, très dur et très douloureux.

3
- Douleur musculaire sans modification de volume ou de consistance du muscle.
- Douleur du mollet survenant à la marche et disparaissant à l'arrêt.

Amélioration

Douleur survenue en dehors d'un choc ou d'un effort physique

Aggravation

3
- Courbatures avec fièvre.
- Mal partout.

Amélioration

Facteurs aggravants (augmentent d'un niveau d'urgence)

- Traitement par les statines.
- Traitement anticoagulant.
- Exercice physique en pleine chaleur.
- Hydratation insuffisante.

Causes possibles

Artérite : douleur à la marche et cédant à l'arrêt de celle-ci ; ***Claquage musculaire*** : douleur brutale au cours d'un effort ; ***Contracture musculaire*** : douleur cédant peu à peu à l'arrêt de l'effort ; ***Crampe musculaire*** : douleur brutale et passagère d'un muscle ; ***Déficit en magnésium*** : peut être responsable de crampes ; ***Élongation musculaire*** : douleur à la suite d'un effort brutal ; ***Rupture musculaire*** (urgence) : douleur brutale avec creux au milieu du muscle, pâleur, sueurs, soif et malaise ; ***Syndrome des jambes sans repos*** : picotements, douleurs, sensations de brûlures musculaires, survenant la nuit en position allongée ; ***Syndrome des loges*** : muscle douloureux et gonflé au cours d'un choc ou d'un effort ; ***Mauvaise hydratation*** ou des efforts non compensés par des boissons…

Les causes anciennes (poliomyélite, tétanos) ne se voient plus grâce à la vaccination des enfants par le DTCoq polio. Mais dans le climat antivax apparu dans les années 2020, il n'est pas exclu que ces maladies réapparaissent.

Muscles, artères, veines, nerfs, métabolisme, équilibre hydroélectrolytique.

Douleurs disséminées

Les douleurs disséminées sont au carrefour des courbatures ou des douleurs musculaires, et d'une sensation particulière, qui est la sensation de douleur de la peau.

Ce sont des douleurs non systématisées, localisées à divers endroits du corps, dans des zones plus ou moins étendues, un peu erratiques, et présentant le même caractère (horaire de survenue, circonstance d'apparition, type de douleurs, etc.), sans qu'il soit possible de les localiser de façon précise.

Cette sensation est donc bien différente des courbatures ou des douleurs musculaires qui peuvent clouer au lit et gêner le moindre mouvement, ou des douleurs superficielles de la peau.

→ L'ensemble du corps est douloureux → Mal partout.

→ Un muscle ou un groupe de muscles est douloureux → Douleur musculaire.

→ Douleur uniquement de la peau →

→ Douleurs vagues disséminées dans le corps et mal définies, lire la suite.

Que faire ?

- Prenez votre température. Si vous n'avez pas une fièvre élevée (supérieure à 39 °C), vous pouvez prendre un bain chaud.
- Boire des tisanes chaudes avec du miel.
- Vous pouvez prendre un **médicament contre la douleur**.
- Mais surtout, consultez votre médecin à l'occasion, de façon à rechercher une cause.

Ce qui doit vous alerter

Aggravation

3

- **Fièvre élevée avec fatigue.**
- **Toux, maux de gorge.**
- **Frissons et tremblements.**
- **Ganglions dans le cou et mal de gorge.**
- **Sueurs chaudes.**
- **Diarrhée très liquide et très claire, voire un peu orangée, avec fièvre.**

2

- Ensemble de signes très disparates et apparemment sans liens entre eux.

Amélioration

Causes possibles en dehors de l'urgence

Maladie générale : ensemble de maladies généralement auto-immunes, responsable de signes très divers dont des douleurs disséminées ; ***Maladies neurologiques*** ; ***Maladies rares*** ; ***Multinévrites*** : atteinte de divers nerfs périphériques…

Toutes ces maladies ne peuvent être diagnostiquées qu'avec le recours à votre médecin et à des explorations complémentaires.

Muscles, artères, veines, nerfs rachidiens, métabolisme, immunité, inflammation.

Mal à l'os

Les douleurs osseuses ne sont pas fréquentes. Elles sont ressenties comme des douleurs profondes au sein d'un os, comme des douleurs sourdes, mais parfois des douleurs très vives, intolérables, comme une fracture.

Que faire ?

- En fait, s'il n'y a pas de signes de gravité nécessitant une consultation rapide, il n'y a pas grand-chose à faire à part des **médicaments contre la douleur**.

Ce qui doit vous alerter

Aggravation

4

- **Douleur précise sur un os, en particulier sur une vertèbre.**
- **Douleur osseuse avec fièvre, frissons et fatigue importante.**
- **Douleur avec gonflement localisé d'un os superficiel (tibia, os de l'avant-bras, os de la main, os du pied, os du crâne).**
- **Douleur aux abords d'une articulation avec fièvre.**
- **Réapparition de douleurs au niveau d'une fracture plâtrée ou opérée.**

3

- **Douleur et gonflement d'un os sans fièvre.**

Amélioration

Causes possibles

Causes infectieuses

Elles ne sont pas fréquentes mais elles doivent être prises en considération, notamment en raison des risques infectieux.

Myélome : douleurs osseuses avec fatigue, ganglions, fièvre, sueurs nocturnes ; ***Ostéochondrite*** : douleur articulaire et osseuse avec fièvre ; ***Ostéomyélite*** : douleurs osseuses fébriles ; ***Périostite*** (rare, mais urgence) : douleurs survenant à l'effort (marche et course en particulier), sur l'intérieur de la jambe, un peu vers l'arrière ; ***Spondylite*** (rare, mais urgence) : douleur des vertèbres…

Les causes sans fièvre (se révèlent rarement en urgence)

Douleurs de croissance chez l'enfant : bénignes, chroniques et disparaissent ; ***Fractures spontanées*** : pour un traumatisme minime ; ***Ostéomalacie*** : maladie au long cours de découverte radiologique. Exceptionnellement soupçonnée en urgence ; ***Tumeur osseuse*** : découverte très rare en urgence…

Os, croissance, articulations.

Mal partout

Avoir mal partout s'apparente à des courbatures, donc des problèmes musculaires. Ce sont des douleurs diffuses qui limitent les mouvements. Les mots ne manquent pas : on est « cassé », « fourbu », « courbaturé ». Cependant, la frontière avec les douleurs musculaires, osseuses ou articulaires n'est parfois pas très nette. Ceci d'autant plus que ces courbatures entrent souvent dans le cadre de maladies virales comme la grippe.

- → Sur un muscle ou un groupe musculaire → Douleur musculaire.
- → Sur une articulation → Mal aux articulations.
- → Sur un os → Mal aux os.
- → Douleur seulement de la peau → Mal à la peau.
- → Un peu partout, lire la suite.

Que faire ?

- Si vous n'avez pas une fièvre élevée (supérieure à 39 °C), vous pouvez prendre un bain chaud.
- Boire des tisanes chaudes avec du miel.
- Vous pouvez prendre un **médicament contre la douleur**.

Ce qui doit vous alerter

Aggravation

4

- **Courbatures accompagnées de fièvre, vomissements, gêne à la lumière, maux de tête.**
- **Courbatures avec petits boutons rouges (taches de sang sous la peau).**
- **Fatigue très importante.**

3

- Courbatures avec fièvre élevée avec toux.
- Maux de tête avec courbatures.
- Fièvre avec frissons et tremblements.
- Ganglions dans le cou et mal de gorge.
- Sueurs chaudes.
- Diarrhée très liquide et très claire, voire un peu orangée, avec fièvre.

Amélioration

Facteurs aggravants (augmentent d'un niveau d'urgence)

- Absence de vaccination DTCoq Polio. En raison du climat antivax apparu dans les années 2020, il n'est pas exclu que ces maladies réapparaissent, dont la polio, qui a pourtant été quasiment éradiquée.
- Absence de vaccination antigrippe.
- Absence de vaccination contre la Covid-19 (dans l'état des connaissances en 2024).
- Voyage en pays d'endémie paludéenne.
- Épidémie de salmonellose.

Causes possibles

Brucellose (rare) : courbatures avec fièvre et sueurs avec une odeur distinctive de paille pourrie ; ***Coup de froid*** : abus de langage pour parler d'un début de problème viral bénin ; ***Effort musculaire sur des muscles non préparés ou sans échauffement préalable*** ; ***Grippe*** ; ***Insolation*** ; ***Poliomyélite*** (exceptionnelle en raison de la vaccination obligatoire) ; ***Syndrome viral*** : comme la grippe ; ***Toxoplasmose*** (rare)...

Muscles, défense contre les infections, sudation.

Mal aux tendons

Les douleurs tendineuses ne sont pas exactement des douleurs musculaires, bien que les tendons en soient la terminaison. Mis à part des maladies relativement rares qui entraînent des douleurs tendineuses, la cause est le plus souvent soit traumatique, soit au cours d'un effort soudain, soit à la suite d'un effort répété effectué dans de mauvaises conditions (les tendinites).

→ Sur un muscle ou un groupe musculaire → Douleur musculaire.

→ Sur une articulation → Mal aux articulations.

→ Sur un os → Mal aux os.

→ Sur un tendon particulier, lire la suite.

Que faire ?

- En cas de douleur survenue à l'effort, stopper immédiatement l'effort. Ne plus bouger.
- En attendant un bilan de cette douleur soudaine, vous pouvez mettre des glaçons (**glaçage**) sur la zone douloureuse.
- Vous pouvez faire la même opération de glaçage si la douleur est venue petit à petit.
- Vous pouvez prendre un **médicament contre la douleur** en évitant l'aspirine.

Ce qui doit vous alerter

Aggravation

4
- **Rupture brutale d'un tendon, avec claquement brutal.**
- **Douleur très violente et très brutale au cours d'un effort physique, notamment à l'arrière de la cheville, sur l'épaule, sur le devant de genou, au coude, au pli de l'aine, obligeant à l'arrêt de l'effort.**
- **Malaise avec pâleur et sueurs.**

3
- **Douleur progressive sur un tendon aux abords d'une articulation (cheville, genou, pli de l'aine, coude, épaule).**

Amélioration

Causes possibles

Épicondylite : douleur du coude chez les joueurs de tennis ; ***Épitrochléite*** : douleur du coude chez les joueurs de golf ; ***Rupture tendineuse*** ; ***Tendinite de l'épaule*** ; ***Tendinite des adducteurs*** ; ***Tendinite du moyen fessier*** ; ***Tendinite du talon d'Achille*** ; ***Tendinite du tendon rotulien*** ; ***Tendinite*** entrant dans le cadre de maladies rares ou peu fréquentes…

Os, tendons, articulations, muscles, mouvements.

Mal aux articulations

Aucune de nos articulations n'a ni la même forme ni exactement les mêmes fonctions. Chaque articulation est unique. Bien que les pathologies pouvant les toucher soient souvent les mêmes (entorses, arthrose, tendinites, etc.), les manifestations ne sont pas exactement les mêmes.

Que faire ?

- Immobiliser l'articulation.
- Mettre des glaçons (**glaçage**) dans un sac plastique et protéger par une serviette puis la poser sur l'articulation pendant 20 min en arrêtant toutes les 5 min.
- En cas de douleur importante, vous pouvez prendre un **anti-inflammatoire** en respectant les contre-indications.
- Vous pouvez aussi prendre un **médicament contre la douleur**.

Ce qui doit vous alerter

Aggravation

5

- **En position allongée sur le dos, impossible de soulever le talon du lit.**
- **Jambe semblant raccourcie.**
- **Douleur de la hanche faisant suite à une chute, en particulier chez la personne âgée.**
- **Douleur très forte au pli de l'aine.**

4

- **Fièvre avec frissons et tremblements.**
- **Articulation chaude et gonflée, limitant les mouvements à cause de la douleur.**
- **Blocage complet de l'articulation.**
- **Douleur très forte.**
- **Torsion brutale d'une articulation empêchant tout mouvement de cette articulation.**
- **Blocage complet du genou.**
- **Douleur de la hanche rendant la marche impossible.**

3

- **Articulation douloureuse lors des mouvements.**
- **Articulation douloureuse à la pression.**
- **Douleur forte.**
- **Bleu ou ecchymose.**
- **Douleur bloquant tout mouvement.**
- **Douleur du coude, surtout lors du vissage et du dévissage.**
- **Douleur de l'épaule bloquant les mouvements du bras.**
- **Douleur de la hanche majorée par la marche.**

Amélioration

Facteurs aggravants (augmentent d'un niveau d'urgence)

- Traitement anticoagulant.
- Hémophilie.
- Maladie de la coagulation.
- Angine récente non soignée.
- Polyarthrite rhumatoïde.
- Goutte.

Causes possibles

Arthrite : qu'elle soit inflammatoire ou infectieuse, douleur très forte, articulation chaude et gonflée, avec fièvre, voire frissons et tremblements ; ***Bursites*** : douleurs équivalentes à la tendinite, avec une articulation localement rouge et parfois gonflée ; ***Fracture du col du fémur*** : impossibilité de lever la jambe, jambe semblant raccourcie, pied tourné vers l'extérieur ; ***Goutte*** : peut toucher n'importe quelle articulation, mais surtout le pied, le genou ou les mains ; ***Poussées inflammatoires d'une maladie rhumatologique chronique*** (arthrose, polyarthrite) ; ***Rupture du ménisque*** : spécifique au genou ; ***Tendinites*** : surviennent au cours ou après des mouvements répétitifs dans une mauvaise position ou au cours d'une activité physique particulière (course, tennis, golf, vélo, sports collectifs...).

Os, muscles, tendons, articulation, ménisque, métabolisme, bourses séreuses.

Organes génitaux

Mal à la verge

Sans que ce soit forcément une urgence, toute douleur de la verge doit nécessiter la consultation d'un médecin.

La douleur peut survenir soit :

- au cours ou juste après un rapport sexuel ;
- au cours de la miction ;
- spontanément, sans raison particulière.

Ce qui doit vous alerter

Aggravation

5

- Gonflement brutal et très douloureux de la verge au cours d'un rapport sexuel.
- Verge tordue et très douloureuse.

4

- Verge non gonflée, mais saignement dû à un arrachement du frein de la verge (chez les non-circoncis).
- Gland un peu rouge, gonflé et douloureux.
- Présence autour du gland d'une bulle pleine d'un liquide jaunâtre (chez les non-circoncis).
- Orifice urinaire de la verge très étroit, progressivement douloureux et empêchant le décalottage du prépuce.
- Verge en érection totale, très douloureuse, et qui ne peut dégonfler.

3

- Présence sur le gland de petites vésicules douloureuses et qui démangent.
- Verge tordue lors de l'érection.
- Brûlures en urinant.
- Écoulement de liquide louche entre deux mictions ou en tirant doucement sur la verge.

Amélioration

Que faire ?

- Ne prendre aucun antibiotique et ne mettre aucun produit sur la verge.
- En cas de présence d'une bulle jaune autour du gland (ce qui est dû à une impossibilité pour le prépuce de se recalotter), il est possible de la réduire en plongeant le bout de la verge dans une eau froide (mais non glacée), durant une dizaine de minutes, en essayant tout doucement de recalotter le prépuce. Ne pas s'acharner si on n'y parvient pas, et consulter rapidement, car la douleur est vive.
- N'avoir de rapports sexuels qu'avec préservatifs s'il y a des boutons sur la verge ou des brûlures en urinant.

Causes possibles

Balanite : gland gonflé et douloureux ; ***Fracture des corps caverneux*** (urgence) : accident au cours de rapports sexuels. Douleur très vive ; ***Herpès génital*** : petits boutons sur la verge avec sensation de cuisson et de démangeaisons ; ***Infection sexuellement transmissible*** : généralement avec des lésions cutanées, des pertes ou des sécrétions inappropriées ; ***Maladie de Lapeyronie*** : malformation qui donne une verge tordue en érection ; ***Paraphimosis*** : bulle jaunâtre autour du gland, due à un prépuce très étroit ; ***Phimosis*** : cause première du paraphimosis ; ***Priapisme*** (rare, mais urgence) : érection douloureuse et irréductible ; ***Rupture du frein de la verge*** : survenue au cours d'un rapport sexuel violent. Les saignements ne sont pas graves, mais il est le plus souvent nécessaire de reconstituer chirurgicalement le frein ; ***Urétrite*** : brûlures en urinant et pertes jaunâtres...

Érection, urètre, éjaculation.

Mal à la vulve

La vulve est à l'entrée du vagin et en continuité avec lui. C'est pourquoi la différence est parfois difficile à faire.

Ces douleurs ne justifient généralement pas de recours aux urgences, sauf dans de rares cas.

→ Nettement à l'intérieur du vagin → Mal au vagin.

→ Plutôt sur la vulve (petites et grandes lèvres), lire la suite.

Ce qui doit vous alerter

Aggravation

4

- **Inflammation et gonflement douloureux sur l'arrière des petites lèvres de la vulve, d'un seul côté, et surmontés d'un bouton qui a tendance à devenir purulent.**
- **Fièvre avec ou sans frissons.**

3

- **Petites vésicules sur la vulve, qui donnent une impression de brûlure et de démangeaisons, avec parfois un léger suintement.**
- **Un gonflement global des petites lèvres ou des grandes lèvres.**
- **Démangeaisons avec petites pertes blanches ou jaunâtres.**
- **Du pus s'écoule du gonflement et la douleur diminue rapidement.**

Amélioration

Que faire ?

- Lavage avec un savon doux en rinçant doucement.
- Pas de douche vaginale.
- Pas de rapports sans préservatifs.
- Pas d'ovules vaginaux.
- Consulter le médecin selon le degré d'urgence.

Causes possibles

Bartholinite (infection des glandes de Bartholin) : abcès sur un côté, vers l'arrière du vagin ; ***Herpès génital*** : petites vésicules cuisantes et douloureuses sur la vulve et l'entrée du vagin…

Causes possibles en dehors de l'urgence

Début de vaginite : inflammation du vagin ; ***Infection sexuellement transmissible*** : rarement une urgence, mettre des préservatifs et en parler à son médecin ; ***Mycose*** : démangeaisons et pertes blanches ou louches ; ***Vulvite*** : douleur de la vulve avec pertes ; ***Vulvodynie*** : douleur de la vulve isolée et sans pertes…

Vagin, sexualité féminine, sexualité masculine, défense contre les infections, inflammation.

Mal au vagin

Le vagin fait suite à la vulve et remonte vers le col de l'utérus, où il forme un cul-de-sac qui porte le nom de cul-de-sac de Douglas. Les douleurs sont généralement augmentées par les rapports sexuels, mais peuvent survenir indépendamment d'eux.

Cette douleur est parfois difficile à distinguer de la douleur de la vulve.

→ Nettement sur la vulve (petites et grandes lèvres) → Mal à la vulve.

→ Douleurs remontant dans le bas-ventre → Mal au ventre.

→ Plutôt dans le vagin, lire la suite.

Ce qui doit vous alerter

Aggravation

4
- Pertes louches, jaunes ou brunes avec fièvre et frissons, et parfois tremblements.
- Pertes sanglantes, hémorragie vaginale.
- Accouchement récent.

3
- Pertes louches, jaunes ou brunes sans fièvre ni frissons.
- Rapports douloureux.
- Démangeaisons vaginales avec pertes blanches.

2
- Douleur seulement lors des rapports avec impression de vagin très resserré.

Amélioration

Causes possibles

Infection sexuellement transmissible : rarement en urgence. Mettre des préservatifs et en parler à son médecin ; ***Mycose vaginale :*** démangeaisons et pertes blanches ou louches ; ***Salpingite :*** pertes vaginales, douleurs du bas-ventre, fièvre ; ***Sécheresse vaginale*** ; ***Vaginisme :*** pénétration impossible ; ***Vulvite :*** douleur de la vulve avec pertes.

Vagin, trompes, utérus, hymen, vulve, sexualité féminine, sexualité masculine, défense contre les infections, inflammation.

Mal aux testicules

Toute douleur d'un testicule, surtout si elle est d'apparition brutale, est *a priori* une urgence et doit être examinée par un médecin, quels que soient l'heure, la durée et les signes d'accompagnement, afin qu'il élimine une torsion du testicule. Si c'est le cas, on a six heures au maximum à partir du début de la douleur pour intervenir chirurgicalement et éviter la perte du testicule.

Ce qui doit vous alerter

Aggravation

4

- **Douleur brutale du testicule, remontant dans le bas-ventre avec nausées, vomissements et parfois malaise.**
- **Douleur brutale du testicule avec brûlures en urinant.**
- **Douleur du testicule qui remonte vers le bas-ventre et éventuellement le rein du même côté.**
- **Apparition d'une boule dans l'aine qui descend dans une bourse.**

3

- **Douleur de survenue progressive depuis 24 à 48 heures, avec brûlures en urinant.**
- **Testicule gonflé avec brûlures en urinant, fièvre modérée et douleur progressive.**

Amélioration

Facteurs aggravants (augmentent d'un niveau d'urgence)

- Absence de vaccination par le ROR.

Ce que vous pouvez faire

- Mettez-vous à jeun, car vous serez opéré s'il s'agit d'une torsion du testicule.
- Ne prenez aucun antibiotique.
- Prenez votre température.
- Vérifiez sur votre carnet de santé si vous êtes vacciné par le ROR.

Causes possibles

Orchite : douleur et gonflement du testicule avec fièvre ; ***Orchiépididymite*** : douleur et gonflement du testicule avec fièvre et brûlures en urinant ; ***Orchite ourlienne*** : complication des oreillons ; ***Torsion du testicule*** : douleur brutale du testicule avec malaise, vomissement et pâleur…

Testicules, épididyme, canal déférent.

Chapitre 2

Problèmes généraux

Les problèmes généraux sont un grand « fourre-tout », car ils ne sont pas localisables sur un schéma, mais peuvent se décrire avec des mots simples au téléphone ou au cours d'une conversation.

C'est pourquoi on y trouve un peu de tout, c'est-à-dire ce qui n'est pas :

- une douleur ;
- un accident (grave ou pas) ;
- un problème de peau ;
- des boules ;
- des gonflements ;
- des saignements ;
- des écoulements ;
- des troubles divers et variés (essentiellement ce que les médecins appellent des « troubles neurologiques ») ;
- des manifestations « psy » ;
- des problèmes localisables sur un schéma ou au téléphone, mais non douloureux.

Ballonnements

Une sensation de ballonnements est un symptôme-piège, car tout dépend du contenu. Il suffit de percuter le ventre avec deux doigts pour faire la différence entre de l'air (ça résonne comme un ballon et les médecins appellent cela un « météorisme »), du liquide (c'est le gonflement qui produit un bruit mat), voire la présence d'un organe anormalement gonflé (foie, estomac...).

→ Si cela vous semble être un gonflement, ou si vous ne savez pas bien faire la différence → Ventre gonflé.

→ Si cela vous semble être un ballonnement (de l'air), lire la suite.

Les signes généralement associés

- Une sensation de malaise.
- Des nausées qui peuvent parfois provoquer des vomissements.
- Une émission de gaz plus ou moins odorants (ce qui est plutôt une bonne nouvelle !).
- Des douleurs un peu dans tout le ventre.
- Des rots (les éructations).

Ce qui doit vous alerter

Aggravation

5

- Une douleur brutale et persistante comme un coup de couteau dans le ventre.
- Une sensation de battement régulier dans le ventre.
- Des vomissements de sang.
- Une diarrhée sanglante.

4

- Des douleurs violentes dans le ventre par spasmes, avec malaise, pâleur et sueurs.
- Des vomissements, surtout s'ils sont associés à une constipation inhabituelle qui dure plus de 2 jours.
- Un peu de sang dans les selles.
- De la fièvre avec des frissons et des tremblements.

Amélioration

Que faire ?

- Allongez-vous au calme, sur le dos.
- Ne prenez pas de bain chaud.
- Évitez absolument les boissons gazeuses et tout ce qui donne des gaz.
- S'il n'y a aucun signe de gravité, consultez votre médecin à l'occasion pour lui signaler.

Causes possibles

Fermentations liées à l'alimentation ; ***Constipation chronique*** (sans gravité) : en discuter avec le médecin ; ***Occlusion intestinale*** : douleur dans le ventre, constipation et arrêt d'émission de gaz ; ***Péritonite*** : douleur brutale et violente au premier plan…

Ventre, intestins, côlon, rectum, selles, péritoine.

Coma

Le mot « coma » est très clair pour les médecins. Il est défini en 4 stades.

En revanche, quand on trouve une personne « dans le coma », c'est beaucoup plus compliqué, car il faut faire la part des choses entre :

- un malaise inquiétant ;
- un trouble de la conscience ;
- une perte de connaissance ;
- un coma.

Si vous êtes secouriste, vous savez ce qu'il faut faire.

Si vous ne l'êtes pas, voici quelques points de repère, sachant que le plus important est d'appeler les secours. L'ordre des choses à faire est le suivant :

- D'abord, sécuriser le lieu (la voie publique est moins sécurisée que le domicile) et les personnes autour (qui est qui ?).
- Ensuite, évaluer l'état de la victime.
- En même temps, si cela est possible, appeler, ou mieux, faire appeler les secours.
- Effectuer les gestes de premiers secours.

1. Sécuriser

Simple question de bon sens afin d'éviter le suraccident.

2. Évaluer

Pour cela :

- **Étape 1 :** stimuler la personne en lui parlant, en l'appelant par son nom et en lui demandant d'ouvrir les yeux.
  - → Elle répond de façon cohérente : elle n'est donc pas dans le coma.
  - → Elle répond de façon inadaptée ou elle n'ouvre pas les yeux : on peut se dire qu'elle est en **coma stade 1 (coma vigile)**.
  - → Elle ne répond pas du tout : passer à l'étape 2.
- **Étape 2 :** lui pincer fortement l'intérieur du bras.
  - → Elle réagit, mais elle bave : elle est *a priori* en **coma stade 2 (coma léger)**.
  - → Elle ne réagit pas : passer à l'étape 3.
- **Étape 3 :** vérifier sa respiration.
  - → Elle respire, mais elle bave : elle est sans doute en **coma stade 3 (coma profond)**.
  - → Elle ne respire pas : elle est sans doute en coma **stade 4 (coma dépassé)**. Passer à l'étape 4.
- **Étape 4 :** vérifier si son cœur bat (la prise du pouls au cou est le mieux, car les bruits du cœur peuvent être assourdis ou l'environnement peut être bruyant).
  - → Le cœur bat, mais elle ne respire pas → **respiration artificielle**.
  - → Le cœur ne bat pas (ou vous ne savez pas) → **massage cardiaque** ou mettre en route le défibrillateur si vous en avez à disposition.

3. Appeler les secours

Le 15 (Samu), le 18 (pompiers) ou le 112 (secours internationaux)

4. Effectuer les gestes de premier secours

- Desserrez sa ceinture.
- Ouvrez son col de chemise, desserrez la cravate ou le soutien-gorge.
- Aérez la pièce s'il fait trop chaud.
- Ouvrez les fenêtres, en particulier s'il existe un chauffage au gaz, au fioul ou au charbon allumé. Dans ce cas, essayez d'évacuer les lieux avec la personne.
- Au cas où il s'agit d'une électrocution, ne touchez pas les fils et éteignez le compteur électrique.
- Recherchez des boîtes de médicaments entamés.

À ce stade, vous pouvez faire un bilan. Vous avez eu l'impression que la personne :

- → A eu un simple malaise → Malaise.
- → A perdu connaissance, mais qu'elle l'a reprise → Perte de connaissance.
- → A eu un trouble de la conscience passager → Troubles de la conscience.
- → Est dans le coma, lire la suite (une fois la personne hors de danger).

Ce qui doit vous alerter

Aggravation

5

- **Gonflement brutal et très douloureux de la verge au cours d'un rapport sexuel.**
- **Verge tordue et très douloureuse.**

4

La personne était dans le coma, mais elle en est sortie :
- Chute brutale avec traumatisme ou plaie, notamment à la tête.
- Convulsions.
- La personne n'a repris connaissance qu'au bout de 5 min.
- Douleur dans la poitrine.
- Traumatisme crânien récent (moins de 24 h).
- Paralysie d'un côté, bouche de travers, faiblesse brutale d'un membre, trouble de la parole.
- Perte de connaissance précédée d'une impression d'explosion dans la tête.
- Pâleur, sueurs froides, douleur de la poitrine.
- Trouble de la parole OU des mouvements OU des gestes OU de mémoire.
- Cœur trop lent (moins de 50/min).
- Pouls inférieur au rythme de référence du pacemaker.

3

- Suite de convulsion, avec tremblements, perte d'urines, morsure de la langue.
- Pâleur, sueurs froides, douleur du ventre.
- Traumatisme crânien semi-récent (moins de 48 h).
- Dernier trimestre de la grossesse.
- Perte de connaissance précédée de maux de tête importants.
- Perte de connaissance brève (moins d'une minute) suivie de troubles neurologiques.
- Maux de tête, vertiges, saignement de nez ou troubles de l'audition suivis ou précédés par une perte de connaissance.
- Pâleur, sueurs froides, délire ou trouble de la conscience.
- Selles noires comme du charbon et malodorantes.

Amélioration

Facteurs aggravants (augmentent d'un niveau d'urgence)

- Porteur de pacemaker.
- Antécédents de trouble de la conduction cardiaque (bloc auriculoventriculaire, bloc de branche).
- Antécédents de trouble du rythme cardiaque.
- Diabétique sous insuline.
- Personne âgée de plus de 75 ans.
- Antécédents d'accident vasculaire cérébral ou d'hémorragie méningée.
- Personne sous traitement anticoagulant.
- Dernier trimestre de la grossesse.

Causes possibles

Accident de la voie publique ; ***Accident ischémique transitoire*** : le coma correspond à une aggravation soudaine ; ***Accident vasculaire cérébral*** : le coma est un signe de gravité majeur ; ***Anévrisme cérébral*** : le coma fait suite à la rupture d'un anévrisme cérébral (dilatation anormale d'une artère cérébrale) ; ***Bradycardie sévère*** : coma passager dû à une baisse du débit cérébral ; ***Coma acidocétosique*** : complication aiguë d'un diabète de type 2 négligé ou non traité ; ***Coma hypoglycémique*** : complication aiguë d'un surdosage en insuline chez une personne diabétique de type 1 ; ***Crise d'hystérie*** : phénomène rare et impressionnant mais sans la moindre gravité ; ***Dissection aortique*** : signe de gravité au cours d'une déchirure de l'aorte ; ***Éclampsie*** : coma à la suite d'une crise d'épilepsie chez une femme enceinte ; ***Électrocution*** (grande urgence) : à la suite d'une électrocution massive ; ***Épilepsie*** : coma qui dure quelques minutes à la suite d'une crise d'épilepsie ; ***État de choc*** : coma passager dû à une diminution du débit sanguin dans le cerveau ; ***Hématome extradural aigu*** : coma dû à la compression du cerveau par l'hématome ; ***Hématome sous-dural aigu*** : équivalent à l'hématome extradural ; ***Hémorragie cérébrale*** : coma dû à la compression du cerveau par l'hémorragie ; ***Hémorragie méningée*** : coma dû à la compression du cerveau par un excès de pression dans les méninges ;

Hypertension artérielle : complication rare mais sévère d'une poussée hypertensive ; ***Intoxication au monoxyde de carbone*** : coma dû au manque d'oxygène dans le sang ; ***Intoxication médicamenteuse*** ; ***Myocardite*** (rare, mais grave) : coma secondaire à l'infection du cœur ; ***Polytraumatisme*** : un coma est alors un signe de gravité important ; ***Problème de pacemaker*** : coma dû à la baisse du débit cérébral ; ***Tachycardie sévère*** : coma dû à l'inefficacité du cœur ; ***Traumatisme crânien*** ; ***Trouble de la conduction cardiaque*** : entraîne une baisse du débit sanguin et donc un coma ; ***Trouble du rythme cardiaque*** : *idem* qu'un trouble de la conduction

Tête, cerveau, conscience, vigilance, sommeil, cœur, rythme cardiaque, conduction cardiaque, pression artérielle, métabolisme, fonction endocrine, respiration.

Convulsions

Les convulsions sont des tremblements violents de tout le corps.

- Elles sont précédées par une phase d'une vingtaine de secondes au cours de laquelle la personne se raidit, ses yeux se révulsent, son visage se couvre de sueur. C'est la phase tonique.
- Ensuite vient la phase clonique que sont les tremblements, sortes de secousses musculaires violentes au cours desquelles la personne peut se faire mal et se mordre la langue. Sa durée est de 5 min environ.
- Enfin, la phase dite postcritique, avec une détente de tous les muscles, parfois des sphincters, ce qui provoque une perte d'urines et un coma qui se résout en quelques minutes. La personne n'aura aucun souvenir de ce qui s'est passé.

Pour qui n'y a jamais assisté, c'est une crise parmi les plus impressionnantes qui existent, ceci d'autant plus qu'il n'y a strictement rien à faire, si ce n'est attendre que la crise cède. Les tremblements durent généralement 5 min et le coma résolutif peut aller jusqu'à 10 min.

À part certaines crises très rares qui surviennent en pleine conscience, la perte de connaissance est la règle. Des tremblements sans perte de connaissance ne sont pas des convulsions.

→ Tremblements → Tremblements.

→ Dans les autres cas, lire la suite.

Ce qui doit vous alerter

Aggravation

5
- **Crise convulsive qui dure plus de 10 min.**
- **Coma résolutif de plus de 10 min.**
- **Suites de traumatisme crânien.**

4
- **Fièvre très élevée (40 °C) ou de montée très brutale chez un nourrisson ou un enfant.**
- **Crises qui se répètent régulièrement et de façon rapprochée malgré le traitement anticonvulsivant.**

Amélioration

Facteurs aggravants (augmentent d'un niveau d'urgence)

- Alcoolisme chronique.
- Hypertension.
- Antécédents de troubles du rythme cardiaque.
- Grossesse dans le dernier trimestre.

- Toxicomanie.
- Fièvre élevée.

Que faire ?

- Surtout rien !
- Ne pas tenter de l'empêcher de se mordre la langue, vous pouvez vous faire couper les doigts !
- Ne pas tenter de contraindre la personne à ne pas trembler.
- Éloigner d'elle tout ce qui pourrait lui tomber dessus.
- Attendre les secours s'ils sont nécessaires.

→ Après la crise, vous pouvez lui mettre la tête sur le côté ou en PLS (**position latérale de sécurité**).

Causes possibles

Convulsions hyperpyrétiques : à la suite d'une montée de fièvre rapide et élevée ; ***Éclampsie*** : crise d'épilepsie chez une femme enceinte ; ***Épilepsie généralisée*** ; ***Hématome extradural*** : convulsions dues à la compression du cerveau par l'hématome ; ***Hématome sous-dural*** : *idem* que l'hématome extradural ; ***Hypertension intracrânienne*** : les convulsions sont une complication rare mais sévère ; ***Hypocalcémie*** : il est rare que la baisse du calcium dans le sang provoque une crise d'épilepsie ; ***Hypoglycémie*** : les convulsions sont un signe de gravité au cours d'une baisse du taux de glucose dans le sang ; ***Intoxication médicamenteuse*** ; ***Intoxication par le monoxyde de carbone*** : convulsions dues au manque d'oxygène dans le sang ; ***Traumatisme crânien*** : les convulsions témoignent d'une probable lésion cérébrale ; ***Tumeur cérébrale*** : convulsions dues à la compression du cerveau par la tumeur...

Tête, cerveau, métabolisme, pression artérielle, artères.

Difficulté à respirer

→ **Voir la double page 250, 251.**

C'est une sensation qu'on a tous ressentie à un moment ou à un autre. Mais cette gêne respiratoire, que les médecins appellent dyspnée, peut prendre des formes très diverses :

- Essoufflement comme lorsqu'on court.
- Difficulté à inspirer.
- Difficulté à expirer.
- Respiration rapide avec impression de manquer d'air.
- Douleur en respirant.
- Mal en respirant → Mal à la poitrine.
- Autre cas, lire la suite.

Cette gêne respiratoire peut être progressive ou brutale, elle peut s'accompagner de signes très divers comme la toux, la fièvre, des douleurs, des sueurs, etc.

Le contexte compte également, ainsi que le terrain, les antécédents, les habitudes de vie...

Elle n'est pas forcément due à des problèmes respiratoires, mais à d'autres problèmes en dehors des poumons et qui sont dus à d'autres organes (cœur, pancréas, rein...).

Causes possibles

Bradycardie : cœur trop lent ; ***Bronchiolite*** : première cause de gêne respiratoire du nourrisson entre octobre et février ; ***Corps étranger dans les voies respiratoires*** (très grande urgence) ; ***Crise d'asthme*** ; ***Embolie pulmonaire*** : gêne respiratoire avec respiration rapide, point de côté dans le dos ou la poitrine, cœur rapide, et parfois lèvres bleutées ; ***Épiglottite*** (rare, mais grave chez l'enfant) : voix éteinte, détresse respiratoire ; ***Fractures de côtes*** ; ***Infarctus du myocarde*** (urgence) ; ***Insuffisance cardiaque*** : essoufflement à l'effort, jambes gonflées, prise de poids rapide et récente, augmentation du nombre d'oreillers pour dormir ;

Insuffisance respiratoire aiguë, quelle qu'en soit la cause ; ***Intoxication au monoxyde de carbone*** ; ***Laryngite sévère*** (sous-glottique) : voix éteinte, détresse respiratoire ; ***Œdème aigu du poumon*** : gêne respiratoire, sueurs froides, pâleur, respiration rapide ; ***Œdème de Quincke*** (grande urgence) : mal à respirer avec démangeaisons et langue gonflée ; ***Péricardite*** : douleur de la poitrine qui gêne l'inspiration profonde ; ***Pneumonie*** : mal à respirer avec douleurs thoraciques d'un côté, fièvre, toux et expectorations ; ***Pneumopathie*** : mal à respirer avec douleurs thoracique d'un côté ; ***Pneumothorax*** : douleur brutale du thorax d'un côté avec mal à respirer ; ***Tachycardie*** : cœur rapide ; ***Traumatisme du thorax*** ; ***Troubles de la conduction cardiaque*** : la gêne respiratoire est un signe de gravité ; ***Troubles du rythme cardiaque*** : la gêne respiratoire est un signe de gravité...

Causes possibles en dehors de l'urgence

Attaque de panique ; ***Bronchite chronique*** : toux, expectoration et poussées de fièvre ; ***Bronchopneumopathie chronique obstructive*** (BPCO) : comme la bronchite chronique avec des sifflements lors de l'expiration ; ***Choc psychologique*** ; ***Coqueluche*** ; ***Crise d'angoisse*** ; ***Laryngite bénigne*** (striduleuse) : mal à respirer avec voix enrouée. L'impossibilité de dire un mot est un signe de gravité ; ***Rhinopharyngite*** ; ***Spasmophile*** : crises d'étouffement très impressionnantes, mais sans gravité, avec picotement des mains et autour de la bouche ; ***Stress, contrariétés*** ; ***Trachéite*** : toux chronique et pénible, avec expectoration et parfois petite gêne respiratoire...

Cerveau, conscience, vigilance, sommeil, volonté, personnalité, comportement, immunité, défense contre les infections, inflammation, faim, fonction cardiaque, rythme cardiaque, pression artérielle, sang, métabolisme, fonction endocrine, soif.

Fatigue

La fatigue, quand on l'estime anormale, est appelée asthénie. Cela dit, le fait de substituer à un mot simple un mot compliqué ne règle en rien le problème ni n'en donne la cause.

- La fatigue peut être naturelle, donc ressentie comme normale, à la suite d'efforts musculaires ou intellectuels importants. C'est plutôt une fatigue du soir, sans retentissement sur l'humeur et qui se résout généralement par du repos et du sommeil.
- La fatigue « mode de vie » est l'accumulation d'une fatigue chronique qui témoigne d'un début de surmenage avec le risque bien connu de « burn-out » avec un retentissement important sur l'humeur.
- La fatigue physique (difficulté à se mouvoir, à se lever, etc.) se manifeste par une fatigabilité, voire une faiblesse musculaire. On manque de forces, on est « crevé ». La cause est bien souvent une maladie, d'où l'importance des signes d'accompagnement, surtout si ceux-ci sont croissants.
- La fatigue psychique : conservation globale de la force musculaire, mais fatigue présente dès le matin, ayant tendance à s'améliorer dans la journée et avec l'activité. Le retentissement sur l'humeur est net avec troubles du sommeil, notamment réveils en milieu de nuit, découragement et parfois idées noires. Peu à peu peuvent s'installer des maux de tête, un malaise diffus, une apathie, une irritabilité, voire des troubles du comportement qui peuvent entraîner des problèmes relationnels en famille ou au travail. Le sommeil et le repos n'ont aucune action sur cette fatigue.

Ce qui doit vous alerter

Aggravation

5

- Signes neurologiques brutaux.

4

- Des signes neurologiques récents ou inhabituels (troubles visuels, faiblesse musculaire, troubles de la sensibilité, vertiges...), surtout s'ils sont récents.
- Des maux de tête croissants et persistants.
- Des pertes de sang.
- Des selles noires comme du charbon et malodorantes.
- Une fièvre qui ne cède pas.
- Troubles digestifs croissants.
- Idées noires, propos suicidaires.
- Prise de poids rapide (2 à 5 kg) en quelques jours.
- Jambes en coton avec sueurs froides.

3

- Yeux jaunes, urines foncées.
- Sueurs durant la nuit.
- Pâleur.
- Découverte de ganglions ou de grosseurs.
- Cœur rapide.
- Prise de poids ou au contraire amaigrissement.
- Insomnie de début de nuit ou réveil au milieu de la nuit.
- Dépréciation de soi-même.
- Fièvre élevée avec courbatures et maux de tête.
- Maux de tête pulsatiles sans fièvre, augmentant avec l'effort physique, le bruit et la lumière.
- Ganglions dans le cou avec maux de gorge.
- Éruption de boutons.

Amélioration

Facteurs aggravants
(augmentent d'un niveau d'urgence)

- Diabète.
- Maladie chronique.
- Traitement lourd au long cours (chimiothérapie, antibiothérapie...).
- Antécédents de maladie de la thyroïde.
- Hypertension artérielle.
- Insuffisance cardiaque.
- Insuffisance rénale.
- Anorexie mentale.
- Antécédents de tentative de suicide.
- Insuffisance respiratoire.
- Stress.
- Surmenage.

Que faire ?

- Essayer de faire la part des choses de façon à savoir de quel type de fatigue il s'agit (physique, psychique, mode de vie...).
- Selon ce qu'on observe, se mettre au repos ou, au contraire, développer une activité physique.
- Essayer de mettre son organisme en position de ressourcement, diminution ou arrêt des excitants (café, thé, tabac, alcool...), meilleures conditions de sommeil.
- Se livrer autant que la fatigue le permet à une activité physique plaisante.
- Relativiser ses soucis, améliorer ses relations avec les autres, aborder ou régler les problèmes enfouis, etc.
- Les médicaments contre la fatigue ne sont vraiment utiles que si l'on croit à leur efficacité.
- Consulter pour tout signe qui traîne ou une fatigue qui semble s'installer sur le long cours.

Causes possibles

Caféinisme : fatigue due aux troubles du sommeil résultant d'un excès de caféine ; ***Hépatite virale*** : la fatigue est l'un des signes d'appel de l'hépatite ; ***Hyperthyroïdie*** : la fatigue est l'un des signes importants de l'hyperthyroïdie ; ***Hypothyroïdie*** : la fatigue est l'un des signes importants de l'hypothyroïdie ; ***Hypoglycémie*** : la fatigue est l'un des signes importants de l'hypoglycémie ; ***Hypotension*** : une chute de tension peut provoquer une fatigue transitoire ; ***Insuffisance cardiaque*** : fatigue due à une baisse du débit cardiaque ; ***Insuffisance rénale*** : fatigue due à l'insuffisance surrénale aiguë ; ***Insuffisance surrénale aiguë*** (rare) ; ***Maladie générale*** : la fatigue entre souvent dans le cadre de maladies générales ; ***Maladie infectieuse*** qui s'aggrave ou s'installe ; ***Migraine*** : symptôme classique des migraines à répétition responsables d'insomnie ; ***Mononucléose infectieuse*** : fatigue très révélatrice avec maux de gorge et ganglions dans le cou ; ***Psychasthénie*** : fatigue du matin, diminuant au cours de la journée ; ***Surmenage*** : fatigue secondaire aux troubles du sommeil entraînés par le surmenage…

Défense contre les infections, inflammation, immunité, sudation, métabolisme, température du corps.

Fièvre

→ **Voir la double page 240, 241.**

La fièvre est quasiment le passage obligé pour toute personne au cours de sa vie. C'est un vrai sujet d'inquiétude, notamment chez les nourrissons et les petits enfants qui ne parlent pas encore, car il est parfois difficile de savoir quels sont les signes d'accompagnement. Ce sont pourtant ces signes qui peuvent le mieux éclairer, à la fois sur la gravité de cette fièvre et sur sa cause.

Chez l'enfant qui parle et dans la suite de l'existence, ces éléments sont plus faciles à retrouver par l'interrogatoire de la personne, ce qui aide mieux pour s'y retrouver.

Enfin, trois types de personnes sont plus sujets à risque : la femme enceinte, la femme qui vient d'accoucher et la personne âgée.

Causes possibles

Abcès du sein évolué ; ***Angiocholite*** : fièvre élevée due à une infection du sang ou à un problème de vésicule biliaire ; ***Appendicite*** : fièvre très modérée ; ***Chikungunya*** : fièvre élevée avec courbatures et position cassée du tronc à la suite de piqûres de moustiques ; ***Cholécystite aiguë*** : infection de la vésicule biliaire, avec fièvre généralement modérée ; ***Choléra*** (rare) : fièvre élevée qui est un signe de gravité ; ***Coagulation intravasculaire disséminée*** (CIVD) : infection grave du sang avec fièvre élevée ; ***Crise de paludisme*** : tremblements et sueurs au retour de pays chaud ; ***Embolie pulmonaire*** : fièvre modérée avec gêne respiratoire, palpitations et point de côté dans le thorax ; ***Encéphalite*** : fièvre et troubles neurologiques ; ***Endocardite*** (rare, mais grave) : infection des cavités cardiaques ; ***Épiglottite*** (grande urgence chez l'enfant) : détresse respiratoire, lèvres bleutées ; ***Fièvres hémorragiques*** : contractées sous les tropiques ; ***Infection virale*** ; ***Intoxication par certains champignons sauvages*** ; ***Listériose*** : transmise par les laitages non pasteurisés. Risque de souffrance fœtale chez la femme enceinte ; ***Lymphangite du sein*** : cordon rouge sur le sein avec fièvre modérée ; ***Méningite*** : maux de tête, vomissements, gêne à la lumière, mal au cou et fièvre ; ***Péricardite*** : douleur de la poitrine avec fièvre modérée ; ***Péritonite*** : fièvre élevée avec douleur dans le ventre qui est dur et tendu ; ***Phlegmon de l'amygdale*** : maux de gorge très sévères, impossibilité d'avaler et fièvre ; ***Pyélonéphrite*** : infection du rein, fièvre, tremblements, frissons et troubles urinaires ; ***Salmonellose*** : diarrhée jaune avec fièvre ; ***Septicémie*** : fièvre élevée avec frissons, tremblements, malaise et cœur rapide ; ***Virus Ebola*** : fièvre et hémorragies. Contracté sous les tropiques…

Causes qui se soignent à domicile

Abcès du sein à son début ; ***Angine*** : fièvre élevée avec courbatures et généralement virale. Une fièvre modérée avec ganglions sera plus volontiers bactérienne et nécessitera des antibiotiques ; ***Arthrite infectieuse*** : articulation gonflée et douloureuse avec fièvre ; ***Bronchite*** : fièvre généralement très modérée avec toux et expectorations ; ***Coup de chaleur*** : fièvre qui accompagne la montée de température extérieure ; ***Covid-19*** : fièvre avec gêne respiratoire, toux, fatigue importante, troubles du goût et/ou de l'odorat ; ***Endométrite*** (généralement après l'accouchement) : infection de l'utérus ; ***Gastro-entérite*** ; ***Grippe*** ; ***Impétigo*** : infection cutanée avec fièvre peu élevée ; ***Infection bactérienne*** de toute localisation (pulmonaire, ORL, cutanée, dentaire, etc.) ; ***Infection digestive*** ; ***Infection urinaire bénigne*** : fièvre modérée. Si elle est élevée, le problème est généralement plus sérieux (infection du rein) ; ***Infection virale bénigne*** : maux de tête, courbatures et fièvre ; ***Laryngite*** : fièvre variable avec gêne respiratoire surtout chez l'enfant ; ***Lymphangite du sein*** : inflammation du sein avec fièvre ; ***Maladies infectieuses infantiles*** : fièvre très fréquente avec ces maladies ; ***Mastite*** : inflammation du sein avec fièvre modérée ; ***Pharyngite*** : comme une angine virale ; ***Phlébite*** : jambe gonflée avec fièvre modérée ; ***Pneumopathie*** : fièvre variable avec douleur dans la poitrine ou le dos d'un côté, toux et expectorations ; ***Refroidissement*** : fièvre modérée et transitoire ; ***Rhinopharyngite*** ; ***Shigellose*** : fièvre et diarrhée en retour de pays d'endémie ; ***Sigmoïdite*** : fièvre modérée avec douleurs du bas-ventre à gauche ; ***Turista*** : diarrhée, vomissements et fièvre modérée au retour d'un pays chaud…

> Défense contre les infections, inflammation, immunité, sudation, métabolisme, muscles, fonction musculaire.

Frissons

Les frissons ne sont pas que dus au froid. Et paradoxalement, certains accès de frissons sont dus à une fièvre élevée. Le plus simple devant des frissons qui ne sont pas dus à une exposition prolongée au froid, c'est de prendre votre température.

- La température est supérieure à 38 °C → Fièvre.
- La température est inférieure à 38 °C ou bien vous ne savez pas, lire la suite.

Ce qui doit vous alerter

Aggravation

4

- **Fièvre élevée avec frissons et tremblements, et douleurs ou autres signes.**
- **Frissons suivis de fièvre élevée et sueurs abondantes à la suite d'un voyage sous les tropiques.**
- **Douleur brutale dans le ventre avec fièvre et frissons.**
- **Malaise général avec teint pâle ou grisâtre.**
- **Frissons avec troubles de la conscience.**
- **Douleurs osseuses ou articulaires avec frissons et fièvre.**
- **Frissons avec diarrhée couleur jus de melon et fièvre élevée.**
- **Maux de tête avec vomissements, gêne à la lumière, maux de tête et parfois petits boutons rouges sous la peau qui ne s'effacent pas à la pression.**

3

- Fièvre élevée avec frissons sans autres signes.
- Frissons, fièvre modérée et troubles urinaires ou mal dans un rein.
- Diarrhée couleur jus de melon, fièvre élevée, torpeur.
- Maux de tête avec frissons, fièvre et courbatures.

Amélioration

Que faire ?

- Ne pas contrarier la nature : se couvrir si les frissons entraînent une sensation de froid intérieur ; à l'inverse, se découvrir quand on a trop chaud.
- Boire un liquide chaud non alcoolisé.
- En cas de refroidissement lié à l'exposition au froid, ne pas prendre de bain ou de douche chaude, mais se mettre sous des couvertures avec une simple bouillotte ou une source de chaleur de ce type de façon à effectuer un réchauffement progressif.

Causes possibles

Arthrite : signe de gravité dans une infection d'une articulation ; ***Choc septique*** : fièvre, tremblements, malaise et sueurs ; ***Covid-19*** ; ***Grippe*** ; ***Infection urinaire*** ; ***Infection virale*** ; ***Ostéite*** : infection osseuse ; ***Paludisme*** : frissons, fièvre et sueurs au retour d'un pays chaud ; ***Pyélonéphrite*** (infection du rein) : fièvre, frissons et tremblements ; ***Salmonellose*** : fièvre, diarrhées jaunes ; ***Septicémie*** : avec fièvre, malaise et tremblements ; ***Typhoïde*** : dans les pays de faible niveau sanitaire...

Cerveau, tronc cérébral, cœur, rythme cardiaque, conduction cardiaque, métabolisme, équilibre acidobasique, équilibre hydroélectrolytique, respiration, circulation, pression artérielle, digestion, nerfs crâniens.

Malaise

→ **Voir la double page 256, 257.**

Le mot prête à confusion. A-t-on eu l'impression de « tomber dans les pommes » ? Ou de perdre brièvement connaissance ? Ou de se « sentir mal à l'aise » à cause d'une sorte d'« inconfort digestif » ?

Vous avez eu l'impression :

→ De perdre connaissance → Perte de connaissance.
→ D'un inconfort digestif → Mal au ventre.
→ D'être à la limite de « tomber dans les pommes », lire la suite.

Causes possibles

Accident ischémique transitoire : malaise avec signes neurologiques passagers ; ***Accident vasculaire cérébral*** : malaise avec signes neurologiques persistants ; ***Alcoolisme aigu*** ; ***Anémie*** ; ***Attaque de panique*** ; ***Bradycardie sévère*** : cœur très lent provoquant une diminution du débit cérébral ; ***Coup de chaleur*** ; ***Crise d'angoisse*** ; ***Crise de nerfs*** ; ***Effets secondaires de certains médicaments*** ; ***Embolie pulmonaire*** : malaise inconstant avec essoufflement, cœur un peu rapide et point de côté dans le dos ou la poitrine ; ***État de choc*** : malaise systématique pouvant aller jusqu'à la perte de connaissance, avec pâleur, sueurs froides et cœur rapide ; ***Hémorragie cérébrale*** : malaise quasi constant, pouvant aller jusqu'au coma, avec des signes neurologiques graves ; ***Hémorragie digestive*** : malaise avec pâleur, sueurs, sang dans les selles ; ***Hémorragie méningée*** : maux de tête, vomissements, gêne à la lumière et malaise pouvant aller jusqu'au coma ; ***Hypertension artérielle*** : avec maux de tête, troubles visuels et auditifs ; ***Hypotension artérielle*** : malaise surtout lors du passage à la position debout ; ***Hypoglycémie*** : malaise avec fatigue, sueurs froides, tremblements et jambes en coton ; ***Insolation*** : malaise avec maux de tête et vomissements ; ***Insuffisance respiratoire aiguë*** : malaise secondaire au manque d'oxygène ; ***Insuffisance vertébrobasilaire*** : malaise en tournant la tête ; ***Intolérance au lait de vache*** : vomissements, malaise et perte de poids ; ***Intoxication au monoxyde de carbone*** : vertiges, rougeur du visage, nausées et vomissement, due au chauffage au gaz au bois ou au fuel dans des pièces mal ventilées ; ***Intoxication médicamenteuse*** ; ***Malaise vagal*** : avec pâleur, sueurs et douleurs le plus souvent abdominales ; ***Premiers signes d'une grossesse*** ; ***Problème de pacemaker*** (urgence) : survient si le rythme cardiaque est inférieur à la fréquence de réglage ; ***Spasmophilie*** : avec picotement dans les mains et autour de la bouche ; ***Tachycardie sévère*** : malaise dû à une baisse du débit cérébral à cause du cœur rapide ; ***Trouble de la conduction cardiaque*** (urgence) : malaise possible et c'est un signe de gravité ; ***Trouble du rythme cardiaque*** (urgence) : malaise possible et c'est un signe de gravité. ***Vertige positionnel paroxystique bénin*** : vertiges, vomissements, pâleur et sueurs froides déclenchés par des mouvements de la tête...

Diaphragme, trachée, bronches, poumons, plèvre, cœur, péricarde, artères, veines, respiration, ventilation, respiration cellulaire, équilibre hydroélectrolytique, équilibre acidobasique, cerveau, humeur, émotion, personnalité, pensée, métabolisme, fonction endocrine.

Nausées

Les nausées ne sont pas forcément suivies de vomissements. De même, elles ne sont pas forcément dues à des problèmes digestifs. C'est un symptôme très fréquent et désagréable qui doit faire consulter le médecin si elles se prolongent.

→ Si la nausée s'accompagne de vomissements → Vomissement.

→ Si la nausée fait suite à une intoxication certaine (médicaments, toxiques...) → Intoxication.

→ Sinon, lire la suite.

Que faire ?

- Desserrez votre ceinture.
- Buvez très doucement un demi-verre d'eau à température ambiante, ou une tisane à la menthe.
- Faites des exercices respiratoires : respirez rapidement (comme un chien qui halète) pendant 2 ou 3 min. Cela vous mettra en « alcalose respiratoire », ce qui peut limiter les sensations de nausée.
- Fermez les yeux et tentez de vous calmer en prenant le contrôle de votre respiration.
- Ne toussez pas, cela augmente la pression à l'intérieur de l'abdomen et donc la sensation de nausée.
- La bouillotte sur le haut du ventre est un vieux remède qui ne marche que si vous n'êtes pas ballonné. Si c'est le cas, évitez, car la chaleur dilatera les gaz, ce qui ne fera que renforcer la sensation d'inconfort.

Ce qui doit vous alerter

Aggravation

5

- **Une douleur dans la poitrine.**
- **La prise de médicaments en grande quantité (accidentelle ou tentative de suicide).**
- **Un choc violent sur l'abdomen.**

4

- Somnolence, torpeur.
- Maux de tête et troubles visuels.
- Maux de tête avec gêne à la lumière, nuque raide et fièvre.
- Vertiges.
- Bourdonnements dans les oreilles.
- Douleur brutale dans le ventre.

3

- Des nausées qui ne cessent pas au bout de 48 h.
- Douleur sourde dans le ventre.
- Fièvre avec les yeux jaunes.
- Nausées avec vomissements, petit malaise, seins tendus, retard de règles sans pertes ni douleurs.

Amélioration

Causes possibles

Aérophagie : accompagné d'éructations (rots) ; ***Gastrite*** : la douleur de l'estomac et les nausées sont aggravées par les repas ; ***Gastro-entérite*** ; ***Grossesse à son début*** ; ***Hépatite*** : une des principales causes de nausées et de fatigue ; ***Hypertension intracrânienne*** : les nausées et les vomissements surviennent surtout le matin ; ***Indigestion*** ; ***Intoxication alimentaire*** : moins fréquente que la gastro-entérite, mais avec un tableau similaire ; ***Intoxication médicamenteuse***, notamment au paracétamol ou aux antibiotiques ; ***Mal des transports*** ; ***Méningite ou encéphalite*** : nausées évocatrices si maux de tête, raideur de la nuque, fièvre, et vomissements ; ***Migraine*** : les nausées surviennent en général avant le début de la migraine ; ***Ulcère gastro-duodénal*** : douleurs de l'estomac soulagées par les repas...

Ventre, estomac, duodénum, intestins, foie, côlon, vésicule biliaire, grossesse, fonction endocrine, métabolisme, équilibre, oreille interne, méninges.

Ne bouge plus

C'est *a priori* une urgence absolue.

Que faire immédiatement ?

- Stimulez la personne d'abord en lui parlant et, si elle ne répond pas, en la stimulant (pincements forts du visage).
- Vérifiez si sa poitrine se soulève lors de l'inspiration ou approchez votre oreille de sa bouche pour vérifier s'il y a une respiration.
- Vérifiez si son cœur bat en posant votre oreille sur sa poitrine dans la région du sein gauche.
- Appelez, ou mieux, faites appeler les secours (15, 18 ou 112).

Vous avez eu l'impression que la personne :

→ Est en arrêt respiratoire (pas de respiration) → Respiration artificielle.

→ Est en arrêt cardiaque (pas de bruits du cœur) → Massage cardiaque.

→ N'est ni en arrêt cardiaque ni en arrêt respiratoire → Perte de connaissance.

Cerveau, cœur, poumons, respiration, circulation, conscience, vigilance.

Perte de connaissance

La limite entre le malaise et la perte de connaissance est parfois difficile à définir, d'autant plus qu'un malaise soudain peut s'accompagner d'une perte de connaissance brève ou qu'un malaise progressif peut être suivi d'une perte de connaissance.

De plus, une perte de connaissance peut être brutale (ce qu'on appelle la perte de connaissance à l'emporte-pièce), passer complètement inaperçue pour la personne, qui ne s'en souvient pas, mais pour qui subsiste ce qui suit la perte de connaissance, une sensation de malaise. C'est pourquoi le témoignage de l'entourage est aussi important.

Par principe, une perte de connaissance ne peut être appréciée que par l'entourage, avec cette restriction que la personne peut être consciente, mais ne pas pouvoir répondre.

Vous avez eu l'impression que la personne :

→ A eu un simple malaise → Malaise.

→ A perdu connaissance, lire la suite.

Ce qui doit vous alerter

Aggravation

5

- **Chute brutale avec traumatisme ou plaie, notamment à la tête.**
- **Convulsions en cours.**
- **La personne ne reprend pas connaissance au bout de 5 min.**
- **Arrêt respiratoire.**
- **Perte de connaissance à la suite d'une douleur dans la poitrine.**
- **Traumatisme crânien récent (moins de 24 h).**
- **Paralysie d'un côté, bouche de travers, faiblesse brutale d'un membre, trouble de la parole.**
- **Perte de connaissance précédée d'une impression d'explosion dans la tête.**
- **Pâleur, sueurs froides, douleur de la poitrine.**
- **Perte de connaissance précédée de trouble de la parole OU des mouvements OU des gestes OU trouble de mémoire.**
- **Cœur trop lent (moins de 50/min).**
- **Pouls inférieur au rythme de référence du pacemaker.**
- **Perte de connaissance toujours en cours.**

4

- **Suite de convulsion, avec tremblements, perte d'urines, morsure de la langue.**
- **Pâleur, sueurs froides, douleur du ventre.**
- **Traumatisme crânien semi-récent (moins de 48 h).**
- **Dernier trimestre de la grossesse.**
- **Perte de connaissance précédée de maux de tête importants.**
- **Perte de connaissance brève (moins d'une minute) suivie de troubles neurologiques.**
- **Maux de tête, vertiges, saignement de nez ou troubles de l'audition suivis ou précédés par une perte de connaissance.**
- **Pâleur, sueurs froides, délire ou trouble de la conscience.**
- **Selles noires comme du charbon et malodorantes.**

Amélioration

Facteurs aggravants
(augmentent d'un niveau d'urgence)

- Porteur de pacemaker.
- Antécédents de trouble de la conduction cardiaque (bloc auriculoventriculaire, bloc de branche).
- Antécédents de trouble du rythme cardiaque.
- Diabétique sous insuline.
- Personne âgée de plus de 75 ans.
- Antécédents d'accident vasculaire cérébral ou d'hémorragie méningée.
- Personne sous traitement anticoagulant.
- Dernier trimestre de la grossesse.

Que faire ?

- Allongez la personne sauf si elle a du mal à respirer.
- Si ce n'est pas le cas, en cas de nausées, allongez-la sur le côté en **position latérale de sécurité** (PLS).
- Sinon, allongez-la sur le dos, les jambes surélevées.
- Desserrez sa ceinture.
- Ouvrez son col de chemise, desserrez la cravate ou le soutien-gorge.
- Aérez la pièce s'il fait trop chaud.
- Souvenez-vous de la séquence des événements et des signes d'accompagnement, pour pouvoir en parler ultérieurement au médecin.
- Évaluez la gravité (signes d'alerte).
- Ouvrez les fenêtres, en particulier s'il existe un chauffage au gaz, au fioul ou au charbon allumé. Dans ce cas, essayez d'évacuer les lieux avec la personne.
- Au cas où il s'agit d'une électrocution, ne touchez pas les fils et éteignez le compteur électrique.
- Recherchez des boîtes de médicaments entamés.

Causes possibles

Accident ischémique transitoire : la perte de connaissance est un signe d'aggravation ; ***Accident vasculaire cérébral*** : paralysies, troubles de la marche ou de la parole ; ***Anévrisme cérébral*** (urgence) : dilatation d'une artère qui explose dans le cerveau ; ***Bradycardie sévère*** : la perte de connaissance est un signe de gravité majeur qui doit faire craindre un arrêt cardiaque ; ***Crise d'hystérie*** : la perte de connaissance est ici sans gravité, car (si c'est bien cela) la personne revient toujours à elle ; ***Dissection aortique*** : douleur dans la poitrine qui se propage dans le dos ; ***Éclampsie*** : à la suite d'une crise d'épilepsie chez une femme enceinte ; ***Électrocution*** (grande urgence) ; ***Épilepsie*** : phénomène habituel à la suite d'une crise d'épilepsie ; ***État de choc*** : la perte de connaissance est un signe de gravité ; ***Hématome extradural aigu*** : hématome qui comprime le cerveau. Signe de gravité ; ***Hématome sous-dural aigu*** : hématome qui comprime le cerveau. Signe de gravité ; ***Hémorragie cérébrale*** : hématome dans le cerveau. Signe de gravité ; ***Hémorragie méningée*** : signe de gravité majeur ; ***Hypertension artérielle*** : la perte de connaissance témoigne alors d'un retentissement de la poussée de tension dans le cerveau. Signe de gravité ; ***Intoxication au monoxyde de carbone*** (très grande urgence) : signe de gravité majeur ; ***Intoxication médicamenteuse*** : signe de gravité ; ***Myocardite*** : inflammation du muscle cardiaque, signe de gravité ; ***Problème de pacemaker*** (urgence) : panne ; ***Tachycardie sévère*** : signe de gravité majeur ; ***Tentative de suicide*** : signe de gravité majeur ; ***Traumatisme crânien*** : signe de gravité majeur ; ***Trouble de la conduction cardiaque*** : signe de gravité majeur ; ***Trouble du rythme cardiaque*** : signe de gravité majeur...

Cerveau, cœur, poumons, respiration, circulation, conscience, vigilance.

Perte d'appétit

Une perte d'appétit n'est pas une urgence, parce qu'on peut ne pas manger pendant plusieurs jours sans que cela prête à conséquence. En revanche, une perte d'appétit peut s'inscrire dans le cadre de maladies diverses et s'accompagner d'autres signes. C'est l'association de tous ces signes qui peut constituer un problème, en particulier chez le nourrisson.

- → Refus du biberon chez un nourrisson → Refus.
- → Troubles de l'humeur → Troubles de l'humeur.
- → Troubles du comportement alimentaire → Troubles du comportement.
- → Sinon, lire la suite.

Ce qui doit vous alerter

Aggravation

4
- **Une stagnation du poids, voire une perte de poids chez un enfant.**
- **Un enfant qui pleure au cours du biberon.**
- **Somnolence.**

3
- **Une fièvre élevée avec sueurs, diarrhée et arrêt des boissons.**
- **Une fatigue intense avec pâleur.**
- **Des diarrhées graisseuses.**
- **Troubles de l'humeur (tristesse, apathie).**

Amélioration

Causes possibles

Maladies infectieuses fébriles (fréquent, mais sans gravité) ; ***Infections intestinales*** (fréquent, mais sans gravité) ; ***Invagination intestinale aiguë du nourrisson*** : signe d'alerte important ; ***Abus sexuel*** : une perte d'appétit inexpliquée chez une personne qui se renferme ou change de comportement doit faire évoquer cette possibilité ; ***Anorexie mentale*** : la perte d'appétit est constitutive de cette cause…

Cerveau, faim, immunité, digestion.

Perte de poids

Mis à part pour le nourrisson, chez qui le poids est une donnée très importante, car elle témoigne à la fois du degré d'hydratation et de la croissance dans la première année de vie, la perte de poids n'est pas une urgence.

Un nourrisson doit prendre en moyenne 30 g par jour. Un nourrisson qui ne grossit pas est en fait un enfant qui maigrit. Pas de péril en la demeure tant que cela ne dure pas. Mais le poids est également chez le nourrisson un témoin de son hydratation. Une perte de poids est donc un signe d'alerte très important, notamment dans un contexte de fièvre, vomissements et diarrhée.

Ce qui doit vous alerter

Chez le nourrisson

Aggravation

4
- **Perte de poids supérieure à 10 %.**
- **Agitation ou, au contraire, somnolence.**
- **Fièvre.**

3
- **Perte de poids entre 5 et 10 %.**
- **Pleurs inexpliqués.**

2
- Perte de poids de 5 %.

Amélioration

Adulte

Aggravation

2

- En dehors d'une perte de poids volontaire, laquelle n'est problématique que si elle s'installe dans la durée, une perte de poids ne justifie pas le recours aux urgences.
- En revanche, une perte de poids sur le long cours avec une fatigue, une perte d'appétit, ou une petite fièvre, ou encore des sueurs durant la nuit nécessitent de consulter.

Amélioration

Causes possibles

Déshydratation du nourrisson : le poids est le témoin de l'hydratation du nourrisson. C'est donc un signe majeur ; ***Malabsorption intestinale*** : une perte de poids témoigne de la gravité du problème ; ***Maladie cœliaque*** : *idem*...

Causes possibles en dehors de l'urgence

Anorexie mentale : c'est le signe majeur mais pas unique ; ***Boulimie*** : la perte de poids s'explique parce que la personne mange énormément et se fait vomir après. Une boulimie peut donc entraîner une perte de poids ; ***Maladie au long cours*** nécessitant des examens complémentaires...

Poids, émotion, volonté, soif, équilibre hydroélectrolytique.

Pleurs de l'enfant

Rien de plus difficile que de comprendre la cause des pleurs d'un enfant qui ne parle pas ! Faim ? Caprice ? Besoin d'un câlin ?

Quelques points de repère, mais qui ne sont que des indications, chaque enfant ayant noué avec ses parents des relations qui lui sont personnelles. C'est souvent de cette interaction que naissent les pleurs, l'enfant n'ayant que ce moyen pour manifester son problème.

- Faim : ce sont des cris réguliers, que l'on a appris à reconnaître, car ils cessent dès que l'enfant prend son biberon, et ils surviennent à des horaires très réguliers.
- Douleurs : les cris ne peuvent être calmés. Ils sont plus insistants, s'accompagnent d'agitation et en général de larmes, et n'ont pas cette régularité des pleurs de faim. Ces cris peuvent survenir brutalement et parfois cesser brutalement, ce qui est un signe d'alerte.
- Appel : les cris sont soudains, l'enfant se lève de son lit (à partir de l'âge de 1 an), il pleure, et les cris cessent dès qu'on le prend dans les bras. Il y a de la manipulation dans l'air !
- Les pleurs au milieu de la nuit : le plus souvent, c'est le doudou ou la sucette qu'il a perdus. Il suffit de les lui retrouver, de lui redonner, et il se rendort. Mais parfois, ces cris sont impressionnants, car l'enfant a visiblement peur : il est en sueur, il ne se calme pas quand on le prend dans les bras.
- Et des tas d'autres types de pleurs dont il est souvent impossible de décrypter le sens.

Ce qui doit vous alerter

Aggravation

4

- Crise de pleurs soudaine, avec refus du biberon, qui durent quelques minutes, puis qui s'arrêtent brusquement, et qui réapparaissent quelques instants après, le tout chez un enfant entre 3 mois et 1 an. Les couches sont propres (pas de selles), mais il peut y avoir un peu de sang. Il faut emmener l'enfant à l'hôpital pour une possible invagination intestinale aiguë, qui est une urgence.
- Vomissements en jets peu de temps après la tétée, faits de lait caillé, chez un nourrisson dès le 15e jour qui ne grossit pas et qui a faim. Les selles sont rares et l'enfant est déshydraté. La sténose du pylore est probable.
- Constipation totale avec vomissements et pleurs.
- Enfant qui ne grossit pas, bouche sèche, stagnation du poids (il doit prendre 30 g par jour en moyenne).
- Refus du biberon.
- Fièvre chez un enfant de moins de 2 mois : urgence !

3

- Pleurs impossibles à arrêter, souvent après la tétée, en général pendant les 3 premiers mois de la vie, surtout chez le petit garçon, avec larmes, agitation, durant un quart d'heure et apparemment sans moyen de le soulager. Parfois, l'émission d'une selle ou d'un rot permet de faire cesser les pleurs. Rien ne semble le soulager alors qu'il n'y a aucun signe associé (vomissements, constipation ou diarrhée).
- Fièvre, nez qui coule chez un enfant de plus de 2 mois.
- Diarrhée.
- Constipation, mais qui ne dure jamais plus de 2 jours.

2

- Poussée dentaire avec les fesses rouges.

Amélioration

Que faire ?

- Prendre la température.
- S'il ne fait pas encore ses nuits complètes, c'est qu'il a faim : lui donner un biberon de lait.
- Le changer avec des vêtements propres.
- Lui donner un petit biberon d'eau s'il a encore faim.
- Lui faire faire son rot !
- Lui masser le ventre doucement dans le sens des aiguilles d'une montre.
- Ne le recoucher que lorsqu'il ne pleure plus.
- Rester à ses côtés jusqu'à ce qu'il s'endorme.
- Quand il sera plus grand (1 an à 1 an et demi), vous pourrez pratiquer la technique du « **cri minuté** ».

Causes possibles

Caprice : cause que l'on élimine en dernier ; ***Colique du nourrisson*** : pleurs souvent après les repas, qui finissent par se calmer et qui reviennent plusieurs fois par jour ; ***Gastro-entérite*** : pleurs avec diarrhées et vomissements ; ***Infection ORL*** (rhinopharyngite) ; ***Invagination intestinale aiguë*** : pleurs violents qui cessent et reprennent. Constipation totale et refus du biberon ou de l'allaitement ; ***Otite*** : *idem* qu'infection ORL ; ***Poussée dentaire avec érythème fessier*** ; ***Sténose du pylore*** : pleurs avec appétit important mais stagnation du poids, chez un nourrisson de moins de 3 mois ; ***Terreurs nocturnes :*** l'enfant est debout dans son lit et hurle. Évolution habituelle du comportement chez les petits enfants…

Cerveau, émotivité, humeur, personnalité, pensée, comportement, sommeil, œil, cornée, glandes lacrymales, estomac, pylore, intestins, digestion.

Prise de poids

Une prise de poids n'est que rarement une urgence. Et pourtant, c'est un signe d'alerte très important dans certains cas précis.

→ Si la prise de poids s'accompagne d'une gêne respiratoire → Mal à respirer.

→ Si la prise de poids s'accompagne d'œdèmes des jambes → Œdèmes.

→ Dans les autres cas, lire la suite.

Ce qui doit vous alerter

Aggravation

4
- Une gêne respiratoire à l'effort.
- Une augmentation de la gêne respiratoire en position allongée.
- Une augmentation du nombre d'oreillers pour dormir.
- Une prise de poids de plusieurs kilos en 2 ou 3 jours chez une personne insuffisante cardiaque.

3
- Des œdèmes des jambes.
- Des jambes lourdes.
- Un visage gonflé le matin.
- Les paupières bouffies.
- Le ventre dur et gonflé.
- Une couleur jaune des yeux.

Amélioration

Que faire ?

- Limitez drastiquement le salage des aliments (soit vous cuisinez normalement et pas de salière à table, soit vous cuisinez sans sel et rajout d'un peu de sel à table).
- Vérifiez avec votre médecin votre alimentation.

Causes possibles

Elles sont peu fréquentes :

Insuffisance hépatique dans le cadre d'une maladie du foie au long cours ; ***Poussée d'insuffisance cardiaque*** : prise de poids de quelques kilos en quelques jours ; ***Syndrome néphrotique*** : prise de poids dus aux œdèmes…

D'autres maladies survenues à bas bruit peuvent se révéler par une prise soudaine de conscience d'une augmentation du poids :

Diabète : la prise de poids est un facteur de risque de diabète de type 2 ; ***Hypothyroïdie*** (non urgent) : insuffisance de fonctionnement de la thyroïde ; ***Polykystose ovarienne*** (non urgent) : plusieurs kystes de l'ovaire ; ***Problème de pilule mal adaptée*** (non urgent) ; ***Traitement antidépresseur*** : effets secondaires du traitement au long cours ; ***Traitement corticoïde*** : effets secondaires du traitement au long cours...

Aucune de ces maladies ne représente un risque immédiat en urgence. En revanche, il est clair qu'une augmentation anormale du poids doit faire consulter.

Cerveau, poids, émotion, volonté, soif, équilibre hydroélectrolytique, fonction endocrine, métabolisme, ovaires, règles, conception.

Problème musculaire

On ne l'imagine pas vraiment, mais environ le tiers de notre poids (homme et femme et tous âges confondus) correspond à la masse musculaire ! Le poids est un bon reflet de la proportion de nos muscles, mais leur efficacité se mesure par l'évaluation de la force musculaire, ce que le médecin fait quand il évalue la capacité musculaire.

Les problèmes qui touchent les muscles peuvent être :

- Des douleurs musculaires, permanentes ou ponctuelles.
- Des contractures musculaires permanentes ou passagères.
- Des secousses musculaires.
- Des baisses du tonus musculaire ou un relâchement musculaire total ou partiel.
- Une exagération du tonus musculaire.
- Une paralysie musculaire ou une diminution de la force musculaire qui peut être due aux muscles, mais également à un problème touchant les nerfs, la moelle épinière ou le cerveau.
- Une raideur musculaire.
- Une augmentation anormale de la masse musculaire.
- Des hématomes au sein des muscles.
- Des spasmes.
- Une rétraction musculaire.
- Une fatigabilité à l'effort.
- Des boules dans les muscles.
- Une fonte musculaire (appelée amyotrophie par les médecins).

Ces troubles peuvent survenir de façon permanente ou par crise.

Les conséquences sont des difficultés pour se tenir debout ou pour pratiquer une activité physique, ou même pour les gestes de la vie quotidienne...

Ces problèmes peuvent venir du muscle lui-même, mais également de problèmes neurologiques (système nerveux), de problèmes hormonaux, de déséquilibres hydroélectrolytiques, de problèmes hépatiques ou rénaux ou circulatoires... bref, un ensemble de causes qui peuvent s'associer, ce qui rend la problématique très complexe, bon nombre de maladies rares se traduisant entre autres par des manifestations musculaires.

Il vous semble qu'il s'agit plutôt :

- → D'une paralysie → Paralysie.
- → D'un trouble du tonus → Troubles du tonus.
- → D'une fatigue générale → Fatigue.
- → D'un trouble des mouvements → Troubles des mouvements.
- → Des suites d'un traumatisme → Choc.
- → De convulsions → Choc.
- → De tremblements → Tremblements.
- → Autres cas, lire la suite.

Ce qui doit vous alerter

Aggravation

5

- Faiblesse musculaire brutale avec malaise, troubles de la parole, chute ou troubles de la marche, bouche déviée sur le côté, paralysie de tout un côté.
- Tout traumatisme touchant plusieurs endroits du corps avec malaise et sueurs froides.
- Secousses musculaires avec perte de connaissance, tremblements et pertes d'urines.

4

- Douleur musculaire brutale avec malaise et muscle rétracté ou avec une dépression au milieu, avec malaise, pâleur et vomissements.
- Muscle gonflé et douloureux à la suite d'un choc ou d'un effort violent.
- Contracture musculaire et déformante du visage, rictus sardonique à la suite d'une blessure souillée.
- Suite de convulsion ou de crise d'épilepsie.

3

- Contraction musculaire du visage ou des mains.
- Muscle gonflé, très dur et douloureux à la suite d'un choc.
- Mouvement douloureux ou altéré, mais pas impossible.
- Raideur articulaire.
- Problème à la suite d'un effort physique.

2

- Mouvement difficile d'un muscle, mais pas impossible.
- Courbatures générales avec fièvre élevée, maux de tête et sueurs.

Amélioration

Facteurs aggravants (augmentent d'un niveau d'urgence)

- Traitement anticoagulant.
- Traitement par statines.
- Traitement par quinolones.
- Absence de traitement par le DTCoq Polio.

Causes possibles

Accident ischémique transitoire : une faiblesse soudaine d'un membre doit toujours alerter ! C'est, avec les troubles de la parole et les déficits moteurs soudains (marche, etc.), l'un des signes majeurs. Ces signes sont généralement régressifs ; ***Accident vasculaire cérébral*** (véritable urgence : quatre heures au maximum pour intervenir) ; ***Claquage musculaire*** : douleur brutale au cours d'un effort, obligeant à un arrêt immédiat ; ***Contracture*** : muscle douloureux et tendu à la suite d'un effort ; ***Crise de tétanie*** : tremblements et picotements des mains et de la bouche ; ***Élongation*** : douleur brutale au cours d'un effort prolongé, mais n'obligeant pas à un arrêt immédiat ; ***Épilepsie*** : contraction de tout le corps avec perte de connaissance et convulsions ; ***Hématome musculaire*** : gonflement et douleur musculaire brutale, soit spontanée, soit à la suite d'un choc ; ***Rupture musculaire*** (urgence importante) : le muscle est fracturé, exactement comme le serait un os ; ***Spasmophilie*** : contractions musculaires sans gravité, avec sensation d'étouffement et picotements dans les mains et la bouche ; ***Syndrome des loges*** : muscle très douloureux et gonflé à cause d'une hémorragie musculaire importante ; ***Syndrome viral*** : courbatures, avec fièvre et maux de tête ; ***Grippe*** : *idem* ; ***Covid-19*** : *idem* avec troubles du goût et de l'odorat, et mal à respirer ; ***Tétanos*** (rare depuis la vaccination systématique) : contracture de tout le corps…

Muscles, nerfs rachidiens, fonction musculaire, tonus musculaire conduction nerveuse, réflexes, mouvement, motricité, pression artérielle, cerveau, équilibre hydroélectrolytique, défense contre les infections, immunité, inflammation.

Raideurs

Le mot est sujet à discussion. S'agit-il d'une raideur des muscles, des articulations, de toute une zone comme le dos ?

Par ailleurs, cette raideur est-elle douloureuse ou non ? S'accompagne-t-elle d'une faiblesse musculaire ?

Bref, le mot pose un problème. Mais en fait, ce qu'on s'accorde à dire, c'est que cette raideur, quel que soit son siège ou sa cause, entraîne une difficulté à effectuer certains mouvements ou certains gestes, soit en raison de la douleur qu'elle provoque, soit en raison de la limitation des mouvements qu'elle entraîne. C'est pourquoi on utilise souvent le terme d'ankylose.

La raideur :

→ Est douloureuse : recherchez dans le sommaire la zone où se situe cette douleur.

→ Ressemble à des courbatures → Douleurs musculaires.

→ N'est pas douloureuse, mais limite les mouvements et les gestes, lire la suite.

Ce qui doit vous alerter

Aggravation

4

- **Raideur de la nuque avec vomissements, fièvre, maux de tête violents et gêne à la lumière.**
- **Faiblesse musculaire d'un côté du corps.**
- **Faiblesse des jambes.**

2

- Raideur musculaire ou articulaire limitant certains mouvements.
- Raideurs dorsales imposant un dérouillage le matin.
- Petite fièvre la nuit.
- Petit gonflement discret d'une articulation.

Amélioration

Que faire ?

- Les bains chauds peuvent soulager.
- Vous pouvez prendre également un **anti-inflammatoire**.

Causes possibles

Accident vasculaire cérébral : la raideur associée à une paralysie témoigne d'une atteinte motrice importante ; ***Méningite :*** la raideur du cou avec fièvre, gêne à la lumière et maux de tête fait partie des signes habituels ; ***Poussée de spondylarthrite ankylosante :*** raideur du dos avec douleurs nécessitant un dérouillage matinal ; ***Rhumatisme inflammatoire :*** responsable de raideurs articulaires.

Muscles, os, articulations, ligaments, nerfs rachidiens, fonction musculaire, tonus musculaire conduction nerveuse, réflexes, mouvement, motricité, pression artérielle, cerveau, équilibre, inflammation.

Refus de téter

Un nourrisson qui refuse de téter doit toujours poser question et l'on doit toujours s'en demander la raison, car un nourrisson ne se « laisse pas mourir de faim ».

Ce qui doit vous alerter

Aggravation

4

- **Pleurs soudains, inconsolables, de durée brève, qui s'arrêtent et qui reprennent au bout de quelques instants, cela, plusieurs fois de suite.**
- **Régurgitations ou vomissements de lait caillé.**
- **Toux avec sifflements, avec ou sans fièvre.**
- **Respiration rapide avec battement des ailes du nez (les narines qui se dilatent) et/ou creux qui se forme à la base du cou lors de l'inspiration.**
- **Toux avec voix rauque ou éteinte, et fièvre.**
- **Fièvre chez un enfant de moins de 2 mois.**
- **Nourrisson apathique ou, au contraire, agité.**
- **Plus de 3 refus au cours de plusieurs jours consécutifs.**
- **Perte de poids ou stagnation du poids.**

3

- **Vomissements de lait non caillé.**
- **Nez qui coule.**
- **Poussée de fièvre.**

2

- Aucun des signes ci-dessus.
- L'enfant refuse plusieurs biberons de suite (moins de 3 par jour).
- Crises de pleurs répétées en dehors des biberons.

Amélioration

Que faire ?

- Changez-le.
- Prenez la température. Si elle est augmentée → fièvre.
- Nettoyez-lui le nez si celui-ci coule ou est bouché.
- Vérifiez la température du biberon.
- Température de la pièce à 20 °C au maximum.
- Installez-vous confortablement sans vous énerver et recommencez sans le forcer.

Causes possibles

Angine : c'est l'une des causes possibles et fréquentes chez l'enfant qui ne parle pas encore ; ***Asthme du nourrisson :*** gêne respiratoire qui empêche la tétée et entraîne un refus du biberon ; **Bronchiolite** : *idem*. Au-delà de 3 refus par jour, c'est un signe de gravité ; **Épiglottite** (rare, mais grave chez l'enfant) : mal à respirer, refus du biberon, sifflements dans la poitrine ; ***Invagination intestinale aiguë du nourrisson :*** pleurs qui s'arrêtent et reprennent avec refus du biberon et constipation totale ; ***Laryngite :*** mal à respirer, refus du biberon, toux, voix enrouée ou éteinte ; ***Otite :*** peut parfois provoquer un refus passager du biberon ; ***Rhinopharyngite :*** l'appétit diminue, car l'enfant avale ses sécrétions, ce qui remplit son estomac. Donc il réclame moins de biberons.

Cerveau, tronc cérébral, pharynx, larynx, langue, œsophage, estomac, intestins, faim, allaitement, poumons, bronches, trachée.

Soif anormale

Une soif excessive ou anormale est un symptôme-piège, car la soif est un phénomène normal qui montre que nos cellules sont en demande d'hydratation. C'est ce qui se passe lorsque les déperditions extérieures sont supérieures aux apports en eau : chaleur excessive, canicule, fièvre, exercice physique, sudation abondante ou toute autre cause évidente. Quand devient-elle anormale ?

- Si la soif est survenue après un choc violent ou une chute traumatique → Choc.
- Si la soif est survenue au cours d'un saignement → Saignement.
- Si la soif est survenue à la suite d'une plaie → Plaie.
- Dans les autres cas, lire la suite.

Les signes parfois associés

- Une sensation de malaise.
- La bouche et les yeux secs.
- Des troubles de l'équilibre.
- Une émission d'urines trop fréquente.
- Une fatigue générale.
- Une fatigue musculaire, des crampes dans les membres.
- Une association de diarrhée et vomissements et de fièvre.

Ce qui doit vous alerter

Aggravation

5
- **Choc violent sur le corps.**
- **Chute traumatique.**
- **Hémorragie abondante.**
- **Plaie, surtout si elle saigne par jets ou si la perte de sang est abondante.**

4
- **Perte de poids.**
- **Diarrhées très abondantes, surtout si associées à des vomissements et de la fièvre.**
- **Peau sèche, vertiges, confusion, bouche sèche, yeux secs.**
- **Fièvre élevée.**

3
- **Des crampes fréquentes.**
- **Une soif associée à des urines abondantes (plus de 2 litres par jour) qui peut être révélatrice d'un diabète.**
- **Des vertiges ou des troubles de l'équilibre.**

Amélioration

Causes possibles

Abus d'alcool : la soif est alors passagère ; ***Alimentation trop salée*** : très fréquent ; ***Choc :*** quelle que soit la cause de cet état de choc (traumatique, anaphylactique, septique, hémorragique...), une soif anormale est un signe de gravité ; ***Chute traumatique*** : la soif est alors un signe de gravité ; ***Déshydratation***, quelle qu'en soit la cause ; ***Hémorragie :*** la soif, dans ce cas, constitue un signe de gravité important ; ***Prise de médicaments*** anxiolytiques ou neuroleptiques ; ***Stress*** ;

LES SYMPTÔMES

Potomanie : tendance à boire des quantités importantes de liquide.

Cerveau, hypothalamus, fonction endocrine, métabolisme, sudation, équilibre hydroélectrolytique, soif, hydratation, poids, pression artérielle, sang, coagulation du sang.

Tremblements

Les tremblements anciens ne justifient généralement pas le recours aux urgences. En revanche, les tremblements dans certains contextes peuvent le nécessiter.

Il y a différents types de tremblements :

- Les tremblements dits de repos : la personne ne tremble que lorsqu'elle ne fait aucun mouvement.
- Les tremblements dits intentionnels : la personne ne tremble que lorsqu'elle fait un mouvement.
- Les tremblements survenant qu'il y ait mouvement ou non.
- Les tremblements s'accompagnent d'une perte de connaissance → Convulsions.
- Les tremblements ne s'accompagnent pas d'une perte de connaissance, lire la suite.

Ce qui doit vous alerter

Aggravation

4

- **Fièvre élevée avec frissons et tremblements violents.**
- **Hallucinations, délire et fièvre.**
- **Retour d'un pays tropical où sévit le paludisme.**
- **Arrêt brutal de l'alcool chez une personne alcoolique chronique.**
- **Prise de médicaments à base de phénothiazine.**
- **Les tremblements surviennent en fait chez une personne sans connaissance. Il s'agit donc de convulsions → convulsions.**
- **Fièvre, tremblements, frissons et troubles urinaires et/ou douleurs d'un rein chez une personne âgée ou alitée.**
- **Fièvre, frissons, mal au ventre, jaunisse.**

3

- Exposition au froid.
- Fièvre, tremblements et selles couleur jus de melon.

2

- Crise de nerfs ou d'anxiété à la suite d'un choc psychologique ou d'une forte contrariété.

Amélioration

Facteurs aggravants (augmentent d'un niveau d'urgence)

- Diabète.
- Insuffisance hépatique.

- Immunodépression.
- Traitement antiémétique.
- Parkinson.
- Hyperthyroïdie.
- Maladie de Basedow.

Que faire ?

- En cas de fièvre, vous pouvez prendre un **médicament contre la fièvre** en évitant les anti-inflammatoires et l'aspirine.
- En cas de frissons, couvrez-vous.

Causes possibles

Angiocholite : comme pour toutes les septicémies, les tremblements font partie du tableau ; ***Arthrite :*** signe de gravité surtout avec de la fièvre et une articulation gonflée ; ***Caféinisme :*** la soif est la conséquence de cet excès de consommation de caféine ; ***État de choc septique :*** une soif anormale est un signe de gravité ; ***Crise d'angoisse :*** signe accompagnateur sans gravité ; ***Crise de nerfs :*** *idem* ; ***Delirium tremens :*** cette crise est due au sevrage en alcool et à l'insuffisance d'hydratation ; ***Éclampsie :*** tremblements avec perte de connaissance chez une femme enceinte ; ***Effets secondaires de certains médicaments :*** le signaler au médecin ; ***Encéphalopathie hépatique :*** témoigne d'une insuffisance de fonctionnement du foie ; ***Endocardite aiguë :*** les tremblements font partie du tableau de septicémie ; ***Épilepsie focale :*** tremblements sans perte de connaissance ; ***Hypoglycémie :*** fatigue, jambes en coton, sueurs froides ; ***Intoxication au monoxyde de carbone :*** les tremblements sont un signe supplémentaire de gravité en plus des nausées, maux de tête, dans un local chauffé au fioul, au bois ou au gaz et mal ventilé ; ***Maladie virale :*** tremblements dans le cadre d'une poussée de fièvre ; ***Covid-19 :*** *idem* ; ***Grippe :*** *idem* ; ***Ostéite :*** témoignent d'une infection ; ***Paludisme :*** fièvre, tremblements, frissons et sueurs au retour d'un pays tropical ; ***Péritonite :*** les tremblements sont fugaces et sont accompagnés de frissons avec une poussée de fièvre ; ***Pyélonéphrite :*** tremblements avec frissons et fièvre accompagnés de douleur dans un rein et souvent de brûlures en urinant ; ***Salmonellose :*** diarrhée jus de melon, fièvre élevée, et tremblements occasionnels avec frissons ; ***Septicémie :*** fièvre, malaise, cœur rapide qui témoignent de la réaction de l'organisme face à une infection qui est passée dans le sang (les médecins appellent cela un sepsis). Les tremblements sont fugaces et surviennent au cours des frissons ; ***Spasmophilie :*** les tremblements sont accompagnés de picotements dans les mains et autour de la bouche et d'une crise d'angoisse. L'ensemble survient après un choc émotionnel et ne présente aucune gravité.

Muscles, nerfs rachidiens, fonction musculaire, tonus musculaire conduction nerveuse, réflexes, mouvement, motricité, pression artérielle, cerveau, équilibre hydroélectrolytique, défense contre les infections, immunité, inflammation.

Vertiges

Les vertiges, ou plus exactement ce qu'on appelle les « vrais vertiges », sont une impression que tout tourne autour de soi (murs et plafonds). Cela entraîne d'ailleurs souvent des nausées et un vomissement.

Les troubles de l'équilibre ne donnent pas cette impression de tournis, mais seulement une sensation d'instabilité, de perte d'équilibre comme sur un bateau, qui peut perturber la marche et la position debout et obliger à s'allonger.

→ Perte d'équilibre ou troubles de l'équilibre → Troubles de l'équilibre.

→ Dans les autres cas, lire la suite.

Ce qui doit vous alerter

Aggravation

5

- Un vertige avec chute, paralysie ou faiblesse musculaire d'un côté ou bouche déviée sur le côté ou troubles de la marche ou trouble de la parole.
- Le vertige se poursuit par un malaise et une perte de connaissance.
- La personne s'enfonce dans le coma.
- Gêne respiratoire qui s'installe ou douleur thoracique.

4

- Un vertige avec des signes neurologiques associés plus mineurs (troubles de la sensibilité, troubles de la coordination, troubles des mouvements ou des gestes).
- Un vertige qui s'accompagne de troubles de l'audition (baisse de l'audition d'un côté).
- Un vertige qui augmente avec les mouvements de la tête.
- Prise de médicaments pouvant entraîner des chutes de tension ou des vertiges.
- Un pouls très rapide (supérieur à 120/min) ou trop lent (inférieur à 45/min).
- Des nausées, des vomissements et un visage rouge dans un lieu chauffé au gaz ou au fioul et en activité.
- Ingestion d'alcool avec délire ou troubles du comportement.
- Sueurs froides, jambes en coton et fatigue chez un diabétique sous insuline.
- Prise de toxiques.

3

- Choc psychologique ou contrariété.
- Troubles de la sensibilité.
- Nausées et vomissements avec sueurs froides.
- Diarrhée, nausées et douleurs abdominales pouvant évoquer une indigestion.
- Fièvre élevée avec maux de tête et courbatures.
- Sifflements ou bourdonnements d'oreille d'un côté.

Amélioration

Que faire ?

- Allongez la personne, tête basse et jambes surélevées, sauf si elle a du mal à respirer, et dans ce cas, la mettre en position demi-assise.
- Mettez-la dans un lieu au calme, les yeux fermés, et ne lui bougez pas la tête.
- Si elle est diabétique sous insuline, donnez-lui trois morceaux de sucre dans un verre d'eau ou une cuillerée à soupe de confiture.
- Même chose si elle est pâle, en sueurs avec les jambes en coton.
- Si le chauffage au gaz ou au fioul est allumé, éteignez-le et ouvrez les fenêtres.

Causes possibles

Alcoolisme aigu : fréquent ; ***Arythmie :*** cœur irrégulier pouvant donner des troubles de l'équilibre plus que des vrais vertiges ; ***Bradycardie :*** cœur trop lent. Donne un déséquilibre, rarement un vrai vertige ; ***Choc psychologique :*** *idem* ; ***Crise d'angoisse :*** *idem* ; ***Embolie pulmonaire :*** *idem* ; ***Hypertension artérielle :*** simple instabilité ou vertiges rotatoires, accompagnés de maux de tête, troubles visuels et sifflements dans les oreilles (acouphènes) ;

Hypoglycémie : vertiges non rotatoires, avec fatigue, jambes en coton, sueurs froides, fatigue et tremblements ; ***Hypotension artérielle :*** simple instabilité ou vertiges rotatoires, accompagnés de malaise, et fatigue ; ***Intoxication au monoxyde de carbone :*** les vertiges sont souvent, avec les nausées et les vomissements, les premiers signes de l'intoxication ; ***Maladie de Ménière :*** vertiges rotatoires avec baisse de l'audition d'un côté ; ***Malaise vagal :*** vertiges, nausées, vomissements, pâleur, malaise, voire perte de connaissance ; ***Migraine avec aura :*** maux de tête pulsatiles précédents de vertiges ou troubles de l'équilibre ; ***Prise de toxiques :*** tout dépend des toxiques, mais les vertiges sont fréquents dans les intoxications, en particulier de produits volatils ; ***Problème de pacemaker :*** il s'agit plus de troubles de l'équilibre que de vrais vertiges. Quoi qu'il en soit, c'est un signe d'alerte, surtout si le pouls est inférieur au chiffre marqué sur le carnet de surveillance : panne possible ; ***Tachycardie sévère :*** troubles de l'équilibre plutôt que vrai vertige ; ***Vertige positionnel paroxystique bénin :*** vertige vrai, rotatoire, avec nausées et vomissements survenant lors des mouvements de la tête.

Tête, cerveau, oreille interne, circulation, pression artérielle, métabolisme, fonction endocrine, respiration, équilibre, digestion.

Chapitre 3
Accidents

Les accidents, c'est tout ce qui concerne la traumatologie au sens large, y compris les problèmes survenus de façon imprévue (brûlures, noyade, électrocution, corps étrangers...).

Amputation

On parle d'amputation seulement pour les membres. Si le membre ou l'extrémité du membre fait une angulation avec le reste du membre, c'est une amputation partielle. Si l'extrémité du membre est désolidarisée du reste du membre, l'amputation est totale.

Ce qu'il faut faire

- Compresser la plaie avec un linge propre ou, si possible, un paquet de compresses stériles et jamais dans du coton.
- Appeler les secours (15, 18 ou 112).
- Récupérer le morceau amputé, le mettre dans un linge propre, placer le tout dans un sac en plastique hermétique, et glisser ce sac dans un autre sac en plastique plein de glaçons ou de paquets sortis du congélateur permettant de refroidir l'ensemble.
- Faire boire la personne si elle est consciente.
- L'allonger, la tête en position basse.
- Attendre les secours.
- Rien de plus.

5 **Toute amputation, même partielle, nécessite une prise en charge immédiate pour réimplantation.**

Évolution

La réimplantation se fera en service chirurgical spécialisé.

La récupération peut être totale ou quasi totale si les délais de prise en charge sont les plus courts possible, si la plaie est franche et non souillée, et s'il n'y a pas de complication infectieuse ou vasculaire.

Membre supérieur, membre inférieur.

Brûlure

→ **Voir la double page 236, 237.**

Une brûlure, même minime, doit être surveillée en raison des risques de mauvaise cicatrisation. L'attitude en urgence est très importante et doit être mise en œuvre immédiatement après s'être brûlé.

La brûlure s'évalue selon plusieurs critères :

- Degré : rougeur (1er degré), bulles ou cloques (2e degré), peau noire ou blanche cartonnée (3e degré).
- La localisation : zones présentant un risque grave (visage, orifices, cou, paumes des mains, plante des pieds, pli du coude, arrière du genou, aisselles, face

antérieure du thorax, organes génitaux externes). Les autres zones le sont moins.

- L'étendue : les médecins utilisent la table de Lund et Browder, qui est précise, mais complexe, la règle de Wallace des 9 %, moins précise, mais plus simple. Quand on ne dispose pas de ces éléments, on peut se repérer avec des images simples : taille inférieure à une pièce de 2 € (faible), taille inférieure à une carte de crédit (moyenne), taille inférieure à une raquette de ping-pong (étendue), taille supérieure à une raquette de ping-pong (très étendue). Tout cela est rapporté à la surface du corps, donc à l'âge.
- L'âge : un nourrisson est plus à risque qu'un jeune enfant, qui l'est plus qu'un adolescent ou une personne âgée, qui l'est plus qu'un adulte.

La difficulté est de mélanger tous ces critères pour prendre une décision. D'où une règle simple : tout ce qui présente une gravité potentielle de 3 à 5 (cf. ci-dessous) doit être vu par un médecin, tout ce qui est de gravité 2 et 1 nécessite une simple surveillance et le recours à un médecin en cas d'aggravation.

Causes possibles

Électricité : il faut s'en méfier, car le courant peut suivre le trajet des nerfs et provoquer une brûlure en profondeur. Le montrer à un médecin est toujours préférable ; ***Eau chaude :*** le plus courant, mais pas forcément bénin si la zone est une zone de gravité ou une zone étendue ; ***Produit toxique*** (soude, DesTop®, acide), surtout s'il est chaud ! ; ***Flamme :*** généralement très localisée ; ***Objet chaud :*** très courant. Attention aux brûlures du 3e degré avec les métaux en fusion ; ***Frottement :*** bénin, mais peut laisser des séquelles inesthétiques.

Évolution

- Cicatrisation sans séquelles.
- Infection de la plaie occasionnée par la brûlure.
- Cicatrice blanche ou colorée.
- Chéloïde (peau plissée ou parcheminée) pouvant entraîner une gêne lors de certains mouvements ou des douleurs.

Peau, muscles, nerfs rachidiens.

Choc

→ **Voir la double page 238, 239.**

Un choc est un traumatisme, généralement violent. Mais le mot « choc » peut prêter à confusion, car, pour les médecins, « choc » veut dire « état de choc », c'est-à-dire une réaction de l'organisme face à une agression majeure : hémorragie, infection, allergie, traumatisme, etc. Nous resterons donc avec le sens immédiat, qui est « traumatisme ».

Un choc peut survenir en toutes circonstances dans la vie de tous les jours : choc direct, choc indirect ou à la suite d'une chute. Le lieu initial du choc est important, de même que les chocs secondaires qui surviennent dans les accidents de sport ou de la voie publique.

Ce qu'il faut faire

- D'abord, éviter le suraccident. Un choc survenu au domicile présente *a priori* moins de risques qu'un accident de la voie publique : sécuriser le périmètre de l'accident, isoler le blessé, éviter les attroupements et prévenir immédiatement les secours, même pour un problème apparemment bénin.
- Interroger le blessé. Cela permet de vérifier son état de conscience : localisations du choc initial, détermination des zones de choc, existence ou non d'une perte de connaissance.
- Examiner s'il présente des signes de gravité : existence de saignements, pâleur, sueurs froides, soif importante, paralysie ou déficit de sensibilité.
- Ne pas relever le blessé s'il a des douleurs de la tête, du cou ou de la colonne vertébrale.

- Noter l'heure du choc, les circonstances de survenue.
- Vérifier les antécédents : cardiaque, diabète, handicaps...

Causes possibles

Accident ischémique transitoire (AIT) : choc à la suite d'une chute. Dans l'AIT, il est peu fréquent qu'il y ait un traumatisme à la suite de cet accident ; ***Accident vasculaire cérébral :*** choc à la suite d'une chute. Le choc est rarement le problème, ce qui compte, c'est surtout la cause qui est à l'origine de cet accident vasculaire et de sa gravité ; ***Anévrisme cérébral :*** perte de connaissance avec mal de tête hyperviolent. Cela peut entraîner un choc ; ***Bradycardie sévère :*** peut entraîner une chute, donc un choc ; ***Chute par glissade***, trébuchement ou d'un lieu en hauteur ; ***Commotion cérébrale :*** le cerveau est ébranlé dans la boîte crânienne et la personne peut être « sonnée ». Cela peut entraîner des déficits neurologiques transitoires plus ou moins importants ; ***Éclampsie :*** les convulsions entraînent une chute, donc un choc ; ***Électrocution :*** *idem* ; ***Épilepsie :*** *idem* ; ***État de choc :*** au sens médical du terme. Un « état de choc » dû à une infection, une allergie, une hémorragie, un traumatisme, etc., peut entraîner une chute, donc un choc. Le choc pouvant lui-même être très violent et entraîner... un « état de choc » ; ***Hémorragie cérébrale :*** la perte de connaissance peut entraîner un choc, mais en être également une conséquence... ; ***Hémorragie méningée :*** *idem* ; ***Hypertension artérielle :*** *idem* ; ***Intoxication au monoxyde de carbone :*** *idem* ; ***Intoxication médicamenteuse :*** *idem* ; ***Problème de pacemaker :*** *idem* ; ***Tachycardie sévère :*** *idem* ; ***Tentative de suicide :*** *idem* ; ***Trouble de la conduction cardiaque :*** c'est ce qu'on appelle la *drop attack*, assez fréquente chez les personnes âgées, et qui peut nécessiter par la suite la pose d'un pacemaker ; ***Trouble du rythme cardiaque :*** *idem*.

Conséquences possibles en urgence d'un choc

Fractures : elles peuvent toucher les os (bassin, membres, crâne, vertèbres...), mais également des organes (fracture du rein, rupture de la rate, contusion du foie...). Ces chocs peuvent être minimes ou entrer dans le cadre d'accidents de la voie publique ou d'accidents du sport ; ***Plaies :*** lorsqu'elles sont sur la peau, l'hémorragie est extériorisée, mais lorsqu'elle touche un organe ou une région profonde du corps, cela peut provoquer une hémorragie interne ; ***Hématomes :*** que ce soit musculaire, sur la peau, ou au sein d'un organe plein ou creux ; ***État de choc :*** c'est la conséquence d'un choc violent ou d'une hémorragie massive. Les signes sont toujours les mêmes et très inquiétants : pâleur, sueurs, le plus souvent froides, cœur très rapide, soif importante, palpitations, malaise, voire perte de connaissance.

Tête, cou, membre supérieur, membre inférieur, thorax, ventre, bassin, peau, muscles, os, articulations ligaments, nerfs, pression artérielle, circulation, sang, coagulation du sang.

Chute

La gravité des chutes dépend le plus souvent des circonstances de survenue.

- Une chute d'une grande hauteur sur un sol meuble peut avoir autant de risques qu'une chute d'une faible hauteur sur un sol dur.
- La zone touchée lors du contact avec le sol a également son importance : la tête, le bassin, le dos, la poitrine peuvent entraîner des risques plus grands qu'une chute sur les membres. Cela pose donc la question de la zone que le traumatisme a touchée.

- Les circonstances sont également importantes : chute par trébuchement ou glissade *versus* chute brutale à la suite d'une perte de connaissance. De même, la notion de perte de connaissance ou de déficit moteur (paralysie) à la suite de cette chute.

→ La chute a entraîné ou est due à une perte de connaissance → Perte de connaissance.

→ La chute a entraîné ou est due à un malaise → Malaise.

→ La chute a entraîné un choc sur une ou plusieurs parties du corps → Choc.

→ Dans les autres cas, lire la suite.

Ce qui doit vous alerter

Aggravation

5

- **Pâleur, soif, sueurs froides, tremblements.**
- **Plaie à la tête à la suite de la chute (la personne n'a pas pu se protéger, ce qui fait soupçonner une perte de connaissance brutale).**
- **Convulsions, perte de connaissance à la suite de la chute ou précédant la chute.**
- **Trouble neurologique à la suite d'un choc sur la tête : trouble de la conscience, de la mémoire, de la parole, de la vision, de l'audition, paralysie ou difficulté à bouger un membre, trouble du comportement ou du tonus.**
- **Délire, hallucinations.**
- **Trouble de la sensibilité d'un membre (picotements, perte de sensibilité).**
- **Déformation de la cuisse avec pâleur, soif et malaise.**
- **Pied tourné vers l'extérieur et impossibilité de soulever la jambe, jambe raccourcie.**
- **Sang dans les urines.**
- **Maux de tête, vertiges, troubles de l'équilibre.**
- **Déformation nette du membre supérieur ou du membre inférieur.**

4
- Avant-bras, main, doigts déformés.
- Pied, orteils, cheville déformés.
- Rétractation d'un muscle.
- Douleur importante.
- S'il s'agit d'un enfant et qu'il n'a pas pleuré immédiatement après la chute (au moins 10 secondes) : cela témoigne d'une perte de connaissance vraisemblable.

3
- Gonflement d'un muscle.
- Traumatisme sans déformation.
- Douleur modérée.
- Bleu.
- Ecchymoses.

2
- Aucun signe d'alerte.
- Égratignures, érosions, bosse.

Amélioration

Ce qu'il faut faire

- Évitez le suraccident, car la chute a pu se produire dans un contexte particulier pouvant présenter des risques supplémentaires.
- Dans la mesure du possible, ne laissez pas la personne seule pour aller chercher de l'aide.
- Renseignez-vous sur les circonstances de la chute.
- Ne mobilisez pas la personne si la chute a entraîné un choc sur la tête ou la colonne vertébrale, ou bien s'il y a eu perte de connaissance.
- En cas de vomissements, mettez avec précaution la personne en **position latérale de sécurité** (PLS).
- Ne lui donnez aucun médicament.
- Attendez les secours selon le niveau d'urgence.

Causes possibles

Elles sont exactement les mêmes que le choc.

Tête, cou, membre supérieur, membre inférieur, thorax, ventre, bassin, peau, muscles, os, articulations ligaments, nerfs, pression artérielle, circulation, sang, coagulation du sang.

Corps étranger

Les corps étrangers sous la peau ne posent généralement de problème sérieux qu'en plusieurs occasions : localisation problématique, impossibilité de l'enlever, plaie associée grave, infection, objet volumineux.

Les corps étrangers dans les orifices (nez, oreille, yeux, bouche, vagin, anus) posent plus de problèmes liés à la difficulté pour les retirer, qui nécessitent le plus souvent de faire appel à un médecin.

→ Plaie ouverte qui saigne avec corps étranger dans la plaie → Plaie.

→ Corps étranger dans un orifice ou sous la peau, lire la suite.

Ce qui doit vous alerter

Aggravation

5
- Corps étranger passé dans les voies respiratoires : urgence absolue ! Pratiquer la manœuvre de Heimlich.
- Toux brutale et rebelle, à la suite d'une fausse route.
- Cyanose, peau bleutée.
- Gêne respiratoire.

4

- Corps étranger solide et arrondi dans le rectum ou dans le vagin.
- Corps étranger dans le nez.
- Corps étranger dans les oreilles.
- Corps étranger dans l'œil.
- Aiguille cassée dans la peau.
- Ingestion d'un objet pointu ou tranchant. Ingestion d'une pile électrique ou d'un aimant.
- Ingestion d'un objet de plus de 6 cm de long.
- Ingestion d'un objet de plus de 2,5 cm de diamètre.
- Lentilles de contact impossibles à enlever.
- Objet fiché dans l'œil, en particulier s'il est métallique.
- Douleur importante du bas-ventre.
- Saignement par le vagin ou le rectum.
- Seins gonflés, sanguinolents, noirâtres, bruns, jaunes ou louches.
- Seins gonflés avec odeur désagréable.
- Déglutition impossible (liquide ou solide).
- Absence totale d'émission de gaz avec douleurs dans le ventre.
- Crachats rouges ou noirâtres.
- Douleur dans la poitrine, derrière le sternum (l'os derrière la cravate).
- Chez l'enfant, refus du biberon.
- Suspicion chez un enfant d'introduction d'un objet dans son nez.

3

- Corps étranger (tampon périodique, objet non arrondi…) dans le vagin.
- Corps étranger non arrondi… dans le rectum.
- Corps étranger présent depuis plusieurs jours avec émission de pus jaune ou verdâtre.
- Suspicion chez un enfant d'introduction d'un objet dans son oreille.
- Écharde ou épine sous la peau impossible à retirer.

2

- Écharde, épine.

Amélioration

Ce qu'il faut faire

- En cas d'écharde ou d'épine, il est possible d'essayer de déchirer avec précaution la peau à l'endroit de la pénétration à l'aide d'une aiguille très fine préalablement désinfectée à l'alcool à 60°. L'utilisation d'une pince à épiler fine permet le plus souvent de la retirer. En cas d'échec, consulter une infirmière ou un médecin.
- En cas d'objet introduit dans un orifice, ne tenter aucune manœuvre autrement qu'avec les doigts (ni pince, ni cuillère, ni couteau…). Si échec, consulter un médecin.
- En cas d'étouffement brutal, pratiquer la **manœuvre de Heimlich**, ou la **manœuvre de Mofenson** selon l'âge.

Causes possibles

Arrêt cardio-respiratoire : il est la conséquence d'une inhalation d'un corps étranger qui n'a pu être extirpé ; ***Infection cutanée :*** conséquence relativement bénigne, mais qui dépend du corps étranger et de son caractère souillé ou non ; ***Intoxication digestive :*** le risque majeur, ce sont les piles au mercure ; ***Perforation digestive :*** à la suite de l'ingestion d'un objet tranchant ou pointu ; ***Perforation rectale :*** introduction d'objets ou de sex-toys ; ***Perforation vaginale :*** *idem* ; ***Pneumopathie :*** conséquence de l'inhalation inaperçue d'un objet, notamment chez le petit enfant.

Bouche, œil, oreille, nez, vagin, rectum, peau, trachée, poumons, bronches, estomac, intestins.

Électrocution

Ce qu'il faut faire immédiatement

- Éloignez la personne du courant ou des fils en écartant ceux-ci avec le manche d'un balai ou un pied de chaise.
- Coupez le courant au niveau du disjoncteur si la personne est sans connaissance ou n'est pas en mesure de s'exprimer.
- Appelez les secours selon le niveau d'urgence.

La personne :

→ ne bouge plus → Ne bouge plus.
→ est sans connaissance → Perte de connaissance.
→ présente une brûlure → brûlure.
→ est tombée suite à l'électrocution → Chute.
→ ne respire plus → Arrêt respiratoire.
→ est en arrêt cardiaque → Massage cardiaque.
→ Dans les autres cas, lire la suite.

Entre la simple décharge électrique et l'électrisation massive, il y a des degrés divers d'urgence. Tout dépend d'un certain nombre de facteurs :

- La tension : plus elle est élevée, plus le risque est important. De 50 à 430 volts, on parle de « basse tension ». Les accidents sont courants, mais aux conséquences modérées. Au-delà, c'est ce qu'on voit sur les lignes à haute tension, les accidents sont rares, mais les risques très importants.
- L'origine du courant : une très basse tension de 24 volts n'est généralement pas dangereuse, mais un court-circuit sur une batterie de la même tension peut provoquer de sévères brûlures électriques.
- La résistance du corps : plus la résistance est faible, plus les lésions risquent d'être importantes. Or l'humidité de la peau ou du sol, le contact avec la peau nue ou protégée diminuent cette résistance et donc les risques.
- Les conséquences sont variables : simple « châtaigne » sans gravité ; brûlure locale plus ou moins sérieuse ; secousses musculaires (on reste « collé à la prise ») de moins en moins fréquentes vu la protection des installations électriques modernes par prise de terre et interdifférentiel ; brûlures profondes et distantes, le courant empruntant le trajet des nerfs ; plaies ; fractures par chute ; perte de connaissance résolutive ou non, ce qui, dans ce cas, entraîne un coma ; arrêt respiratoire ; arrêt cardiaque.
- Séquelles : celles de brûlures du 1er au 3e degré, paralysies, troubles sensitifs.

Ce qui doit vous alerter

Aggravation

5

- **Coma.**
- **La personne ne bouge plus.**
- **La personne ne respire plus.**
- **La personne ne reprend pas connaissance au bout de 2 min.**
- **Convulsions.**
- **Plaie sévère ou brûlure étendue touchant le visage, le thorax, la paume des mains, le devant du thorax, les organes génitaux, l'intérieur des cuisses, les orifices (bouche, nez, oreilles, anus, verge, vagin).**

4

- **Perte de connaissance brève ou résolutive.**
- **Brûlure ne touchant pas les zones ci-dessus, mais avec un aspect de peau noire ou blanche insensible, ou d'une taille supérieure à une carte de crédit.**
- **Plaie qui nécessitera d'être explorée.**
- **Perte de sensibilité ou paralysie d'un membre.**

3
- Brûlure ne présentant pas de caractère de gravité.
- Plaie superficielle, mais nécessitant une exploration.
- Chute traumatique.

2
- Petite brûlure ou petite plaie sans gravité.

1
- Aucun de ces signes.

Amélioration

Ce qu'il faut faire par la suite

- Soigner une brûlure ou une plaie sans gravité.
- Surveiller l'apparition de paralysie ou de troubles de la sensibilité.
- Faire vérifier l'installation électrique par un électricien agréé.

Causes possibles

Installation électrique défectueuse ou pas aux normes Promotelec ; ***Bricolage*** pendant que le courant reste actif ; ***Maladresse, imprudence*** ; ***Jeune enfant*** qui joue avec les prises de courant ou les rallonges (notamment risques de brûlures de la bouche).

Peau, bouche, membre supérieur, membre inférieur.

Noyade

Ce qu'il faut faire

- Sortir la personne hors de l'eau.
- Lui mettre la tête sur le côté, en position déclive par rapport au reste du corps.
- Appeler, ou mieux, faire appeler les secours (15, 18 ou 112).
- Pratiquer la **respiration artificielle**.
- Déshabiller la personne, la sécher et la couvrir avec des couvertures.
- Attendre les secours.
- S'enquérir des circonstances de la noyade.
- Rien de plus.

Respiration.

Plaie

→ **Voir la double page 258, 259.**

De la simple égratignure à la plaie profonde pouvant aller jusqu'à l'amputation partielle ou totale d'un doigt, d'un orteil ou d'un membre, tous les intermédiaires sont possibles.

S'ajoute à cela la question de savoir si la plaie touche une artère. Auquel cas, elle saigne par jets en même temps que le pouls. Si ce n'est pas le cas, cela signifie que la plaie n'a pas touché d'artère. Toutefois, notamment sur la main, les artères étant très fines, on ne peut pas forcément bien se rendre compte. D'où la nécessité de consulter un médecin au moindre doute.

Des tendons peuvent être coupés ou entamés, ce qui constitue une urgence grave. La plaie peut être franche (comme un coup de couteau), contuse (irrégulière avec perte de chair), ou souillée. Des nerfs peuvent avoir été sectionnés : il y a alors perte de la sensibilité, voire de la motricité d'une portion plus ou moins grande du corps. Enfin, la qualité de sang perdue compte également, avec un état de choc plus ou moins marqué (soif, pâleur, sueurs froides, voire malaise).

Tête, ventre, thorax, membre supérieur, membre inférieur, peau, coagulation du sang, artères, veines.

Causes possibles

Chute ; ***Choc***, plaie par couteau ou objet tranchant ; ***Plaie par arme à feu*** ; ***Électrocution*** ; ***Plaie par écrasement*** ; ***Plaie par outil de jardin.***

Conséquences possibles en urgence d'une plaie

Petite écorchure, égratignure ou érosion de la peau : une simple désinfection et un pansement sec pendant une journée suffisent ; ***Simple plaie ne nécessitant pas de suture :*** l'avis au minimum d'un pharmacien est nécessaire pour évaluer cette nécessité ; ***Plaie non artérielle*** (saignement en nappe et non par jets) nécessitant une suture ; ***Plaie artérielle*** (qui saigne par jets), mais parfois difficile à mettre en évidence, et donc nécessitant une consultation rapide ; ***Plaie articulaire :*** nécessite une consultation rapide ; ***Plaie de l'œil :*** nécessite une consultation par un ophtalmologiste ; ***Plaie profonde du ventre ou du thorax :*** nécessite un examen aux urgences ; ***Plaie de la bouche ou de la langue :*** peut nécessiter une consultation pour suture ; ***Plaie du visage :*** nécessite une consultation pour voir si une suture est nécessaire afin d'éviter une cicatrice disgracieuse ; ***Plaie du cuir chevelu :*** les saignements sont souvent abondants et nécessitent souvent une suture. S'il y a eu perte de connaissance, le recours aux urgences est indispensable ; ***Plaie de la main ou du pied :*** elle doit au minimum être montrée à un pharmacien ; ***État de choc :*** c'est la conséquence d'une hémorragie massive. Les signes sont toujours les mêmes et très inquiétants : pâleur, sueurs, le plus souvent froides, cœur très rapide, soif importante, palpitations, malaise, voire perte de connaissance.

Chapitre 4

Gonflement localisé

Les gonflements intéressent essentiellement la peau, mais peuvent également provenir des structures sous-jacentes : les os, les muscles, les articulations.

Ces gonflements peuvent être indolores ou douloureux, mais ils sont répertoriés de toute façon dans ce chapitre.

Articulations gonflées

Une articulation gonflée est généralement douloureuse. Il existe en revanche quelques cas où une articulation peut sembler gonflée alors qu'elle n'est pas douloureuse. Il s'agit généralement d'un problème non urgent et qui apparaît au fur et à mesure.

→ Gonflement douloureux → Mal aux articulations.

→ Gonflement non douloureux, lire la suite.

Ce qui doit vous alerter

Il n'y a aucun signe véritablement inquiétant en urgence devant une articulation gonflée indolore. Une simple consultation à distance suffit.

Causes possibles

Hygroma : situé au coude (liquide qui se répand dans une poche derrière le coude) ; ***Kyste poplité :*** situé à l'arrière du genou.

Articulations, fonction articulaire, membre supérieur, membre inférieur, inflammation.

Bras ou avant-bras gonflé

Les gonflements des deux bras sont rares et correspondent généralement à des œdèmes, ce qui est également rare. En revanche, le gonflement d'un bras peut être plus problématique.

→ S'il touche une articulation (coude ou poignet) → Articulations gonflées.

→ S'il touche la main → Gonflement de la main.

→ Sinon, lire la suite.

Ce qui doit vous alerter

Aggravation

4

- **Une fièvre avec des frissons et des tremblements.**
- **Un bras gonflé et insensible.**
- **Un bras bleuté (cyanosé).**
- **Un gonflement brutal du bras.**
- **Un bras gonflé, rouge et chaud.**
- **Des démangeaisons.**

Amélioration

Que faire ?

- Ne prendre aucun médicament en dehors du traitement habituel.
- Dormir avec le bras surélevé.

Facteurs aggravants (augmentent d'un niveau d'urgence)

- Chimiothérapie.
- Intervention sur le sein.

Causes possibles

Lymphœdème : en dehors d'une infection ou d'une inflammation brutale, c'est la cause la plus fréquente. Ce n'est pas une urgence, et ses causes doivent être recherchées en consultation avec le médecin traitant ; ***Thrombose veineuse :*** le bras est gonflé, avec une peau rouge ou bleutée, chaude, douloureuse, avec un cordon induré.

Membre supérieur, peau, veines, système lymphatique, inflammation.

Doigts gonflés

Les doigts disposent d'un espace très restreint pour faire passer quelques muscles très fins, une artère, des veines, des nerfs, et des tendons qui répercutent les actions des muscles de l'avant-bras pour fléchir et étendre les doigts. Autant dire que le moindre apport inopiné d'eau, de sang ou de liquide inflammatoire suffit pour les faire gonfler très rapidement.

→ Si le gonflement touche toute la main → Gonflement de la main.

→ Si le gonflement touche seulement les doigts (ou un doigt), lire la suite.

Que faire ?

En cas de gonflement après exposition au froid

- Ne pas plonger les mains dans de l'eau chaude.
- Ne pas frictionner la partie gelée.
- Réchauffer doucement sous une couverture.
- Ne pas boire d'alcool.

En cas de gonflement en dehors d'une exposition au froid

- Prendre la température.
- Ne pas prendre de médicament en dehors du traitement habituel.

Ce qui doit vous alerter

Aggravation

4

- **Un ou plusieurs doigts sont gonflés ET/OU froids, douloureux ou totalement insensibles sans la moindre exposition au froid.**
- **Douleur de survenue brutale.**

3

- Un seul doigt est gonflé, sur la pulpe du doigt ou autour de l'ongle.
- Douleur du doigt pulsatile (ça bat dans le doigt) et empêchant de dormir.
- Une ou plusieurs articulations des doigts gonflées.
- Fièvre.

2

- Gonflement des doigts survenu au froid.

Amélioration

Causes possibles

Arthrose des doigts : doigts gonflés au niveau des articulations ; ***Lymphœdème :*** doigts gonflés et œdématiés ; ***Maladie de Raynaud :*** doigts froids et gonflés au froid, doigt gonflé, douloureux, pulsatile ; ***Ménopause :*** au début de la ménopause, les doigts peuvent gonfler de façon transitoire ; ***Panaris ou tourniole*** (infection de la pulpe du doigt ou autour de l'ongle) ; ***Polyarthrite rhumatoïde*** en poussée ; ***Syndrome prémenstruel :*** le gonflement revient régulièrement et disparaît après les règles ; ***Ténosynovite :*** inflammation du tendon d'un doigt et de la capsule qui entoure l'une de ses articulations.

Membre supérieur, articulations, artères, tendons, règles, inflammation.

Gencives gonflées

Un gonflement isolé des gencives ne présente pas de caractère d'urgence et est généralement un problème de dentisterie.

→ En cas de douleur dentaire → Mal aux dents.
→ Si seule la gencive est gonflée, lire la suite.

Que faire ?

- Les **bains de bouche** frais avec des produits vendus en pharmacie sans ordonnance permettent généralement de faire dégonfler la gencive.
- Ne prendre aucun médicament autre que le traitement habituel.
- Seulement au cas où la douleur est très forte et où aucun dentiste n'est disponible, vous pouvez prendre un anti-inflammatoire en une prise unique et à la condition que vous n'ayez pas d'allergie ni d'ulcère à l'estomac ou de contre-indications aux anti-inflammatoires.

Ce qui doit vous alerter

Aggravation

3

- Du pus sort de la gencive.
- Fièvre modérée.
- Un ganglion un peu douloureux sous la mâchoire.
- Douleur sur une dent en regard du gonflement.
- Extraction dentaire quelques heures auparavant.

Amélioration

Causes possibles

Abcès dentaire : la gencive est gonflée de façon très locale, du pus peut s'écouler ; ***Alvéolite :*** infection du trou qu'a laissé la dent après une extraction dentaire ;

Gingivite : saignement lors du brossage des dents, gencive douloureuse dans son ensemble.

Tête, dents, gencives, inflammation, défense contre les infections.

Jambe gonflée

La question essentielle est de savoir si ce sont les deux jambes qui sont gonflées ou bien une seule.

→ Si les deux jambes sont gonflées → Œdèmes des jambes.

→ Si une seule jambe est gonflée, lire la suite.

Ce qui doit vous alerter

Aggravation

4
- **Jambe rouge, gonflée, chaude et douloureuse.**
- **Douleur brutale dans la poitrine avec gêne respiratoire et palpitations ou cœur rapide.**

3
- **Œdème mou (quand on appuie dessus, la marque du doigt reste apparente).**

Amélioration

Que faire ?

- Évitez le piétinement pendant la journée.
- Au cours de la journée, mettez le plus possible les jambes à l'horizontale.
- Surélevez les pieds du bout du lit avec des dictionnaires pour que vos jambes remontent légèrement.
- Évitez les vêtements trop serrés, notamment aux membres inférieurs.

Causes possibles

Phlébite : caillot dans une veine qui devient inflammatoire.

Causes possibles en dehors de l'urgence

Insuffisance veineuse : jambe gonflée, surtout le soir en fin de journée ; ***Lymphœdème :*** œdème dur et parfois un peu douloureux, dû à une accumulation de lymphe qui ne parvient pas à être résorbée ; ***Syndrome néphrotique :*** œdème mou des deux jambes.

Membre inférieur, bras, système lymphatique, veines, reins, urines, fonction rénale.

Langue gonflée

La question essentielle est de savoir si ce gonflement de la langue est survenu très rapidement (en quelques minutes) ou existe depuis plusieurs heures ou jours.

→ Si la langue a seulement une couleur différente ou un aspect différent → Modification de la langue.

→ Si la langue est gonflée, lire la suite.

Ce qui doit vous alerter

Aggravation

5

- Mal à respirer.
- Lèvres bleutées.
- Lèvres gonflées.
- Modification de la voix (difficulté à dire : « Ahhh »).
- Gonflement très rapide en quelques minutes.
- Fausses routes, difficultés pour avaler la salive.
- Mal à la gorge et mal à avaler.
- Démangeaisons.

3

- Aphtes dans la bouche.
- Mal à la gorge.
- Gonflement depuis plus de 24 h.
- Douleur de la langue.
- Langue rouge.
- Langue gonflée très localement.
- Seulement modification de couleur ou d'aspect de la langue.

Amélioration

Causes possibles

Glossite : inflammation de la langue sans gravité immédiate ; ***Morsure surinfectée :*** c'est le cas le plus fréquent. La langue est alors gonflée très localement ; ***Œdème de Quincke :*** souvent avec visage rouge et gêne respiratoire.

Tête, langue, pharynx, larynx, immunité, inflammation, respiration.

Main gonflée

La main est l'organe dont la représentativité est la plus importante au niveau du cerveau. Elle laisse passer, dans un espace très restreint, des nerfs, des tendons, des vaisseaux et certains muscles (muscles interosseux qui permettent l'écartement des doigts, et muscles intrinsèques de la main, notamment dans la paume de la main et autour du pouce). En raison de cette exiguïté, le gonflement de la main, que ce soit par liquide inflammatoire ou par œdèmes, peut être douloureux.

→ Si le gonflement touche les doigts → Gonflement des doigts.

→ Si le gonflement touche l'ensemble de la main, lire la suite.

Que faire ?

En cas de gonflement après exposition au froid

- Ne pas plonger les mains dans de l'eau chaude.
- Ne pas frictionner la partie gelée.
- Réchauffer doucement sous une couverture.
- Ne pas boire d'alcool.

En cas de gonflement en dehors d'une exposition au froid

- Prendre la température.
- Ne pas prendre de médicament en dehors du traitement habituel.

Ce qui doit vous alerter

Aggravation

4

- La main est gonflée ET/OU froide, douloureuse ou totalement insensible sans la moindre exposition au froid.
- Douleur de survenue brutale.
- Douleur de la main diminuant sa mobilité et remontant vers le poignet, notamment à la suite d'un panaris.
- Main très douloureuse avec fièvre et frissons.
- Une fièvre avec des frissons et des tremblements.
- Une main gonflée et insensible.
- La main bleutée (cyanosée).
- Un gonflement brutal de la main.
- Une main gonflée, rouge et chaude.

3

- Douleur pulsatile de la main (ça bat) et empêchant de dormir.
- Une ou plusieurs articulations des doigts gonflées.
- Main douloureuse avec fièvre modérée.
- Des démangeaisons.
- Une douleur violente lors de la flexion du poignet.
- Une insomnie à cause de la douleur.

2

- Gonflement de la main survenu au froid.

Amélioration

Que faire ?

- Ne prendre aucun médicament en dehors du traitement habituel.
- Dormir avec la main surélevée.

Causes possibles

Arthrose des doigts : doigts gonflés au niveau des articulations ; ***Infection localisée*** ; ***Lymphœdème :*** main gonflée ; ***Maladie de Raynaud :*** main froide et gonflée au froid ; ***Ménopause :*** troubles vasomoteurs au moment de la ménopause ; ***Panaris :*** infection de la pulpe d'un doigt ; ***Phlegmon de la gaine radiale à la suite d'un panaris mal traité*** (rare) : gonflement des doigts, de la main et de l'avant-bras, douloureux, pulsatile ; ***Syndrome prémenstruel :*** le gonflement revient régulièrement et disparaît après les règles ; ***Ténosynovite*** ; ***Tourniole :*** infection de la pulpe du doigt ou autour de l'ongle.

Membre supérieur, articulations, tendons, artères, tendons, règles, inflammation.

Œdèmes (jambes, bras, ventre, dos, visage)

Un œdème est l'infiltration des tissus sous-cutanés par de l'eau (œdèmes sous-cutanés) ou de la lymphe (lymphœdème). Cette eau provient essentiellement du lacis de petites veines situées sous la peau, soit parce que la pression du sang y est augmentée, soit parce que le sang est dilué, soit parce que le sang manque de protéines. Il est le plus souvent localisé aux jambes et aux chevilles, ou plus rarement au visage.

Ce liquide parcourt les tissus de la même façon que dans une éponge, c'est-à-dire qu'il suit la pesanteur. C'est pourquoi, par exemple, les jambes gonflent en fin de journée, alors qu'elles vont dégonfler en fin de nuit, surtout si les pieds du lit sont un peu surélevés. Cet œdème peut alors se retrouver dans les cuisses, voire dans le bas du dos.

L'œdème se manifeste par les marques que font les chaussettes sur les chevilles, ou par la marque des plis du drap en fin de nuit, ou parce qu'en appuyant sur la zone infiltrée, l'empreinte du doigt reste visible sous forme d'une petite dépression. Les médecins disent que « l'œdème prend le godet ».

Dans les cas très sérieux, l'œdème peut remonter jusque dans l'abdomen (ascite) et le thorax (épanchement pleural ou péricardique). On parle alors d'anasarque. Mais ce cas reste rare et ne se manifeste que pour des maladies cardiaques hépatiques ou rénales au long cours.

→ Œdème du visage → Visage gonflé.

→ Une seule jambe est gonflée → Jambe gonflée.

→ Pour les autres localisations, lire la suite.

Les facteurs de risque

Problèmes circulatoires

- Grossesse en cours.
- Hypertension artérielle.
- Insuffisance cardiaque.
- Maladie hépatique.
- Mauvais terrain veineux (nombreuses varices).
- Phlébite.

Manque de protéines dans le sang

- Syndrome néphrotique ou maladie rénale ancienne due à un diabète ou à une atteinte rénale.

Causes allergiques

Allergie cutanée : démangeaisons avec œdème et gonflement de la peau ; ***Œdème de Quincke :*** démangeaisons avec langue gonflée et gêne respiratoire.

Ce qui doit vous alerter

Aggravation

4

- **Un essoufflement pour des efforts de moins en moins soutenus.**
- **Une augmentation du nombre d'oreillers afin de dormir plus assis.**
- **Gêne respiratoire au repos.**
- **Dort assis.**
- **Une prise de poids rapide (2 ou 5 kg en quelques jours).**
- **Un œdème brutal du visage.**
- **Une jambe rouge et gonflée d'un seul côté.**
- **Un seul bras qui gonfle (dos de la main, puis avant-bras).**
- **Visage gonflé et langue enflée.**
- **Convulsions ou poussée d'hypertension chez la femme en fin de grossesse.**
- **Malaises.**

3

- **Maux de tête, vertiges ou bourdonnements d'oreille, parfois petits éclairs devant les yeux.**
- **Prise de poids très nette sur une semaine ou 10 jours.**
- **Œdème mou (quand on appuie dessus, la marque du doigt reste apparente).**
- **Œdème dans le dos le matin (on voit la marque des plis des draps).**
- **Maux de tête, bourdonnements d'oreille, vertiges.**
- **Varices des jambes ou veines dilatées.**
- **Ventre dur et ballonné.**
- **Bras gonflé.**

Amélioration

Que faire ?

- Manger moins salé.
- En cas d'œdème des jambes, surélevez les pieds du lit de 10 cm (deux bons gros dictionnaires suffisent) pour que vos jambes soient un peu plus hautes que le reste de votre corps.
- En cas d'œdème des bras, dormir les bras surélevés.

Causes possibles

Allergie cutanée : peau gonflée, démangeaisons, rougeurs ; ***Hypertension artérielle :*** généralement, l'hypertension ne donne d'œdèmes qu'en cas d'insuffisance cardiaque ; ***Immobilisation sous un plâtre trop serré*** ; ***Insuffisance hépatique :*** due notamment à une cirrhose, provoquant un œdème plutôt dur, lié à une mauvaise circulation dans une veine entre les intestins et le foie (veine porte) ; ***Insuffisance veineuse :*** jambes qui gonflent en fin de journée ; ***Lymphœdème :*** les jambes sont gonflées, luisantes, avec un œdème dur (il ne garde pas l'empreinte du doigt) ; ***Œdème de Quincke :*** visage rouge et gonflé avec langue enflée et gêne respiratoire importante. Grande urgence ; ***Phlébite :*** une grosse jambe gonflée, rouge, chaude et douloureuse ; ***Poussée d'insuffisance cardiaque :*** prise de poids rapide et récente, essoufflement, dort assis, gêne respiratoire ; ***Suites d'une intervention chirurgicale sur le sein*** ; ***Syndrome néphrotique :*** correspond à une atteinte du rein. Œdème mou des deux jambes.

Peau, veines, système lymphatique, immunité, inflammation, pression artérielle, foie, fonction hépatique, fonction rénale, rein.

Peau localement gonflée

On entend par gonflement localisé un gonflement perceptible au doigt, soulevant la peau, d'une taille inférieure à une main et n'intéressant pas une zone entière (tête, cou, membre supérieur, membre inférieur). Devant un gonflement localisé, il est parfois difficile de savoir si c'est la peau qui est gonflée localement, les muscles en dessous, un os, voire un organe (notamment dans le ventre). De plus, la forme est à prendre en compte (boule sous la peau ou grosseur que l'on sent sous la peau). Enfin, tout dépend s'il y a ou non une lésion de la peau ou des boutons sur la peau.

- En cas de boutons ou de lésions de la peau → Problème de peau.
- En cas de boule sous la peau → Boule sous la peau.
- En cas de grosseur sous la peau → Grosseur.
- Sinon, lire la suite.

En cas de gonflement :

- de tout le ventre → Gonflement du ventre ;
- des doigts → Doigts gonflés ;
- de toute une jambe ou des deux → Jambe gonflée ;
- du visage → Visage gonflé ;
- de tout un bras ou avant-bras ou des bras → Bras gonflés ;
- d'une articulation → Articulation gonflée ;
- du sein → Seins gonflés ;
- de la langue → Langue gonflée ;
- simplement d'une zone très localisée, lire la suite.

Ce qui doit vous alerter

Aggravation

4

- **Démangeaisons.**
- **Gêne respiratoire.**
- **Fièvre très élevée avec frissons et tremblements.**

3

- Le gonflement est rouge, chaud et douloureux.
- Fièvre modérée (inférieure à 38,5°).
- Point jaune au centre du gonflement.

Amélioration

Que faire ?

- N'appliquer AUCUN produit coloré sur la peau.
- Ne prendre aucun médicament en dehors du traitement habituel.

Causes possibles

Abcès ; Érysipèle : plaque rouge et chaude avec fièvre et frissons. ; ***Furoncle :*** gonflement chaud, douloureux, avec parfois un point jaune.

Peau, inflammation, défense contre les infections, immunité, température du corps.

Seins gonflés

Un sein gonflé et non douloureux n'est généralement pas une urgence, mais nécessite d'être vu par un médecin lors d'une consultation prochaine. Il est par ailleurs important de savoir si ce gonflement survient chez une femme enceinte ou qui allaite. Le gonflement des seins chez l'homme est exceptionnel, il n'y a aucune urgence, mais il convient d'en parler au médecin traitant lors d'une consultation prochaine.

→ Gonflement douloureux → Mal aux seins.
→ Boule dans le sein → Boule dans le sein.
→ Gonflement non douloureux, lire la suite.

Ce qui doit vous alerter

Chez la femme qui n'allaite pas

Aggravation

3

- Retard de règles.
- Nausées.
- Malaises.
- Écoulement de sang par le mamelon.
- Écoulement de liquide foncé par le mamelon.

Amélioration

Chez la femme qui allaite

Aggravation

3

- Le gonflement devient douloureux.
- L'allaitement devient pénible, voire douloureux.
- Le bébé pleure parce qu'il a faim.
- Un seul sein est gonflé.
- Fièvre.
- Écoulement de sang par le mamelon.
- Écoulement de liquide foncé par le mamelon.

Amélioration

Que faire ?

Chez la femme qui allaite

- Il peut s'agir d'un début d'**engorgement des seins**. Dans ce cas, vous pouvez vider le sein après chaque tétée avec un tire-lait, dont vous pourrez donner le contenu au biberon à votre bébé, ceci de façon à éviter l'engorgement. Si ce n'est pas suffisant, douchez longuement vos seins à l'eau chaude (pas brûlante). Ne mettez pas de soutien-gorge trop serré.
- En cas de sein qui gonfle avec des douleurs et de la fièvre, stoppez l'allaitement, passez momentanément à l'allaitement artificiel et prenez rapidement contact avec votre médecin.

Chez la femme qui n'allaite pas

- Surveillez votre température.
- Surveillez l'apparition de signes d'alerte.
- Faites un test de grossesse si vous avez un retard de règles ou des nausées.

Causes possibles

Chez la femme qui n'allaite pas

Il n'y a généralement aucune urgence tant qu'il s'agit d'un gonflement léger, indolore et touchant les deux seins. Il s'agit le plus souvent de variations hormonales au cours de la **puberté**, de la **ménopause**, lors des périodes d'**ovulation**, ou des changements de pilule, ou en début de **grossesse** ou encore lors de la **ménopause**. Ce gonflement des seins est ressenti comme une tension au niveau de la peau.

Abcès du sein : en dehors d'un allaitement, c'est rare ; ***Mastite :*** le sein gonfle et devient douloureux.

Chez la femme qui allaite

Abcès du sein : le gonflement devient douloureux avec de la fièvre ; ***Engorgement des seins :*** sein gonflé et douloureux qui ne permet pas de poursuivre l'allaitement ; ***Lymphangite du sein :*** il devient légèrement rouge avec un cordon rouge inflammatoire sous la peau.

Thorax, seins, lactation, allaitement, inflammation, grossesse.

Testicule gonflé

Ce n'est pas si simple de faire la différence entre une boule dans le testicule, un testicule gonflé ou des bourses gonflées.

- Une boule dans le testicule est une sensation d'irrégularité sur le testicule.
- Un testicule gonflé est un testicule globalement augmenté de volume.
- Une bourse gonflée est un testicule normal ou pas, mais qui repose dans une bourse gonflée.

Le mieux n'est pas de chercher à le déterminer, car les médecins eux-mêmes doivent y prêter attention.

S'il vous semble qu'il s'agit :

- D'une boule bien individualisée dans le testicule → Boule dans le testicule.
- D'un gonflement global du testicule ou des bourses, lire la suite.

Ce qui doit vous alerter

Aggravation

4
- **Une douleur soudaine et importante du testicule, avec vomissements et malaise.**
- **Un gros testicule douloureux avec de la fièvre et des brûlures en urinant.**

3
- **Des bourses gonflées, mais avec un testicule indolore.**

Amélioration

Que faire ?

Consulter selon le degré d'urgence, car un testicule douloureux doit toujours être vu par un médecin pour intervention éventuelle dans les six heures au maximum après le début de la douleur (au-delà de six heures sans intervention chirurgicale, le testicule sera perdu s'il s'agit d'une torsion du testicule).

Causes possibles

Hydrocèle : présence de liquide dans les bourses ; ***Orchite :*** infection du testicule avec douleur du testicule et fièvre ; ***Orchiépididymite :*** infection du testicule et de l'épididyme avec douleur, troubles urinaires et fièvre ; ***Torsion du testicule :*** douleur brutale du testicule avec vomissements et malaise ; ***Varicocèle :*** présence de veines autour du testicule, responsable de problèmes de fertilité.

Testicule, inflammation, veines, épididyme, défense contre les infections.

Ventre gonflé

Une sensation de gonflement du ventre est un symptôme-piège, car tout dépend du contenu. Il suffit de percuter le ventre avec deux doigts pour faire la différence entre de l'air (ça résonne comme un ballon et les médecins appellent cela un « météorisme »), du liquide (c'est un gonflement qui produit un bruit mat), voire la présence d'un organe anormalement gonflé (foie, estomac...).

→ Si cela vous semble être un ballonnement → Ballonnement.

→ Si cela vous semble être un gonflement du ventre, lire la suite.

Les signes généralement associés

- Une sensation de malaise.
- Des nausées qui peuvent parfois provoquer des vomissements.
- Des douleurs diffuses du ventre.

Ce qui doit vous alerter

Aggravation

5
- **Une douleur brutale et persistante comme un coup de couteau dans le ventre.**
- **Une sensation de battement régulier dans le ventre.**
- **Vomissements de sang.**

4
- Des douleurs violentes dans le ventre par spasmes, avec malaise, pâleur et sueurs.
- De la fièvre avec des frissons et des tremblements.

3
- Le ventre dur et gonflé.
- Une couleur jaune des yeux.

Amélioration

Que faire ?

- Allongez-vous au calme, sur le dos.
- S'il n'y a aucun signe de gravité, consultez votre médecin à l'occasion pour lui signaler.

Causes possibles

Ascite : présence de liquide dans l'abdomen ; ***Insuffisance hépatique :*** le mauvais fonctionnement du foie provoque une ascite, la cavité abdominale se remplit de liquide ; ***Occlusion intestinale*** avec douleur dans le ventre, constipation et arrêt d'émission de gaz ; ***Péritonite :*** la douleur brutale et violente est au premier plan.

Ventre, foie, rein, fonction hépatique, fonction rénale, péritoine, intestins, côlon, digestion, fonction intestinale, selles.

Visage gonflé

La question essentielle est de savoir si ce gonflement du visage est survenu très rapidement (en quelques minutes) ou sur plusieurs heures ou jours. Un gonflement rapide du visage ou d'une partie du visage (lèvres, paupières, joues, oreilles) témoigne d'un afflux brutal de sang, ce qui donne un visage rouge et gonflé.

→ Si c'est un œil ou les deux yeux qui sont gonflés →Œil gonflé.

→ Sinon, lire la suite.

Ce qui doit vous alerter

Aggravation

5
- Langue enflée.
- Mal à respirer.
- Lèvres bleutées.
- Rougeur brutale du visage, avec gonflement des lèvres.
- Modification de la voix (difficulté à dire : « Ahhh »).
- Gonflement très rapide en quelques minutes.
- Fièvre, avec plaque rouge et chaude.
- Fièvre, frissons et tremblements.
- Démangeaisons.

3
- Gonflement localisé à la joue ou à la mâchoire (chique).
- Œdèmes des deux jambes.
- Gonflement du cou (goitre).
- Gonflement depuis plus de 24 h.

2
- Paupière gonflée.
- Nez gonflé.

Amélioration

Antécédents aggravants (augmente d'un niveau d'urgence)

- Terrain allergique.
- Antécédents d'œdème de Quincke.
- Prise d'antibiotiques, de médicaments nouveaux ou de médicaments allergisants.
- Hypertension artérielle.

Que faire ?

- Ne prendre ni médicament ni boissons sans avis médical.
- Toutefois, si vous avez déjà eu un problème équivalent et que le diagnostic d'œdème de Quincke a été posé, vous pouvez prendre un **antihistaminique** (si on vous en a déjà prescrit).
- Sans avis médical, il est déconseillé de prendre un corticoïde d'urgence.

Causes possibles

Abcès dentaire ; ***Angio-œdème :*** œdème du visage et gêne respiratoire ; ***Blépharite :*** gonflement d'une paupière ; ***Œdème de Quincke :*** œdème du visage avec gêne respiratoire et langue enflée.

Tête, visage, peau, larynx, langue, pharynx, dents, immunité, inflammation, défense contre les infections, voix, veines.

Yeux gonflés

Il est parfois difficile de faire la différence entre un gonflement qui ne touche que les paupières et un gonflement qui touche l'œil lui-même.

→ Si le gonflement touche uniquement une paupière ou les deux → Gonflement du visage.

→ Si le gonflement touche l'œil, lire la suite.

Ce qui doit vous alerter

Aggravation

4
- Des troubles visuels : mouches, éclairs, vision floue, vision double, diminution du champ visuel.
- Une douleur d'un seul œil.
- Des nausées avec des vomissements.
- Un traumatisme oculaire récent (coup, corps étranger).

2
- Yeux rouges.
- Nez qui coule.
- Démangeaisons.
- Éternuements.

Amélioration

Que faire ?

- Vous pouvez mettre dans l'œil du **sérum physiologique** ou des **gouttes** proposées par votre pharmacien.
- Ne mettre aucun collyre dans l'œil.
- Ne pas frotter l'œil.

Facteurs aggravants

- Traitement par collyre corticoïde.
- Antécédents de glaucome.
- Soudure autogène sans masque de protection.
- Antécédents d'allergie (pollens, médicaments).

Causes possibles

Allergie : démangeaisons, yeux rouges, éternuements ; ***Glaucome :*** œil gonflé avec troubles visuels. C'est de loin l'urgence la plus sérieuse qui impose impérativement la consultation immédiate d'un ophtalmologue ou d'un service d'urgence ; ***Les autres causes dues à des dérèglements thyroïdiens*** se manifestent par des yeux qui grossissent en plusieurs semaines ou plusieurs mois.

Œil, vision, immunité, inflammation, fonction endocrine, thyroïde, hypophyse.

Chapitre 5
Écoulements

Les écoulements proviennent généralement d'un orifice (nez, yeux, bouche, oreille, seins, vagin, verge, anus). Les écoulements par une plaie récente sont forcément du sang ; par une plaie ancienne, ce sont des liquides de couleurs diverses. Quant aux écoulements d'eau qui suintent sur la peau, c'est relativement rare et cela se voit dans les œdèmes importants.

La nature du liquide est essentielle. Il s'agit soit d'un liquide clair comme de l'eau, soit du lait par les seins, soit du sang ou de liquide « séro-sanglant », c'est-à-dire un peu rosé, soit des liquides de couleurs diverses.

- Écoulement par le nez → Écoulement par le nez.
- Écoulement par les oreilles → Écoulement par les oreilles.
- Écoulement par les yeux → Écoulement par les yeux.
- Écoulement par le vagin → Écoulement par le vagin (pertes vaginales).
- Écoulement par la verge → Écoulement par la verge.
- Écoulement par l'anus → Écoulement par l'anus.
- Écoulement par les seins → Écoulement par les seins.
- Écoulement par une plaie → Plaie.

Écoulement par l'anus

Les écoulements par l'anus peuvent être de simples suintements inopinés ou juste avant les selles. Il s'agit le plus souvent de selles un peu liquides. Mais il peut s'agir de sang ou de liquide qui ne soit pas des selles.

- Écoulement de sang par l'anus → Saignement par l'anus.
- Écoulement de selles liquides → Diarrhée.
- Simple suintement non sanglant, lire la suite.

Que faire ?

Il n'y a rien de spécial à faire ni de médicaments à prendre.

Ce qui doit vous alerter

Aggravation

3

- Pertes jaunes.
- Fortes douleurs en allant à la selle.
- Douleurs de l'anus en dehors des selles.
- Le suintement devient sanglant (sang sur le papier toilette).
- Fièvre.
- Selles noires comme du charbon et d'odeur très nauséabonde.
- Selles graisseuses.
- Pertes rosées.

Amélioration

Causes possibles

Colite : inflammation du côlon responsable de ballonnements, douleur abdominale et parfois diarrhée alternant avec de la constipation ; ***Incontinence fécale***, surtout chez la personne âgée ; ***Mélæna.*** En revanche, si elles sont nauséabondes, le mélæna témoigne d'une perte de sang importante dans les voies digestives supérieures (estomac, duodénum, intestin grêle) ; ***Pertes de selles liquides.*** Le plus souvent, elles sont le prélude à une diarrhée. Le suintement est alors considéré comme une diarrhée ; ***Pertes graisseuses :*** les selles graisseuses sont en général le fait de la prise de certains médicaments à base d'huile de paraffine donnés contre la constipation. Dans de rares cas, il s'agit d'une stéatorrhée, qui est une non-digestion des graisses due à des problèmes de pancréas ; ***Pertes noires inodores.*** Si elles ne sont pas nauséabondes, elles sont souvent dues à la prise de certains médicaments à base de fer ou de charbon activé prescrit pour les ballonnements ; ***Rectocolite ulcérohémorragique*** ; ***Pertes rosées :*** elles ont la même valeur qu'une perte de sang. On parle de liquide « sérosanglant », qui correspond généralement aux suites de cicatrisation d'une plaie (suite de chirurgie pour les hémorroïdes ou de coloscopie) ou à une inflammation des intestins.

Côlon, rectum, digestion, pancréas, fonction pancréatique, sang.

Écoulement par le nez

→ Écoulement de sang par le nez → Saignement de nez.

→ Tout autre écoulement par le nez, lire la suite.

Que faire ?

- Bonne technique de **mouchage** : on peut en rire, mais bien se moucher nécessite une bonne technique, surtout chez l'enfant.
- Les gouttes dans le nez : c'est le plus important. Plusieurs fois par jour, suivies d'un mouchage efficace.
- Les fumigations à base d'eucalyptus à partir de l'âge de 12 ans, vendus en pharmacie sans ordonnance.
- Arrêtez de fumer et de fumer en présence de la personne qui a le nez qui coule.

Ce qui doit vous alerter

Aggravation

4
- Écoulement de liquide par le nez à la suite d'un traumatisme crânien ou du visage.
- En dehors de cela, aucun écoulement autre que du sang par le nez n'est une urgence.

3
- Les écoulements jaunes ou verts durent depuis plus de 3 jours.
- Écoulement de pus par les yeux.
- Écoulement de liquide louche (jaune ou verdâtre) par une seule narine chez un jeune enfant.

2
- Fièvre modérée à 38,5°.
- Nez qui coule jaune ou vert.
- Mal au front ou entre les deux yeux.
- Diminution de l'audition des deux côtés.
- Éternuements au printemps chez une personne allergique.

Amélioration

Facteurs aggravants (augmentent d'un niveau d'urgence)

- Traitement immunosuppresseur.

Causes possibles

Corps étranger dans le nez : c'est surtout le cas des petits enfants ; ***La pollution aérienne et/ou le tabagisme passif :*** surtout chez les enfants ; ***Rhinite allergique :*** surtout au printemps, avec éternuements et mouchage clair ; ***Rhinopharyngite :*** ce n'est jamais une urgence, même (et surtout) chez un enfant ; ***Sinusite :*** l'écoulement est purulent, avec des maux de tête et un peu de fièvre.

Tête, nez, pharynx, sinus, immunité, inflammation.

Écoulement par les oreilles

→ Écoulement de sang par les oreilles → Sang dans les oreilles.

→ Tout autre écoulement par les oreilles, lire la suite.

Que faire ?

- Ne surtout pas mettre de gouttes dans les oreilles sauf avis médical.
- Ne jamais introduire de coton-tige dans les oreilles. Simplement recueillir ce qui en sort avec le coin d'un mouchoir à l'entrée de l'oreille.
- Ne pas mettre la tête sous l'eau.
- Vous pouvez prendre (ou donner à l'enfant) un médicament contre la douleur.
- Évitez les anti-inflammatoires.

Ce qui doit vous alerter

Aggravation

5
- **Écoulement à la suite d'un traumatisme crânien ou du visage.**
- **Mal de tête avec vomissements en jets, fièvre et troubles de la conscience.**

4
- **Fièvre avec maux de tête, vomissements, gêne à la lumière.**
- **Fièvre avec frissons et tremblements.**
- **Perte totale d'audition du côté qui coule.**
- **L'écoulement devient sanglant.**
- **Douleur qui empêche de dormir et qui ne cède pas aux médicaments contre la douleur.**

3
- **Enfant qui parle fort, qui monte le son de la télévision, qui ne répond pas.**
- **Enfant dont les résultats scolaires baissent.**
- **Douleur violente de l'oreille avec fièvre.**

Amélioration

Causes possibles

Bouchon de cérumen : avec baisse de l'audition d'un côté. Cas le plus fréquent ; ***Fracture du rocher*** (os de la tête) : à la suite d'un traumatisme crânien violent ou du visage ; ***Otite purulente :*** du pus sort de l'oreille ; ***Otite séreuse :*** baisse de l'audition. Mais il est rare que cela provoque des écoulements par l'oreille.

Tête, oreille moyenne, défense contre les infections, audition.

Écoulement par les seins

Les écoulements par les seins peuvent être de plusieurs types : du lait, du pus, du sang, un liquide inflammatoire.

Chez une femme enceinte et une femme qui allaite, un écoulement de lait est normal. Tout autre type d'écoulement ne l'est pas. Mais aucun de ces écoulements ne constitue une urgence.

Que faire ?

- Il n'y a rien de spécial à faire.
- Pour la femme qui allaite, si l'écoulement n'est pas du lait et/ou s'il y a de la fièvre, ne pas donner le sein à votre enfant sans un avis médical.

Ce qui doit vous alerter

Aggravation

3
- **Écoulement de sang par le sein.**
- **Écoulement de pus ou de liquide jaunâtre qui n'est pas du lait.**
- **Fièvre.**
- **Maux de tête depuis quelque temps.**
- **Troubles visuels (diminution du champ visuel).**

Amélioration

Causes possibles

Abcès du sein : écoulements de pus avec fièvre, en particulier chez la femme qui allaite ; ***Adénome de l'hypophyse :*** responsable d'écoulements de lait. En dehors de la grossesse ou de l'allaitement, ils doivent être explorés, sans qu'il y ait urgence, surtout si des maux de tête et des troubles visuels y sont associés. Ce cas est très rare ; ***Mastite*** : écoulements de liquide clair, louche ou rosé ; ***Lymphangite du sein :*** ne donne d'écoulement du sein que lorsque la lymphangite aboutit à un abcès collecté ; ***Tumeur du sein*** en rapport avec des écoulements de sang.

Thorax, sein, hypophyse, système lymphatique.

Écoulement par la verge

Un écoulement par la verge en dehors de la **miction** nécessite d'être vu par un médecin en raison du risque que ce soit un signe d'infection sexuellement transmissible.

Que faire ?

- Ne prendre aucun antibiotique ni aucun antiseptique urinaire sans avis médical.
- N'avoir des rapports sexuels qu'avec préservatif.
- Prévenir son ou ses partenaires de se faire examiner par un médecin et de n'avoir aucun rapport sans préservatif.

Ce qui doit vous alerter

3

- **Écoulement jaune ou louche.**
- **Fortes brûlures en urinant.**
- **Fièvre.**
- **Présence de sang dans le sperme.**
- **Écoulement spontané de sperme.**

Causes possibles

Chlamydia : infection sexuellement transmissible, avec peu de signes, ce qui en fait sa dangerosité ; ***Gonococcie :*** *idem* ; ***Trichomonase masculine :*** brûlure en urinant et écoulements par la verge. Infection sexuellement transmissible ; ***Urétrite :*** le plus souvent due à une infection sexuellement transmissible.

Ventre, urètre, rection, sexualité masculine.

Écoulement par les yeux

Les écoulements par les yeux sont le plus souvent un larmoiement dû à des causes diverses. Les autres écoulements sont soit un liquide inflammatoire, généralement rosé ou jaunâtre, soit carrément du pus jaune qui colle les yeux.

Ce qui doit vous alerter

Aggravation

4
- Traumatisme oculaire récent.
- Troubles visuels (vision floue ou déformée).
- Douleur importante d'un œil.
- Traitement par collyre contenant des corticoïdes.
- L'écoulement de pus ne cède pas dans les 48 h.

2
- Nez qui coule jaune.
- Fièvre.
- Yeux collés par du pus jaune le matin au réveil.

Amélioration

Que faire ?

- Mettre des **gouttes** dans l'œil vendues en pharmacie.
- Se moucher efficacement (***mouchage***).
- Retirer les sécrétions jaunes avec le coin d'un mouchoir.
- Vérifier s'il n'y a pas une poussière ou un corps étranger dans l'œil.

Causes possibles

Conjonctivite : les deux yeux sont rouges, écoulement de pus ; ***Kératite :*** signes équivalents, mais plus marqués avec douleur de l'œil plus importante.

Tête, œil, cornée, vision.

Écoulement par le vagin (pertes vaginales)

Phénomène normal chez la femme à partir de la puberté jusqu'à la ménopause. Ces pertes doivent être inodores, non prurigineuses, de couleur translucide ou claire, et sans aucun autre signe accompagnateur. Ces pertes peuvent être quotidiennes sans que cela présente un caractère inquiétant.

Les pertes peuvent toutefois se modifier au cours de la vie, et leur modification peut témoigner d'une pathologie en cours.

- Modification de couleur : blanches ou translucides ; jaunes ou louches ; brunes, sépia, voire marron foncé ; sanguinolentes, voire rouges en dehors des règles, et dans ce dernier cas, il s'agit d'un saignement.
- Modification d'aspect : visqueuses, grumeleuses (avec des sortes de grumeaux), mousseuses et abondantes.
- Modification de l'odeur : désagréable, fétide, voire, dans certains cas, odeur de « poisson pourri ».
- Signes d'accompagnement : fièvre, douleurs, pertes franches de sang, troubles des règles, démangeaisons.
- Le contexte : enceinte ou suites d'accouchement.

→ Pertes sanglantes ou écoulement de sang → Saignement par le vagin.

→ Tout autre type de pertes, lire la suite.

Ce qui doit vous alerter

Chez la femme

En dehors de la grossesse ou des suites d'accouchement

Aggravation

5
- Pertes blanches (leucorrhées), grises, brunes, sépia ou marron, voire sanguinolentes, avec douleur brutale du bas-ventre, seins tendus, retard de règles, pâleur, malaise, voire sueurs froides, et soif anormale.
- Pertes jaunes ou louches avec fièvre élevée, tremblements, frissons, malaise, pâleur, sueurs froides.
- Douleur brutale avec vomissements, malaise, sueurs froides, chez une personne porteuse d'un kyste de l'ovaire connu ou d'un fibrome utérin (dit sous-séreux).

4
- Pertes de sang importantes (obligée de changer de garniture plusieurs fois par jour) en dehors des règles.
- Douleur du bas-ventre, surtout avec des pertes noires, marron ou beige foncé (sépia).
- Pertes jaunes ou vertes avec fièvre et frissons.
- Retard de règles.
- Seins gonflés.
- Pertes brunes, sépia ou marron, voire sanguinolentes, avec douleur du bas-ventre, seins tendus, nausées, retard de règles.
- Pertes de sang avant la puberté ou après la ménopause.
- Pertes qui ressemblent à du pus avec fièvre modérée.
- Douleurs du bas-ventre avec fièvre modérée.

3
- Pertes blanches accompagnées de démangeaisons.
- Pertes verdâtres.
- Pertes jaunâtres.
- Pertes avec une odeur désagréable, notamment de poisson pourri.
- Modification de l'odeur habituelle.
- Petites pertes de sang retrouvées dans le slip (spotting).

Amélioration

Chez la femme enceinte

Aggravation

4
- Diminution des mouvements du fœtus.
- Fièvre avec frissons.
- Douleur abdominale à type de contractions.
- Perte de sang.
- Perte des eaux.

3
- Toute perte anormale (couleur différente, odeur différente).
- Brûlures vaginales.
- Petites vésicules jaunâtres, avec sensation de cuisson et démangeaisons.

2
- Démangeaisons.
- Brûlures au niveau de la vulve ou du vagin.
- Pertes épaisses avec des sortes de grumeaux.

Amélioration

Que faire ?

- Ne pas mettre d'ovules gynécologiques sans avis médical.
- Prendre la température.
- En cas de pertes anormales, ne pas avoir de rapports sans préservatif.
- Porter des slips en coton, pas en matières synthétiques.
- S'essuyer d'avant en arrière en allant à la selle ou pour uriner.
- Hygiène intime avec des savons doux, type Saforelle®.
- Faire un test de grossesse en pharmacie en cas de retard de règles.

Causes possibles

Femme en dehors de la grossesse ou de l'accouchement

Abus sexuel ou viol : ces causes sont toujours vécues comme un traumatisme que la femme peut être amenée à dissimuler à son entourage. Soupçonnables sur une perte d'appétit, des troubles du comportement, une apathie, un renfermement, des infections génitales ou urinaires à répétition, et des signes de dépression.

Allergie à des produits de toilette ou cosmétiques ; ***Endométriose :*** développement excessif de la muqueuse utérine ; ***Fibrome utérin (sphacèle) :*** torsion d'un fibrome provoquant une douleur brutale du bas-ventre avec malaise. Le risque est la rupture avec hémorragie massive ; ***Grossesse extra-utérine :*** douleur du bas-ventre avec retard de règles et pertes marron ou sanglantes. Urgence très grave si la grossesse se rompt ; ***Infection génitale avec pertes jaunes,*** saignements, douleurs du bas-ventre et fièvre ; ***Infection sexuellement transmissible :*** chlamydia, trichomonase, syphilis, herpès génital… ; ***Kyste de l'ovaire*** avec des saignements imprévisibles ; ***Mycose vaginale :*** démangeaisons et pertes vaginales ; ***Oubli de tampon :*** pertes nauséabondes pouvant entraîner un peu de fièvre, qui est alors un signe d'infection localisée ; ***Polype utérin :*** petite tumeur bénigne de la cavité utérine ; ***Règles normales :*** écoulement de sang sans caillots revenant régulièrement tous les mois ; ***Rupture de kyste de l'ovaire :*** douleur brutale du bas-ventre avec malaise, pâleur, sueurs. Urgence ; ***Salpingite :*** pertes vaginales louches ou jaunes, voire marron ou sépia, avec douleur du bas-ventre et un peu de fièvre ; ***Septicémie :*** frissons, tremblements, fièvre, malaise, avec souvent pâleur et sueurs ; ***Suites d'un effort physique violent ou d'un rapport sexuel… « musclé »*** ; ***Trichomonase féminine :*** pertes vaginales jaunes ou verdâtres avec odeur très désagréable.

Femme enceinte

Fausse couche si la grossesse est de moins de 6 mois ou un accouchement prématuré si la grossesse est plus avancée ; ***Fibrome utérin*** avec des pertes marron ou des saignements répétés et parfois importants qui peuvent gêner la grossesse ; ***Hématome rétroplacentaire*** au cours de la grossesse : peut provoquer des saignements ou des pertes marron ; ***Placenta prævia :*** décollement du placenta lié à une mauvaise implantation dans la cavité utérine ; ***Toutes causes précédentes***, sauf bien sûr la grossesse utérine si l'échographie du début de grossesse a confirmé que la grossesse se déroulait normalement.

Femme qui vient d'accoucher

Chez la femme qui vient d'accoucher, il est normal d'avoir des pertes de sang avec des caillots durant quelques jours. On appelle cela des lochies. Puis ce sang se tarit pour laisser place à des pertes rosées qui peuvent ensuite devenir brunes. Ce saignement doit s'atténuer puis disparaître en une dizaine de jours. Une recrudescence de 48 heures peut survenir vers le 15e jour : c'est ce qu'on appelle le petit retour de couches.

Môle hydatiforme : ce délai passé, si les saignements persistent ou qu'une hémorragie survient, il faut voir un médecin, car ce saignement peut être le témoin d'une infection ou du développement d'une petite tumeur qu'on appelle la môle hydatiforme ; ***Retour de couches :*** c'est le jour où du sang apparaît à nouveau en abondance. Il survient généralement 1 mois après que les saignements ont cessé. Cela correspond à de nouvelles règles ; Pour le reste, elle est soumise aux mêmes causes possibles que la femme qui est hors de toute grossesse ou tout accouchement.

Ventre, vagin, utérus, ovaire, urètre, trompes, grossesse, accouchement, sexualité féminine, sexualité masculine.

LES SYMPTÔMES

Chapitre 6

Saignements

Ce qu'on entend par saignement, c'est un écoulement de sang par un orifice. Or il n'en existe pas tant que cela : nez, bouche, oreille, yeux, anus, vagin et verge. Deux exceptions : les seins, et, bien sûr, toute plaie, où qu'elle soit.

En ce qui concerne les plaies qui entraînent ou pas un saignement, elles sont accessibles dans le chapitre « Accidents ».

→ Saignement par le nez → Saignement de nez.

→ Saignement par les oreilles → Saignement des oreilles.

→ Saignement par les yeux → Saignement par les yeux.

→ Saignement par le vagin → Saignement par le vagin.

→ Saignement par la verge → Saignement par la verge.

→ Saignement par l'anus → Saignement par l'anus.

→ Saignement par les seins → Saignement par les seins.

→ Tousse du sang → Toux.

→ Vomit du sang → Vomissement.

→ Crache du sang → Crachat.

→ Saignement par une plaie → Plaie.

→ Sang dans la bouche → Sang dans la bouche.

→ Sang dans les urines → Sang dans les urines.

→ Sang dans les selles → Sang dans les selles.

→ Sang dans le sperme → Sang dans le sperme.

Saignement par l'anus

Il faut bien faire la part des choses entre du sang qui enrobe ou qui est mélangé aux selles, et un simple suintement qui survient en dehors des selles, et qu'on retrouve sur le papier toilette ou dans le slip.

→ Sang qui enrobe les selles → Sang dans les selles.

→ Saignement ou suintement sanglant en dehors des selles, lire la suite.

Ce qui doit vous alerter

Chez l'adulte et l'enfant

Aggravation

4
- Boule dans l'anus très douloureuse.
- Pâleur, sueurs et soif importante.

3
- Douleur dans le bas-ventre.
- Malaise.
- Fatigue ou pâleur depuis quelques jours ou semaines.
- Pertes également de liquide jaunâtre ou louche.
- Douleur importante du rectum.

3
- Douleur dans le bas-ventre.
- Malaise.
- Fatigue ou pâleur depuis quelques jours ou semaines.
- Pertes également de liquide jaunâtre ou louche.
- Douleur importante du rectum.

2
- Présence d'une petite boule dans l'anus et qui saigne.
- Simple suintement de sang.
- Suintement à la suite de constipation ou diarrhée.

Amélioration

Chez le nourrisson

Aggravation

4
- Crises de pleurs qui s'arrêtent et qui reprennent.
- Refus du biberon.
- Constipation opiniâtre et inhabituelle.

Amélioration

Facteurs aggravants
(augmentent d'un niveau d'urgence)

- Traitement anticoagulant.
- Perte de sang au-delà des délais normaux à la suite d'une chirurgie pour hémorroïdes.

Causes possibles

Adulte

Amibiase intestinale : diarrhées importantes, avec mucus et sang, à la suite d'un voyage dans un pays chaud ; ***Corps étranger dans le rectum*** ; ***Diverticulite :*** douleur violente du ventre avec diarrhées, malaise et sang dans les selles ; ***Fécalome :*** boule de matière fécale, de la taille d'une balle de tennis, coincée dans le rectum ; ***Fissure anale :*** saignement et douleurs vives lors de l'émission des selles ; ***Fistule anale :*** douleur et pertes sérosanglantes par l'anus ; ***Hémorroïdes simples :*** juste une petite boule peu douloureuse et qui démange, avec sang sur le papier toilette ; ***Maladie de Crohn :*** douleurs du ventre avec sang dans les selles et diarrhées ; ***Rectocolite ulcérohémorragique :*** *idem* ; ***Suites de sodomie, viol ; Surdosage en anticoagulant :*** ces saignements s'accompagnent d'autres saignements (bouche, nez...), hématomes et bleus spontanés ; ***Thrombose hémorroïdaire :*** boule douloureuse, gênant la marche, dure, bleutée et sortant de l'anus. Nécessite une intervention simple pour retirer le caillot ; ***Tumeur du côlon.***

Enfant

Constipation de longue durée ; ***Corps étranger dans le rectum*** ; ***Encoprésie :*** blocage psychologique qui provoque une rétention des selles.

Nourrisson

Invagination intestinale aiguë : le saignement dans les selles est un signe de gravité ; ***Ulcération thermométrique :*** prise trop fréquente de la température dans le rectum.

Ventre, rectum, côlon, veines, coagulation du sang, fonction intestinale, défense contre les infections, inflammation.

Sang dans la bouche

L'émission de sang par la bouche est problématique, car la bouche est au carrefour des voies aériennes et des voies respiratoires.

→ Sang émis à la suite de la toux → Toux.

→ Sang émis au cours de vomissements → Vomissement.

→ Sang en provenance des gencives ou de la bouche elle-même, lire la suite.

Ce qui doit vous alerter

Aggravation

4
- Saignement à la suite d'un choc sur le visage avec perte de connaissance.
- Saignement par la bouche à la suite d'une crise d'épilepsie ou d'une crise convulsive.

3
- Sang en provenance d'une plaie de la langue ou de la bouche en dehors d'une morsure.
- Morsure qui ne cicatrise pas au bout d'une semaine.
- Saignement à la suite d'un choc sur le visage sans perte de connaissance.

Amélioration

Causes possibles

Abcès dentaire ; ***Fractures de la dent*** ; ***Morsures*** de la langue ou de la joue ; ***Parodontite :*** gencives gonflées avec émission de pus et saignement ; ***Surdosage en anticoagulants :*** ces saignements s'accompagnent d'autres saignements (nez, selles...), d'hématomes et de bleus spontanés.

Tête, bouche, gencives, dents, langue, coagulation du sang.

Saignement de nez

On saigne du nez de deux façons, soit à la suite d'un coup sur le nez ou le visage, soit spontanément sans traumatisme.

En général, le saignement cesse en compressant correctement le nez. Si le saignement ne cesse pas, il y a deux raisons possibles à cela : la compression du nez n'a pas été bien faite ; la compression a été bien faite, mais malgré cela, elle continue, ce qui prouve qu'une cause particulière entretient l'hémorragie.

Un point important : un saignement de nez de quelques minutes ne présente pas de gravité. C'est très impressionnant, car on se dit que c'est toute notre tête qui va se vider de son sang ! C'est un fantasme, car si on recueille le sang pour une hémorragie importante on voit que cela ne fait en général même pas un demi-verre (donc 7 cl). Or nous avons 5 litres de sang dans le corps (donc environ 70 fois plus !). C'est surtout chez les enfants que c'est impressionnant, car c'est généralement la première fois qu'ils se trouvent confrontés à un saignement.

Que faire ?

- Pincez-vous le nez entre le pouce et l'index, exactement comme s'il y avait une mauvaise odeur, là où c'est mou, juste en dessous de la partie osseuse du nez.

- Penchez la tête en avant, pas en arrière, ça coulera dans la gorge sans s'arrêter. Restez dans cette position pendant 10 min, puis desserrez progressivement vos doigts. Ça ne doit plus couler. Ou du moins, ce ne doit plus être du sang pur, mais un sang un peu moins rouge et un peu moins épais. Si ça continue, c'est que le caillot n'est pas efficace. Dans ce cas, il faut se moucher (ça peut être inquiétant, mais il ne faut pas hésiter). Le but de cette opération est d'éliminer ce caillot inefficace et de recommencer l'opération de pinçage du nez.

- Ne surtout pas se mettre de coton dans le nez : une fois le caillot formé, il va s'accrocher aux fibres du coton, se détacher, et le saignement va reprendre.
- Évitez tous les remèdes de « grand-mère » (le bras en l'air, une clef à molette dans le dos [si, si !], le jus de citron sur un coton, etc.).
- Si vous ne résistez pas au besoin de vous mettre quelque chose dans le nez, utilisez une mèche de Coalgan qui se dissoudra en 24 h, ou bien un petit tampon de tulle gras roulé comme un filtre de cigarette que vous pourrez retirer et pas le caillot avec.

Le saignement doit s'arrêter en une demi-heure maximum si tous les conseils précédents ont bien été appliqués. Si ce n'est pas le cas, c'est qu'il y a une cause sous-jacente qui perpétue ou qui est à l'origine du saignement.

Ce qui doit vous alerter

Aggravation

3

- **Mal de tête important, surtout s'il s'accompagne de vertiges ou d'étourdissements.**
- **Malaise avec ou sans perte de connaissance.**
- **Petits boutons rouge sang et plats, situés sous la peau et ne disparaissant pas à la pression.**
- **Le saignement de nez ne cède pas en une demi-heure.**

Amélioration

Facteurs aggravants (augmentent d'un niveau d'urgence)

- Hypertension artérielle.
- Traitement anticoagulant.
- Maladie sanguine entraînant un trouble de la coagulation (hémophile, maladie de Willebrand...).

Causes possibles

Angiome qui se met à saigner ; ***Hypertension artérielle :*** c'est l'une des causes les plus fréquentes chez les personnes âgées ; ***Plaie ou choc sur le nez :*** causes principales de saignement chez l'enfant ; ***Rhume*** qui a entraîné une congestion des vaisseaux du nez ; ***Suites d'une intervention chirurgicale*** sur les cornets ou sur le nez ; ***Surdosage en anticoagulants :*** ces saignements s'accompagnent d'autres saignements (urines, selles, bouche...), d'hématomes et de bleus spontanés ; ***Trouble de la coagulation*** (hémophilie, etc.) ; ***Virus Ebola.***

Tête, nez, pression artérielle, coagulation du sang, immunité, inflammation.

Saignement par les oreilles

C'est ce que les médecins appellent otorragie.

Si cela survient à la suite d'un choc violent sur le crâne, c'est une urgence *a priori*. Si cela survient après un exercice de plongée sous-marine, on peut suspecter un éclatement du tympan à cause de la différence de pression sous l'eau.

Les autres causes sont généralement bénignes.

Que faire ?

- Surtout rien !
- Pas de gouttes, pas de coton-tige, juste essuyer le sang.
- Surveiller si le sang continue de couler ou non.

Ce qui doit vous alerter

Aggravation

5
- Traumatisme crânien récent ayant entraîné une perte de connaissance.

4
- Suites de voyage en avion.
- Suites d'exercice de plongée sous-marine.
- Absence totale d'audition du côté où ça saigne.
- Corps étranger dans l'oreille chez le jeune enfant : c'est l'une des causes les plus fréquentes.

Amélioration

Causes possibles

Éclatement ou déchirure du tympan à la suite d'un coup sur l'oreille, d'un accident de plongée ou d'un voyage en avion en étant enrhumé ; ***Fracture du rocher à la suite d'un traumatisme crânien*** très violent, ayant généralement entraîné une perte de connaissance.

Tête, oreille moyenne, tympan.

Saignement par les seins

L'écoulement de sang par les seins reste rare.

→ Sang qui coule par une plaie de la peau du sein → Plaie.

→ Saignement ou suintement sanglant par le mamelon, lire la suite.

Que faire ?

Rien. Consulter.

Ce qui doit vous alerter

Aggravation

3
- Si vous n'allaitez pas, le seul fait que du sang coule par le mamelon est en soi un signe d'alerte.
- Si vous allaitez, il s'agit le plus souvent de crevasses du sein à la suite de la tétée.

Amélioration

Les causes possibles

Il n'y a pas d'urgence véritable, tous ces problèmes nécessitant soit une consultation, notamment les **tumeurs du sein** de révélation fortuite, soit un traitement local des **crevasses du sein** ou d'un **engorgement**.

Thorax, seins, coagulation du sang, allaitement, peau.

Sang dans les selles

Toujours inquiétant, rarement grave. C'est ce qui se passe lorsqu'on retrouve du sang du sang qui enrobe les selles, ou des selles carrément rouges. Les médecins parlent de rectorragies. Parfois, les selles sont rouges, mais parfois aussi noires comme du charbon et très nauséabondes : c'est un mélæna.

→ Selles noires comme du charbon et nauséabondes → Selles anormales.

→ Sang dans les selles ou sur le papier toilette, lire la suite.

Que faire ?

- En cas d'hémorroïdes connues et pour lesquelles vous avez reçu un traitement, vous pouvez mettre une pommade antihémorroïdaire.
- Ne prendre aucun anti-inflammatoire ni aucun médicament à base d'aspirine.
- Ne prendre aucun médicament autre que votre traitement habituel et informer votre médecin de ce saignement.

Ce qui doit vous alerter

Aggravation

5

- **Sang rouge avec des caillots enrobant les selles.**
- **Sang pur mêlé de selles liquides.**
- **Pâleur, sueurs froides avec malaise et soif importante.**
- **Selles noires comme du charbon mêlées de sang rouge.**

4

- **Sang sur le papier toilette.**
- **Diarrhées importantes depuis 48 heures.**
- **Constipation depuis plusieurs jours.**
- **Petite boule à l'entrée de l'anus.**
- **Douleurs abdominales.**

Amélioration

Facteurs aggravants (augmentent d'un niveau d'urgence)

- Traitement anticoagulant.
- Maladie de Crohn.
- Rectocolite ulcérohémorragique.
- Trouble de la coagulation.

Causes possibles

Chez le nourrisson

Invagination intestinale aiguë ; ***Ulcération thermométrique :*** prise de température rectale trop fréquente.

Chez l'enfant et l'adolescent

Pas de cause évidente.

Chez l'adulte

Abus sexuel : viol ou suites de sodomie. Soupçonnable sur une perte d'appétit, des troubles du comportement, une apathie, un renfermement, des infections génitales ou urinaires à répétition, et des signes de dépression ; ***Amibiase intestinale :*** sang dans les selles et, surtout, glaires, au retour d'un pays chaud ; ***Diverticulite :*** douleur du ventre à gauche, plusieurs heures après les repas, avec nausées et vomissements, constipation inhabituelle, sang dans les selles chez une personne porteuse d'une diverticulose ; ***Fissure anale :*** plus un suintement qu'un saignement franc, avec douleur du rectum ; ***Maladie de Crohn :*** saignement avec douleurs et alternance de diarrhée et constipation ; ***Polype du côlon :*** peut donner des saignements, généralement modérés, mais parfois plus importants. Le saignement chronique peut entraîner une pâleur et de la fatigue ; ***Rectocolite ulcérohémorragique :*** signes équivalents à la maladie de Crohn, avec des saignements plus marqués, une pâleur et de la fatigue ; ***Surdosage d'un traitement anticoagulant :*** saignements dans les selles, mais plus souvent saignements de nez ou de la bouche, et bleus et ecchymoses spontanées.

Ventre, intestins, sexualité féminine, sexualité masculine, coagulation du sang.

Sang dans le sperme

La présence de sang dans le sperme inquiète toujours, mais les causes sont la plupart du temps bénignes et ne constituent en aucun cas une urgence.

Le sang est retrouvé à la suite de l'éjaculation, il peut être rosé ou un peu plus rouge. Les médecins appellent cela une hémospermie.

Que faire ?

- Rien.
- Consulter votre médecin à l'occasion.

Ce qui doit vous alerter

Aggravation

2

- Du sang retrouvé plusieurs fois dans le sperme.
- Des douleurs de l'anus en position assise.

Amélioration

Causes possibles

Adénome de la prostate : l'hémospermie est un signe possible, mais rare ; ***Infection sexuellement transmissible :*** plus un suintement ou un écoulement séro-sanglant qu'un véritable saignement ; ***Prostatite :*** saignements possibles, mais surtout douleurs majorées par la position assise, et fièvre, parfois avec frissons et tremblements.

Ventre, prostate, éjaculation, coagulation du san

Sang dans les urines

La présence de sang dans les urines inquiète beaucoup, car un peu de sang colore beaucoup les urines. La perte de sang est généralement minime, sauf si cela se répète et s'il s'y mêle des caillots de sang. Un piège, toutefois, certains antibiotiques peuvent colorer les urines en rouge orangé, de même que les repas comportant une quantité importante de betteraves rouges. Chez la femme, le fait d'avoir ses règles peut donner l'impression qu'il s'agit de sang dans les urines. En dehors de cela, il est toujours nécessaire de consulter.

Que faire ?

- Ne prendre aucun anti-inflammatoire ni aucun médicament à base d'aspirine.
- Ne prendre aucun médicament autre que votre traitement habituel et informer votre médecin de ce saignement.
- Ne pas prendre d'antibiotiques sans avis médical.
- N'ayez pour l'instant de rapports qu'avec préservatifs.

Ce qui doit vous alerter

Aggravation

4

- **Douleurs violentes dans un rein (le bas du dos d'un seul côté) qui descend dans le côté jusque vers le bas-ventre.**
- **Fièvre avec frissons et tremblements.**
- **Sang émis du début à la fin de la miction.**
- **Brûlures en urinant avec fièvre.**
- **Impossibilité d'uriner malgré une forte envie.**

3

- **Sang survenant en fin de miction.**
- **Sang survenant seulement au début de la miction.**
- **Brûlures en urinant sans fièvre.**
- **Envie fréquente d'uriner.**

Amélioration

Facteurs aggravants (augmentent d'un niveau d'urgence)

- Rapports sexuels récents sans préservatifs.
- Traitement anticoagulant.

Causes possibles

Coliques néphrétiques dues à des calculs urinaires ; ***Cystite*** : essentiellement chez la femme, avec brûlures en urinant ; ***Fracture du rein*** à la suite d'un traumatisme dans le dos ; ***Glomérulonéphrite :*** saignements dans les urines avec œdèmes des membres inférieurs ; ***Néphroblastome*** chez l'enfant ; ***Néphropathie :*** ensemble des maladies du rein pouvant donner lieu à des saignements dans les urines ; ***Prostatite chez l'homme :*** saignements possibles, mais surtout douleurs majorées par la position assise, et fièvre, parfois avec frissons et tremblements ; ***Pyélonéphrite :*** avec surtout douleur rénale d'un côté, fièvre, frissons et tremblements ; ***Surdosage d'un traitement anticoagulant :*** saignements dans les urines, mais plus souvent saignements de nez ou de la bouche, et bleus et ecchymoses spontanées ; ***Tumeur de la vessie :*** saignements possibles avec la particularité de survenir plutôt en fin de miction ; ***Tumeur du rein :*** saignements possibles avec la particularité de survenir durant toute la miction.

Ventre, rein, uretère, vessie, urètre, prostate, intestins, coagulation du sang.

Saignement par le vagin

C'est un symptôme qui doit toujours être pris avec attention. Bien sûr, les règles sont la première des causes, et tant qu'elles restent de durée, de couleur et d'abondance normales, il n'y a pas lieu de s'inquiéter. En dehors de cela et de ce qu'on appelle le « retour de couches » chez la femme qui vient d'accoucher, il ne faut pas prendre ce symptôme à la légère. Ce saignement peut être très abondant, voire cataclysmique, et c'est une grande urgence. Il peut aussi être minime et limité à de simples pertes de sang ou de pertes un peu marron.

→ Pertes marron ou colorées → Pertes.

→ Saignement (abondant ou non), lire la suite.

Que faire ?

- Ne pas prendre de médicaments autres que le traitement prescrit par votre médecin.
- Ne pas prendre d'aspirine.
- En cas de douleurs, vous pouvez prendre un **antispasmodique**.
- Si vous ne pensez pas être enceinte, mais que cela reste une possibilité, faites un test de grossesse, cela éliminera l'une des causes les plus importantes si le test est négatif. Et s'il est positif, cela ouvre à un vieil adage des urgentistes : « Toute grossesse douloureuse est *a priori* une grossesse extra-utérine ! »

Ce qui doit vous alerter

Vous n'êtes pas enceinte (ou vous pensez ne pas l'être)

↑ **Aggravation**

5
- **Saignements avec douleur brutale dans le bas-ventre comme un coup de couteau, entraînant un malaise.**
- **Saignements abondants (ou obligeant à changer de garniture beaucoup plus que pour des règles normales), avec malaise, pâleur, sueurs froides et soif importante.**

4
- **Retard de règles, avec douleur du bas-ventre et saignements (abondants ou non).**
- **Perte de sang avec des caillots.**
- **Saignements modérés depuis plusieurs jours, entraînant de la fatigue.**
- **Saignements très abondants, survenant à la période attendue de vos règles et vous obligeant à changer de garniture beaucoup plus fréquemment que d'habitude.**

↓ **Amélioration**

Vous êtes enceinte

↑ **Aggravation**

5
- **Saignement avec pertes des eaux en fin de grossesse.**
- **Saignement avec malaise, pâleur et soif importante.**

4
- **Saignement très net sur grossesse de moins de 2 mois ou plus de 7 mois.**
- **Saignement avec contractions (risque de fausse couche ou d'accouchement prématuré selon l'ancienneté de la grossesse).**

3
- **Petit saignement sur grossesse entre 2 et 7 mois sans contractions.**

↓ **Amélioration**

Vous venez d'accoucher et vous n'avez pas eu votre retour de couches

Aggravation

4
- Saignements abondants au-delà de 15 jours après l'accouchement.
- Saignements avec fièvre et parfois frissons et tremblements.

3
- Vous avez accouché il y a plus d'un mois.

Amélioration

Vous êtes ménopausée

Aggravation

4
- Saignement abondant avec pâleur et sueurs froides.
- Saignements avec caillots et douleur abdominale

3
- Tout saignement, quel qu'il soit, chez une femme ménopausée impose d'en parler à son médecin.

Amélioration

Vous venez d'accoucher et vous avez eu votre retour de couches

Aggravation

4
- Saignements modérés depuis plusieurs jours entraînant de la fatigue.
- Saignements très abondants, survenant à la période attendue de vos règles et vous obligeant à changer de garniture beaucoup plus fréquemment que d'habitude.

3
- En dehors de ces signes ci-dessus, il est préférable d'en parler très prochainement à votre médecin, surtout si cela perdure.

Amélioration

Chez la petite fille

Aggravation

3
- Le plus souvent, il s'agit d'un corps étranger dans le vagin, ou la prise de la pilule de sa maman en pensant que c'est un bonbon.
- Et puis, bien sûr, rare mais terrible : le viol.

Amélioration

Dans tous les cas, la consultation d'un médecin en urgence est obligatoire.

Facteurs aggravants (augmentent d'un niveau d'urgence)

- Traitement anticoagulant en cours.
- Trouble de la coagulation.

Causes possibles

Vous n'êtes pas enceinte (*a priori*)

Endométriose : douleurs de règles avec saignements généralement peu abondants ; ***Fibrome utérin :*** un fibrome de la cavité utérine peut saigner soit en dehors des règles (métrorragies), soit au cours des règles, qui sont plus abondantes (ménorragies) ; ***Grossesse extra-utérine :*** c'est l'obsession des médecins. Douleur du bas-ventre, pertes sépia ou marron ou sanguinolentes chez une femme qui a un retard de règles ; ***Kyste de l'ovaire :*** douleur brutale du bas-ventre, avec saignements par le vagin ; ***Ovaires polykystiques :*** saignements par le vagin chez une femme qui a des difficultés pour enfanter et qui peut présenter des signes de pilosité excessive ; ***Pilule trop faiblement dosée*** ; ***Rapports sexuels violents***, voire non consentis ; ***Règles :*** c'est généralement le cas, mais elles peuvent arriver parfois avec un retard de 2 ou 3 jours, ce qui peut faire confondre avec un saignement anormal ; ***Stérilet*** qui fait saigner ; ***Surdosage d'un traitement anticoagulant :*** saignements par le vagin, mais plus souvent saignements de nez ou de la bouche, et bleus et ecchymoses spontanées ; ***Tumeur ovarienne :*** douleur ou pesanteur du bas-ventre, avec gonflement et saignement vaginal qui est rarement révélateur de cette maladie ; ***Tumeur utérine :*** douleur ou pesanteur du bas-ventre, avec gonflement et saignement vaginal qui est plus fréquemment révélateur de cette maladie.

Vous êtes enceinte

Accouchement prématuré (entre le 6e et le 8e mois) ; ***Fausse couche*** (avant le 6e mois) ; ***Fibrome utérin*** qui saigne ; ***Grossesse extra-utérine*** (tant qu'on n'a pas fait la première échographie de grossesse) ; ***Kyste de l'ovaire*** qui saigne ; ***Menace d'accouchement*** à partir du 8e mois ; ***Placenta prævia :*** saignements au cours de la grossesse dus à un placenta mal implanté.

Vous venez d'accoucher

Fibrome utérin qui saigne ; ***Kyste de l'ovaire*** qui saigne ; ***Môle hydatiforme :*** tumeur qui se développe aux dépens d'un placenta qui ne porte aucun embryon. C'est rare ; ***Retour de couches :*** c'est normal, cela correspond aux premières règles normales, généralement 1 à 2 mois après l'accouchement.

Vous êtes ménopausée

Tumeur de l'utérus : saignements parfois révélateurs, avec sensation de pesanteur du bas-ventre ; ***Tumeur de l'ovaire :*** saignements rarement révélateurs.

Ventre, vagin, ovaire, utérus, grossesse, accouchement, règles, grossesse.

Saignement par la verge

Les saignements par la verge posent le problème de leur origine. Ils peuvent provenir de la verge elle-même, de l'urètre qui vient de la vessie, de la vessie elle-même et des reins au-dessus, ainsi que des canaux en provenance de la prostate et des testicules.

Que faire ?

- Aucun rapport sans préservatif.
- Pas de médicaments contenant de l'aspirine.
- En cas de douleur, vous pouvez prendre un **antispasmodique**.

Ce qui doit vous inquiéter

Aggravation

4
- Mal aux reins avec fièvre et frissons.

3
- Brûlures en urinant.
- Sang durant toute la miction.
- Sang en fin de miction.
- Fièvre avec frissons et tremblements.

Amélioration

Causes possibles

Calculs urinaires : qu'ils soient coincés dans le rein, l'uretère ou la vessie, ils entraînent pratiquement toujours l'apparition de sang dans les urines ; ***Colique néphrétique :*** c'est la douleur qui est au premier plan ; ***Cystite :*** plutôt rare chez l'homme ; ***Fracture du rein*** à la suite d'un traumatisme dans le dos ; ***Glomérulonéphrite :*** saignements dans les urines avec œdèmes des membres inférieurs ; ***Hémospermie*** (sang dans le sperme) : rare, et rarement due à une tumeur de la prostate ; ***Néphropathie :*** ensemble des maladies du rein pouvant donner lieu à des saignements par la verge ; ***Prostatite :*** saignements possibles, mais surtout douleurs majorées par la position assise, et fièvre, parfois avec frissons et tremblements ; ***Surdosage d'un traitement anticoagulant :*** saignements par la verge, mais plus souvent saignements de nez ou de la bouche, et bleus et ecchymoses spontanées ; ***Tumeur de la vessie :*** saignements possibles avec la particularité de survenir plutôt en fin de miction ; ***Tumeur du rein :*** saignements possibles avec la particularité de survenir durant toute la miction ; ***Urétrite :*** c'est la cause la plus fréquente, souvent due à une infection sexuellement transmissible.

Ventre, vessie, érection, éjaculation, rein, prostate, urètre, coagulation du sang.

Saignement par les yeux

C'est plutôt rare, et la cause est généralement traumatique : corps étranger dans l'œil, coup sur l'œil. Les « larmes de sang » sont un phénomène exceptionnel qui peut se produire à la suite d'un effort intense. Ce qui est plus fréquent, c'est ce qu'on appelle les hémorragies sous-conjonctivales, c'est-à-dire les épanchements de sang sous la **conjonctive**.

Que faire ?

- Rien !
- En particulier, ne pas chercher à retirer un corps étranger fiché dans l'œil (objet, écharde métallique…). Dans ce cas, contacter un ophtalmologue en urgence ou un centre d'ophtalmologie afin qu'ils le retirent.
- Dans les autres cas, simple surveillance : le sang va peu à peu disparaître en changeant de couleur (bleu puis vert puis jaune).

Ce qui doit vous inquiéter

Aggravation

4
- Corps étranger dans l'œil encore présent.
- Trouble visuel : vision floue ou déformée du côté atteint.
- À la suite d'une bombe lacrymogène.

3

- Traitement anticoagulant en cours.
- Trouble de la coagulation.
- Bleus ou ecchymoses spontanées ailleurs dans le corps.
- Hypertension artérielle.
- À la suite d'un effort, d'une toux ou d'un vomissement violent.

Amélioration

Causes possibles

Corps étranger dans l'œil ; ***Suites d'un effort violent :*** phénomène des « larmes de sang » ; ***Surdosage d'un traitement anticoagulant*** : saignements dans les yeux (appelé aussi hématome sous-conjonctival), mais plus souvent saignements de nez ou de la bouche, et bleus et ecchymoses spontanées ; ***Traumatisme*** de l'œil.

Et le plus souvent, aucune cause évidente retrouvée. Il faudra de toute façon en parler à votre médecin pour qu'il vérifie si vous n'avez pas un trouble récent de la coagulation.

Tête, œil, cornée, coagulation du sang.

Chapitre 7
Boules, grosseurs

Les boules sont une forme particulière de gonflement, car il s'agit de quelque chose de très circonscrit et localisé, à la différence des gonflements qui peuvent être plus diffus.

Boule à l'aine

Une boule à l'aine est souvent appelée « hernie ». C'est une erreur, car toute boule à l'aine n'est pas forcément une hernie, il peut s'agir aussi de ganglions (très fréquents) ou, plus rarement, de tumeurs vasculaires.

Par ailleurs, le mot « aine » est souvent sujet à erreurs, car on a tendance à confondre la hanche (là où sont les « poignées d'amour ») avec le « pli de l'aine », qui est la jonction entre la cuisse et l'abdomen (là où passe la couture du slip). C'est donc bien du pli de l'aine dont on parle.

Que faire dans un premier temps ?

- Posez vos doigts sur la boule, elle ne doit pas vous donner l'impression d'un souffle ou d'un frémissement.
- Évaluez si cette boule est chaude, lisse, douloureuse.

Que faire ?

- Lorsque la boule est d'apparition récente, on peut essayer de la faire rentrer avec le doigt. Elle est alors dite « réductible ». Si ce n'est pas possible, elle est dite « irréductible ».
- Si la boule est ancienne et se modifie, tout dépend des caractéristiques de cette boule.

Ce qui doit vous alerter

Boule ancienne

Aggravation

4

- Boule non réductible (on ne peut plus la faire rentrer avec le doigt).
- Boule qui n'est plus expansive à la toux.
- Boule qui ressort plus que d'habitude.
- Boule devenue dure au toucher.
- Boule qui est devenue très douloureuse au toucher, notamment à sa base.
- Vomissements.
- Constipation importante et inhabituelle.
- Arrêt d'émission des gaz.
- Ventre très ballonné.
- Douleur du ventre inhabituelle.

3

- Fièvre, surtout si elle est modérée (moins de 38,5°).
- Plaie infectée au membre inférieur.
- Boule qui donne une impression de frémissement, de souffle.
- Chapelet de petites boules.
- Boule sensible et un peu douloureuse.

Amélioration

Boule d'apparition récente (quelques heures ou jours)

Aggravation

4

- Boule sortie brutalement au niveau du pli de l'aine, notamment après un effort.
- Boule impossible à réduire.
- Boule qui se prolonge vers le testicule chez l'homme et la cuisse chez la femme.
- Malaise.
- Pâleur et vomissements.
- Douleur importante.
- Constipation importante et inhabituelle.
- Arrêt d'émission de gaz.
- Frissons et fièvre élevée (plus de 38,5°).
- Plaie infectée du membre inférieur.

3

- Apparition de ganglions (petites boules) en d'autres endroits du corps (aisselle, mâchoire).
- Fatigue et sueurs nocturnes depuis quelque temps.
- Boule sensible et un peu douloureuse.
- Fièvre modérée.

Amélioration

Facteurs aggravants (augmentent d'un niveau d'urgence)

- Surpoids important.

Causes possibles

Adénopathies (fréquent) : boules douloureuses ou non, augmentées de volume ou non, et présentes au pli de l'aine ; ***Hernie inguinale :*** boule qui ressort au niveau du pli de l'aine, peu ou pas douloureuse, plus ou moins volumineuse, et réductible avec le doigt ; ***Hernie inguinale étranglée :*** boule douloureuse d'apparition brutale qui ressort au niveau du pli de l'aine, plus ou moins volumineuse et non réductible avec le doigt, accompagnée de vomissements et de constipation avec arrêt des gaz ; ***Tumeurs vasculaires*** (très rare) : comme une hernie, mais chaude et palpitante, et d'apparition progressive.

Peau, veines, système lymphatique, intestins.

Boule à l'anus

Une boule à l'anus est le plus souvent synonyme d'hémorroïdes. Les hémorroïdes sont des veines normales, mais qui ne doivent pas se dilater ou gonfler. Il s'agit alors d'une crise hémorroïdaire. Mais ce n'est pas toujours le cas, et les poussées hémorroïdaires ont des stades de gravité différents.

Que faire dans un premier temps ?

- Évaluez la forme, la taille et la situation de cette boule.
- Est-elle douloureuse ou non ? Depuis quand est-elle apparue ?
- Prenez votre température.

Que faire ?

- Lorsque la boule est d'apparition récente, on peut essayer de la faire rentrer avec le doigt. Elle est alors dite « réductible ». Si ce n'est pas possible, elle est dite « irréductible ».
- Si la boule est ancienne et se modifie, tout dépend des caractéristiques de cette boule.

Ce qui doit vous alerter

Hémorroïdes connues

Aggravation

4

- **Douleur pulsatile (elle bat) qui empêche de dormir.**
- **Sang dans les selles.**
- **Modification brutale de cette hémorroïde (très gonflée, bleuâtre, dure et douloureuse).**
- **Douleur extrêmement vive.**
- **Présence d'une zone noirâtre au centre de la boule.**
- **Boule en forme d'anneau.**
- **Boule impossible à réduire avec le doigt.**

3

- Boule réductible (on peut la faire rentrer avec le doigt).
- Douleur modérée.
- Boule qui ressort plus que d'habitude, notamment après les selles.
- Sang sur le papier toilette.
- Fièvre modérée (moins de 38,5°).
- Boule différente de l'hémorroïde connue (elle se situe à l'entrée de l'anus).
- Boule allongée, chaude et douloureuse.
- Suintements par l'anus de liquide louche ou purulent.

Amélioration

Boule d'apparition récente (quelques heures ou jours)

Aggravation

4

- Boule sortie brutalement au niveau du pli de l'aine, notamment après un effort.
- Boule très gonflée, bleuâtre, dure et douloureuse.
- Boule impossible à réduire.
- Présence d'une zone noirâtre au centre de la boule.
- Boule en forme d'anneau.
- Boule allongée, chaude et douloureuse.
- Suintements par l'anus de liquide louche ou purulent.
- Frissons, fièvre élevée et tremblements.
- Boule chaude, très douloureuse, située en haut de la raie des fesses.

3

- Boule apparue brutalement, notamment après un effort ou une période de constipation.
- Boule réductible.
- Un peu de sang sur le papier toilette.
- Douleur qui va en s'aggravant.
- Boule qui a tendance à devenir bleuâtre et douloureuse.
- Épisodes fréquents de sang dans les selles ou de selles noires comme du charbon et malodorantes.

Amélioration

Facteurs aggravants (augmentent d'un niveau d'urgence)

- Constipation chronique.
- Suites de repas épicés.
- Efforts importants (soulèvement, course).
- Accouchement récent.

Votre attitude en urgence

- En attendant de voir le médecin et si la gravité est inférieure à 3, vous pouvez utiliser des crèmes **antihémorroïdaires**, des **veinotoniques** et des **anti-inflammatoires** pendant une durée très limitée (2 ou 3 jours), et à la condition que vous n'ayez pas de fièvre. La crise doit céder en quelques jours.
- Pour tous les autres cas, ne rien faire de plus et consulter votre médecin.

Causes possibles

Abcès de la marge anale : boule à l'anus, plus ou moins étalée et étendue, très douloureuse, avec fièvre et parfois frissons ; ***Poussée hémorroïdaire :*** boule plus ou moins douloureuse, sortant par l'anus ; ***Thrombose hémorroïdaire :*** boule douloureuse, gênant la marche, dure, bleutée et sortant de l'anus. Nécessite une intervention simple pour retirer le caillot.

Ventre, rectum, veines.

Boule dans la gorge

Sensation objective ou subjective d'avoir « une boule dans la gorge ».

- Objective parce que cette sensation de boule ou de gonflement entraîne une gêne au passage des aliments solides, voire liquides, ou au passage de l'air, qui peut provoquer des douleurs en avalant, des troubles de la déglutition (fausse route) ou une gêne respiratoire.
- Subjective (c'est difficile de faire la part des choses), car les crises d'angoisse peuvent à la fois être à l'origine de cette sensation et/ou la majorer.

→ Douleur en avalant → Mal à avaler.
→ Gêne respiratoire → Mal à respirer.
→ Les autres cas, lire la suite.

Ce qui doit vous alerter

Aggravation

4

- **Angoisse soudaine avec douleur dans un côté de la poitrine et gêne respiratoire.**
- **Lèvres bleutées.**
- **Douleur en avalant et douleur augmentée en pliant le cou, le menton contre la poitrine.**

3

- **Anxiété sans gêne respiratoire.**
- **Mal à la gorge simple avec douleur en avalant, avec ou sans fièvre.**
- **Choc psychologique, contrariété importante.**
- **Idées noires, assombrissement du caractère.**
- **Anxiété qui se prolonge durant plusieurs jours.**
- **Sensation physique et permanente de boule au fond de la gorge.**
- **Pleurs et sentiment de tristesse.**

Amélioration

Facteurs aggravants
(augmentent d'un niveau d'urgence)

- Antécédents de tentative de suicide.
- Antécédents d'embolie pulmonaire.
- Antécédents de dépression.

Que faire ?

- Essayer de se détendre, de déstresser, si le contexte est celui d'un choc psychologique ou d'une contrariété.

Causes possibles

Amygdalite : sensation de boule douloureuse dans la gorge, généralement d'un côté, avec gêne en avalant, fièvre et ganglion sous la mâchoire ; ***Angine :*** *idem*, mais plutôt des deux côtés ; ***Attaque de panique :*** sensation passagère et indolore de boule dans la gorge ou de striction désagréable ; ***Crise d'angoisse :*** *idem* ; ***Dépression :*** *idem* ; ***Embolie pulmonaire :*** liée à une angoisse dans un contexte de point de côté dans la poitrine ou le dos, gêne respiratoire et cœur rapide ; ***Phlegmon de l'amygdale :*** sensation de boule douloureuse dans la gorge augmentant lors de la flexion du menton sur la poitrine, avec gêne en avalant, fièvre et ganglion sous la mâchoire ; ***Trouble anxiodépressif :*** sensation de boule dans la gorge indolore et liée à une phase d'angoisse

Tête, cou, amygdales, pharynx, émotion, humeur, circulation, poumons.

Boule au nombril

Une boule au nombril peut se voir chez l'enfant à la naissance. C'est un problème fréquent et généralement bénin qui se résout tout seul et n'aboutit jamais à la **hernie ombilicale**.

Chez la personne âgée ou en surpoids, une boule peut apparaître, mais c'est généralement progressif.

Que faire ?

- Lorsque la boule est d'apparition récente, on peut essayer de la faire rentrer avec le doigt. Elle est alors dite « réductible ». Si ce n'est pas possible, elle est dite « irréductible ».
- Chez le nourrisson, les boules au nombril sont fréquentes et correspondent à des hernies ombilicales. Une simple surveillance par le pédiatre suffit.

Ce qui doit vous alerter

Hernie ombilicale connue

Aggravation

4

- Boule non réductible (on ne peut plus la faire rentrer avec le doigt).
- Boule qui n'est plus expansive à la toux.
- Boule qui ressort plus que d'habitude.
- Boule devenue dure au toucher.
- Vomissements.
- Constipation importante et inhabituelle.
- Arrêt d'émission des gaz.
- Ventre très ballonné.
- Douleur du ventre inhabituelle.

2

- Aucun de ces signes, ou bien ils régressent rapidement en quelques heures.

Amélioration

Hernie ombilicale non connue

Aggravation

4

- Boule sortie brutalement au niveau du nombril, notamment après un effort.
- Boule impossible à réduire.
- Malaise.
- Pâleur et vomissements.
- Douleur importante.
- Constipation importante et inhabituelle.
- Arrêt d'émission de gaz.

Amélioration

Facteurs aggravants
(augmentent d'un niveau d'urgence)

- Surpoids important.
- Hernie inguinale (boule dans l'aine).

Causes possibles

Hernie ombilicale : boule qui ressort au niveau du nombril, peu ou pas douloureuse, plus ou moins volumineuse, et réductible avec le doigt ; ***Hernie ombilicale étranglée :*** boule douloureuse d'apparition brutale qui ressort au niveau du pli de l'aine, plus ou moins volumineuse et non réductible avec le doigt, accompagnée de vomissements et de constipation avec arrêt des gaz.

Ventre, intestins, peau, digestion.

Boule sous la peau

Les « boules sous la peau » sont un terme impropre sur le plan médical. Les médecins parlent de tuméfaction ou de grosseur, voire d'autres mots lorsqu'après un examen clinique, ils évoquent un diagnostic précis.

Cette sensation, palpable simplement avec les doigts, se trouve sous une peau saine. Si la peau est porteuse de boutons, on parle « d'éruption de boutons ». Si la surface de la peau est altérée (fissure, crevasse…), on parle de « lésion de la peau ». Enfin, si la peau présente une modification de son aspect ou de sa texture, il s'agit d'une « anomalie de la peau » pour laquelle le médecin utilisera des mots spécifiques.

→ Éruption de boutons → Boutons.

→ Peau altérée → Lésion de la peau.

→ Modification de l'aspect de la peau → Anomalie de la peau.

→ Boule dans le sein → Boule dans le sein.

→ Boule à l'anus → Boule à l'anus.

→ Boule au nombril → Boule au nombril.

→ Boule à l'aine → Boule à l'aine.

→ Les autres cas, lire la suite.

Que faire dans l'immédiat ?

- Évaluez la forme, la taille et la situation de cette boule.
- Est-elle douloureuse ou non ? Depuis quand est-elle apparue ?
- Prenez votre température.

Ce qui doit vous alerter

Aggravation

4
- Fièvre avec frissons et tremblements.

3
- Fièvre modérée.
- Boule douloureuse et gonflée.
- Boule située en haut de la raie des fesses, sur le visage, au pli d'une articulation.
- Grosseur douloureuse qui empêche de dormir.
- Boule douloureuse située dans le pli de l'aine, sous les aisselles, sous la mâchoire, devant l'oreille, dans le creux de la clavicule (les « salières »), derrière le genou.

2
- Boule ancienne.
- Boule molle et fluctuante sous la peau.

Amélioration

Votre attitude en urgence

- En attendant de voir le médecin et si la gravité est inférieure à 3, vous pouvez mettre pendant la nuit des pansements alcoolisés, à la condition que la peau soit saine et non altérée.
- **Médicaments contre la douleur** en évitant les anti-inflammatoires.
- Pour tous les autres cas, ne rien faire de plus et consulter votre médecin.

Causes possibles

Abcès à son début : boule ou grosseur qui bombe sous la peau, douloureuse, avec souvent fièvre et parfois frissons. Un ganglion un peu sensible peut « pousser » dans le même temps dans la région ; ***Adénopathies :*** ganglions inflammatoires sensibles ou douloureux, présents dans les aires ganglionnaires ; ***Cellulite :*** infection de la peau plus en placard inflammatoire qu'en boules bien individualisées ; ***Furoncle à son début :*** boule ou grosseur qui bombe sous la peau à la base d'un poil, douloureuse, avec parfois fièvre ; ***Kyste pilonidal infecté***, situé tout en haut de la raie des fesses et très douloureux ; ***Kystes infectés :*** grosseur connue qui s'infecte et se transforme peu à peu en abcès.

Causes en dehors de l'urgence

Lipomes : boules molles et indolores sous la peau, d'apparition progressive ; ***Tumeurs sous-cutanées*** (rares).

Peau, défense contre les infections, immunité, inflammation.

Boule dans le sein

Se découvrir une boule dans le sein génère une inquiétude bien compréhensible, surtout si cette découverte est fortuite. Toute grosseur nouvellement apparue doit impérativement faire consulter le gynécologue dans les jours qui suivent, mais non en urgence.

En revanche, certains critères importants à connaître peuvent présenter un caractère de gravité et d'urgence.

Ce qui doit vous alerter

Aggravation

4
- **Fièvre avec frissons.**
- **Écoulement de liquide par le sein (pus, sang, liquide louche).**
- **Peau rouge ou avec des traînées rouges et chaudes sous la peau, ou encore cordon rouge, chaud et douloureux.**
- **Boule rouge, chaude et douloureuse.**
- **Boule chaude et pulsatile (sensation de battement).**

3
- **Boule douloureuse ou sensible à la palpation, sans fièvre.**
- **Vous allaitez, et le sein est dur et tendu.**
- **Vous n'allaitez pas et n'êtes pas enceinte, ou vous ne venez pas d'accoucher.**

Amélioration

Que faire ?

En cas d'allaitement

- Cessez l'allaitement et mettez temporairement votre enfant au biberon.
- Tirez votre lait avec un tire-lait et jetez le lait sans le donner à votre enfant.
- Douchez vos seins à l'eau tiède pour les faire dégonfler.
- S'il y a des traînées rouges sous la peau ou un cordon rouge et douloureux, vous pouvez appliquer dessus des **pansements alcoolisés**.

En dehors de l'allaitement

Rien de spécial à faire, prenez rendez-vous prochainement avec votre gynécologue.

Causes possibles

Au cours de l'allaitement

Abcès du sein : boule faisant généralement suite à une inflammation localisée du sein, douloureuse avec souvent ganglion sous l'aisselle, fièvre et parfois frissons ; ***Engorgement des seins :*** sein gonflé et douloureux qui ne permet pas de poursuivre l'allaitement ; ***Lymphangite du sein*** : cordon rouge sur le sein avec fièvre modérée.

En dehors de l'allaitement

Abcès du sein : rare en dehors de l'allaitement ; ***Tumeur du sein à explorer :*** boule de découverte souvent fortuite. Nécessite de consulter.

Thorax, seins, allaitement.

Boule dans le testicule

Les testicules sont enveloppés dans différents tissus qui les protègent et ils reposent dans les bourses. Ils sont coiffés comme le cimier d'un casque par une structure allongée appelée épididyme. Tout cela forme un ensemble, et seul l'examen clinique par le médecin peut faire la part des choses entre une boule appartenant au testicule, à l'épididyme ou seulement à un gonflement des bourses.

De plus, cette sensation de boule peut être douloureuse ou indolore, survenir progressivement ou brutalement.

→ Douleur du testicule ou gonflement douloureux du testicule → Mal au testicule.

→ Les autres cas, lire la suite.

Ce qui doit vous alerter

Aggravation

4
- Boule douloureuse d'apparition brutale.
- Brûlures en urinant avec fièvre.

3
- Brûlures en urinant sans fièvre.
- Boule indolore.
- Boule ancienne, mais non explorée médicalement.

2
- Boule ancienne déjà explorée médicalement, mais qui se modifie.

Amélioration

Que faire ?

- Appeler les secours en fonction du niveau d'urgence, en gardant bien à l'esprit que toute douleur d'un testicule, surtout si elle est brutale, est potentiellement une torsion du testicule, laquelle est une urgence puisqu'on a six heures au maximum pour intervenir chirurgicalement si c'est le cas, sous peine de perdre le testicule.
- Si la boule est d'apparition progressive, la consultation d'un médecin sera de toute façon indispensable.

Causes possibles

Orchiépididymite : boule douloureuse dans le testicule avec douleur du bas-ventre, fièvre et brûlures en urinant. Souvent confondue avec la torsion du testicule ; ***Orchite :*** infection du testicule, qui est gonflé, avec douleur du testicule et fièvre ; ***Torsion du testicule :*** grande urgence nécessitant d'intervenir chirurgicalement en moins de six heures. Douleur du bas-ventre et du testicule, violente et brutale, ou d'installation rapidement progressive, avec souvent nausées, vomissements et malaise ; ***Tumeur du testicule :*** boule d'apparition progressive et de découverte généralement fortuite ; ***Varicocèle :*** présence de veines autour du testicule, responsable de problèmes de fertilité.

Ventre, testicule, épididyme.

Ganglions

Toute grosseur n'est pas un ganglion et *vice versa*. On ne peut parler de ganglions (ce que les médecins appellent adénopathies) que si les « boules » que l'on ressent sous la peau se trouvent sur l'une ou l'autre des zones suivantes :

- devant l'oreille (le tragus) ;
- sous la mâchoire ou sous le menton ;
- dans la nuque ou sur les côtés de la « pomme d'Adam » ;
- au sommet du thorax, apparaissant dans le creux sous-clavier (les « salières ») à creux à gauche et en toussant fortement ;
- dans le creux des aisselles ;
- derrière le coude ;
- au pli de l'aine ;
- derrière le genou.

Ces ganglions peuvent être gonflés et douloureux, seulement gonflés et indolores, petits, durs et indolores.

→ Boule en dehors des zones ci-dessus → Boule sous la peau.

→ Grosseur en dehors des zones ci-dessus → Grosseurs.

→ Boules ou grosseurs dans les zones ci-dessus, lire la suite.

Ce qui doit vous alerter

Aggravation

4

- **Douleur de la gorge augmentant en fléchissant le cou et en mettant le menton sur la poitrine, avec fièvre et éventuellement frissons.**
- **Mal à la gorge avec frissons, fièvre et tremblements.**
- **Douleur à la base du crâne derrière l'oreille avec un ganglion dans le cou.**

3

- **Plaie infectée d'un membre avec ganglions dans l'aine.**
- **Plaie infectée de la main ou de l'avant-bras avec ganglions derrière le coude.**
- **Plaie infectée du bras ou de la poitrine, ganglions dans l'aisselle.**
- **Douleur de l'oreille avec ganglion devant l'oreille.**
- **Sueurs durant la nuit avec petite fièvre et ganglions durs un peu disséminés.**

3

- **Chapelet de ganglions dans le cou avec fatigue, mal de gorge et un peu de fièvre.**
- **Mal à la gorge avec un ou deux gros ganglions douloureux et fièvre modérée.**
- **Fatigue et pâleur.**

2

- Mal de gorge avec fièvre élevée, maux de tête et courbatures éventuelles.

Amélioration

Causes possibles

Adénite : gros ganglion généralement douloureux avec fièvre ; ***Adénopathies :*** ganglion gonflé dans un territoire inflammatoire ou infecté ; ***Amygdalite :*** ganglion sous la mâchoire avec mal de gorge d'un côté et souvent fièvre ; ***Angine :*** *idem*, mais des deux côtés ; ***Covid-19 :*** rarement présence de ganglions sous la mâchoire ; ***Grippe :*** *idem* ; ***Infection à cytomégalovirus :*** ganglions souvent le long du cou, avec mal de gorge et fièvre ; ***Maladie des griffes du chat :*** ganglions gonflés dans le territoire ganglionnaire en amont de la griffure ; ***Maladie virale :*** pour certains virus, augmentation des ganglions ; ***Mastoïdite :*** ganglion dans le cou et devant l'oreille ; ***Mononucléose infectieuse :*** ganglions le long du cou, avec fatigue importante, mal de gorge et fièvre ; ***Phlegmon de l'amygdale :*** gros ganglion sous la mâchoire ; ***Toxoplasmose :*** petits ganglions sensibles.

Tête, cou, thorax, ventre, membre supérieur, membre inférieur, système lymphatique, immunité, défense contre les infections, inflammation.

Grosseurs

Le terme « grosseur » correspond à toute sensation de boule, de surélévation, de bosse un peu dure, palpable avec les doigts et située soit juste sous la peau, soit un peu plus profondément sur un os ou une articulation.

Ces boules ou grosseurs peuvent se situer sur des zones où se trouvent naturellement les ganglions lymphatiques (voir « Ganglions »), soit en dehors de ces zones, avec les cas particuliers du sein chez la femme, de l'anus, de l'aine et du nombril.

Par ailleurs, ces grosseurs peuvent survenir sur une peau saine, ou sur une peau altérée par des éruptions de boutons plans ou en relief, par des lésions de la peau (en creux ou en relief) ou par des modifications de l'aspect de la peau.

- → Boules en dehors des zones de ganglions → Boule sous la peau.
- → Boules dans les zones de ganglions → Ganglions.
- → Éruption de boutons → Boutons.
- → Peau altérée → Lésion de la peau.
- → Modification de l'aspect de la peau → Anomalie de la peau.
- → Boule dans le sein → Boule dans le sein.
- → Boule à l'anus → Boule à l'anus.
- → Boule au nombril → Boule au nombril.
- → Boule à l'aine → Boule à l'aine.
- → Autres cas, lire la suite.

Ce qui doit vous alerter

Aggravation

4
- Grosseur douloureuse avec fièvre, frissons, tremblements.
- Muscle gonflé et douloureux à la suite d'un choc, d'une chute ou d'une torsion.

3
- Grosseur douloureuse avec fièvre modérée.
- Grosseur douloureuse et gonfle sans fièvre.
- Grosseur surmontée d'un point blanc.
- Grosseur qui ne semble pas sous la peau, mais dans des structures en dessous (muscle, os, articulation).
- Grosseur située en haut de la raie des fesses, sur le visage, au pli d'une articulation.
- Grosseur douloureuse qui empêche de dormir.
- Grosseur survenue à la suite d'un traumatisme ou d'un choc.
- Bleu ou ecchymose survenus spontanément ou pour un traumatisme minime.

2
- Grosseur ancienne.
- Grosseur molle et fluctuante sous la peau.
- Bleu ou ecchymose à la suite d'un choc.

Amélioration

Que faire ?

- En attendant de voir le médecin et si la gravité est inférieure à 3, vous pouvez mettre pendant la nuit des pansements alcoolisés, à la condition que la peau soit saine et non altérée.
- **Médicaments contre la douleur** en évitant les anti-inflammatoires.
- Pour tous les autres cas, ne rien faire de plus et consulter votre médecin.

Causes possibles

Abcès à son début : boule ou grosseur qui bombe sous la peau, douloureuse, avec souvent fièvre et parfois frissons. Un ganglion un peu sensible peut « pousser » dans le même temps dans la région ; ***Cellulite :*** infection de la peau plus en placard inflammatoire qu'en boule bien individualisée ; ***Érythème noueux :*** sortes de nodules rouges, souvent sur le tibia, entrant dans le cadre de maladies diverses ; ***Furoncle à son début :*** boule ou grosseur qui bombe sous la peau à la base d'un poil, douloureuse, avec parfois fièvre ; ***Hématome musculaire :*** grosseur dans le muscle d'apparition soit spontanée, soit à la suite d'un choc ; ***Kyste pilonidal infecté***, situé tout en haut de la raie des fesses et très douloureux ; ***Kystes infectés :*** grosseur connue qui s'infecte et se transforme peu à peu en abcès.

Causes en dehors de l'urgence

- Lipomes.
- Tumeur osseuse (rare).
- Tumeurs sous-cutanées (rares).

Peau, coagulation du sang.

Chapitre 8

Problèmes de peau

La peau peut être le siège de problèmes très variés qui peuvent se conjuguer : boutons ou lésions de la peau, plaies (de la simple égratignure jusqu'à la plaie profonde), ou simple gonflement de la peau.

Ce sont tous les problèmes qui touchent spécifiquement la peau, avec cette remarque que les gonflements, les boules et les accidents entraînant une effraction de la peau se trouvent dans les chapitres correspondants.

- → Boutons → Boutons.
- → Bleus → Bleus.
- → Bouffées de chaleur → Bouffées de chaleur.
- → Boutons et lésions de la peau → Boutons et lésions de la peau.
- → Cyanose (peau bleutée) → Cyanose (peau bleutée).
- → Démangeaisons → Démangeaisons.
- → Grosseur → Grosseur.
- → Intoxication de cause inconnue → Intoxication de cause inconnue.
- → Intoxication de cause connue → Intoxication de cause connue.
- → Jaunisse → Jaunisse.
- → Mal à la peau → Mal à la peau.
- → En cas de lésions de la peau (peau creusée ou surélevée) → Lésions de la peau.
- → En cas de boules sous la peau → Boules sous la peau.
- → En cas de plaie (importante ou non) → Plaie.
- → En cas de gonflement localisé → Gonflement localisé de la peau.

Anomalie de la peau

Ce qu'on appelle ici « anomalie de la peau » correspond à un ensemble de modifications de l'aspect ou de la texture de la peau, qu'elles soient anciennes ou récentes, sans que la peau soit le siège d'une éruption de boutons ou de lésions de la peau (en creux ou en relief).

Ce sont donc très rarement des modifications qui surviennent en urgence. Leur découverte est donc fortuite et peut évoquer des maladies au long cours qui sortent du cadre des urgences.

Pour mémoire, les modifications qui peuvent se présenter :

- Peau trop élastique.
- Peau parcheminée.
- Peau indurée.
- Aspect de peau d'orange.
- Grains sombres ou calcaires sous la peau.
- Aspect de peau rétractée.
- Peau trop fine sous laquelle on voit les vaisseaux sanguins.

Toutes ces modifications nécessitent d'en parler lors d'une prochaine consultation avec votre médecin.

Peau.

Bleu

Le bleu est un épanchement de sang sous la peau. La cause est en général un choc, une chute ou une torsion. Mais il peut arriver que les bleus apparaissent pour un choc minime. Il s'agit alors d'un trouble de la coagulation. Le bleu peut rester localisé au niveau de la peau, mais il peut aussi s'accompagner d'un hématome en profondeur, souvent musculaire.

Que faire ?

- Appliquer pendant 15 min des glaçons (**glaçage**) en respectant bien le protocole.
- Hématome sous l'ongle : à la suite d'un coup sur le doigt, l'ongle devient bleu avec une douleur très violente. Il est nécessaire de l'évacuer rapidement. Au cas où vous ne pouvez consulter ou si vous êtes dans un endroit isolé, il vous est possible d'**évacuer l'hématome sous l'ongle**, en prenant certaines précautions.

Ce qui doit vous alerter

Aggravation

4

- **Malaise, pâleur, vertiges, soif importante.**
- **Pâleur et sueurs froides.**
- **Le bleu se situe dans l'œil, sur les organes génitaux, sur le sein.**
- **Troubles visuels.**
- **Fièvre, vomissements, gêne à la lumière et maux de tête.**
- **Présence de petits boutons plats rouge sang sous la peau.**
- **Hématome sous l'ongle.**
- **Œil au beurre noir avec perte de connaissance.**
- **Hématome du visage avec perte de connaissance.**
- **Bleu qui s'accompagne d'un gonflement du muscle (hématome musculaire).**
- **Bosse sur la tête avec épanchement de sang que l'on sent sous la peau.**

3

- **De nouveaux bleus sont apparus.**
- **Le bleu est devenu rouge, chaud et inflammatoire.**
- **Œil au beurre noir sans perte de connaissance.**
- **Bleu qui s'accompagne d'un gonflement de la peau (hématome sous-cutané).**
- **Hématome du visage sans perte de connaissance.**
- **Simple bosse sur la tête.**

Amélioration

Facteurs aggravants
(augmentent d'un niveau d'urgence)

- Trouble de la coagulation connu.
- Hémophilie.
- Traitement coagulant en cours.
- Hématome survenu pour un traumatisme minime.
- Antécédents de leucémie ou de maladie du sang.

Évolution

L'hématome bleu ou noir passera progressivement à une couleur verdâtre puis jaune, pour ensuite disparaître en l'espace d'une semaine.

Causes possibles en urgence

- Chocs et traumatismes divers : c'est ce qu'il y a de plus fréquent.
- Coagulation intravasculaire disséminée (CIVD) : la présence d'un hématome et plus généralement d'un trouble de la coagulation est un signe de gravité important dans cette pathologie qui entraîne une septicémie sévère.
- Méningite cérébro-spinale : rarement hématomes, mais plus souvent bleus ou ecchymoses, et encore plus souvent petites taches rouges sous la peau qui ne s'effacent pas à la pression. Cela dit, cela reste rare.
- Septicémie à gram négatif : hématomes et bleus témoignant d'un trouble de la coagulation, avec fièvre, frissons, tremblements, malaise. Cela reste rare, mais c'est alors une urgence.
- Troubles de la coagulation : hématomes spontanés ou pour un choc minime.

Peau, coagulation du sang, méninges, défense contre les infections, immunité, inflammation.

Bouffées de chaleur

Les bouffées de chaleur sont l'un des signes bien connus des femmes aux abords de la ménopause. Mais elles peuvent survenir chez tout le monde.

Que faire ?

- S'allonger, plutôt tête basse.
- Se rafraîchir (eau sur le visage, serviette humide).
- Ne prendre aucun médicament dans l'immédiat.

Ce qui doit vous alerter

Aggravation

4
- Maux de tête avec bourdonnements d'oreille et/ou troubles visuels (mouches volantes, petits éclairs devant les yeux).
- Démangeaisons.
- Visage gonflé.
- Langue enflée.
- Poussée de fièvre élevée et soudaine.

3
- Les bouffées de chaleur reviennent par crises.
- Elles surviennent chez une femme de moins de 45 ans.

Amélioration

Causes possibles

Allergie cutanée : accompagnée de rougeurs et démangeaisons ; ***Coup de chaleur :*** survenant à la suite soit d'un effort physique intense, soit de l'exposition dans une atmosphère très chaude (canicule ou sauna) ; ***Ménopause précoce :*** classique et pénible ; ***Œdème de Quincke :*** sensation de chaleur avec langue enflée et mal à respirer. Urgence ; ***Poussée d'hypertension artérielle :*** les bouffées de chaleur sont alors appelées « flush syndrome » et entrent dans le cadre de maladies rares hypertensives comme le phéochromocytome.

Peau, artères, règles, immunité, inflammation, température du corps, pression artérielle.

Boutons et lésions de la peau

Le mot « bouton » est trompeur. En effet, il n'a pas la même signification selon :

- qu'il est ancien, c'est-à-dire depuis plusieurs jours ou semaines (on parlera plutôt de « lésion de la peau ») ou d'apparition récente (on parlera d'éruption) ;
- qu'il est unique ou qu'il y en a plusieurs ;
- qu'il est survenu rapidement (éruption de boutons) ou progressivement (lésion de la peau).

De plus, il peut coexister plusieurs types de boutons qui apparaissent en même temps.

Les boutons peuvent se modifier, soit spontanément, selon une évolution propre à la maladie qu'ils révèlent, soit parce qu'ils démangent et qu'on les gratte. Ils deviennent alors une lésion.

Ces boutons peuvent coexister ou se transformer en une lésion de la peau (en creux, en relief, en forme, en coloration...), et ils peuvent s'accompagner de douleurs, de démangeaisons, de sensations diverses.

Leur signification dépend également de leur localisation.

Derrière ces mots « boutons » et « lésions » se cache donc une grande partie de la dermatologie !

Pour bien comprendre ces lésions ou ces boutons, il faut se poser 6 questions :

- Quel est le type (ou les types) de lésion élémentaire ?
- Quelle est l'organisation de ces lésions ?
- Quelle est la texture des lésions ?
- Quelle est la topographie de ces lésions ?
- Quelle est la couleur des lésions ?
- Quel est le ressenti et y a-t-il des signes d'accompagnement ?

Seuls le dermatologue ou le médecin sont en mesure de poser un diagnostic, mais vous pourrez, en vous reportant aux deux tableaux boutons et lésions, savoir quoi faire et repérer les signes d'alerte.

Les lésions élémentaires

Les macules : lésions planes, non palpables, de couleur différente de la peau, d'un diamètre inférieur à 10 mm ; ***Les papules :*** lésions un peu surélevées, palpables, de couleur différente de la peau, d'un diamètre inférieur à 10 mm ; ***Les plaques :*** lésions surélevées, palpables, plates ou arrondies, d'un diamètre supérieur à 10 mm ; ***Les nodules :*** papules fermes qui se prolongent dans l'épaisseur de la peau dans le derme ou dans le tissu sous-cutané ; ***Les vésicules :*** de petites bulles de liquide clair d'un diamètre inférieur à 10 mm, posées sur la peau. En crevant, elles laissent des croûtes ; ***Les bulles :*** collections de liquide clair d'un diamètre supérieur à 10 mm. Comme les brûlures du second degré ; ***Les pustules :*** lésions surélevées contenant du pus ; ***Urticaire :*** lésion surélevée, palpable, rouge et qui démange ; ***Les squames :*** accumulation comme de la peau morte ; ***Les croûtes :*** résultent d'une pustule ou d'une vésicule qui a crevé ; ***Les érosions :*** perte de tout ou partie de l'épiderme, ce qui laisse une peau suintante et rouge ; ***Les ulcères :*** crevasses résultant de la disparition de l'épiderme et d'une partie du derme ; ***Les pétéchies :*** petites hémorragies sous la peau qui ne disparaissent pas à la pression ; ***Le purpura :*** collection palpable de pétéchies ; ***L'atrophie :*** amincissement de la peau comme du papier à cigarette ; ***Les cicatrices :*** zones de reconstruction d'une peau normale après une plaie ou une lésion de la peau ; ***La télangiectasie :*** dilatation permanente de petits vaisseaux sanguins.

L'organisation des lésions

Cette organisation correspond à la forme des lésions et la façon dont elles sont organisées.

Les lésions linéaires : organisation selon des lignes plus ou moins droites ; ***Les lésions annulaires :*** circulaires, en forme d'anneau avec un centre plus clair ; ***Les lésions nummulaires :*** rondes comme une pièce de monnaie (d'où leur nom) ; ***Les lésions en cocarde :*** lésion arrondie avec un centre généralement plus foncé ; ***Les lésions serpigineuses :*** enchevêtrement de lignes droites ou courbes ; ***Les lésions réticulées :*** aspect en mailles de filet ou en dentelle ; ***Les lésions herpétiformes :*** regroupement de papules ou de vésicules en amas ; ***Les lésions zostériformes :*** regroupées en lignes suivant le trajet d'un nerf (exemple : nerf intercostal).

Texture des lésions

Les lésions verruqueuses : surface irrégulière et rugueuse ; ***La lichénification :*** épaississement de la peau qui résulte de frottements ou de grattage répétés ; ***L'induration :*** l'épaississement en profondeur de la peau ; ***Les lésions ombiliquées :*** avec un trou ou une dépression au centre ; ***La sclérose :*** la peau est rétractée.

Topographie des lésions

Les zones exposées au soleil ; ***Certaines parties du corps*** (paume de la main, plante des pieds, cuir chevelu) ; ***Lésions symétriques, asymétriques ou complètement aléatoires.***

Couleur des lésions

Une peau rouge (érythème) ou avec des lésions rouges ; ***Une peau jaune :*** appelée communément jaunisse ou médicalement ictère ; ***Une peau portant des taches bleues ou violettes*** ; ***Des reflets gris*** correspondant à des dépôts médicamenteux ou métalliques ; ***Les taches ou des bourgeons noirs***, correspondant à un **nævus** avec le risque important de **mélanome**.

Pour faire la différence entre une éruption de boutons et une lésion, voici quelques éléments d'orientation :

Caractéristiques	Éruption de bouton	Lésion
Apparition	Récente (moins de 48 h)	Ancienne (plus de 48 h)
Surface au début	Plat ou en relief	Creusée ou irrégulière
Persistance	Rapidement évolutive	Lentement évolutive
Durée de présence	Courte (quelques jours)	Longue (quelques semaines ou plus)

→ Il s'agit donc selon vous plutôt d'une lésion de la peau → Lésion de la peau.

→ Plutôt d'une éruption de boutons → Boutons.

Boutons

→ **Voir la double page 234, 235.**

Causes possibles

Les éruptions qui démangent

Allergie au soleil : boutons ou rougeurs apparaissant après une exposition au soleil ; ***Allergie aux protéines de vache*** ; ***Aoûtats :*** ces boutons surviennent surtout en été, souvent après une partie de campagne. Ils démangent sous les coutures du slip ou du soutien-gorge, et forment des petits boutons alignés. Ils sont dus à des sortes de petites araignées rouges minuscules ; ***Dermite des prés :*** sortes de boutons rouges, un peu allongés, parfois recouverts de petites bulles, apparaissant sur les zones de contact avec l'herbe (dos, ventre, mollets) après une exposition au soleil, surtout si l'herbe a été mouillée auparavant par la pluie ; ***Eczéma :*** c'est une autre forme d'allergie qui donne des lésions sèches ou suintantes selon les cas, parfois recouvertes de croûtes jaunâtres ; ***Gale :*** ce sont des sortes de coupures ou d'érosion qui apparaissent surtout entre les doigts. En cas de développement important, elles peuvent s'étendre à tout le corps. Les lésions sont difficiles à voir, car elles sont le plus souvent masquées par le grattage forcené de la personne. Celle-ci peut aller jusqu'à s'écorcher localement tant les démangeaisons, qui surviennent surtout la nuit, sont fortes ; ***Herpès génital :*** mêmes lésions, mais sur les organes génitaux ; ***Herpès :*** c'est ce qu'on appelle aussi le bouton de fièvre s'il est situé sur le visage. Il est constitué de petites vésicules précédées par une sensation de cuisson. Les vésicules vont crever et laisser place en quelques jours à une cicatrice suintante ; ***Herpès nasolabial*** ; ***Maladie de Lyell :*** allergie grave avec éruption de bulles à la suite de traitements ; ***Piqûres d'insectes :*** c'est la cause la plus fréquente, et en général, on le sait. Apparition d'un ou plusieurs boutons rouges, parfois en ligne, parfois disséminés. Ces boutons ont en général la particularité d'avoir un petit trou en leur centre. Les piqûres d'araignées sont souvent plus larges que les piqûres de moustique et elles ont tendance à démanger, mais surtout à faire un peu mal ; ***Tiques :*** avec petit point noir entouré de rouge et qui démange, à la suite d'une journée en forêt ; ***Urticaire :*** elles peuvent apparaître en quelques instants et disparaître aussi vite qu'elles sont venues, et s'accompagner d'un gonflement du visage et parfois d'une gêne respiratoire ; ***Varicelle :*** très fréquente chez les enfants, beaucoup moins chez les adultes, et constituée de vésicules. Elles sont disséminées sur tout le corps, et apparaissent également dans les cheveux et les muqueuses. La présence et le contact dans l'entourage avec une personne ayant eu récemment la varicelle aident le médecin à poser le diagnostic ; ***Zona :*** il est dû au même virus que celui de la varicelle. Dans le zona, l'éruption est souvent précédée d'une sensation de brûlure. Les cloques qui apparaissent sont de taille variable. Leur surface est grise et repose sur une peau rouge. Elles sont situées soit autour de l'œil (zona ophtalmique), soit en écharpe sur le côté du thorax (zona intercostal) ou de l'abdomen (zona abdominal).

Les éruptions douloureuses

Le mot « éruption » est en général moins approprié, car il s'agit plutôt de gonflements localisés plus ou moins étendus, mais d'apparition rapide.

Abcès : c'est en général un seul bouton qui grossit, qui est rouge et qui fait mal. Du pus en sort rapidement ; ***Coup de soleil :*** rougeur, sensation de cuisson et démangeaisons légères, à la suite d'une exposition solaire ; ***Ecchymose :*** comme un bleu sous la peau ; ***Érysipèle :*** plaque rouge et chaude, fièvre, frissons ; ***Furoncle :*** bouton rouge et chaud à la base d'un poil avec un point jaune au centre d'où peut s'écouler du pus ; ***Hypodermite :*** nodules rosés sous la peau, bien ressentis au toucher, douloureux et répartis symétriquement sur les jambes ; ***Phlegmon :*** beaucoup plus rare que l'abcès ou le furoncle, car il correspond à la confluence de plusieurs furoncles ; ***Piqûres de méduse :*** ce sont des rougeurs qui donnent une sensation de cuisson à la suite d'un bain de mer ; ***Zona :*** boutons rouges surmontés de vésicules ou bulles, avec démangeaisons et sensation de cuisson douloureuse, sur le trajet d'une côte, en travers d'un côté de l'abdomen ou au niveau de l'œil.

Les éruptions indolores

C'est le cas d'une bonne partie des maladies infantiles, dites éruptives. Chez l'adulte, elles sont rares, car on les a en général déjà eues dans l'enfance ou bien on a été immunisé contre elles.

Mégalérythème épidermique : cette maladie touche l'enfant. Elle est due à un virus, le parvovirus B19. Il est contagieux et provoque un visage rouge et soufflé (comme s'il avait reçu des claques sur les joues), et des plaques sur les membres ; ***Molluscum contagiosum :*** sortes de verrues planes ; ***Purpura :*** petits boutons rouges et plats, comme une tache de sang sous la peau, et ne s'effaçant pas à la pression ; ***Roséole :*** petites taches rosées avec un peu de fièvre ; ***Rougeole :*** rougeur généralisée, avec toux, écoulement nasal et mal à respirer. La rougeole avait complètement disparu en France et revient en raison du recul de la vaccination par le ROR ; ***Rubéole :*** petites taches rosées non prurigineuses avec un peu de fièvre et des ganglions dans le cou ; ***Scarlatine :*** couleur uniformément rouge du corps (peau de chagrin), non prurigineuse et qui desquame très finement. Désormais rare, elle donne surtout une langue blanche qui devient peu à peu rose framboise en commençant par le bord de la langue pour finir par une couleur uniformément rouge et brillante (rouge vernissé) ; ***Typhoïde :*** taches rosées, mais surtout diarrhée fébrile dans un contexte sanitaire défectueux.

Les éruptions dans le cadre d'urgences graves

Les troubles majeurs de la coagulation : pétéchies ou purpura ou bleus spontanés et d'apparition rapide ; ***Maladie de Lyell :*** avec des bulles disséminées, d'apparition rapide, accompagnée de malaise et/ou de fièvre ; ***Méningite cérébro-spinale :*** fièvre, gêne à la lumière et maux de tête. S'accompagne d'un purpura (petites taches rouges sous la peau qui ne s'effacent pas à la pression) ; ***Œdème de Quincke :*** plaques rouges ou blanches, ou carrément urticaire qui démange avec visage gonflé et gêne respiratoire ; ***Piqûre d'hyménoptère*** (guêpe, frelon, abeille) : avec langue enflée et mal à respirer qui peut entraîner un choc anaphylactique (pâleur, sueurs froides, malaise et palpitations).

Peau, langue, immunité, inflammation, méninges, coagulation du sang, intestins.

Lésions de la peau

→ Voir la double page 242, 243.

Les lésions de la peau sont rarement un problème d'urgence, car au contraire des éruptions de boutons, qui sont d'apparition très rapide (de quelques heures à moins de 4 jours), elles sont d'apparition généralement lente et peuvent durer longtemps.

En urgence, il ne s'agit donc le plus souvent que d'éruption ou de complication d'une lésion ancienne qui évolue.

Les signes d'alerte sont donc presque les mêmes que pour une éruption de boutons (voir page 234-233), avec cette différence qu'ils mettent généralement plus de temps à s'installer.

Causes possibles

Acné : boutons sur le visage et le torse, avec croûtes jaunâtres et points noirs, et qui peuvent laisser par la suite des trous sur la peau ; ***Coup de soleil :*** rougeur, sensation de cuisson et démangeaisons légères, à la suite d'une exposition solaire ; ***Dermite des prés :*** stries rouges, avec parfois de petites vésicules qui suivent le dessin des herbes qui ont été en contact avec la peau. Petites démangeaisons ; ***Dermite séborrhéique :*** rougeurs avec très légères squames au niveau des ailes du nez, de la région située entre les sourcils et du pourtour du cuir chevelu ; ***Eczéma :*** plaques rouges et sèches dont l'origine est allergique. Dans les formes aiguës : plaques rouges suintantes et croûteuses. Dans les formes chroniques, la peau s'épaissit avec des squames sèches et des sillons profonds ; ***Escarres :*** plaie de la peau un peu noirâtre ou blanchâtre, suintante et douloureuse, et due à un alitement prolongé. Localisations privilégiées : talons, fesses, épaules, coudes ; ***Hémorragie cutanée :*** exsudation de sang donnant lieu à des croûtes qui mettent du temps à cicatriser ; ***Kyste cutané infecté :*** grosseur sous la peau qui finit par percer et laisser échapper un liquide purulent ; ***Lésions de grattage :*** croûtes rouges, souvent en strie ou alignées, et correspondant au grattage avec les ongles d'une lésion qui démange ; ***Lupus érythémateux disséminé :*** aspect en loup du visage (comme le masque de Zorro), constitué de rougeurs et de boutons avec croûtes jaunâtres comme de l'acné ; ***Maladie de Lyell :*** allergie grave avec éruption de bulles à la suite de traitements médicamenteux ; ***Maladie de Lyme*** qui évolue très rapidement (anneau rouge qui augmente en laissant au centre un cercle de peau saine) ; ***Maladie hépatique*** responsable d'une jaunisse ; ***Mélanome :*** boutons irréguliers, noirs ou de plusieurs couleurs, saignotant, et progressivement envahissant ; ***Pityriasis rosé de Gilbert :*** petites taches ovales rosées ou orangées, avec squames fines ; ***Pityriasis versicolor :*** petites taches blanchâtres et arrondies, avec légère desquamation, surtout sur les épaules et le dos ; ***Psoriasis :*** boutons rouges et plaques squameuses qui démangent et laissent apparaître en dessous une sérosité sanglante ; ***Rickettsiose*** ; ***Rougeole :*** rougeur généralisée, avec toux, écoulement nasal et mal à respirer. La rougeole avait complètement disparu en France et revient en raison du recul de la vaccination par le ROR ; ***Rubéole :*** petites taches rosées non prurigineuses avec un peu de fièvre et des ganglions dans le cou ; ***Scarlatine :*** couleur uniformément rouge du corps (peau de chagrin), non prurigineuse et qui desquame très finement. Désormais rare, elle donne surtout une langue blanche qui devient peu à peu rose framboise en commençant par le bord de la langue pour finir par une couleur uniformément rouge et brillante (rouge vernissé) ; ***Ulcère variqueux :*** ulcération creusée et suintante des jambes sur des varices existantes ; ***Zona :*** boutons rouges surmontés de vésicules ou bulles, avec démangeaisons et sensation de cuisson douloureuse, sur le trajet d'une côte, en travers d'un côté de l'abdomen ou au niveau de l'œil.

Peau, langue, immunité, inflammation, méninges, coagulation du sang, intestins.

Cyanose

La cyanose est une teinte bleue que prend la peau. Elle peut être limitée à une zone du corps ou bien toucher la totalité du corps. La signification n'est alors pas la même. Une cyanose doit constamment alerter.

Ce phénomène correspond à la présence dans le sang d'un taux anormalement élevé d'hémoglobine non oxygénée, ce qui signifie que le sang ne transporte pas suffisamment d'oxygène. Un sang peu oxygéné est rouge sombre, c'est cela qui donne aux veines leur couleur. Si l'ensemble des vaisseaux transporte du sang peu oxygéné, il va s'ensuivre une teinte uniformément bleutée de la peau. Si ce problème ne touche qu'un territoire ou une zone, c'est cette zone qui sera cyanosée.

La cyanose peut toucher tout le corps, une jambe ou les deux, un bras ou les deux, ou encore le visage.

Ce qui doit vous alerter

Aggravation

5

- **Gêne respiratoire, surtout si elle est brutale.**
- **Crise d'étouffement brutal à la suite d'une fausse route.**
- **Douleur dans la poitrine brutale ou progressive.**
- **Sueurs froides.**
- **Froideur de la peau.**
- **Cyanose du visage.**
- **Cyanose des deux bras.**
- **Cyanose des deux jambes.**
- **Respiration sifflante.**
- **Respiration ralentie.**
- **Troubles de la conscience.**
- **Cœur très rapide (supérieur à 120/min).**
- **Cœur très lent (inférieur à 40/min).**
- **Fièvre.**
- **Perte de sang massive.**
- **Selles noires comme du charbon et malodorantes.**
- **Traumatisme violent, notamment de la jambe, du crâne ou du thorax.**
- **Démangeaisons.**
- **Peau froide.**
- **Porteur d'un pacemaker.**
- **Lèvres et langue gonflées.**
- **Malaise.**

4

- Cyanose d'un bras, surtout si elle est brutale.
- Cyanose d'une jambe, surtout si elle est brutale.
- Jambe gonflée et rouge.
- Température, surtout si elle est modérée.

3

- Exposition au froid.
- Cyanose seulement des lèvres.
- Cyanose avec gêne respiratoire chez un enfant après une contrariété ou un choc psychologique.

Amélioration

- Pour tous les autres cas, une cyanose doit toujours alerter et faire consulter, avec des délais qui dépendent du niveau d'urgence (de 3 à 5).

Facteurs aggravants (augmentent d'un niveau d'urgence)

- Antécédents d'asthme.
- Antécédents d'embolie pulmonaire.
- Antécédents d'infarctus du myocarde.
- Accouchement récent.
- Hypotension artérielle.
- Prise récente de médicaments nouveaux.
- Alitement prolongé.
- Voyage assis récent.

Que faire ?

- En cas de fausse route brutale au cours d'un repas avec un aliment coincé dans la gorge, effectuer immédiatement la **manœuvre de Heimlich**.
- Ne prendre aucun médicament mis à part le traitement habituel tel qu'il a été prescrit par le médecin.
- Chez l'enfant, un accès brutal de cyanose et de gêne respiratoire à la suite d'une contrariété ou d'un choc psychologique peut provoquer ce qu'on appelle le spasme du sanglot. Il faut d'abord vérifier qu'il n'y a pas une cause grave (notamment un corps étranger dans les voies respiratoires, ce qui nécessite la manœuvre de Heimlich ou de Mofenson selon l'âge). L'attitude peut sembler paradoxale, et stressante, mais une fois qu'on a éliminé une fausse route ou un problème respiratoire grave, il est important de laisser l'enfant se calmer seul, en le surveillant de loin bien sûr. La crise cède généralement en quelques minutes. Cependant, si la crise ne cède pas en 2 min ou si un élément fait craindre un problème grave, il faut intervenir.

Causes possibles

Chez l'adulte

Crise d'asthme grave : cyanose à la suite d'une gêne respiratoire avec sifflements et toux ; ***Embolie pulmonaire :*** lèvres bleutées avec point de côté dans la poitrine ou le dos, mal à respirer, angoisse et petite fièvre ; ***Infarctus du myocarde :*** la cyanose n'est présente qu'en cas de défaillance cardiaque grave, secondaire à l'infarctus ; ***Œdème aigu du poumon :*** gêne respiratoire majeure avec pâleur, sueurs et cyanose des lèvres ; ***Œdème de Quincke :*** la cyanose est un signe de gravité dans cet œdème qui touche le visage et la langue à la suite d'une réaction allergique sévère ; ***Phlébite d'une jambe :*** jambe gonflée et œdématiée. La cyanose réalise ce que les médecins appellent une *phlegmatia cerulea* ; ***Thrombose veineuse :*** cyanose du membre thrombosé.

Chez l'enfant

Asthme : équivalent à la crise d'asthme chez l'adulte. La cyanose est un signe de gravité ; ***Bronchiolite*** (avant l'âge de 3 ans, durant l'hiver) : signe de gravité chez un nourrisson qui tousse de façon sifflante avec un peu de fièvre, entre octobre et février ; ***Cardiopathies***

congénitales : la cyanose est quasiment permanente et connue ; ***Choc traumatique :*** une cyanose après un choc traumatique est un signe de gravité ; ***Hémorragies graves :*** *idem* ; ***Spasme du sanglot :*** très impressionnant, mais sans gravité, l'enfant s'arrêtant de respirer à la suite d'une émotion négative ou d'une contrariété, il peut perdre connaissance et il va revenir à lui spontanément.

Peau, veines, artères, circulation, respiration, bronches, poumons, cœur.

Démangeaisons

On a trop tendance à assimiler les démangeaisons à une allergie ou à des piqûres d'insectes. Même si ces causes sont fréquemment à l'origine de démangeaisons, ce ne sont pas les seules.

→ Les démangeaisons sont dues à des boutons → Boutons.

→ Les démangeaisons sont dues à des lésions de la peau → Lésions de la peau.

→ Dans les autres cas, lire la suite.

Ce qui doit vous alerter

Aggravation

4

- **Gêne respiratoire.**
- **Langue enflée.**
- **Visage gonflé.**
- **Malaise.**
- **Prise récente de médicaments nouveaux.**

3

- **Absorption d'aliments allergisants (fruits de mer, tomates, aubergines...).**
- **Piqûre d'hyménoptères (guêpe, abeille, frelons...).**
- **Début brutal.**
- **Jaunisse avec selles décolorées et urines foncées.**
- **Retour d'un pays tropical.**

2

- Piqûres d'insectes ou d'araignées.
- Démangeaisons sous la couture des sous-vêtements.
- Démangeaisons entre les orteils (intertrigo).
- Démangeaison de la vulve ou de l'anus.
- Démangeaisons des cheveux, lentes dans les cheveux.
- Yeux qui piquent.
- Prurit des plis articulaires (aine, aisselles, raie des fesses...).
- Démangeaisons de la vulve.
- Fatigue, avec ganglions et fièvre.
- Lentes dans les cheveux et démangeaisons du cuir chevelu.
- Démangeaisons de l'anus chez le jeune enfant.
- Démangeaisons entre les doigts ou entre les orteils.

Amélioration

Que faire ?

- Essayez de ne pas vous gratter, cela entretient le prurit, en particulier si vous avez des boutons qui apparaissent ou des lésions de la peau.
- Ne mettez aucun produit coloré.
- Certaines crèmes vendues en pharmacie peuvent diminuer les démangeaisons.

- Vous pouvez également prendre des **anti-histaminiques**.

Tout dépend également de la localisation :

- Orteils : toilette des pieds, séchage au sèche-cheveux, chaussettes en coton, pas de chaussures en plastique.
- Yeux : rincer l'œil au **Dacryosérum**. Pas de collyre dans les yeux.
- Vulve : toilette extérieure avec un savon neutre, pas de douche vaginale, pas d'ovules gynécologiques, rapports avec préservatifs.
- Anus : chez le petit enfant, injecter très doucement dans l'anus 10 à 15 ml d'eau tiède au moyen d'une poire en caoutchouc ou du corps d'une seringue sans l'aiguille. Attendre que l'eau s'élimine et recommencer l'opération une fois.
- Cheveux : si les lentes ou les poux sont visibles, utiliser un shampooing antipoux et peigner les cheveux au peigne fin.
- Pubis : même attitude que pour les cheveux.
- Gorge : gargarismes d'eau bouillie tiède et salée au gros sel, ou bien collutoires vendus en pharmacie.
- Oreilles : surtout ne rien mettre dans l'oreille et consulter.
- Dans les plis de flexion : simple toilette au savon de Marseille, rincer abondamment.

Facteurs aggravants

(augmentent d'un niveau d'urgence)

- Stress.
- Nervosité.
- Terrain allergique.

Causes possibles

Allergie cutanée : démangeaison avec rougeurs ou éruption de boutons, d'origine allergique ; ***Aoûtats :*** petits boutons rouges très prurigineux sous la couture du slip ou du soutien-gorge, en été, après une journée à la campagne ; ***Gale :*** démangeaisons, en particulier entre les doigts, où loge la famille sarcopte, ce parasite qui se transmet d'un individu à un autre ; ***Hépatite :*** fatigue, petits boutons rosés, jaunisse et démangeaisons ; ***Morpions :*** démangeaisons du pubis. Infection sexuellement transmissible et contagieuse comme les poux ; ***Mycose cutanée :*** enduit blanchâtre dans les plis (aine, sous le sein, raie des fesses, arrière du coude ou du genou) ; ***Mycose génitale :*** démangeaisons et enduit blanchâtre odorant de la région génitale ; ***Œdème de Quincke :*** œdème qui touche le visage et la langue à la suite d'une réaction allergique sévère ; ***Oxyures :*** démangeaisons de l'anus chez l'enfant, à prédominance nocturne ; ***Poussée d'eczéma :*** démangeaisons et petites vésicules ; ***Poussée de psoriasis :*** plaques squameuses qui démangent ; ***Poux :*** démangeaisons du cuir chevelu avec lentes (petites boules blanches de la taille d'une tête d'épingle et accrochées aux cheveux) ; ***Prurigo :*** démangeaisons des membres et du ventre avec croûtes jaunâtres ; ***Rétention biliaire :*** jaunisse, urines foncées et selles décolorées avec démangeaisons, dues à un obstacle sur les voies biliaires en aval du foie ; ***Zona ou herpès*** avant l'apparition des boutons.

Peau, immunité, inflammation, vésicule biliaire, fonction biliaire, foie.

Grosseur

Toute grosseur inquiète, surtout lorsqu'elle est découverte fortuitement. Médicalement, on appelle cela une tuméfaction. C'est un peu comme une « boule sous la peau », mais moins bien individualisée, plus diffuse, parfois avec un caractère infiltrant. D'où son caractère inquiétant *a priori*.

Plusieurs questions sont à se poser :

- Y a-t-il une ou plusieurs grosseurs ?
- À quel(s) endroit(s) se trouve(nt) cette ou ces grosseurs ?

- Quel est l'aspect de la peau en regard ?
- Quelle est la consistance ?
- Quels sont les signes d'accompagnement ?

→ La grosseur est recouverte de boutons sur la peau → Boutons.

→ La grosseur présente des lésions de la peau en regard → Lésions de la peau.

→ La grosseur est recouverte d'une peau de texture anormale → Anomalie de la peau.

→ La grosseur est située dans le sein → Boule dans le sein.

→ La grosseur est ressentie comme une boule sous la peau → Boule sous la peau.

→ La grosseur est située sur l'anus → Boule à l'anus.

→ La grosseur est située au pli de l'aine → Boule à l'aine.

→ La grosseur est située sur le nombril → Boule au nombril.

→ Dans les autres cas, lire la suite.

Les éléments clefs à déterminer :

- Les zones ganglionnaires : devant l'oreille (tragus), aisselles, sous la mâchoire, derrière le coude, pli de l'aine, arrière du genou, nuque et côté du cou. Une grosseur à l'un ou l'autre de ces endroits est évocatrice d'un ganglion lymphatique qui s'est modifié et dont les causes sont très diverses.
- Le devant du cou : c'est le siège de la thyroïde (entre autres), et une grosseur à ce niveau peut être évocatrice d'un goitre ou d'une tuméfaction de la thyroïde. Mais seul l'examen clinique par un médecin ou une échographie peut affirmer que cette grosseur appartient bien à la thyroïde.
- Les autres localisations (seins, anus, aine, nombril) ont aussi des causes assez spécifiques.
- Certaines articulations comme le coude et le genou peuvent être le siège de grosseurs en rapport avec les tissus autour de ces articulations.
- Le caractère douloureux : une grosseur douloureuse, quelle que soit sa localisation, a un caractère inflammatoire ou infectieux.
- La consistance : selon qu'elle est dure, molle, mobile ou non sous la peau, la cause de cette grosseur peut être très variable.

Ce qui doit vous alerter

Aggravation

3

- **Fièvre avec frissons.**
- **Grosseur chaude et douloureuse.**
- **Augmentation de la chaleur corporelle, avec troubles digestifs, cœur rapide et fatigue.**
- **Grosseur qui évolue rapidement avec effraction de la peau et sortie d'un liquide louche ou purulent.**
- **Grosseur d'une zone ganglionnaire en proximité avec une plaie infectée ou en rapport avec une inflammation locale (notamment mal de gorge, mal à l'oreille).**
- **Petites boules le long du cou avec mal de gorge et fatigue.**

2

- Grosseurs anciennes qui n'évoluent pas.
- Petits chapelets de boules dures dans les zones ganglionnaires.

Amélioration

Causes possibles

Adénopathies : ganglions inflammatoires dans l'une ou l'autre des aires ganglionnaires ; ***Goitre thyroïdien :*** grosseur du cou due à un mauvais fonctionnement thyroïdien ; ***Hygroma :*** grosseur fluctuante et molle de l'arrière du coude ou du devant du genou ; ***Kystes infectés :*** grosseur chaude et douloureuse sous la peau ; ***Lipomes :*** tuméfactions molles sous la peau, qui roulent sous le doigt ; ***Mononucléose infectieuse :*** ganglions dans le cou avec mal de gorge, fièvre et fatigue.

Peau, système lymphatique, articulations.

Intoxication

Ce terme d'intoxication est assez trompeur. En effet, soit l'intoxication est reconnue sans le moindre doute (produit toxique, prise de médicaments), soit elle est simplement une hypothèse. C'est là qu'est le piège, car on peut mettre sur le compte d'une intoxication quelque chose qui n'a rien à voir, ou au contraire passer à côté.

De plus, la gravité de l'intoxication, qui signifie littéralement « entrée dans l'organisme d'un produit toxique », dépend du produit, mais également de la porte d'entrée, qui peut être digestive, respiratoire ou cutanée, et parfois concerner les trois.

→ Vous connaissez la cause avec certitude → Intoxication de cause connue.

→ Vous ne connaissez pas la cause, lire la suite.

→ **Voir la double page 242, 243.**

Causes possibles

Intoxication au monoxyde de carbone : grande urgence pouvant toucher plusieurs personnes ou animaux domestiques dans un même lieu. L'intoxication est très sournoise, car le monoxyde de carbone est inodore ; ***Intoxication par les champignons sauvages*** ; ***Intoxications alimentaires :*** la plupart sont bénignes, mais certaines, comme le botulisme, peuvent être très graves et dues à des conserves artisanales mal appertisées. Certaines intoxications alimentaires peuvent être dues à des toxines fabriquées par des bactéries, lesquelles peuvent provoquer en outre une infection intestinale ; ***Intoxications médicamenteuses :*** qu'elles soient volontaires (tentative de suicide) ou accidentelles ; ***Intoxications par certaines plantes :*** notamment chez les enfants, qui peuvent manger des baies sauvages hors du contrôle des parents ; ***Intoxications par contact cutané :*** certains produits, notamment agricoles ou industriels, peuvent passer au travers de la peau. D'autres peuvent provoquer des brûlures ; ***Intoxications respiratoires par des produits volatils :*** peuvent dans certains cas provoquer des lésions pulmonaires ou des voies aériennes supérieures ; ***Surdosages de médicaments :*** notamment par oubli ou confusion dans les doses.

Peau, respiration, digestion.

Intoxication de cause connue

Les produits toxiques peuvent passer par voie digestive, respiratoire ou cutanée.

Il peut s'agir de médicaments, de produits ménagers agricoles ou industriels, ou de champignons sauvages.

Liste des médicaments dangereux

Adalate (nifédipine) ; ***Amlor*** (amlodipine) ; ***Avlocardyl*** (propranolol) ; ***Barnétil*** (sultopride) ; ***Caldine*** (lacidipine) ; ***Cipralan*** (cibenzoline) ; ***Colchimax*** (colchicine) ; ***Denoral, Trophirès*** (pholcodine), ***dextropropoxyphène*** ; ***Digitoxine, digoxine, lanatoside C*** ; ***Dogmatil*** (sulpiride) ; ***Ergot de seigle*** ; ***Flécaïne*** ; ***Flodil*** (félodipine) ; ***Floxyfral*** (fluvoxamine) ; ***Fonzylane*** (buflomédil) ; ***Ibuprofène*** (si dose supérieure à 1,2 g/jour) ; ***Icaz*** (isradipine) ; ***Isoptine*** (vérapamil) ; ***Lopressor*** (métoprolol) ; ***Loxen***

(nicardipine) ; **Ludiomil** (maprotiline) ; **Marsilid** (iproniazide), **Humoryl** (toloxatone), **Moclamine** (moclobémide) ; **Méprobamate** ; **Mexitil** (mexilétine) ; **Morphine** ; **Moscontin, Skenan, Sédol, codéine, méthadone, Palfium ; Nivaquine** (chloroquine) ; **Paracétamol** (si dose supérieure à 3 g/jour) ; **Rythmodan** (disopyramide), **procaïnamide, quinidine** ; **Rythmol** (propafénone) ; **Sectral** (acébutolol) ; **Seropram** (citalopram), **Effexor** (venlafaxine) ; **Solian** (amisulpride) ; **Sotalex** (sotalol) ; **Ténormine** (aténolol) ; **Théophylline** ; **Théralène** (alimémazine) ; **Tiapridal** (tiapride) ; **Tildiem** (diltiazem) ; **Tofranil, Anafranil, Surmontil, Laroxyl, Prothiaden, Défanyl, Pertofran** (imipraminique) ; **Trandate** (labétalol).

Liste des toxiques dangereux

Caustiques (ils brûlent les voies digestives). Donc ne pas vomir (ce qui brûle à l'aller lors de l'ingestion brûlera au retour lors des vomissements).

Acide fluorhydrique ; ***Antirouilles*** ; ***Déboucheurs de canalisation, soude caustique*** ; ***Décapants de four*** ; ***Détergents pour lave-vaisselle*** ; ***Détartrants pour WC*** ; ***Eau de Javel*** ; ***Eau oxygénée*** ; ***Permanganate de potassium.***

Irritants (ils irritent les voies digestives sans les brûler). Donc ne pas vomir non plus.

Assouplissants textiles ; ***Désodorisants pour cuvette de WC*** ; ***Détartrants*** ; ***Détergents de surface*** ; ***Détergents pour linge ou vaisselle à la main*** ; ***Essence*** ; ***Naphtaline*** ; ***Produits de rinçage pour lave-vaisselle*** ; ***Shampooings***.

Moussants. Éviter de vomir afin de ne pas faire d'inhalation de mousse.

Shampooings ; ***Détergents de surface.***

Liste des produits agricoles ou industriels dangereux

Insecticides : lindane, endosulfan (passe par voie cutanée, digestive ou respiratoire), organophosphorés, carbamates ; ***Rodenticides organiques :*** strychnine, chloralose, crimidine ; ***Herbicides :*** paraquat (Gramoxone®, Speeder®, Pyriquat®, Tradiaquat®, Illico®, Giror®, Tota-Col®), diquat (Reglex®, Reglone®) ; ***Cyanures*** ; ***Fluorure*** ; ***Mort-aux-rats.***

Liste des champignons sauvages dangereux

Potentiellement mortels

Syndrome cortinarien dû aux cortinaires, en particulier le cortinaire couleur de rocou ; ***Syndrome phalloïdien*** dû aux amanites : amanite phalloïde, amanite printanière, amanite vireuse, petites lépiotes, galères ; ***Syndrome paxillien*** dû au paxille enroulé, à l'amanite rougissante épaisse, aux gyromitres, aux helvelles ; ***Rhabdomyolyse aiguë*** due au tricholome équestre en consommation excessive.

Toxiques

Syndrome panthérinien dû aux amanites : amanite panthère, amanite tue-mouche, amanite épaisse, amanite rougissante non cuite ; ***Syndrome proximien*** dû à l'*Amanita proxima* ; ***Syndrome résinoïdien*** dû au bolet de Satan, clavaire, lactaires, pleurote de l'olivier, tricholome tigré, hébélome ; ***Syndrome acromélalgien*** dû à *Clitocybe amoenolens*, *Clitocybe acromelalga* ; ***Syndrome sudorien*** dû aux clitocybes et inocybes ; ***Syndrome coprinien*** dû au coprin noir d'encre, clitocybe à pied en massue, pholiote écailleuse ; ***Syndrome gyromitrien*** dû aux gyromitres (ascomycètes, gyromitre, helvelles) ; ***Syndrome psilocybien*** dû aux psilocybes, Panaeolus, pymopiles, pluctus ou certains inocybes, recherchés pour une consommation volontaire à visée hallucinatoire (proche du LSD).

Intoxication par les plantes

Il s'agit essentiellement de baies, la plupart du temps mangées par les enfants.

Fruits noirs : Sur arbre : cerisier à grappes ; ***Sur arbuste :*** daphné lauréole, laurier-cerise, lierre, prunellier (pourtant très amer), redoul, sureau noir, troène, chèvrefeuille noir, morelle noire ; ***Herbacées :*** actée en épi, androsème, phytolaque, sceau-de-salomon, belladone, parisette, cucubale à baies.

Fruits blancs : **Sur arbre** : gui ; ***Sur arbuste :*** symphorine.

Fruits rouges : ***Sur arbre :*** if ; ***Sur arbuste :*** aubépine, chèvrefeuille, cotonéaster, daphné morillon, fusain d'Europe, houx, pyracantha, sorbier, viorne, lyciet, pommier d'amour, chèvrefeuille des haies ; ***Herbacées :*** arum tacheté, bryone, morelle douce-amère, muguet, tamier, asperge, osyris blanc.

Une fois le produit en cause identifié, consultez la double page 242-243. Ces intoxications sont rarement graves, mais la consultation d'un médecin s'impose dans des délais assez brefs (moins de 6 h).

Digestion.

Jaunisse

La jaunisse franche, c'est-à-dire la couleur jaune que peut prendre la peau, est relativement rare. Ce qui l'est moins, c'est le blanc des yeux un peu jaune, ce qu'on appelle le « subictère conjonctival ». Mais il existe aussi de faux ictères simplement dus à un éclairage insuffisant. C'est pourquoi il est nécessaire, pour évaluer la teinte jaune de la peau ou du blanc des yeux, que cette couleur soit appréciée à la lumière du jour !

La teinte jaune provient de la présence dans le sang de pigments biliaires qui sont les constituants de la bile. Si, pour une raison quelconque, la bile ne peut pas s'écouler vers les intestins, ou si les éléments qui lui ont donné naissance sont en quantité trop importante, les pigments qui la constituent refluent dans le sang. D'où la teinte jaune que prend la peau.

En simplifiant, cet excès de pigments biliaires est dû soit au fait que le foie ne peut éliminer la bile (rétention biliaire), soit parce que le foie en est surchargé (ce qu'on voit dans des anémies dites hémolytiques), soit parce que le foie lui-même est déficient (insuffisance hépatique).

Ce qui doit vous alerter

Aggravation

4

- **Fièvre, avec frissons et tremblements.**
- **Malaise.**
- **Fièvre avec douleur sous les côtes à droite, augmentant en inspiration.**
- **Douleur très violente sous les côtes à droite, bloquant la respiration et obligeant à se recroqueviller sur le côté.**
- **Jaunisse du nouveau-né (ictère néonatal) qui ne cède pas au bout d'une semaine.**

3

- **Selles décolorées et urines foncées (de couleur thé à couleur porto).**
- **Démangeaisons, surtout si elles sont importantes.**
- **Fatigue importante.**
- **Amaigrissement croissant et perte d'appétit.**
- **Jaunisse tirant vers le vert.**

Amélioration

Que faire ?

- Rien. Consulter selon le niveau d'urgence.

Causes possibles

Anémie hémolytique : jaunisse avec pâleur, fatigue, urines foncées et selles décolorées dues à une destruction des globules rouges ; ***Angiocholite :*** infection sévère du sang due à une infection des voies biliaires en aval du foie ; ***Cholécystite :*** infection de la vésicule biliaire avec jaunisse, fièvre et douleur sous les côtes à droite ; ***Colique hépatique :*** douleur sous les côtes à droite, irradiant dans le dos et l'épaule droite, obligeant à se recroqueviller ; ***Hépatite :*** fatigue et jaunisse due à l'atteinte du foie ; ***Insuffisance hépatique :*** atteinte du foie dont l'hépatite est l'une des causes ; ***Maladie de Gilbert :*** yeux jaunes, très visibles à la lumière du jour ; ***Maladies hépatiques :*** entraînent une insuffisance hépatique plus ou moins marquée ; ***Rétention biliaire :*** jaunisse, urines foncées et selles décolorées avec démangeaisons, dues à un obstacle sur les voies biliaires en aval du foie ; ***Tumeur du pancréas :*** signes de rétention biliaire quand la tumeur comprime les voies biliaires.

Peau, artères, veines, foie, vésicule biliaire, fonction biliaire, fonction hépatique, sang, coagulation du sang.

Mal à la peau

La sensation de douleur de la peau est assez particulière. On appelle cela une hyperesthésie cutanée. Le contact physique et parfois le simple port des vêtements provoquent une sensation d'inconfort, voire de douleur : la peau fait mal !

Cette sensation est donc bien différente des courbatures ou des douleurs musculaires, qui peuvent clouer au lit et gêner le moindre mouvement.

→ L'ensemble du corps est douloureux → Mal partout.

→ Un muscle ou un groupe de muscles est douloureux → Douleur musculaire.

→ C'est seulement la peau qui fait mal, lire la suite.

Ce qu'il faut faire

- Prenez votre température. Si vous n'avez pas une fièvre élevée (supérieure à 39°), vous pouvez prendre un bain chaud.
- Boire des tisanes chaudes avec du miel.
- Vous pouvez prendre un **médicament contre la douleur**.

Ce qui doit vous alerter

Aggravation

4

- **Difficulté à faire des mouvements.**
- **Maux de tête avec vomissements, fièvre et gêne à la lumière.**
- **Petits boutons rouges comme des taches de sang sous la peau.**
- **Fatigue extrême.**

3

- **Fièvre élevée avec fatigue.**
- **Toux, maux de gorge.**
- **Frissons et tremblements.**
- **Ganglions dans le cou et mal de gorge.**
- **Sueurs chaudes.**
- **Diarrhée très liquide et très claire, voire un peu orangée avec fièvre.**

Amélioration

Facteurs aggravants (augmentent d'un niveau d'urgence)

- Absence de vaccination DTCoq Polio. En raison du climat antivax apparu dans les années 2020, il n'est pas exclu que ces maladies réapparaissent, dont la polio, qui a pourtant été quasiment éradiquée.
- Absence de vaccination antigrippe.
- Absence de vaccination contre la Covid-19 (dans l'état des connaissances en 2024).

Causes possibles

Brucellose : douleurs diffuses accompagnées de sueurs, odeur de paille pourrie, douleurs dans les muscles ; ***Coup de froid :*** accompagné de fatigue, fièvre et courbatures ; ***Grippe :*** cette « hyperesthésie cutanée » très désagréable est accompagnée de fièvre, courbatures, toux et maux de gorge ; ***Infection virale :*** *idem* ; ***Insolation :*** avec nausées, souvent vomissements et parfois fièvre, sans diarrhée ; ***Syndrome méningé :*** avec maux de tête, mal au cou, gêne à la lumière, vomissements ; ***Syndrome viral :*** *idem* ; ***Toxoplasmose :*** petits ganglions et fatigue. Maladie bénigne sauf chez la femme enceinte, à cause du risque de malformation du fœtus.

Peau, immunité, inflammation, méninges.

Ce qui doit vous alerter

Aggravation

5

- Hémorragie importante avec soif intense.
- Diabète traité par piqûres d'insuline.
- Démangeaisons avec malaise.
- Douleur dans la poitrine.
- Gêne respiratoire.
- Convulsions.
- Traumatisme violent, notamment du ventre, du thorax, de la jambe ou de l'épaule.
- Pâleur brutale d'un bras ou d'une jambe, d'un doigt ou d'un orteil.

4

- Pâleur brutale et inhabituelle.
- Sueurs froides.
- Fatigue intense et brutale.
- Selles noires comme du charbon et malodorantes.
- Frissons, fièvre et tremblements.

3

- Pâleur ancienne qui semble augmenter au fil des jours.
- Anémie connue.
- Douleurs abdominales et vomissements.
- Fatigue moyenne et passagère.

2

- La pâleur régresse.
- La pâleur est ancienne, mais stable.

Amélioration

Pâleur

Le teint de la peau est lié à la carnation (la teinte naturelle de notre peau), mais également à la circulation sanguine dans les minuscules vaisseaux de la peau. Une pâleur se remarque facilement, aussi bien chez soi que chez les autres. Elle est due soit à une désertion du sang dans un territoire, soit à un manque global de globules rouges dans le sang.

→ Œdème du visage → Gonflement du visage.

→ Ailleurs, lire la suite.

Que faire ?

- S'allonger sauf si on a du mal à respirer ou un saignement de nez. Dans ce cas, rester en position demi-assise.
- En cas de sueurs froides, surtout chez le diabétique ou si vous êtes à jeun, prendre un verre d'eau avec trois morceaux de sucre ou une cuillère de confiture.
- Ne prendre aucun médicament à part le traitement habituel.
- Se couvrir avec une couverture, en particulier s'il y a des frissons.

Causes possibles

Anémie : fatigue et pâleur ; ***État de choc***, quelle qu'en soit la cause (infectieux, traumatique, cardiaque, anaphylactique) : pâleur, malaise et sueurs froides ; ***Hépatite*** : pâleur et teint jaune ; ***Ischémie aiguë d'un membre :*** pâleur d'un membre avec douleur et froideur de la peau ; ***Malaise vagal :*** pâleur avec sueurs froides, malaise, nausées et parfois vomissements.

Peau, artères, foie, sang, intestins, surrénales.

Peau froide

Avoir les extrémités froides, voire la peau globalement froide, est un phénomène courant et la plupart du temps bénin. Toutefois, tout dépend des signes d'accompagnement.

→ Sueurs froides → Sueurs.
→ Pâleur → Pâleur.
→ Dans les autres cas, lire la suite.

Les points importants

Un refroidissement des extrémités est dû de toute façon à une diminution de la circulation sanguine au niveau des mains ou des pieds. Moins d'afflux de sang, moins de chaleur.

La cause peut être simplement locale ou plus générale.

Une peau globalement froide peut témoigner d'un problème général. Ce qui compte avant tout, ce sont les signes d'accompagnement, certains pouvant témoigner d'un problème grave.

Ce qui doit vous alerter

Aggravation

5

- **Douleur thoracique.**
- **Traumatisme violent du ventre, du thorax, du crâne ou des membres.**
- **Frissons avec tremblement et malaise.**
- **Convulsions.**

4

- **Froideur brutale d'une extrémité avec insensibilité et peau bleutée éventuellement.**
- **Douleur brutale d'une extrémité (main, pied, voire jambe ou bras).**
- **Pâleur et sueurs.**
- **La personne ne parvient pas à se réchauffer.**
- **Malaise.**
- **Palpitations, sensation de cœur rapide.**
- **Pouls très lent (inférieur à 50/min).**
- **Exposition prolongée au froid.**

3

- **Sensation de froid et de frissons à la suite d'une exposition modérée au froid.**
- **Fièvre élevée avec extrémités froides.**

Amélioration

Que faire ?

- Couvrir la personne avec des couvertures et éventuellement une bouillotte, non directement posée sur la peau.
- Ne pas lui donner de bain chaud.

Causes possibles

État de choc, quelle qu'en soit la cause (infectieux, traumatique, cardiaque, anaphylactique) ; ***Hypothermie :*** à la suite d'une exposition prolongée au froid ; ***Ischémie aiguë d'un membre :*** pâleur d'un membre avec douleur et froideur de la peau ; ***Malaise vagal :*** pâleur avec sueurs froides, malaise, nausées et parfois vomissements ; ***Refroidissement :*** pâleur transitoire qui cède avec le réchauffement ; ***Thrombose artérielle :*** pâleur, mais surtout cyanose et peau froide en aval du caillot.

Causes en dehors de l'urgence

Émotivité : classique, et sans la moindre gravité.

Peau, artères, veines, température du corps, émotion.

Picotement

Les sensations de picotement sont très fréquentes et généralement sans gravité, tant qu'elles sont passagères et que d'autres signes ne se manifestent pas par la suite ou dans le même temps.

Cela s'apparente à des troubles de la sensibilité, mais sans le moindre caractère douloureux. Si c'est le cas, ou si les picotements deviennent pénibles et désagréables, on parle de « paresthésies », qui sont des troubles de la sensibilité pouvant avoir, dans certains cas, un caractère d'urgence.

→ Sensations de picotements désagréables → Troubles de la sensibilité.

→ Dans les autres cas, lire la suite.

Ce qui doit vous alerter

Aggravation

3

- **Démangeaisons avec forte envie de se gratter.**
- **Picotements dans les mains et autour des lèvres, surtout après une contrariété.**
- **Sensation de cuisson ou de chaleur, notamment dans la région du nez et de la lèvre supérieure.**
- **Apparition de petites vésicules douloureuses et qui démangent.**
- **Crise de panique, ou anxiété importante, ou à la suite d'une contrariété.**
- **Gêne respiratoire, respiration rapide, palpitations.**
- **Picotements apparus dans un membre sous plâtre.**
- **Peau bleutée.**

2

- Picotements passagers du cuir chevelu.
- Picotements qui disparaissent et reviennent de plus en plus fréquemment.
- Sensation de « membre mort », à la suite d'une position prolongée du bras ou de la jambe.

Amélioration

Que faire ?

- Au cas où vous auriez déjà fait un herpès nasolabial et pour lequel on vous aurait prescrit un **antiherpétique** en pommade, vous pouvez en appliquer sur la lèvre.
- Au cas où vous auriez déjà fait ce genre de crise de panique avec respiration rapide et picotements dans les mains et autour des lèvres, vous pouvez respirer votre propre air dans un **sac en plastique**. La crise doit céder en quelques minutes.
- Si les picotements surviennent après une exposition au froid, il suffit de les réchauffer avec de l'eau tiède (37°), mais pas chaude.

Causes possibles

Allergie cutanée : avec démangeaisons et boutons ; ***Crise d'angoisse*** ; ***Émotivité :*** fréquent et sans gravité ; ***Herpès nasolabial :*** prélude à l'éruption de petites vésicules sur la lèvre ; ***Hypoglycémie :*** avec sueurs froides, fatigue, jambes en coton ; ***Hypotension artérielle :*** avec malaise majoré par la position debout ; ***Maladie de Raynaud :*** avec pâleur, extrémités froides et parfois cyanose ; ***Spasmophilie :*** cause très fréquente et sans gravité.

> Peau, cerveau, nerfs rachidiens, métabolisme, équilibre hydroélectrolytique, fonction endocrine, pression artérielle, émotion.

Rougeur

La peau est souvent le siège de rougeurs. C'est une couleur rouge de la peau qui a tendance à disparaître à la pression du doigt, pour réapparaître lorsque la pression n'est plus exercée. On appelle également rougeurs des « érythèmes » lorsqu'ils touchent la peau, et des « énanthèmes » quand ils touchent les muqueuses (bouche, anus, vagin).

Ces rougeurs résultent d'une dilatation des petits vaisseaux de la peau ou des muqueuses, ce qui explique cet effacement lors de la pression du doigt.

C'est la différence avec les éruptions de boutons (taches ou boutons surélevés), les lésions de la peau (en relief ou en creux), les anomalies de la peau (modification de la texture ou de l'aspect de la peau) ou la modification du teint (couleur générale de la peau), qui ne s'effacent pas à la pression.

→ Rougeurs en taches ou surélevées → Boutons.

→ Rougeurs en creux ou en relief qui ne s'effacent pas à la pression → Lésions de la peau.

→ Modification de la texture de la peau → Anomalie de la peau.

→ Modification du teint de la peau → Modification du teint.

→ Dans les autres cas, lire la suite.

Les médecins classent ces rougeurs par rapprochement avec des maladies connues :

- Aspect morbilliforme qui rappelle la rougeole : petites taches irrégulières, confluentes, mais séparées par des intervalles de peau saine.
- Aspect scarlatiniforme : grandes plages de peau rouge irrégulières, toujours reliées entre elles.
- Aspect roséoliforme : petites taches rosées fondues et discrètes qui ne permettent pas de savoir si elles sont ou non reliées entre elles.

Ce qui doit vous alerter

Aggravation

4

- Mal à respirer, langue gonflée.
- Jambe gonflée avec rougeurs comme un cordon ou plus étendue à toute la jambe.
- Fièvre assez marquée (entre 38° et 39°) avec frissons.
- Rougeur et gonflement du visage et des lèvres.
- Malaise.
- Nausées, maux de tête, vertiges, avec un chauffage au gaz ou au fioul défectueux.

3

- Démangeaisons entre les orteils.
- Rougeurs qui démangent.
- Rougeur de tout le corps d'apparition progressive.
- Douleur de la jambe d'un seul côté.
- Exposition au soleil ou à la chaleur.
- Rougeur du sein, en particulier lors de l'allaitement.
- Rougeur et gonflement d'une articulation.
- Rougeur et gonflement d'un doigt ou d'un orteil.
- Rougeur et gonflement sur un côté du vagin.
- Chez la femme : démangeaisons et pertes jaunes ou louches ou odorantes.

2

- Chez l'enfant : érythème fessier.
- Chez la femme : démangeaisons et pertes blanches.

Amélioration

Que faire ?

- N'appliquez aucune pommade ou aucun produit coloré ou non.
- Seule exception : les fesses rouges chez l'enfant, où on peut appliquer une **pommade protectrice**.
- En cas de démangeaisons, vous pouvez prendre un **antihistaminique**.
- En cas de démangeaisons vaginales, toilette avec des savons neutres, pas de douches vaginales, rapports sexuels avec préservatif.

Facteurs aggravants (augmentent d'un niveau d'urgence)

- Terrain allergique.
- Hypertension artérielle.
- Diabète.
- Immunodépression ou traitement immunodépresseur.
- Séropositivité au VIH.
- Maladie rénale.
- Mauvais terrain veineux.
- Toxicomanie.
- Alcoolisme chronique.

Causes possibles

Allergie cutanée : avec démangeaisons ; ***Bartholinite :*** douleur vaginale avec gonflement et évacuation de pus en dessous de l'une des grandes lèvres ; ***Coup de chaleur :*** avec souvent malaise ; ***Coup de soleil*** ; ***Érysipèle :*** plaque rouge et chaude, fièvre, frissons ; ***Érythème fessier*** chez l'enfant lors des poussées dentaires ; ***Flush syndrome :*** rougeur, bouffée de chaleur et maux de tête liés à une poussée de tension ; ***Goutte :*** gros orteil rouge et gonflé, mais aussi toute articulation qui devient soudain très inflammatoire et très douloureuse ; ***Intertrigo :*** démangeaisons et rougeur entre les doigts de pied ; ***Intoxication au monoxyde de carbone :*** rougeur du visage avec malaise, nausée et vomissements pouvant toucher plusieurs personnes dans un local chauffé et mal ventilé. Grande urgence ; ***Lymphangite du sein :*** cordon rouge inflammatoire sur le sein ; ***Mycose vaginale :*** avec démangeaisons et pertes blanches ; ***Œdème de Quincke :*** œdème qui touche le visage et la langue à la suite d'une réaction allergique sévère ; ***Panaris :*** rougeur et gonflement de la pulpe du doigt ; ***Phlébite :*** rougeur et gonflement d'une jambe ; ***Urticaire :*** démangeaisons et plaques rouges.

Peau, inflammation, défense contre les infections, immunité, système lymphatique, circulation, glandes de Bartholin.

Sueurs

Sueurs et transpiration sont pratiquement synonymes. Toutefois, il y a une légère nuance : les sueurs sont le plus souvent d'apparition brutale, et elles sont ressenties comme ayant un caractère de gravité ou témoignant d'une réaction de l'organisme à une agression, quelle qu'elle soit. La transpiration est plutôt ressentie comme quelque chose de désagréable, mais de parfaitement normal : on transpire en faisant un effort ou parce qu'il fait chaud.

Cela dit, on va considérer ici qu'il s'agit d'un seul et même phénomène : la fabrication de sueur par les glandes sudoripares de la peau.

Points importants à connaître

- Les sueurs froides sont *a priori* plus inquiétantes que les sueurs chaudes. Elles s'accompagnent souvent de pâleur et de sensation de froid, alors que les sueurs chaudes apparaissent sur une peau normalement colorée. Les sueurs chaudes accompagnent généralement des mouvements thermiques comme la fièvre ou les coups de chaleur.
- Il est très rare que les sueurs d'apparition brutale soient isolées : elles accompagnent toujours d'autres symptômes (fatigue, douleurs, vertiges, vomissements, saignements, etc.) et elles constituent souvent pour le médecin un signe de gravité.
- L'horaire est important également : des poussées de transpiration pendant la nuit doivent alerter, car elles témoignent souvent d'un problème infectieux ou immunitaire à bas bruit.
- L'odeur compte également : mis à part l'odeur caractéristique de sous les bras ou les odeurs de pieds, d'autres sont évocatrices (la paille pourrie évoque une brucellose, le fromage rance faisant penser à une mycose).
- L'abondance : une transpiration excessive au moindre effort avec un visage rouge doit faire consulter un médecin pour qu'il élimine un **phéochromocytome**. De la même façon, les bouffées de chaleur s'accompagnent de sueurs.
- Les sueurs d'apparition brutale (sueurs dans le contexte d'un problème grave ou transpiration anormale) sont généralement inodores. Ce n'est pas le cas de l'odeur de transpiration, qui est désagréable, mais ne présente strictement aucun caractère de gravité.

Ce qui doit vous alerter

Aggravation

4

- Sueurs froides avec pâleur qui ne cède pas en quelques minutes.
- Hémorragie importante.
- Selles noires comme du charbon et malodorantes.
- Malaise chez une personne sous piqûres d'insuline.
- Perte de connaissance.
- Douleur dans la poitrine, même modérée.
- Traumatisme violent du ventre, de la tête, du thorax ou des membres.
- Gêne respiratoire.
- Fièvre très élevée avec frissons, tremblements et malaise.
- Repas récent de champignons sauvages.

3

- Sueurs chaudes avec fièvre élevée, courbatures et maux de tête.
- Sueurs nocturnes.
- Douleurs abdominales avec vomissements.

Amélioration

Que faire ?

- S'allonger sauf si on a du mal à respirer ou un saignement de nez. Dans ce cas, rester en position demi-assise.
- En cas de sueurs froides, surtout chez le diabétique ou si vous êtes à jeun, prendre un verre d'eau avec trois morceaux de sucre ou une cuillère de confiture.
- Ne prendre aucun médicament à part le traitement habituel.
- Se couvrir avec une couverture, en particulier s'il y a des frissons.

Causes possibles

État de choc, quelle qu'en soit la cause (infectieux, traumatique, cardiaque, anaphylactique) : les sueurs sont froides ; ***État grippal :*** sueurs chaudes avec fièvre ; ***Hypoglycémie :*** sueurs froides avec malaise, fatigue et jambes en coton ; ***Malaise vagal :*** sueurs froides avec nausées et vomissements ; ***Septicémie :*** soit sueurs froides, ce qui est un signe de gravité, soit sueurs chaudes, qui sont liées à la fièvre ; ***Virose :*** généralement sueurs chaudes.

Peau, artères, glandes sudoripares, surrénales, défense contre les infections, température du corps, intestins.

Chapitre 9

Troubles, mauvais fonctionnement

D'une manière générale, tous ces troubles peuvent présenter un caractère d'urgence lorsqu'ils sont d'apparition soudaine et/ou parce qu'ils se manifestent de façon très marquée.

Ce sont des problèmes dits « neuropsychiatriques », qui peuvent entrer dans le cadre de nombreuses maladies, le plus souvent au long cours, mais qui peuvent se révéler brusquement, ce qui fait toute leur gravité.

Trouble de l'audition

Les troubles de l'audition ne se limitent pas qu'à la surdité. Différents troubles peuvent exister :

- Une simple baisse de l'audition que l'on remarque parce qu'on fait répéter, qu'on augmente le son de la radio ou de la télévision, qu'on ne répond pas quand on nous appelle, que les conversations dans le bruit sont difficiles à suivre, etc. Cette baisse peut être unilatérale ou bilatérale.
- Une sensation d'oreille bouchée.
- Une perte d'audition, brutale ou progressive, qui peut aboutir à la surdité d'un côté ou des deux côtés.
- Sons distordus, ou sons qui grésillent ou qui saturent.
- Les acouphènes : sifflements, vrombissements, bourdonnements, tressautement du tympan, etc.

→ Audition de bruits, de sons ou de voix imaginaires → Hallucinations.

→ Pour tous les autres troubles d'audition, lire la suite.

Ce qui doit vous alerter

Aggravation

5

- **Paralysie d'un membre, bouche déviée sur le côté, faiblesse dans un membre d'un côté.**
- **Cœur très rapide (supérieur à 120/min) et/ou irrégulier.**
- **Cœur trop lent (inférieur à 45/min).**

4

- **Une perte brutale et prolongée (plusieurs heures) de l'audition, surtout si elle est d'un seul côté.**
- **Troubles de l'audition avec fièvre, maux de tête et gêne à la lumière.**
- **Malaise qui persiste avec pâleur et sueurs.**

3

- Une perte d'audition qui disparaît en quelques instants (secondes ou minutes).
- Des acouphènes qui persistent.
- Une gêne au bruit (phonophobie) avec maux de tête augmentant au bruit et à la lumière, nausées et vomissements.
- Des vertiges (impression que tout tourne).
- Acouphènes chez un diabétique sous insuline.
- Trouble de l'audition bilatérale avec maux de tête, vertiges, saignements de nez et troubles de l'équilibre.
- Écoulement de l'oreille.

2

- Une gêne au bruit (phonophobie).
- Douleur d'une oreille.

Amélioration

Facteurs aggravants (augmentent d'un niveau d'urgence)

- Femme enceinte au dernier trimestre de la grossesse.
- Hypertension artérielle.
- Otosclérose.
- Porteur d'un pacemaker.
- Diabète sous insuline.

Que faire ?

- Allongez-vous.
- Si vous avez un tensiomètre, prenez votre tension, et si elle est supérieure à 14/8, prenez contact avec votre médecin.
- Ne mettez aucune goutte dans les oreilles.
- Faites la manœuvre de Valsalva (bouchez-vous le nez, fermez la bouche en remontant la langue sous le palais et soufflez par le nez).

Causes possibles

Bouchon de cérumen : baisse d'audition généralement dans une oreille, avec parfois petits grésillements pour les sons forts ; ***Hypoglycémie :*** sifflements ou bourdonnement d'oreille, parfois baisse d'audition ; ***Hypotension :*** *idem* ; ***Maladie de Ménière :*** sifflements ou bourdonnement d'oreille, et baisse d'audition d'un côté avec vertiges ; ***Otite externe :*** douleur de l'oreille avec baisse d'audition du même côté ; ***Otite moyenne :*** douleur de l'oreille avec baisse d'audition du même côté ; ***Otite séreuse :*** baisse d'audition bilatérale obligeant à parler fort. Souvent inattention et baisse des résultats scolaires chez l'enfant ; ***Otosclérose :*** baisse d'audition du côté atteint ; ***Poussée d'hypertension artérielle :*** sifflements et bourdonnements d'oreille avec troubles visuels et maux de tête ; ***Prééclampsie :*** maux de tête et sifflements ou bourdonnement d'oreille ; ***Traumatisme sonore :*** sifflement et baisse d'audition des deux côtés.

Tête, oreille moyenne, tympan, audition, pression artérielle, grossesse, métabolisme.

Trouble du comportement

Le comportement est géré par le cerveau. Mais celui-ci est influencé par nos hormones, par nos gènes et par tout ce qui peut provenir de l'environnement (alimentation, respiration, peau, etc.).

D'une manière générale, un trouble soudain du comportement doit alerter. Mais des troubles insidieux sur le long cours peuvent à la longue s'installer, s'aggraver ou se transformer, et se révéler en urgence comme un problème potentiellement sérieux.

Il est difficile de les répertorier, car ils touchent de nombreux domaines de notre vie.

- Les troubles du comportement alimentaire : anorexie, boulimie.
- Les troubles du comportement sexuel.
- Les troubles généraux « spectaculaires » : agitation, colère, délire, violence, conduites excessives, mise en danger, automutilation, agressivité, excentricités, grimaces, tics, exhibitionnisme, désinhibition sexuelle, hyperactivité, irritabilité, crise de nerfs, joie ou tristesse excessive…
- Les troubles généraux « non spectaculaires » : troubles de l'attention, maladresse anormale, renfermement, difficulté à communiquer, mouvements répétitifs, battements de mains sans raison, apathie, frottage de mains, grincements de dents, vérifications permanentes, crises de rires ou de pleurs incontrôlables, peurs excessives ou sans raison, modification du caractère, intolérance à la frustration…

Bref, tout ce qui sort des normes sociales admises ou de « l'ordre public », et ceci de façon soudaine ou d'apparition rapide.

Les conséquences peuvent être importantes : professionnelles, familiales, relationnelles, scolaires, etc.

→ Agitation anormale → Agitation.

→ Propos délirants → Délire.

→ Vision ou auditions imaginaires → Hallucinations.

→ Anxiété excessive → Anxiété.

→ Crise d'angoisse → Angoisse.

→ Dépression ou troubles anxiodépressifs → Déprime.

→ État somnolent → Somnolence.

→ Dans les autres cas, lire la suite.

Ce qui doit vous alerter

Aggravation

5

- **Violence, agressivité dangereuse, voies de fait, coups, maltraitance, etc. L'appel à la police (le 17) est nécessaire en préalable au 15.**
- **Délire et/ou hallucinations pouvant présenter une menace vitale pour la personne ou son entourage.**
- **Prise de médicaments ou de toxiques pouvant modifier le comportement et/ou le rapport au monde réel et pouvant présenter une menace vitale pour la personne ou son entourage.**
- **Troubles neurologiques ou psychiatriques associés : troubles de la coordination, troubles de la pensée, troubles de l'intelligence, désorientation dans le temps ou dans l'espace, tremblements.**
- **Fièvre très élevée, surtout chez l'enfant.**
- **Crise d'asthme très sévère avec gêne respiratoire et apathie progressive.**

4

- Personne en sevrage alcoolique.
- Choc ou traumatisme psychologique récent.
- Délire et/ou hallucinations sans danger immédiat pour la personne ou son entourage.
- Prise de médicaments ou de toxiques pouvant modifier le comportement sans présenter une menace vitale pour la personne ou son entourage.
- Bouffées de chaleur, avec yeux exorbités, agitation, fatigue, sueurs et diarrhées.
- Maux de tête avec vertiges ou saignements de nez ou sifflements dans les oreilles.
- Diabétique sous insuline avec sueurs, jambes en coton, fatigue et petit délire.

Amélioration

Facteurs aggravants (augmentent d'un niveau d'urgence)

- Antécédents psychiatriques.
- Diabétique sous insuline.
- Traitement antidépresseur ou antipsychotique ou par lithium ou anxiolytique.
- Hypertension artérielle.
- Hypothyroïdie ou hyperthyroïdie.
- Alcoolisme chronique.
- Toxicomanie.
- Antécédents de tentatives de suicide.

Que faire ?

- Protéger la personne d'elle-même sans la contraindre.
- Bloquer les issues dangereuses (fenêtres, balcons, terrasses).
- Si la personne est diabétique sous insuline, lui donner trois morceaux de sucre dilués dans l'eau ou une cuillerée à soupe de confiture.
- Dialoguer avec la personne sans chercher à la convaincre, à la contredire ou à la contraindre. Calmer le jeu.
- Attendre les secours.

Causes possibles

Accident ischémique transitoire : rarement à l'origine de troubles du comportement, il s'agit plutôt de déficits moteurs (paralysie, maladresse, etc.) transitoires ; ***Accident vasculaire cérébral :*** *idem*, mais instaurés ; ***Alcoolisme aigu*** ; ***Attaque de panique :*** comportement de fuite, de peur, etc. ; ***Choc psychologique :*** colère, apathie, agressivité, etc., tous types de comportement en réaction à ce choc ; ***Crise aiguë basedowienne :*** agitation, agressivité avec sensation de chaleur excessive, diarrhées, fatigue importante chez une personne amaigrie et avec les yeux exorbités ; ***Crise d'asthme très sévère :*** somnolence au cours de la crise. Signe de gravité majeur ; ***Crise de nerfs*** ; ***Delirium tremens :*** accompagné d'hallucinations dans le cadre d'un sevrage alcoolique ; ***Dépression :*** apathie, tristesse, dépréciation de soi ; ***Encéphalite :*** tout type de trouble du comportement, souvent avec fièvre et paralysies diverses ; ***Intoxication par stupéfiants :*** cocaïne, ecstasy, etc., donnant des comportements très variés selon la drogue utilisée ; ***Spasmophilie :*** au carrefour de la crise de nerfs et de la crise d'angoisse, avec picotements dans les mains et la bouche ; ***Tentative de suicide*** ; ***Troubles bipolaires :*** soit agitation et délires en phase maniaque, soit tristesse en phase dépressive ; ***Troubles obsessionnels compulsifs :*** obsessions et compulsions diverses.

Tête, thorax, cerveau, poumons, artères, bronches, respiration, humeur, émotion, pensée, intelligence, comportement.

Trouble de la conscience

Avant le coma ou la perte de connaissance, il existe un trouble un peu vague, mais très évident à repérer : les troubles de la conscience, qui peuvent également s'appliquer aux troubles de la vigilance. La caractéristique commune est que ce trouble est passager et que la personne n'en garde strictement aucun souvenir, sans que cela constitue pour autant un trouble de la mémoire.

Ce sont :

- Des absences soudaines, la personne est absorbée par quelque chose qui semble une réflexion intense ou un rêve soudain, et qui lui fait perdre momentanément le contact avec son entourage. Cette absence peut durer quelques instants sans que la personne en garde le moindre souvenir.
- Un arrêt soudain dans une activité, avec sa reprise immédiate une fois le trouble dissipé.

- Une inaccessibilité soudaine et régressive, rendant tout contact ou toute interaction de sa part avec son entourage.

→ Trouble de la conscience assimilable à une perte de connaissance avec chute ou malaise profond → Perte de connaissance.

→ Coma → Coma.

→ Dans les autres cas, lire la suite.

Ce qui doit vous alerter

Aggravation

5
- **Paralysie brutale d'un côté ou bouche de travers, ou faiblesse soudaine ou perte de la parole.**
- **Malaise dans un lieu avec chauffage au gaz, au fioul ou au charbon défectueux.**

4
- **Sueurs froides, fatigue, jambes en coton.**

3
- **Absence précédée ou suivie par maux de tête pulsatiles et vomissements.**

Amélioration

Facteurs aggravants (augmentent d'un niveau d'urgence)

- Antécédents d'épilepsie.
- Antécédents d'accident vasculaire cérébral ou d'accident ischémique transitoire.
- Diabétique sous insuline.
- Médicaments pouvant altérer la vigilance.
- Pacemaker.

Que faire ?

- Rien de particulier.
- Appeler les secours selon le niveau d'urgence
- En les attendant, surveiller et attendre la reprise de conscience.
- En cas de diabète sous insuline, et lorsque l'absence a régressé ou a diminué permettant strictement la déglutition, donner trois morceaux de sucre dilués dans un peu d'eau ou une cuillerée à soupe de confiture.

Causes possibles

Accident ischémique transitoire : les troubles de la conscience sont des signes de gravité à la suite de déficits moteurs (paralysie, maladresse, etc.) transitoires ; ***Accident vasculaire cérébral :*** *idem*, mais signes instaurés ; ***Crise d'hystérie :*** aboutit souvent à un coma. Impressionnant, mais pas de gravité immédiate ; ***Hémorragie cérébrale :*** signe quasi constant ; ***Hémorragie méningée :*** signe quasi constant et aboutissant le plus souvent à un coma ; ***Hypertension artérielle :*** témoin d'une encéphalopathie hypertensive. Urgence ; ***Hypoglycémie :*** fréquent, au décours d'une crise avec pâleur, sueurs et malaise ; ***Intoxication au monoxyde de carbone :*** signe d'extrême gravité à la suite d'un malaise avec nausées et vomissements dans le cadre d'un chauffage à combustible mal ventilé ; ***Intoxication médicamenteuse :*** signe très fréquent qui dépend du type de médicament ; ***Migraine avec aura :*** signe peu fréquent, mais possible avant une crise de migraine ; ***Petit mal épileptique :*** absence chez un enfant qui, au bout de quelques minutes, reprend le cours de ses activités ; ***Problème de pacemaker :*** signe de gravité très important, témoignant d'une panne du pacemaker ; ***Trouble de la conduction cardiaque :*** *idem* ; ***Trouble du rythme cardiaque :*** *idem*.

Tête, cerveau, conscience, vigilance, artères, veines, pression artérielle, respiration, cœur, métabolisme.

Trouble de la coordination

Un trouble de la coordination va se manifester par des troubles de la marche, qui peut être « ébrieuse » (comme provoquée par l'alcool), une difficulté à maintenir une position debout stable, ce qui retentit sur les mouvements et les gestes.

Les médecins disposent de différents petits tests pour évaluer le mécanisme probable de ces troubles. Trois mécanismes principaux peuvent intervenir, parfois s'associant entre eux :

- Le « système vestibulaire » qui correspond à un mauvais fonctionnement soit de l'**oreille interne**, soit du **cervelet**.
- Le « système proprioceptif », c'est-à-dire les informations envoyées par les capteurs situés dans les os, les articulations, les muscles et la peau.
- Le « système visuel », qui renseigne le cerveau sur tout ce qui se passe dans l'environnement où l'on se trouve.

Ces troubles vont se manifester par une association de divers troubles : des troubles de la marche, une station debout difficile à maintenir, des contractions musculaires rapides, des troubles des mouvements et des gestes, une maladresse, un retard dans l'exécution des mouvements, une difficulté à faire des mouvements rapides d'oscillation de la main (les marionnettes), des vertiges, des oscillations horizontales des yeux, une parole scandée, des tremblements.

Ce qui doit vous alerter

Aggravation

4

- Un trouble de survenue brutale.
- Une paralysie soudaine d'un côté (main, jambe) et/ou la bouche déviée sur le côté.
- Une faiblesse soudaine d'une main.
- Des convulsions.
- Des nausées, des vomissements, une rougeur du visage, le tout dans un lieu où le chauffage au gaz ou au fioul est défectueux et mal ventilé.
- La prise de stupéfiants (héroïne, crack, etc.).
- La prise de certains médicaments ayant des effets secondaires neurologiques en cas de surdosage.
- Les suites d'un traumatisme crânien.

3

- Une modification de la parole, qui est scandée.
- Des vertiges avec l'impression que tout tourne autour de soi.
- Des troubles de l'équilibre (instabilité, comme si on était sur un bateau).
- Des maux de tête avec troubles de l'équilibre, troubles visuels comme des éclairs ou des mouches volantes devant les yeux, sifflements ou bourdonnements dans les oreilles.

Amélioration

Que faire ?

- Rien. Consulter.

Facteurs aggravants (augmentent d'un niveau d'urgence)

- Alcoolisme chronique.
- Antécédents d'accident vasculaire cérébral ou d'accident ischémique transitoire.
- Antécédents de sclérose en plaques.
- Hypertension artérielle.
- Maladie de Parkinson.
- Toxicomanie.

Causes possibles

Accident ischémique transitoire : les troubles de la coordination sont des signes de gravité à la suite de déficits moteurs (paralysie, troubles de la marche, etc.) transitoires ; ***Accident vasculaire cérébral :*** *idem*, mais signes instaurés ; ***Alcoolisme aigu*** ; ***Intoxication au monoxyde de carbone :*** signes parfois révélateurs à la suite d'un malaise avec nausées et vomissements dans le cadre d'un chauffage à combustible mal ventilé ; ***Poussée d'hypertension :*** témoin d'une encéphalopathie hypertensive. Urgence ; ***Toxicomanie :*** signe très fréquent qui dépend du type de toxique utilisé.

Tête, cerveau, cervelet, muscles, articulation, ligaments, pression artérielle, comportement, coordination des mouvements.

Trouble de la déglutition

→ Le trouble de la déglutition a entraîné le passage d'un aliment ou d'un objet dans les voies respiratoires → **Manœuvre de Heimlich**.

→ Il s'agit d'une simple fausse route avec étouffement très passager, lire la suite.

Le trouble de la déglutition le plus connu que nous avons tous expérimenté un jour ou l'autre, et ce, dès l'enfance, est la fausse route. « C'est passé par le mauvais trou ! » On tousse, on devient tout rouge, mais parfois cela peut descendre dans la trachée, voire plus bas, et il s'agit alors d'un corps étranger solide coincé dans les voies respiratoires, ce qui est une urgence, soit une inhalation dans les poumons qui correspond à une mininoyade.

Heureusement, tout finit dans la quasi-totalité des cas par s'arranger après quelques tapes dans le dos et une série d'efforts de toux.

La question est de savoir si ces fausses routes sont passagères ou répétées, et dans ce dernier cas, si elles ne peuvent pas provoquer ce qu'on appelle un syndrome d'inhalation, donc une infection des poumons à la suite de tout ce qui a été inhalé.

Ce qui doit vous alerter

Aggravation

5

- **Crise d'étouffement brutal à la suite du passage dans les voies respiratoires d'un aliment solide et qui ne passe pas malgré les manœuvres d'expulsion.**
- **Gêne à la respiration avec sifflement ou bruit inspiratoire (stridor), et cyanose, voire malaise ou perte de connaissance.**
- **Trouble neurologique : paralysie d'un côté ou faiblesse d'un membre, bouche déviée sur le côté, chute.**

4

- **Fausses routes à répétition, plusieurs fois dans la même journée.**
- **Toux, gêne respiratoire et sifflements chez un nourrisson.**

3

- Toux, expectoration et fièvre quelques jours après des épisodes de fausses routes à répétition.
- Toux, gêne respiratoire et sifflements chez un enfant.
- Toux chronique ou voix rauque, poussée de fièvre modérée depuis quelques jours.

Amélioration

Que faire ?

- En cas d'inhalation d'un corps étranger ou d'un aliment, comme on l'a vu, la **manœuvre de Heimlich** ou de **Mofenson**, selon l'âge.
- En cas de fausse route bénigne, les classiques tapes dans le dos sont efficaces, mais à la condition que la personne se penche un peu en avant.
- En cas de toux chronique, surtout chez un enfant ou une personne âgée, la consultation d'un médecin est indispensable.

Causes possibles

Accident vasculaire du tronc cérébral : signe de gravité. Il peut aboutir à de fausses routes gravissimes ; ***Bronchiolite :*** survient si on tente de forcer l'enfant qui refuse le biberon à cause de la crise ; ***Corps étranger des voies respiratoires :*** généralement la conséquence plus que la cause du trouble de déglutition ; ***Épiglottite*** (rare, mais grave chez l'enfant) : fausse route à cause du gonflement de la base de la langue ; ***Laryngite chez l'enfant :*** fausse route à cause du gonflement du larynx ; ***Myasthénie :*** trouble accompagnant des problèmes de déficit musculaire ; ***Stomatite :*** peut entraîner de fausses routes ; ***Syndrome de Mendelson :*** conséquence du trouble de la déglutition qui provoque une inhalation de liquides ou de solides dans les poumons ; ***Traumatisme crânien :*** trouble secondaire au traumatisme. Signe de gravité.

Tête, cou, bouche, pharynx, langue, larynx, bronches, trachée, poumons, artères, pression artérielle.

Trouble de l'équilibre

On a tendance à confondre les vertiges avec les troubles de l'équilibre. Dans un « vrai » vertige, on a l'impression que les murs et le plafond tournent autour de soi. Cela entraîne d'ailleurs souvent des nausées et un vomissement.

Les troubles de l'équilibre ne donnent pas cette impression de tournis, mais seulement une sensation d'instabilité, de perte d'équilibre comme sur un bateau, qui peut perturber la marche et la position debout et obliger à s'allonger.

→ Sensation de tournis → Vertiges.

→ Dans les autres cas, lire la suite.

Ce qui doit vous alerter

Aggravation

5

- Une perte d'équilibre avec chute, paralysie ou faiblesse musculaire d'un côté ou bouche déviée sur le côté ou trouble de la marche ou trouble de la parole.
- La perte d'équilibre se poursuit par un malaise et une perte de connaissance.
- La personne s'enfonce dans le coma.
- Gêne respiratoire qui s'installe ou douleur thoracique.

4

- Une brutale perte d'équilibre avec des signes neurologiques associés plus mineurs (troubles de la sensibilité, troubles de la coordination, troubles des mouvements ou des gestes).
- Un trouble de l'équilibre avec maux de tête, troubles de l'audition ou saignements de nez.
- Prise de médicaments pouvant entraîner des chutes de tension ou des troubles de l'équilibre.
- Un pouls très rapide (supérieur à 120/min) ou trop lent (inférieur à 45/min).
- Des nausées, des vomissements, et un visage rouge dans un lieu chauffé au gaz ou au fioul et en activité.
- Ingestion d'alcool avec délire ou troubles du comportement.
- Sueurs froides, jambes en coton et fatigue chez un diabétique sous insuline.
- Prise de toxiques.

3

- Choc psychologique ou contrariété.
- Troubles de la sensibilité.
- Nausées et vomissements avec sueurs froides.

Amélioration

Que faire ?

- Allongez la personne, tête basse et jambes surélevées, sauf si elle a du mal à respirer, et dans ce cas, la mettre en position demi-assise.
- Si elle est diabétique sous insuline, lui donner trois morceaux de sucre dans un verre d'eau ou une cuillerée à soupe de confiture.
- Même chose si elle est pâle, en sueurs avec les jambes en coton.
- Si le chauffage au gaz ou au fioul est allumé, éteignez-le et ouvrez les fenêtres.

Causes possibles

Alcoolisme aigu ; Arythmie : à la suite d'un bas débit cérébral dû au cœur irrégulier ; ***Bradycardie :*** à la suite d'un bas débit cérébral dû au cœur trop lent ; ***Choc psychologique :*** manifestations parmi d'autres ; ***Crise d'angoisse :*** manifestations parmi d'autres (peur, gêne respiratoire, cœur rapide...) ; ***Embolie pulmonaire :*** signe de gravité ; ***Hypertension artérielle :*** témoin d'une encéphalopathie hypertensive. Urgence ; ***Hypoglycémie :*** fréquent, au décours d'une crise avec pâleur, sueurs et malaise ; ***Hypotension artérielle :*** fréquent, avec malaise, pâleur et sueurs ; ***Insuffisance vertébrobasilaire :*** *idem* lors de flexions de la tête ; ***Intoxication au monoxyde de carbone :*** signe parfois révélateur, accompagné d'un malaise avec nausées et vomissements dans le cadre d'un chauffage à combustible mal ventilé ; ***Malaise vagal :*** trouble de l'équilibre obligeant à s'allonger, avec sueurs, pâleur, nausées ; ***Migraine avec aura :*** peut précéder une crise de migraine ; ***Prise de toxiques :*** fréquent. Dépend du toxique ; ***Problème de pacemaker :*** témoin d'une panne vraisemblable de pacemaker. Urgence ; ***Tachycardie sévère :*** témoin d'un bas débit cérébral dû au cœur trop rapide, et qui provoque divers troubles, malaises, vertiges et troubles de l'équilibre ; ***Vertige positionnel paroxystique bénin :*** plus des vertiges rotatoires que des troubles de l'équilibre survenant lors de mouvements de la tête avec nausées et vomissements.

Tête, oreille interne, cervelet, artères, équilibre, pression artérielle, intestins, surrénale, comportement.

Troubles de l'érection

Les difficultés ou les problèmes d'érection sont plus courants qu'on ne le pense, et en dehors du priapisme (érection brutale, permanente et douloureuse), qui est une urgence, un trouble de l'érection justifie d'autant moins le recours aux urgences qu'il est souvent vécu par l'homme comme une faiblesse et qu'il a tendance à cacher ce qu'il appelle « pannes » ou « impuissance » et que les médecins appellent « dysfonction érectile ».

Ce qui doit vous alerter

Aggravation

4
- Érection douloureuse, brutale et qui persiste en dehors de toute stimulation sexuelle.

2
- Verge tordue ou anormalement désaxée au cours de l'érection, rendant les rapports sexuels difficiles, voire impossibles.

1
- Pannes à répétition.
- Éjaculation en « verge molle ».
- Diminution de la libido.

Amélioration

Facteurs aggravants (augmentent d'un niveau d'urgence)

- Suite de prostatectomie.
- Neuropathie.
- Tabagisme.
- Sédentarité.
- Alcoolisme chronique.
- Diabète.
- Hypertension artérielle.
- Hypocholestérolémie.
- Hypotestostéronémie.
- Toxicomanie (cannabis, cocaïne).
- Certains médicaments (statines, neuroleptiques).
- Baisse de la libido.
- Problèmes relationnels ou conjugaux.

Causes possibles

Priapisme : érection permanente, incontrôlable et douloureuse.

Causes possibles en dehors de l'urgence

Adénome de la prostate : suites d'un adénome au long cours ; ***Alcoolisme aigu :*** responsable de pannes ; ***Angoisse de performance :*** pannes ; ***Anxiété :*** *idem* ; ***Dépression :*** *idem* ; ***Fatigue chronique :*** *idem* ; ***Impuissance :*** pannes qui se répètent ; ***Maladie de Lapeyronie :*** verge tordue lors de l'érection, rendant l'acte sexuel difficile, voire impossible ; ***Stress :*** responsable de pannes.

Ventre, érection, prostate, comportement, sexualité masculine, humeur.

Trouble du goût

Avant la Covid-19, en l'absence de rhume ou de rhinopharyngite, les troubles du goût étaient peu fréquents. Désormais, c'est l'un des signes constitutifs de cette maladie virale.

Il peut s'agir d'une diminution du goût (l'hypogueusie), d'une perte totale du goût (agueusie) ou d'une modification du goût qui n'est pas forcément imaginaire.

La perte du goût n'entraîne pas la perte du goût, alors que l'inverse est vrai.

→ Perte de l'odorat → Troubles de l'odorat.

→ Dans les autres cas, lire la suite.

Ce qui doit vous alerter

Aggravation

3

- Suites de traumatisme crânien.
- Hallucinations gustatives.
- Suites de convulsion.
- Perte soudaine du goût et de l'odorat en dehors d'un rhume ou d'un nez bouché.
- Fièvre élevée avec fatigue, toux, maux de gorge et gêne respiratoire.
- Langue douloureuse ou d'aspect modifié.
- Prises de certains médicaments (diurétiques, antidépresseurs, anticonvulsivants, antibiotiques...).

Amélioration

Causes possibles

Covid-19 : le trouble du goût fait partie des signes inconstants de la Covid-19 avec fatigue, fièvre et mal à respirer, entre autres ; ***Dépression :*** problème rare, mais qui peut accompagner tristesse et dépréciation de soi-même ; ***Épilepsie :*** certaines crises très rares qui se manifestent par des illusions gustatives ; ***Intoxications médicamenteuses :*** effets secondaires de certains médicaments ; ***Rhinopharyngite :*** entraîne à la fois le nez bouché et un écoulement nasal ; ***Rhume :*** le trouble du goût fait suite au trouble de l'odorat qui est dû au nez bouché ; ***Tabagisme important :*** peut entraîner une perte du goût sur le long terme.

Tête, cou, bouche, langue, nez, goût, odorat, humeur, comportement.

Trouble des gestes

Un geste est un mouvement ou une série de mouvements déclenchés par une intentionnalité (se coiffer, faire sa toilette, se nourrir, etc.).

Un trouble des gestes peut donc être secondaire à un trouble des mouvements entraînant des gestes anormaux. Mais il peut aussi être le témoin d'un trouble du comportement (agitation, gestes stéréotypés, trouble de l'attention...).

C'est ce que les médecins appellent des apraxies, qui peuvent prendre différents aspects :

- Apraxie idéomotrice : incapacité d'effectuer un geste courant pourtant connu.
- Apraxie constructive : incapacité à concevoir un dessin, par exemple, ou à extrapoler un dessin (inscrire un rond dans un carré, par exemple).
- Apraxie idéatoire : désorganisation complète d'un geste fait d'un enchaînement de plusieurs mouvements (par exemple, incapacité de réaliser une tâche alors que les mouvements constitutifs de cette tâche sont bien exécutés un par un).
- Apraxie réflexive : incapacité à mimer la joie, la tristesse, la peur...
- Apraxie buccofaciale : impossibilité de souffler, siffler ou gonfler les joues alors que la personne ne présente aucune paralysie des muscles faciaux.

→ Gestes anormaux liés à un comportement anormal → Troubles du comportement.

→ Mouvements anormaux ne perturbant pas les gestes → Troubles des mouvements.

→ Dans les autres cas, lire la suite.

Ce qui doit vous alerter

Aggravation

4

- **Un geste rendu impossible à cause d'une faiblesse ou d'une paralysie soudaine d'un membre d'un seul côté.**
- **Apraxie (cf. ci-dessus) soudaine et non résolutive.**
- **La bouche déviée d'un côté.**
- **Fièvre avec gêne à la lumière, maux de tête et vomissements.**

3

- **Gestes perturbés par des tremblements ou des mouvements anormaux.**
- **Apraxie passagère.**
- **Prise de médicaments ayant des effets secondaires neurologiques.**

Amélioration

Que faire ?

- Rien. Consulter un médecin.

Causes possibles

Ce sont des lésions dues à un problème vasculaire ou une tumeur au niveau de certaines zones cérébrales : ***Lésion des lobes pariétaux :*** difficultés à identifier le siège et le type d'une sensation (comme la douleur, le chaud, le froid ou les vibrations), ce qui entraîne des troubles des gestes ; ***Lésion du cortex frontal :*** troubles moteurs et troubles du comportement, en particulier de la volonté ; ***Lésion du tronc cérébral :*** avec troubles de la déglutition ; ***Accident ischémique transitoire :*** parfois à l'origine de troubles des gestes dus à des déficits moteurs (paralysie, maladresse, etc.) transitoires ; ***Accident vasculaire cérébral :*** parfois à l'origine de troubles des gestes dus à des déficits moteurs (paralysie, maladresse, etc.) installés ; ***Alcoolisme aigu*** ; ***Effets secondaires neurologiques des médicaments :*** tremblements, maladresse, difficultés diverses et qui dépendent de chaque médicament ; ***Épilepsie :*** certaines crises d'épilepsie dites focales ne se manifestent pas par des convulsions, mais par des gestes impossibles à contrôler survenant en pleine conscience ; ***Intoxication par toxiques ou produits industriels :*** signe de gravité qui dépend des toxiques en cause ; ***Poussée d'hypertension :*** rarement à l'origine de troubles des gestes, sauf dans le cas d'encéphalopathie hypertensive ; ***Suites de traumatisme crânien*** ; ***Suites de traumatisme d'une articulation*** qui bloque certains mouvements ; ***Toxicomanie :*** associé à des troubles du comportement selon les produits utilisés.

Cou, déglutition, volonté, conscience, comportement, pression artérielle, mouvements.

Trouble de l'humeur

Les troubles de l'humeur se manifestent rarement en urgence, mais plutôt sur le long cours. Cependant, ils peuvent se manifester de façon plus bruyante sous forme d'agitation ou au contraire de déprime ou de troubles du comportement.

Il peut s'agir d'une joie excessive, mais plus souvent une tristesse inhabituelle, ou une alternance d'excitation suivie de dépression.

D'une manière générale, il s'agit surtout d'accès anxiodépressifs.

→ Tristesse soudaine ou inhabituelle → Déprime.

→ Dans les autres cas, lire la suite.

Ce qui doit vous alerter

Aggravation

4

- **Idées noires.**
- **Insomnies de milieu de nuit.**
- **Propos suicidaires.**
- **Antécédents de tentative de suicide.**
- **Traitement psychiatrique lourd.**
- **Solitude, problèmes financiers ou affectifs.**
- **Propos, idées ou comportements excessifs.**

Amélioration

Que faire ?

- Le risque principal est la tentative de suicide ou la fugue avec mise en danger. Il est donc essentiel de ne pas laisser la personne seule.
- Mettez hors de portée les médicaments susceptibles d'être utilisés pour une tentative de suicide.
- Nouez ou entretenez le dialogue avec la personne sans chercher à la raisonner ou à la convaincre. Seule une écoute attentive peut amener à diminuer ce trouble de l'humeur.
- Dans la plupart des cas, s'il y a des signes de gravité, la venue d'un médecin est le plus souvent nécessaire afin d'évaluer le risque suicidaire.
- En cas de troubles bipolaires, vérifiez que la personne suit bien son traitement, et remettez-le en route si ce n'est pas le cas.

Causes possibles

Dépression : tristesse, dépréciation de soi-même, insomnie en deuxième partie de nuit ; ***Psychose hallucinatoire :*** hallucinations, troubles de l'humeur et de la pensée souvent à la suite à certains médicaments anxiolytiques ; ***Troubles bipolaires en phase dépressive :*** il ne s'agit pas d'une dépression, mais d'une phase dépressive dans une maladie qui passe par des hauts et des bas émotionnels.

Tête, cerveau, humeur, pensée.

Trouble de la marche

Les troubles de la marche peuvent se manifester de différentes façons : marche « ébrieuse », incertaine, comme sous l'emprise de l'alcool ; une lenteur anormale, voire un blocage complet dans l'exécution des pas ; une difficulté à relever les pieds (steppage gênant la montée des escaliers) ou à plier le genou, ce qui provoque une démarche « en fauchant » ; une incapacité à mettre en œuvre tous les mouvements permettant l'exécution d'une marche normale ; une boiterie ; une marche claudicante ; une raideur dans les mouvements ou au contraire une faiblesse musculaire ; ou des pertes du tonus musculaire pouvant entraîner des chutes.

Ces troubles peuvent avoir diverses origines : problème au niveau des articulations des membres inférieurs ; problèmes d'oreille interne, de cervelet ou de perturbation de la vue ; problèmes musculaires ou troubles du tonus musculaire ; douleurs musculaires, osseuses ou articulaires, dans le cadre d'un traumatisme ou non.

Ce qui doit vous alerter

Aggravation

4

- Un trouble brutal de la marche, avec chute ou affaissement soudain.
- Les suites d'un traumatisme crânien.
- La bouche déviée sur le côté.
- Une faiblesse soudaine d'une main.
- Des convulsions.
- Des nausées, des vomissements, une rougeur du visage, le tout dans un lieu où le chauffage au gaz ou au fioul est défectueux et mal ventilé.
- La prise de stupéfiants (héroïne, crack, etc.).
- La prise de certains médicaments ayant des effets secondaires neurologiques en cas de surdosage.

3

- Des troubles de l'équilibre isolés et progressifs.
- Des maux de tête avec troubles de l'équilibre, troubles visuels comme des éclairs ou des mouches volantes devant les yeux, sifflements ou bourdonnements dans les oreilles.
- Un traumatisme des membres inférieurs à la suite d'un choc, d'une chute ou d'une torsion.
- Une marche lente ou fauchante, ou une difficulté à monter les escaliers.
- Prise de médicaments ayant des effets secondaires neurologiques.

Amélioration

Que faire ?

- Rien. Consulter.

Causes possibles

Accident ischémique transitoire (AIT) : l'un des signes majeurs d'un AIT, avec troubles moteurs transitoires et troubles de la parole ; ***Accident vasculaire cérébral :*** l'un des signes majeurs d'un AVC, avec troubles moteurs transitoires et troubles de la parole qui s'installent brutalement ; ***Alcoolisme aigu*** ; ***Effets secondaires neurologiques de certains médicaments*** ; ***Poussée d'hypertension :*** trouble de la marche, qui entre dans le cadre d'une encéphalopathie hypertensive ; ***Toxicomanie :*** troubles en rapport avec le produit utilisé ; ***Traumatisme des membres inférieurs :*** le traumatisme entraîne une boiterie.

Tête, cerveau, nerfs, moelle épinière, muscles, os, articulations, ligaments, membre inférieur, pression artérielle, comportement, motricité, mouvements, tonus musculaire, coordination des mouvements, locomotion, marche, équilibre, oreille interne.

Trouble de la mémoire

La mémoire est une fonction très complexe, car elle peut être parcellaire, ne concerner que les souvenirs récents ou au contraire les souvenirs anciens. Les troubles de mémoire peuvent toucher des compartiments très variés de l'existence, certaines fonctions étant préservées et d'autres non. On distingue les amnésies antérogrades (amnésie de fixation), qui empêchent d'engranger de nouveaux souvenirs, et les amnésies rétrogrades, qui sont une difficulté à se souvenir des faits passés.

Ces troubles de la mémoire peuvent perturber considérablement la vie quotidienne et aboutir à des problèmes sérieux (perte des clefs, perte d'argent, perte des repères spatiaux ou temporels, etc.). C'est l'importance de ces troubles qui en fait la gravité.

Cette amnésie peut être d'installation brutale ou progressive, s'aggraver ou se stabiliser. Les médecins évaluent les différents compartiments de la mémoire avec le MIME test, qui consiste en de petits exercices simples de mémorisation. Mais il est possible d'évaluer simplement la profondeur de cette amnésie en voyant si la personne répond correctement :

- Lieu où elle se trouve (désorientation spatiale).
- Année ou mois de l'année (désorientation temporelle).
- Nom du président de la République ou d'un proche.
- Addition ou soustraction simple.

Une erreur à l'une ou l'autre des questions témoigne d'une amnésie nécessitant une exploration.

Ce qui doit vous alerter

Aggravation

5

- Une amnésie brutale, d'un instant à l'autre, en dehors de tout traumatisme crânien.
- Une amnésie à la suite d'un traumatisme crânien.
- Une amnésie progressive avec maux de tête, nausées et visage rouge, dans un lieu chauffé au gaz ou au fioul.
- Troubles neurologiques divers, en particulier paralysies, convulsions, troubles des mouvements, troubles de la sensibilité, vertiges ou troubles de l'équilibre, troubles de la coordination, perte de connaissance, troubles de la parole…
- Maux de tête avec nausées, vomissements en jets et troubles visuels.
- Déviation de la bouche d'un côté.
- Convulsions avec morsure de la langue, perte de connaissance et perte d'urines.

4

- Amnésie brutale qui ne cède pas.
- Une amnésie des faits récents avec conservation des souvenirs anciens.
- Sueurs froides, jambes en coton, désorientation et fatigue chez une personne diabétique sous insuline.

3

- Amnésie progressive avec conséquences importantes.
- Maux de tête chroniques et croissants.
- Chutes à répétition sur la tête.
- Hématomes sur la tête.

2

- Amnésie progressive sans conséquences.
- Maux de tête qui s'installent de plus en plus fréquemment depuis quelque temps.

Amélioration

Facteurs aggravants (augmentent d'un niveau d'urgence)

- Personne âgée.
- Alcoolisme chronique.
- Antécédents d'épilepsie.
- Toxicomanie.
- Traitement anticoagulant.
- Problèmes psychosociaux.
- Hypertension artérielle.
- Diabétique insulinodépendant (piqûres d'insuline).

Que faire ?

- Allongez la personne, la tête basse et les jambes surélevées.
- Si elle est pâle, en sueur, à jeun ou diabétique sous insuline, donnez-lui un verre d'eau avec trois morceaux de sucre ou bien une cuillerée à soupe de confiture.
- Ne lui donnez aucun médicament à part son traitement habituel.

Causes possibles

Accident ischémique transitoire : l'un des signes possibles d'un AIT, avec troubles moteurs transitoires et troubles de la parole ; ***Accident vasculaire cérébral :*** l'un des signes majeurs d'un AVC, avec troubles moteurs transitoires et troubles de la parole qui s'installent brutalement ; ***Crise d'épilepsie :*** après une crise d'épilepsie généralisée, la personne recouvre la mémoire, mais ne se souvient pas de cette crise où elle a perdu connaissance ; ***Démence :*** troubles fréquents avec détérioration de la personnalité. Entre dans le cadre des « troubles cognitifs » ; ***Encéphalopathie :*** trouble cognitif lié à un mauvais fonctionnement du cerveau, quelle qu'en soit la cause (hypertension, diabète, etc.) ; ***Hématome sous-dural chronique :*** troubles de la mémoire chroniques et progressifs, liés à des chutes à répétition sur la tête qui entretiennent un caillot comprimant le cerveau ; ***Hémorragie cérébrale :*** entre dans le cadre des troubles cognitifs liés à l'hémorragie qui comprime le cerveau ; ***Hypoglycémie :*** perte de mémoire accompagnée de pâleur, sueurs et fatigue ; ***Hypotension :*** maladie avec parfois troubles de la mémorisation ; ***Ictus amnésique :*** perte soudaine de mémoire totalement résolutive ; ***Intoxication au monoxyde de carbone :*** perte de mémoire entrant dans le « syndrome postintervallaire », survenant au cours d'une intoxication chronique au monoxyde de carbone ; ***Maladie d'Alzheimer débutante*** ; ***Poussée hypertensive :*** trouble de mémoire passager ; ***Syndrome de Korsakoff :*** troubles de mémoire avec délire accompagné de fabulations ; ***Traumatisme crânien :*** suites immédiates ou retardées.

Tête, cerveau, pensée, intelligence, pression artérielle, artères, respiration.

Troubles des mouvements

À la différence d'un geste qui met en jeu une intentionnalité, un mouvement est un trouble élémentaire mettant en jeu des muscles et des articulations, dont la conséquence peut être une perturbation des gestes quotidiens.

Il existe de très nombreux types de mouvements anormaux. Mis à part les mouvements perturbés par une douleur ou les suites d'un traumatisme, tous les mouvements anormaux témoignent d'un mauvais fonctionnement neurologique. Ils peuvent être très variés :

- Convulsions.
- Mouvements perturbés par des tremblements.
- Contractions musculaires brusques et très brèves, échappant à la volonté (myoclonies).
- Mouvements brusques et totalement anarchiques et imprévisibles (ce qu'on appelle les mouvements choréiques).
- Mouvements au contraire très lents et amples (mouvements athétosiques).
- Ou association des deux (mouvements choréo-athétosiques).
- Mouvements bloqués dans une posture (dystonie).
- Mouvements involontaires répétitifs (dyskinésie), comme mâchonnement ou gestes stéréotypés.
- Tics qui perturbent les mouvements.

Ce qui doit vous alerter

Aggravation

4

- Un trouble soudain et brutal, rendant certains mouvements impossibles.
- Une faiblesse ou une paralysie soudaine d'un membre d'un seul côté.
- La bouche déviée d'un côté.
- Fièvre avec gêne à la lumière, maux de tête et vomissements.

3

- Maux de tête avec troubles visuels et gêne à la lumière.
- Convulsions.
- Prise de médicaments ayant des effets secondaires neurologiques.

Amélioration

Que faire ?

- Rien. Consulter un médecin.

Facteurs aggravants (augmentent d'un niveau d'urgence)

- Immunodépression.
- Toxicomanie.
- Alcoolisme chronique.
- Piqûres anciennes de tiques.

Causes possibles

Accident ischémique transitoire : parfois à l'origine de troubles des gestes dus à des déficits moteurs (paralysie, maladresse, etc.) transitoires ; ***Accident vasculaire cérébral :*** parfois à l'origine de troubles des gestes dus à des déficits moteurs (paralysie, maladresse, etc.) installés ; ***Alcoolisme aigu*** ; ***Effets secondaires neurologiques des médicaments :*** tremblements, maladresse, difficultés diverses et qui dépendent de chaque médicament ; ***Épilepsie :*** certaines crises d'épilepsie dites focales ne se manifestent pas par des convulsions, mais par des gestes impossibles à contrôler survenant en pleine conscience ; ***Intoxication par toxiques ou produits industriels :*** signe de gravité qui dépend des toxiques en cause ; ***Poussée d'hypertension :*** rarement à l'origine de troubles des gestes, sauf dans le cas d'encéphalopathie hypertensive ; ***Suites de traumatisme crânien*** ; ***Suites de traumatisme d'une articulation*** qui bloque certains mouvements ; ***Toxicomanie :*** associé à des troubles du comportement selon les produits utilisés.

Tête, membre supérieur, membre inférieur, os, muscles articulations, ligaments, artères, cerveau, volonté, habileté, écriture, lecture, intelligence, fonction musculaire, tonus musculaire, fonction articulaire, motricité, équilibre, mouvements, coordination des mouvements, pression artérielle.

Trouble de l'odorat

Avant la Covid-19, en l'absence de rhume ou de rhinopharyngite, les troubles de l'odorat étaient peu fréquents. Désormais, c'est l'un des signes constitutifs de cette maladie virale.

Il peut s'agir d'une diminution de l'odorat (l'hyposmie), d'une perte totale d'odorat (anosmie) ou d'une perturbation de l'odorat avec perception de mauvaises odeurs (cacosmie) qui sont en fait imaginaires.

Les femmes enceintes peuvent présenter un odorat extrêmement développé qui peut leur provoquer une hyperosmie, leur rendant certaines odeurs trop fortes et insupportables.

La perte de l'odorat entraîne la perte du goût, alors que l'inverse n'est pas vrai.

→ Perte du goût isolée → Troubles du goût.

→ Dans les autres cas, lire la suite.

Ce qui doit vous alerter

Aggravation

4
- **Suites de traumatisme crânien.**
- **Hallucinations olfactives (perception de mauvaises odeurs imaginaires).**

3
- **Perte soudaine du goût et de l'odorat en dehors d'un rhume ou d'un nez bouché.**
- **Fièvre élevée avec fatigue, toux, maux de gorge et gêne respiratoire.**

Amélioration

Causes possibles

Covid-19 : l'un des signes particuliers, mais inconstant, propre à la Covid-19 avec fièvre, fatigue et troubles du goût ; ***Crise d'épilepsie partielle*** (hallucinations olfactives) : très rare ; ***Grossesse :*** l'exacerbation de l'odorat liée à la grossesse peut être très gênante ; ***Hépatite virale :*** signe inconstant, mais possible ; ***Herpès :*** si le virus touche les nerfs olfactifs ; ***Intoxications médicamenteuses :*** effets secondaires de certains médicaments ; ***Mauvaise hygiène buccodentaire :*** facteur favorisant ; ***Rhume ou rhinopharyngite*** qui entraîne le nez bouché et un écoulement nasal ; ***Sinusite :*** *idem*.

Tabagisme : signe fréquent et progressif ; ***Traumatisme crânien.***

Tête, cou, cerveau, tronc cérébral, bouche, langue, nez, odorat, humeur, comportement, foie, comportement.

Trouble de la parole

Il faut distinguer plusieurs aspects dans la parole : la voix, la phonation, le choix des mots, la qualité du discours. Tout cela participe du langage.

La parole peut donc devenir incompréhensible par modification de la voix (dysphonie), par une difficulté à articuler (la dysarthrie), la perturbation du langage (dysphasie), l'absence de langage (aphasie), l'embarras dans le choix des mots, les troubles du langage (manque des mots, répétition de mots, etc.) et la qualité du discours qui donne à la pensée tout son sens et qui peut être altérée.

→ Voix perturbée ou inaudible → Modification de la voix.

→ Pensée perturbée → Troubles de la pensée.

→ Toutes les autres modifications de la parole, lire la suite.

Ce qui doit vous alerter

Aggravation

5

- Troubles neurologiques divers, en particulier paralysies, convulsions, troubles des mouvements, troubles de la sensibilité, troubles de la mémoire, vertiges ou troubles de l'équilibre, troubles de la coordination, perte de connaissance, trouble de la conscience.
- Trouble de la parole brutal.
- Bouche déviée sur le côté.
- Troubles de la conscience, enfoncement progressif dans le coma.
- Convulsions avec morsure de la langue et perte d'urines.
- Cœur très rapide (supérieur à 120/min) ou au contraire très lent (inférieur à 45/min).
- Cœur irrégulier.
- Traumatisme crânien récent.

4

- Troubles de la coordination.
- Modification de la parole (scandée, lente, incompréhensible, inarticulée...).
- Troubles de la coordination, tremblements, troubles de l'équilibre.
- Prise importante d'alcool ou de médicaments, notamment anxiolytiques ou neuroleptiques.
- Délire, hallucinations.

3

- Ingestion modérée d'alcool sans prise de médicaments.

Amélioration

Facteurs aggravants (augmentent d'un niveau d'urgence)

- Diabétique sous insuline.
- Toxicomanie.
- Hypertension artérielle.
- Traitement pour arythmie complète par fibrillation auriculaire.
- Antécédents d'accident vasculaire cérébral.
- Sevrage alcoolique en cours.

Que faire ?

- Allongez la personne, la tête basse et les jambes surélevées.
- Si elle est pâle, en sueur, à jeun ou diabétique sous insuline, donnez-lui un verre d'eau avec trois morceaux de sucre ou bien une cuillerée à soupe de confiture.
- Ne lui donnez aucun médicament à part son traitement habituel.

Causes possibles

Abcès du cerveau : signe inconstant, mais qui peut accompagner d'autres troubles moteurs ; ***Accident ischémique transitoire :*** l'un des signes transitoires possibles de l'AIT ; ***Accident vasculaire cérébral :*** l'un des signes possibles de l'AVC ; ***Alcoolisme chronique*** ; ***Bouffée délirante aiguë :*** les délires peuvent s'accompagner de troubles de l'élocution ; ***Crise d'épilepsie :*** trouble résolutif qui fait suite à une crise d'épilepsie ; ***Delirium tremens :*** peut accompagner le délire dans le cadre d'un sevrage alcoolique ; ***Encéphalite :*** maux de tête, fièvre, et parfois troubles moteurs et de la parole ; ***Hémorragie méningée :*** *idem*, mais dans le stade précédant un coma ; ***Hypertension artérielle :*** signe révélateur, mais qui doit faire craindre un accident vasculaire prochain ; ***Méningite :*** signe inconstant, mais possible.

Tête, cou, cerveau, larynx, cordes vocales, langue, bouche, muscles, motricité, voix, parole, pensée, intelligence, fonction musculaire, tonus musculaire, coordination des mouvements, pression artérielle, artères, coagulation du sang.

Trouble de la pensée

Ce sont des troubles difficiles à évaluer, car l'appréciation de la pensée de quelqu'un repose à la fois sur sa parole, son langage, mais aussi sur son comportement.

La pensée peut être :

- Ralentie : on voit bien que les idées ne s'enchaînent pas avec fluidité.
- Altérée dans sa forme ou dans son déroulement : avec distorsions face au monde réel.
- Confuse : avec passage du coq à l'âne, absurdités ou description d'un monde flou, irréel ou peuplé de fantasmes.
- Digressive : avec une pensée qui s'égare et où on perd le fil de son discours.
- Déréelle : la personne perd le principe de réalité et émaille son discours de pensées décalées ou à connotation magique.
- Imposée : une voix lui dicte ses pensées.

On voit que l'on oscille entre les manifestations neurologiques et les manifestations psychiatriques, lesquelles peuvent être très entremêlées.

Ce qui doit vous alerter

Aggravation

4

- Une perte de rapport au monde réel, avec délire, hallucinations.
- Des sueurs froides, jambes en coton et fatigue intense, surtout si la personne est diabétique sous insuline.
- Fièvre élevée avec délire et hallucinations.
- Prise de stupéfiants (héroïne, ecstasy, LSD, opiacés, crack...).
- Alcoolisme aigu.
- Troubles neurologiques venant au second plan (troubles de la motricité, troubles de la sensibilité, troubles des mouvements, troubles de l'équilibre, troubles de la mémoire...).
- Maux de tête, nausées, vomissements et rougeur du visage dans un lieu confiné, chauffé au gaz ou au fioul.
- Hématomes sur le crâne.
- Chutes à répétition.

3

- Choc psychologique récent.
- Parole excessive (logorrhée).
- Anxiété et/ou accès de déprime.

Amélioration

Facteurs aggravants (augmentent d'un niveau d'urgence)

- Diabétique sous insuline.
- Toxicomanie.
- Sevrage alcoolique en cours.
- Antécédents psychiatriques.
- Dépression ou troubles anxiodépressifs.
- Personne bipolaire qui a arrêté son traitement.

Ce qu'il faut faire

- Ne pas laisser la personne seule.
- Entretenir la conversation de façon neutre, sans chercher à convaincre ni à contredire.
- Attendre la venue du médecin ou des secours.
- Ne donner aucun médicament à part le traitement habituel.
- Vérifier les issues et empêcher les accès aux fenêtres.

Causes possibles

Bouffée délirante aiguë : l'un des signes majeurs qui accompagnent le délire ; ***Crise de paludisme :*** fièvre qui peut entraîner des troubles de la pensée ; ***Delirium tremens :*** très fréquent au cours du délire lié à un sevrage alcoolique ; ***Dépression :*** peut accompagner une tristesse profonde qui déstructure la pensée ; ***Hématome sous-dural aigu :*** signe inconstant qui peut accompagner cet hématome selon l'endroit où le cerveau est comprimé ; ***Hématome sous-dural chronique :*** à la suite de chutes sur la tête à répétition, accompagné de troubles de la mémoire ; ***Hypoglycémie :*** petite incohérence de la pensée transitoire qui accompagne parfois les crises d'hypoglycémie ; ***Intoxication au monoxyde de carbone :*** signe inconstant, car sont surtout au premier plan les nausées, maux de tête, vomissements et rougeur du visage liés à une installation de chauffage à combustible ; ***Risque suicidaire*** ; ***Suites de traumatisme crânien*** ; ***Syndrome de sevrage*** lors d'une toxicomanie ; ***Troubles bipolaires :*** les perturbations de la pensée provoquent des accès maniaques ou dépressifs ; ***Troubles obsessionnels compulsifs :*** ensemble de troubles de la pensée aboutissant à des obsessions et des compulsions.

Tête, cerveau, pensée, intelligence, personnalité, métabolisme, fonction endocrine, coagulation du sang, artères, humeur.

Troubles des règles

Avec le mot « règles », on comprend en sous-titre le mot « régularité ». Mais, si les règles étaient… réglées comme du papier à musique, ce serait beaucoup plus simple que ce qui se passe dans la vie réelle.

En effet, de nombreux éléments peuvent perturber cette régularité qui, en principe, est la survenue tous les 28 jours d'une émission de sang rouge, sans caillot, durant 5 jours en moyenne, et précédée d'une éventuelle légère douleur du bas-ventre. La survenue de ces règles est le témoin que la femme n'est pas enceinte. C'est la théorie !

De plus, un saignement au 28e jour n'est pas forcément un saignement dû aux règles.

En pratique :

- La durée n'est pas forcément de 28 jours, mais est parfois plus courte ou parfois plus longue. Cette différence de durée fait que les règles sont irrégulières (spanioménorrhée). Mais il peut s'agir aussi d'un véritable retard de règles, qui laisserait supposer que la femme soit enceinte.
- Les règles peuvent être très abondantes ou très prolongées (ménorragies).
- Elles peuvent être très peu abondantes (oligoménorrhée).
- Parfois, elles peuvent disparaître (aménorrhée secondaire).

- … ou ne jamais survenir à la puberté (aménorrhée primaire).
- Elles peuvent être très douloureuses (dysménorrhée).
- Il peut s'agir en fait de saignements qui ne sont pas des règles (métrorragies), mais que l'on prend pour des règles, car elles surviennent au moment supposé de la venue des règles.
- Le sang peut ne pas être rouge et sans caillot, mais rouge avec caillots. Dans ce cas, on parlera plutôt de métrorragies ou d'hémorragie vaginale.
- Le sang peut ne pas être rouge, mais noir ou couleur sépia, ce qui correspondra en fait à des pertes vaginales.
- Et puis il y a aussi les fameuses « règles anniversaire », qui sont des règles qui surviennent à la date habituelle des règles alors que la personne est bel et bien tombée enceinte, ce qui fait croire qu'il s'agit d'une hémorragie de la grossesse !

Bref, pas simple de s'y retrouver.

Il vous semble qu'il s'agit plutôt :

→ De pertes vaginales → Pertes.

→ D'hémorragie vaginale (métrorragies) → Hémorragie vaginale.

→ De tous les autres cas, lire la suite.

Ce qui doit vous alerter

Aggravation

5
- **Retard de règles avec douleur brutale du bas-ventre et malaise, pâleur, soif et sueurs froides.**

4
- **Retard de règles avec des pertes de sang rouge, brun ou sépia, douleurs dans le bas-ventre.**
- **Retard de règles avec nausées et tension des seins.**

3
- **Absence de règles depuis plusieurs cycles.**
- **Absence de règles à la puberté.**
- **Douleurs importantes du bas-ventre, avec nausées et vomissements, et test de grossesse négatif.**

1
- **Petite tension des seins ou seins sensibles, petite rétention d'eau, ballonnements.**
- **Règles qui ont toujours été douloureuses.**

Amélioration

Que faire ?

- En cas de retard de règles ou de douleurs du bas-ventre avec nausées, tension des seins et règles irrégulières, faire un test de grossesse. S'il est positif, consulter selon le niveau d'urgence.

- En cas de règles douloureuses, les **antispasmodiques** et les **anti-inflammatoires** peuvent aider à se soulager. Mais si ces règles sont douloureuses depuis toujours, il faut absolument consulter à la recherche d'une endométriose.
- Ne pas prendre d'aspirine.

Facteurs aggravants (augmentent d'un niveau d'urgence)

- Traitement anticoagulant.

Causes possibles

Dérèglement hormonal : règles irrégulières dont les causes peuvent être très variées et demandent à être explorées par des examens complémentaires ; ***Dysménorrhée :*** règles douloureuses ; ***Endométriose :*** règles irrégulières et généralement très douloureuses ; ***Fausse couche :*** en fait, pertes de sang survenant à la date présumée des règles au cours d'une grossesse méconnue ; ***Fibrome utérin :*** règles plus abondantes ; ***Grossesse extra-utérine :*** absence de règles, douleurs et saignement. Urgence ; ***Grossesse normale :*** l'arrêt des règles est normal lorsqu'on tombe enceinte ; ***Infection génitale :*** pertes vaginales, fièvre et, parfois, perturbation des règles ; ***Kyste de l'ovaire :*** peut être responsable de saignements qui perturbent la compréhension que l'on a du cycle menstruel et peuvent faire croire à des règles irrégulières.

Tête, ventre, hypothalamus, hypophyse, ovaire, utérus, grossesse, conception, règles, fécondation.

Trouble de la sensibilité

Comme on l'a vu, la sensibilité est un système très complexe qui met en jeu des récepteurs, des voies de transmission (les nerfs sensitifs) et des organes d'intégration qui sont dans le tronc cérébral et dans le cerveau, qui est l'intégrateur ultime de toutes ces informations.

Les douleurs ne sont pas un trouble de la sensibilité, mais un signe d'alerte : maux de ventre, maux de tête, douleurs abdominales, etc. Sans la douleur, notre cerveau ne saurait pas qu'il existe un problème qui menace l'un ou l'autre endroit de notre corps.

Mais certaines de ces douleurs sont en fait dues au système nerveux lui-même. Ce sont les douleurs dues à des altérations des nerfs eux-mêmes, des voies nerveuses qui conduisent l'influx nerveux ou des zones du cerveau chargées de l'intégration de ces informations douloureuses. Ce sont des douleurs neurogènes ou encore « neuropathiques ». Il peut s'agir :

- De sensations désagréables : fourmillements, sensation d'électricité, de toiles d'araignée sur la peau, etc., que les médecins appellent des paresthésies.
- Une diminution de la sensibilité (hypoesthésie) qui peut aller jusqu'à la perte de sensibilité (anesthésie).

→ Pour toute douleur → Douleurs.

→ Pour tous les autres troubles de la sensibilité, lire la suite.

Ce qui doit vous alerter

Aggravation

5

- Une perte brutale de la sensibilité dans un membre qui devient pâle, froid et insensible.
- Une paralysie d'un côté, bouche déviée sur le côté, faiblesse soudaine d'un membre.
- Un mal de tête très violent et soudain, comme une explosion dans la tête.
- Chute avec perte de connaissance.

4

- Un trouble de la sensibilité qui précède des maux de tête violents, pulsatiles, d'un côté, augmentant à la lumière, au bruit et à l'effort.
- Un membre sous plâtre qui devient bleuté et insensible.

3

- Une sensation de cuisson un peu douloureuse, soit sur le trajet d'une côte, de l'abdomen, soit d'un côté du visage entre la lèvre supérieure et l'œil, voire de l'œil lui-même.
- Une perte de la sensibilité entre les jambes, accompagnée de douleurs dans la fesse et la jambe.
- Les extrémités qui deviennent froides et douloureuses lors de l'exposition au froid.
- Des fourmillements, voire des douleurs des jambes, chez une personne diabétique ou alcoolique chronique, avec difficultés pour relever le bout du pied.

Amélioration

Facteurs aggravants (augmentent d'un niveau d'urgence)

- Sclérose en plaques.
- Diabétique insulinodépendant ou non.
- Alcoolisme chronique.

Que faire ?

- Rien. Consulter un médecin.

Causes possibles

Accident vasculaire cérébral : peu fréquent ; ***Cruralgies :*** douleurs de la cuisse avec parfois perte de sensibilité entre les cuisses. Signe de gravité ; ***Hémorragie cérébrale :*** troubles possibles selon la localisation de l'hémorragie ; ***Herpès génital :*** les suites de la poussée peuvent provoquer une anesthésie douloureuse transitoire ; ***Herpès nasolabial :*** *idem*, mais au niveau des lèvres ; ***Ischémie aiguë des membres :*** l'un des signes précurseurs ; ***Maladie de Raynaud :*** perte de la sensibilité avec douleur des extrémités et cyanose au cours de l'exposition au froid ; ***Migraine avec aura :*** petits picotements ou sensations désagréables qui peuvent précéder une migraine ; ***Polynévrite :*** douleurs sur certains nerfs au cours de maladies comme le diabète ou l'alcoolisme ; ***Poussée de sclérose en plaques :*** signe qui fait partie de cette poussée (vertiges, troubles visuels, douleurs...) ; ***Sciatique :*** perte de sensibilité entre les cuisses, qui est un signe de gravité au cours d'une crise de sciatique ; ***Syndrome de Volkmann :*** perte de sensibilité du membre sous plâtre. Urgence ; ***Zona :*** suites d'un zona au niveau des côtes ou de l'abdomen avec perte de sensibilité ou douleurs séquellaires ; ***Zona ophtalmique :*** *idem*, mais au niveau de la région oculaire.

Tête, cerveau, nerfs, sensibilité, toucher, conduction nerveuse, réflexes, immunité, défense contre les infections, inflammation.

Trouble du tonus

Médicalement, le tonus n'est pas synonyme de « forme », ce qu'on exprime par « baisse du tonus », « pas en forme », « fatigue », etc. Le tonus est en fait à la fois la capacité d'exercer une force musculaire, ou bien la difficulté à résister à une contrainte musculaire (le déficit de tonus est alors une hypotonie) ou au contraire une sorte de raideur due à une contraction permanente des muscles (hypertonie), ou encore une contraction des membres bloqués dans une posture (dystonie).

Il faut donc bien faire la part des choses entre :

- une faiblesse musculaire, qui est un trouble musculaire ou une paralysie au minimum et une hypotonie ;
- à l'inverse, une raideur musculaire et une hypertonie musculaire (muscles contractés en permanence) ;
- et des mouvements bloqués.

Il vous semble qu'il s'agit plutôt :

→ D'une paralysie musculaire au minimum ou d'une faiblesse qui touche un muscle ou un groupe de muscles → Paralysie.

→ D'une raideur touchant un membre ou une zone du corps (dos, ventre, cou...) → Raideur.

→ De mouvements bloqués → Problèmes musculaires.

→ D'une fatigue exprimée comme une baisse du tonus → Fatigue.

→ D'une sensation de dépression → Déprime.

→ D'un trouble de l'humeur → Troubles de l'humeur.

→ D'un autre cas, lire la suite.

Ce qui doit vous alerter

Aggravation

5

- **Perte brutale de tonus entraînant une chute, ou un trouble de la parole ou une impossibilité de bouger un membre, ou la bouche déviée sur le côté, trouble brutal de la marche, ou tout déficit d'un muscle ou d'un groupe de muscles.**
- **Perte de connaissance ou troubles de la conscience.**
- **Coma.**
- **Vomissements, gêne à la lumière et fièvre.**
- **Mal à respirer.**
- **Déficit musculaire majeur (ne tient pas debout, ne peut tenir sa tête, vacille...).**

4

- **Baisse brutale de tonus musculaire avec ou sans perte de connaissance.**
- **Alcoolisme aigu.**
- **Toxicomanie.**
- **Faiblesse musculaire qui s'aggrave.**

3

- Pertes de sang chroniques.
- Tremblements fins.

2

- Tremblements, lenteur, parole ralentie depuis quelque temps.
- Dépression, anxiété.
- Pâleur et fatigue générale.
- Antécédents de piqûres de tiques.

Amélioration

Facteurs aggravants (augmentent d'un niveau d'urgence)

- Sclérose en plaques.
- Métier agricole ou nécessitant la manipulation de produits toxiques.
- Myasthénie.
- Myopathie connue.
- Polynévrite.
- Diabète.
- Alcoolisme.
- Toxicomanie.
- Sclérose latérale amyotrophique.
- Maladie de Parkinson.

Causes possibles

Hypotonie

Accident ischémique transitoire : l'un des signes possibles, mais inconstant ; ***Accident vasculaire cérébral :*** l'un des signes possibles avec paralysie et trouble de la parole et de la marche ; ***Botulisme :*** témoigne d'une complication de cette infection par le bacille botulique ; ***Dépression :*** signe très inconstant qui accompagne des accès de tristesse ; ***Intoxication médicamenteuse*** ; ***Intoxication par produits industriels ou agricoles*** ; ***Maladie de Lyme*** (piqûres de tiques anciennes) : entre dans le cadre de l'encéphalite à tiques. Rare, mais sérieuse ; ***Neuropathie :*** signe possible, mais inconstant ; ***Poussée de sclérose en plaques :*** peut faire partie des signes de poussée de sclérose en plaques ; ***Stress :*** assez fréquent.

Hypertonie

Hypertension intracrânienne : maux de tête, vomissements, troubles visuels et hypertonie témoignant d'un syndrome pyramidal ; ***Intoxication médicamenteuse*** ; ***Méningite :*** un des signes possibles, mais inconstant ; ***Syndrome extrapyramidal :*** tremblements et rigidité dont la maladie de Parkinson est l'une des causes ; ***Syndrome pyramidal :*** hypertonie et paralysie d'un côté.

Tête, membre supérieur, membre inférieur, muscles, fonction musculaire, tonus musculaire, méninges, pression artérielle, humeur, motricité, mouvements.

Trouble urinaire

Les troubles urinaires sont en fait très variés parce qu'ils mettent en jeu plusieurs organes dont le rôle commun est de fabriquer et d'éliminer les urines.

- Fabrication : c'est le rôle du rein. Les urines peuvent être trop abondantes ou pas assez, voire inexistantes. Une fois sécrétées par le rein, les urines s'écoulent par les uretères en direction de la vessie. Étonnamment, les urines normales sont stériles et « propres ».
- Élimination : c'est le rôle de la vessie, qui se contracte et élimine les urines par l'urètre. L'émission des urines au cours de la miction doit être volontaire, indolore et efficace.

Mais quand on entre un peu dans le détail, ce n'est pas si simple.

- Urines trop abondantes (polyurie), soit plus de 1,5 l par jour.
- Urines en quantité insuffisante (oligurie), moins de 1,5 l par jour, voire anurie (absence d'urines).
- Urines de couleur anormale (de totalement incolores à brun couleur porto, voire rouge sang).
- Urines d'aspect anormal : mousseuses, gazeuses (c'est rare), troubles, ce qui peut aller jusqu'à l'émission de pus (pyurie).
- Difficulté à uriner (dysurie) : ce qui oblige à forcer pour éliminer les urines, qui peuvent s'écouler goutte à goutte.
- Brûlures en urinant.

- Perte involontaire d'urines (incontinence urinaire).
- Perte d'urines durant le sommeil (énurésie).
- Envie fréquente d'uriner (pollakiurie) : soit parce que la quantité d'urines est trop importante par rapport à la taille de la vessie, soit parce que la vessie se contracte de façon exagérée et répétée.
- Envie impérieuse d'uriner (urgenturie).
- Blocage total d'émission des urines (rétention d'urines) qui peut être complète (impossibilité totale d'uriner) ou partielle.

Comme tous ces troubles peuvent se combiner, cela devient complexe.

Si, à cela, on ajoute que les examens des urines demandées par le médecin peuvent revenir avec des tas de mots se terminant par « urie » (leucocyturie, hématurie, cuprurie...), on voit que cela devient rapidement compliqué, voire problématique, alors qu'il ne s'agit que d'éliminer de l'eau, des sels minéraux et de l'urée.

→ S'il vous semble que vos urines ont un problème de couleur ou de composition → Urines anormales.

→ Dans les autres cas, lire la suite.

Ce qui doit vous alerter

Aggravation

4

- **Brûlures en urinant avec fièvre, frissons et tremblements.**
- **Impossibilité totale d'uriner avec douleur insupportable du bas-ventre, pouvant irradier dans les reins.**
- **Douleur d'un rein irradiant dans le bas-ventre, jusque dans le testicule, voire la jambe.**
- **Érection douloureuse et persistante sans dégonflement.**
- **Pertes d'urines à la suite de convulsions.**
- **Douleur de l'anus chez l'homme, majorée en position assise et avec brûlures urinaires et fièvre.**

3

- Douleur traçante qui part de la vessie et qui remonte vers le rein lors de la miction.
- Œdème des deux jambes.
- Urines très abondantes (polyurie) et soif excessive (polydipsie).
- Envies irrépressibles d'uriner (urgenturie).
- Incontinence urinaire.

2

- Énurésie chez un enfant de plus de 4 ans.
- Réveils plusieurs fois par nuit pour aller uriner (pollakiurie).

Amélioration

Que faire ?

- Ne pas mettre systématiquement les brûlures en urinant comme cause d'une nième cystite.
- Ne pas prendre d'antibiotiques sans avis médical.
- En cas de brûlures en urinant, les opinions sont partagées : soit boire beaucoup pour « laver » l'appareil urinaire, soit stopper les boissons pour limiter le nombre de fois où on va devoir aller uriner.
- En cas de douleurs, vous pouvez prendre un **antispasmodique**.
- Consulter selon le niveau d'urgence.

Causes possibles

Bilharziose intestinale : à la suite d'un voyage sous les tropiques ; ***Bilharziose urogénitale :*** à la suite d'un voyage sous les tropiques ; ***Colique néphrétique :*** douleur très violente du rein, du bas-ventre, souvent accompagnée de brûlures urinaires ; ***Cystite :*** brûlures urinaires avec sang dans les urines et fréquentes envies d'uriner ; ***Diabète :*** boissons très augmentées et émission très fréquente et indolore d'une quantité importante d'urines ; ***Diabète insipide :*** quantité très importante d'urines émises quotidiennement ; ***Incontinence urinaire :*** pertes d'urines spontanées ; ***Infection urinaire :*** brûlure en urinant, souvent avec fièvre et sang dans les urines ; ***Insuffisance rénale :*** diminution importante du volume d'urines. Signe de gravité ; ***Orchite :*** infection du testicule avec brûlures urinaires ; ***Orchiépididymite :*** infection du testicule et de l'épididyme avec brûlures urinaires ; ***Priapisme :*** érection douloureuse et permanente avec impossibilité d'uriner ; ***Prostatite :*** brûlures urinaires et fièvre avec douleur en position assise ; ***Pyélonéphrite :*** brûlures urinaires, douleurs des reins, fièvre, tremblements et frissons ; ***Reflux vésico-urétéral*** (généralement chez l'enfant) : infections urinaires à répétition ; ***Rétention d'urine :*** impossibilité d'uriner, douleur insupportable du bas-ventre ; ***Syndrome de Fiessinger-Leroy-Reiter :*** mal au dos, mal aux yeux et brûlures en urinant ; ***Trichomonase féminine :*** brûlures urinaires accompagnées de pertes vaginales malodorantes ; ***Trichomonase masculine :*** brûlures urinaires accompagnées d'écoulements par la verge.

Ventre, rein, uretère, vessie, urètre, testicules, épididyme, colonne vertébrale, intestins, digestion, fonction rénale, urines, miction, métabolisme, fonction endocrine.

Troubles visuels

L'œil est le plus complexe de nos organes sensoriels. Les troubles de la vue font partie des manifestations les plus variées et dont les causes peuvent s'entremêler et se surajouter.

À cela, il faut ajouter le fait que bon nombre de troubles visuels ne sont pas dus aux yeux, mais à d'autres organes comme le cerveau, l'hypophyse, le rein, le cœur, la thyroïde, etc.

Les différents troubles les plus courants de la vision sont :

- Vision floue.
- Vision double.
- Baisse de la vision.
- Perte de vision.
- Vision déformée des images.
- Modification de la vision des couleurs.
- Voile noir devant les yeux.
- Mouches volantes.
- Éclairs devant les yeux.
- Perte de vision d'un seul œil.
- Diminution du champ visuel.
- Zone noire au centre de la vision (scotome).

Ces troubles peuvent être brutaux ou soudains, progressifs, passagers. Ils peuvent toucher un seul œil ou les deux.

Les signes d'accompagnement sont souvent oculaires (yeux rouges, douleur oculaire, écoulement des yeux, yeux secs), mais parfois totalement éloignés, voire incongrus (douleurs dorsales, brûlures en urinant, maux de tête, troubles de la sensibilité, vertiges, troubles de l'audition, etc.).

Ce qui doit vous alerter

Aggravation

5

- **Trouble visuel brutal avec paralysie ou faiblesse musculaire d'un côté, bouche de travers, malaise ou perte de connaissance, trouble de la parole.**
- **Perte brutale de la vision d'un œil.**
- **Vomissements avec maux de tête, gêne à la lumière et fièvre.**
- **Vision floue.**
- **Trou noir au ventre de la vision.**
- **Traumatisme crânien de moins de 48 heures qui a entraîné une perte de connaissance.**

4

- **Éclairs devant les yeux.**
- **Brûlures oculaires très violentes avec petits boutons sur la paupière et la pommette.**
- **Douleurs oculaires, yeux secs, impression de sable dans les yeux, gêne à la lumière.**
- **Mal à la tête d'un côté avec cordon induré sur la tempe et diminution de la vision d'un œil.**
- **Amputation de champ visuel d'un côté.**
- **Amputation de champ visuel du côté du nez.**

3

- **Troubles visuels suivis de maux de tête pulsatiles, parfois avec nausées et vomissements.**

Amélioration

Facteurs aggravants (augmentent d'un niveau d'urgence)

- Antécédents de glaucome.
- Diabète.
- Myopie.
- Hypertension.
- Accouchement récent.
- Grossesse en cours.
- Traitement anticoagulant.

Que faire ?

- Ne mettez pas de gouttes dans l'œil, à part du Dacryosérum en l'absence de plaie oculaire.
- Consultez selon le niveau d'urgence.

Causes possibles

Accident ischémique transitoire : troubles inconstants au cours d'un AIT ; ***Accident vasculaire cérébral :*** troubles inconstants au cours d'un AVC ; ***Adénome hypophysaire :*** diminution du champ visuel, due à une compression des nerfs optiques par la tumeur ; ***Corps étranger dans l'œil :*** signe de gravité ; ***Décollement de rétine :*** éclairs et mouches volantes, avec vision parfois floue et altérée. Urgence ; ***Éclampsie :*** dans les signes annonciateurs d'une poussée hypertensive au cours de la grossesse (mouches devant les yeux, petits éclairs) ; ***Encéphalopathie hypertensive :*** signe quasi constant ; ***Glaucome :*** diminution, voire perte de vision, avec douleur et rougeur d'un œil ; ***Hématome extradural :*** troubles qui dépendent du lieu où se trouve l'hématome qui comprime le cerveau ; ***Hématome sous-dural aigu :*** troubles qui dépendent du lieu où se trouve l'hématome qui comprime le cerveau ; ***Hypertension artérielle :*** signe fréquent avec maux de tête et vertiges ; ***Hypertension intracrânienne :*** signe fréquent avec maux de tête, nausées et vomissements ; ***Hyperthyroïdie :*** accompagne l'exophtalmie (yeux exorbités) qui témoigne souvent de cette maladie ; ***Hypotension :*** petits éclairs devant les yeux, malaise et parfois perte de connaissance ;

Maladie de Horton : douleur de la tempe et diminution de la vision d'un côté. Rare, mais grave et urgent ; ***Méningite :*** gêne à la lumière et parfois troubles visuels ; ***Migraine :*** dans les moments qui précèdent une crise de migraine (aura) ; ***Occlusion de l'artère centrale de la rétine :*** perte brutale et centrale de la vision. Urgence ; ***Syndrome de Sheehan :*** rare, mais pouvant entraîner des troubles visuels à la suite de l'accouchement ; ***Traumatisme oculaire :*** tout trouble visuel après un traumatisme visuel est un signe de gravité ; ***Ulcère cornéen :*** douleurs de la cornée avec troubles visuels ; ***Zona ophtalmique :*** douleurs de l'œil avec troubles visuels et petites vésicules autour de l'œil.

Tête, cerveau, tronc cérébral, œil, cornée, rétine, pression artérielle, vision, artères, veines, méninges, coagulation du sang, accouchement.

Chapitre 10

Manifestations psy

« Psy » ne veut pas dire « fou », mais désigne simplement tous les problèmes dont l'expression sera un trouble du comportement ou de l'expression de la pensée visible par l'entourage.

Angoisse

On a coutume de dire qu'une crise d'angoisse est une crise d'anxiété soudaine à laquelle s'ajoutent des phénomènes physiques (palpitations, sueurs, cœur rapide, tremblements…). Le problème est que certaines maladies provoquent une crise d'angoisse et sont elles-mêmes responsables de sueurs et de cœur rapide ou de tremblements, de palpitations, etc. Quant à l'anxiété, c'est un sentiment difficile à définir, mais que nous connaissons tous et qui est le plus souvent lié à une incertitude ou une menace que constituent une situation présente ou des événements à venir. Or cette incertitude est parfois justifiée et d'autres fois non. On n'est pas dans l'objectivité, mais dans la représentation imaginée de ce qui pourrait se passer, représentation à laquelle on donne une connotation négative ou pouvant présenter un danger pour soi ou pour les autres.

Une angoisse est quelque chose de plus profond. C'est comme un signal qu'enverrait notre corps pour nous avertir d'un danger immédiat. En cela, l'angoisse peut sembler plus « objective » que l'anxiété, mais il est difficile de faire, en l'espèce, la part des choses.

S'il vous semble qu'il s'agit :

→ Du sentiment subjectif d'une menace à venir sans autres signes pour l'accompagner → Anxiété.

→ D'un sentiment de déprime → Déprime.

→ D'un sentiment objectif lié à des signes qui vous font craindre une menace physique, lire la suite.

Ce qui doit vous alerter

Aggravation

5

- Une douleur franche dans la poitrine, surtout si elle est brutale, d'un seul côté ou derrière le sternum.
- Une gêne respiratoire avec les lèvres bleutées.
- Une sensation de mort imminente accompagnée de douleurs ou de vertiges ou de malaises.
- Une douleur profonde du ventre, avec un teint pâle, presque gris, des sueurs froides et un malaise, survenant surtout chez une personne âgée.
- Une douleur de la poitrine qui descend vers les reins.
- Les lèvres et la langue qui gonflent avec démangeaisons.
- Pâleur, sueurs froides et vertiges.

3

- Une sensation de palpitations et/ou accompagnée d'un pouls rapide avec de la fièvre.

2

- Contrariété ou choc psychologique récent.
- Période de stress.
- Tempérament anxieux, sujet à de nombreuses crises.
- Picotements autour de la bouche et dans les doigts avec respiration très rapide et impression de ne plus pouvoir respirer ou que le cœur va s'arrêter.
- Contracture de la main avec le pouce qui se colle spontanément dans la paume de la main.

Amélioration

Facteurs aggravants (augmentent d'un niveau d'urgence)

- Alitement.
- Phlébite.
- Opération chirurgicale récente.
- Troubles bipolaires.
- Dépression.
- Troubles anxiodépressifs.

Que faire ?

- Les exercices respiratoires de **cohérence cardiaque** permettent le plus souvent de juguler la crise.
- En cas de picotements dans les mains et autour de la bouche, il est conseillé de respirer pendant 5 min votre propre air dans un **sac en plastique** que vous aurez gonflé auparavant.
- S'il est trop rapide, on peut ralentir le cœur en buvant très rapidement (cul sec) un verre d'eau rempli de glaçons (manœuvre vagale).
- Ne prenez aucun médicament qui ne vous a pas été prescrit.

Causes possibles

Choc anaphylactique : signes importants (pâleur, sueurs, malaise…) qui expliquent l'angoisse ; ***Crise aiguë d'angoisse*** ; ***Crise de tétanie :*** picotements des mains et de la bouche avec mal à respirer ; ***Dissection aortique :*** douleur thoracique violente et très angoissante due à la déchirure de l'aorte ; ***Embolie pulmonaire :*** gêne respiratoire, angoisse, cyanose et point de côté dans le thorax ; ***Infarctus du mésentère :*** douleur profonde, très importante avec malaise, teint grisâtre et angoisse. Grande urgence ; ***Infarctus du myocarde :*** les manifestations sont importantes et mettent l'angoisse au second plan ; ***Spasmophilie :*** crise d'angoisse avec picotements des mains et de la bouche, et mal à respirer.

Tête, cerveau, humeur, immunité, inflammation, artères, intestins, cœur, aorte, circulation, métabolisme, fonction endocrine, équilibre hydroélectrolytique, comportement.

Anxiété

On a tous eu, un jour ou l'autre, une bonne raison d'être anxieux (attente d'une nouvelle importante, mal-être passager, contrariété…). Ce sont des passages obligés de l'existence. Mais parfois, cela s'inscrit dans le cadre d'un tempérament naturellement anxieux, et cet état d'anxiété n'en est que l'une des nombreuses manifestations.

Parfois aussi, cette anxiété semble plus profonde. Elle peut s'accompagner de troubles de l'humeur, de tristesse, ce qui constitue alors des manifestations anxiodépressives.

Et puis il peut arriver que cette anxiété soit tellement forte que d'autres manifestations se surajoutent : sueurs, palpitations, cœur rapide, tremblements... Il s'agit alors plus d'une angoisse, qui n'est pas qu'une crise d'anxiété majeure un peu plus forte que les autres crises, mais plus le sentiment diffus que quelque chose nous menace ou qu'un événement grave peut survenir, comme si une menace réelle et objective se présentait.

S'il vous semble qu'il s'agit :

→ D'un sentiment objectif lié à des signes qui vous font craindre une menace physique → Angoisse.

→ D'un sentiment de déprime → Déprime.

→ Du sentiment subjectif d'une menace à venir sans autres signes pour l'accompagner, lire la suite.

2

- Une crise d'anxiété qui se prolonge.
- Un choc psychologique ou une contrariété.
- Période de stress.
- Insomnie d'endormissement.
- Tempérament anxieux, sujet à de nombreuses crises.
- Picotements autour de la bouche et dans les doigts avec respiration très rapide et impression de ne plus pouvoir respirer ou que le cœur va s'arrêter.
- Contracture de la main avec le pouce qui se colle spontanément dans la paume de la main.
- Crise de pleurs, agitation.

Amélioration

Ce qui doit vous alerter

Aggravation

3

- Une douleur modérée du ventre ou de la poitrine, comme une sorte d'inconfort.
- Une gêne respiratoire modérée, sans autres signes.
- Une sensation de palpitations et/ou accompagnée d'un pouls rapide avec de la fièvre.

Que faire ?

- Les exercices respiratoires de **cohérence cardiaque** permettent le plus souvent de juguler la crise.
- En cas de picotements dans les mains et autour de la bouche, il est conseillé de respirer pendant 5 min votre propre air dans un sac en plastique que vous aurez gonflé auparavant.
- S'il est trop rapide, on peut ralentir le cœur en buvant très rapidement (cul sec) un verre d'eau rempli de glaçons.
- Ne prenez aucun médicament qui ne vous a pas été prescrit.

Causes possibles

Crise aiguë d'angoisse ; ***Crise de nerfs*** ; ***Crise de tétanie :*** picotements des mains et de la bouche avec mal à respirer ; ***Spasmophilie :*** crise d'angoisse avec picotements des mains et de la bouche et mal à respirer ; ***Troubles obsessionnels compulsifs :*** secondaire à une anxiété et à des troubles psychologiques souvent anciens et douloureux.

Tête, cerveau, humeur, comportement.

Agitation

L'agitation fait partie des troubles du comportement, avec cette différence qu'elle peut survenir chez une personne sans connaissance ou être accompagnée d'autres signes qui en font toute la gravité.

- Agitation avec perte de connaissance → Convulsions.
- Propos délirants → Délire.
- Vision ou auditions imaginaires → Hallucinations.
- Anxiété excessive → Anxiété.
- Crise d'angoisse → Angoisse.
- Dépression ou troubles anxiodépressifs → Déprime.
- Comportements associés à cette agitation → Troubles du comportement.
- Dans les autres cas, lire la suite.

Ce qui doit vous alerter

Aggravation

5

- **Crise d'étouffement brutal à la suite d'une fausse route : pratiquer la manœuvre de Heimlich chez l'adulte et la manœuvre de Mofenson chez l'enfant.**
- **Délire et/ou hallucinations pouvant présenter une menace vitale pour la personne ou son entourage.**
- **Prise de médicaments ou de toxiques pouvant modifier le comportement et/ou le rapport au monde réel et pouvant présenter une menace vitale pour la personne ou son entourage.**
- **Troubles neurologiques ou psychiatriques associés : troubles de la coordination, troubles de la pensée, troubles de l'intelligence, désorientation dans le temps ou dans l'espace.**
- **Fièvre très élevée, surtout chez l'enfant.**

4

- **Intoxication alcoolique aiguë.**
- **Sevrage chez une personne alcoolique chronique.**
- **Prise de médicaments ou de toxiques pouvant modifier le comportement sans menace vitale pour la personne ou son entourage.**
- **Douleur très violente d'un rein ou du bas-ventre venant d'un rein, avec ou sans fièvre, frissons ou tremblements.**
- **Tremblements avec fièvre et frissons.**
- **Diabétique sous insuline présentant des sueurs froides, fatigue, jambes en coton et malaise.**
- **Délire, hallucinations sans menace vitale pour la personne ou son entourage.**
- **Douleur très violente du visage, de la tête ou du ventre.**
- **Agitation à la suite d'une contrariété ou d'un choc psychologique.**

Amélioration

Facteurs aggravants (augmentent d'un niveau d'urgence)

- Toxicomanie.
- Alcoolisme chronique.
- Diabétique sous insuline.

Que faire ?

- Protéger la personne d'elle-même sans la contraindre.
- Bloquer les issues dangereuses (fenêtres, balcons, terrasses).
- Si la personne est diabétique sous insuline, lui donner trois morceaux de sucre dilués dans l'eau ou une cuillerée à soupe de confiture.
- Dialoguer avec la personne sans chercher à la convaincre ou à la contredire ou la contraindre. Calmer le jeu.
- Attendre les secours, si ceux-ci sont nécessaires.

Causes possibles

Alcoolisme aigu ; ***Attaque de panique :*** angoisse, troubles du comportement et agitation ; ***Bouffée délirante :*** le délire s'accompagne souvent d'agitation ; ***Colique néphrétique :*** par principe, douleur du ventre sans position qui soulage, d'où l'adage des médecins devant une douleur du ventre « néphrétique = frénétique » ; ***Crise de nerfs*** ; ***Delirium tremens :*** fait partie des signes avec délire au cours d'un sevrage alcoolique ; ***Spasmophilie :*** agitation avec crise d'angoisse, picotements des mains et de la bouche et mal à respirer ; ***Trouble bipolaire en phase maniaque :*** agitation souvent marquée au cours de cette phase.

Tête, cerveau, muscles, pensée, humeur, émotion, personnalité, comportement, rein, uretère, vessie.

Délire, confusion

Une personne délire lorsqu'elle semble perdre le contact avec le monde réel. Son interprétation de la réalité diffère de celle de son entourage, dont la contestation peut mettre la personne dans un état d'agitation quand elle comprend qu'on ne la croit pas.

La frontière entre le délire et les hallucinations est assez floue, mais elle ne procède pas forcément des mêmes mécanismes. De même avec la confusion mentale, où il s'agit plus d'erreurs manifestes sur les lieux, les dates ou les personnes.

Il existe de nombreux types de délires :

- Le délire d'interprétation : la personne attribue à son entourage des pensées qu'il n'a pas.
- Au cours du délire paranoïaque, la personne décrit ce qu'elle pense qui s'est passé : on l'a volée, on la surveille, on la maltraite, etc.
- Le délire érotomaniaque : certitude d'être aimé par une autre personne alors que ce n'est pas le cas.
- Le délire de grandeur : mythomanie.
- Le délire mystique, proche des hallucinations, qu'elles soient visuelles (apparitions) ou auditives (voix intérieure).
- Le délire somatique, où la personne est persuadée d'être atteinte d'une difformité ou d'une maladie.

Ce délire peut s'accompagner de troubles de la personnalité (impression d'être double ou d'être persécuté). Il peut intervenir de façon ponctuelle, par « bouffée », ou de façon plus prolongée. Il peut entrer dans le cadre de maladies psychiatriques ou être le résultat d'un simple problème métabolique (hypoglycémie, par exemple).

S'il vous semble qu'il s'agit :

→ D'hallucinations → Hallucinations.

→ De délire ou de confusion, lire la suite.

Que faire ?

- Commencer par vérifier la réalité des faits (une personne âgée, par exemple, peut tout à fait être victime de vols ou d'exactions authentiques). Il est parfois bien difficile de faire la part des choses, surtout si le délire est construit et argumenté.
- Vérifier si possible la température.
- Prévenir les tentatives de fuite, par la porte ou par les fenêtres.
- En cas d'agitation avec violence et agressivité, appeler le 17 (police).
- Ne pas chercher à argumenter si le délire est manifeste et certain.
- Appeler les secours en fonction du niveau d'urgence.
- Chez la personne diabétique sous insuline, lui faire prendre trois morceaux de sucre dans un verre d'eau si elle n'a pas de troubles de la déglutition, ou une cuillerée à soupe de confiture.

Ce qui doit vous alerter

Aggravation

5
- Agitation avec violence et agressivité.

4
- Des sueurs froides avec malaise, tremblements, délire, fatigue et jambes en coton chez un diabétique sous insuline.
- Sevrage d'alcool chez une personne alcoolique chronique, avec tremblements.
- Maux de tête avec fièvre, vomissements et gêne à la lumière.
- Tremblements, agitation et sueurs, yeux exorbités.
- Délire permanent.
- Prise de toxiques.

3
- Fièvre élevée (40°) ou de poussée très rapide, surtout chez un enfant.

2
- Malaise avec sueurs froides et jambes en coton chez une personne prenant plus de 6 cafés par jour et mangeant de la confiture au petit déjeuner.
- Manifestations délirantes depuis plus d'une semaine.

Amélioration

Causes possibles

Accès de démence : trouble de la pensée et de la personnalité qui accompagne ce délire ; ***Alcoolisme aigu*** ; ***Bouffée délirante*** ; ***Caféinisme :*** très rare, mais témoin d'une intoxication majeure par le café ; ***Crise aiguë basedowienne :*** agitation, agressivité, et trouble de la pensée qui peut aboutir à des idées délirantes ; ***Délire fébrile :*** les poussées de fièvre élevées et rapides, surtout chez l'enfant, peuvent occasionner un délire ; ***Delirium tremens :*** délire et agitation dans le cadre d'un sevrage alcoolique ; ***Encéphalite :*** fièvre, paralysie et troubles moteurs selon la localisation de l'infection du cerveau ; ***Hématome extra-dural :*** délire inconstant ; ***Hématome sous-dural aigu :*** délire inconstant ; ***Hématome sous-dural chronique :*** fréquent et dû à des chutes à répétition sur la tête qui entretiennent un saignement chronique dans le cerveau ; ***Hypoglycémie :*** signe annonciateur fréquent, notamment chez les personnes sous insuline ; ***Hypoglycémie fonctionnelle :*** rarement délire, car l'hypoglycémie est passagère et résolutive, mais cela reste possible ; ***Méningite :*** délire lié à une fièvre élevée ; ***Psychose hallucinatoire*** ; ***Sevrage de toxiques*** (amphétamines en particulier) ; ***Suites de traumatisme crânien*** ; ***Toxicomanie :*** dépend du produit utilisé.

Tête, cerveau, artères, pensée, comportement, intelligence, humeur, personnalité, fonction endocrine, métabolisme, coagulation du sang.

Déprime

Le risque majeur d'une déprime grave est la tentative de suicide, qui doit toujours rester à l'esprit, surtout s'il y a déjà eu des antécédents de ce type.

Ce qui doit vous alerter

Aggravation

4

- Propos suicidaires.
- Antécédents de tentative de suicide (risque de récidive : 10 %).
- Idées noires.
- Accès de dépression qui alternent avec des accès d'excitation.
- Personne sous lithium (téralithe, neurolithium) qui ne prend plus son traitement.
- Agitation importante ou, au contraire, apathie inquiétante.
- Communication impossible avec la personne : silence, déni de son état.

3

- Dépréciation de soi empêchant tout projet.
- Réveils au milieu de la nuit.
- Travail excessif ou, au contraire, chômage ou inactivité de longue durée.
- Ralentissement intellectuel.
- Anxiété.

Amélioration

Que faire ?

- Ne laissez pas la personne seule. Éloignez-la des issues dangereuses, fenêtres et terrasses en particulier, ainsi que des objets dangereux (couteaux, armes, etc.).
- Ne lui donnez aucun médicament à part son traitement habituel en vérifiant bien les effets secondaires.

- Parlez avec elle sans chercher à la convaincre de quoi que ce soit. Une simple écoute active et sincère.
- Ne moralisez pas, ne la culpabilisez pas.
- Contactez, si possible avec son accord, les secours adaptés selon le degré d'urgence.
- Prévenez son entourage proche qui recueille son assentiment.

Causes possibles

Crise d'angoisse : entre dans le cadre des troubles « anxiodépressifs » ; ***Dépression :*** déprime qui s'installe de façon durable ; Effets secondaires de médicaments ; ***Surmenage :*** peut être le signe annonciateur d'une vraie dépression ; ***Trouble bipolaire en phase dépressive :*** signe constant au cours de la phase dépressive.

> Tête, cerveau, artères, pensée, comportement, intelligence, humeur, personnalité, fonction endocrine, métabolisme.

Hallucinations

Les hallucinations sont proches du délire, avec ce degré supplémentaire des visions ou des voix dont la personne croit en l'existence, et qui peuvent présenter un caractère effrayant. La personne semble perdre le contact avec le monde réel. Comme elle est la seule à percevoir ces hallucinations, toute contestation de leur réalité la met dans un état de défiance et d'agitation, ce qui rend la communication difficile.

La frontière entre hallucinations et délire est assez floue, mais elle ne procède pas forcément des mêmes mécanismes.

Il existe de nombreux types d'hallucinations :

- Hallucinations visuelles : des gens ou des animaux (zoopsies) entrent et sortent. Ils peuvent exister en réel ou avoir existé, mais il est évident qu'ils ne sont pas présents. Ces hallucinations peuvent former des scènes très construites dans lesquelles la personne participe activement, ce qui rend le tableau parfois très inquiétant, la personne dialoguant avec ces personnages imaginaires.
- Hallucinations auditives : il peut s'agir de sons, de musiques ou de voix, soit extérieures, soit intérieures. Les voix intérieures peuvent amener la personne à être agressive, voire violente.
- Hallucinations olfactives. Certaines d'entre elles peuvent entrer dans des formes rares d'épilepsie.

À la différence des délires, où la composante interprétative est importante, le caractère hallucinatoire de ces manifestations est plus facile à objectiver.

Ces hallucinations peuvent intervenir de façon ponctuelle, par « bouffée », ou de façon plus prolongée. Elles peuvent entrer dans le cadre de maladies psychiatriques ou être le résultat d'un simple problème métabolique (hypoglycémie, par exemple).

S'il vous semble qu'il s'agit :

→ De délire → Délire.

→ D'hallucinations, lire la suite.

Que faire ?

- Commencer par constater la réalité des faits et le caractère évident des hallucinations.
- Vérifier si possible la température.
- Prévenir les tentatives de fuite, par la porte ou par les fenêtres.
- En cas d'agitation avec violence et agressivité, appeler le 17 (police).
- Ne pas chercher à argumenter sur la non-réalité de ces hallucinations.
- Appeler les secours en fonction du niveau d'urgence.
- Chez la personne diabétique sous insuline, lui faire prendre trois morceaux de sucre dans un verre d'eau si elle n'a pas de troubles de la déglutition, ou une cuillerée à soupe de confiture.

- Ne donner aucun médicament à part son traitement habituel en vérifiant bien les effets secondaires.

Ce qui doit vous alerter

Aggravation

5
- Agitation avec violence et agressivité.

4
- Des sueurs froides avec malaise, tremblements, délire, fatigue et jambes en coton chez un diabétique sous insuline.
- Sevrage d'alcool chez une personne alcoolique chronique, avec tremblements.
- Maux de tête avec fièvre, vomissements et gêne à la lumière.
- Tremblements, agitation et sueurs, yeux exorbités.
- Délire permanent.
- Prise de toxiques.
- Traumatisme crânien il y a plus de 3 semaines.

3
- Fièvre élevée (40°) ou de poussée très rapide, surtout chez un enfant.

2
- Malaise avec sueurs froides et jambes en coton chez une personne prenant plus de 6 cafés par jour et mangeant de la confiture au petit déjeuner.
- Manifestations délirantes depuis plus d'une semaine.

Amélioration

Causes possibles

Accès de démence : trouble de la pensée et de la personnalité qui accompagne ces hallucinations ; ***Alcoolisme aigu*** ; ***Bouffée délirante*** ; ***Crise aiguë basedowienne :*** agitation, agressivité, et trouble de la pensée qui peut aboutir à des idées délirantes ; ***Delirium tremens :*** hallucinations, délire et agitation dans le cadre d'un sevrage alcoolique ; ***Encéphalite :*** fièvre, paralysie et troubles moteurs selon la localisation de l'infection du cerveau ; ***Hallucinations fébriles :*** les poussées de fièvre élevées et rapides, surtout chez l'enfant, peuvent occasionner un délire ; ***Hématome extradural :*** hallucinations inconstantes ; ***Hématome sous-dural aigu :*** hallucinations inconstantes ; ***Hématome sous-dural chronique :*** hallucinations et délires fréquents, dû à des chutes à répétition sur la tête qui entretiennent un saignement chronique dans le cerveau ; ***Hypertension artérielle :*** signe de gravité, témoin d'une encéphalopathie hypertensive ; ***Hypoglycémie :*** signe annonciateur fréquent, notamment chez les personnes sous insuline ; ***Hypoglycémie fonctionnelle :*** très rarement hallucinations, car l'hypoglycémie est passagère et résolutive, mais cela reste possible ; ***Méningite :*** hallucinations liées à une fièvre élevée ; ***Psychose hallucinatoire*** ; ***Sevrage de toxiques*** (amphétamines en particulier) ; ***Suites de traumatisme crânien*** ; ***Toxicomanie :*** dépend du produit utilisé.

Tête, cerveau, artères, pensée, comportement, intelligence, humeur, personnalité, fonction endocrine, thyroïde, métabolisme, coagulation du sang.

Problèmes de sommeil

Les problèmes de sommeil peuvent présenter un caractère d'urgence, en particulier s'ils aboutissent à un état d'épuisement physique et psychique, la souffrance de l'insomnie pouvant amener à la dépression et au suicide, la dépression pouvant elle-même également être cause d'insomnie. En dehors de ces cas précis, les insomnies ne justifient en aucun cas le recours aux urgences. Car, le plus souvent, il s'agit d'un problème au long cours.

Chez l'adulte, les principaux problèmes sont :

- Les insomnies sont les plus courantes : insomnie d'endormissement, liée le plus souvent à de l'anxiété, ou insomnie de milieu de nuit, liée à une dépression.
- Les hypersomnies qui entrent dans le cadre de maladies au long cours, mais peuvent parfois entraîner des chutes ou des traumatismes liés à un endormissement soudain.
- Le sommeil non réparateur qui peut aboutir à un état d'épuisement.
- Les apnées du sommeil avec ronflements et, parfois, arrêt respiratoire de plus d'une minute.
- Le bruxisme (grincements de dents pendant la nuit), qui peut provoquer des fractures ou des luxations dentaires.

Chez le nourrisson et le jeune enfant, la question du sommeil est beaucoup plus courante, l'enfant, au cours de sa croissance, pouvant avoir des troubles du sommeil sans la moindre gravité. Tous ces troubles ne posent de problème qu'à partir de l'âge de 1 an. Auparavant, il est tout à fait normal que le sommeil puisse poser un problème, en particulier... aux parents :

- L'enfant ne veut pas s'endormir.
- Il se réveille plusieurs fois au cours de la nuit et il pleure.
- Il pleure dès qu'on le met au lit.
- L'enfant ne veut dormir que dans le lit de ses parents.
- Terreurs nocturnes.
- Cauchemars.
- Somnambulisme.

Chez l'enfant de 6 à 12 ans, les insomnies sont liées le plus souvent à des problèmes d'anxiété.

Chez l'adolescent, la cause est le plus souvent... l'adolescence. En dehors de problèmes liés à l'alcool ou la toxicomanie, ces problèmes se résolvent avec le temps.

Ce qui doit vous alerter

Aggravation

4
- **Idées noires.**
- **Propos suicidaires.**
- **Antécédents de tentative de suicide.**
- **Toxicomanie.**

3
- **Solitude.**
- **Problèmes familiaux ou relationnels.**
- **Problèmes financiers.**

Amélioration

Que faire ?

Chez l'enfant de moins de 3 ans

- S'il pleure, il faut déjà vérifier qu'il n'a pas une douleur ou quelque chose qui le gêne. Le changer, si cela n'a pas été fait, et s'amuser avec lui sont des gestes importants, car il s'agit souvent d'anxiété ou de peur de l'abandon. D'où la nécessité de le rassurer et de ne pas hésiter à rester à côté de lui le temps qu'il s'endorme. Attention toutefois à ne pas vous faire piéger et que votre présence constitue la condition *sine qua non* de son endormissement. Le doudou et éventuellement la tétine (quoique, attention aux déformations du palais, les avis sont partagés) sont de bons objets transitionnels pour rassurer l'enfant.
- Si la difficulté pour s'endormir s'installe, on peut recourir à la technique du « **cri minuté** » qui peut être efficace à partir de l'âge de 1 an. D'ici là, il faut faire preuve de patience...

- Pour les cauchemars et les terreurs nocturnes, la simple présence et le recouchage avec douceur suffisent à résoudre ces épisodes. Évidemment, en cas d'échec, le recours à un psychologue sera nécessaire.

Chez l'enfant de 3 à 12 ans

On est dans l'âge de la négociation. Et heureusement, car on dispose de trois armes très utiles : la parole, les câlins et les histoires pour s'endormir. Tout cela permettra de diminuer la cause principale, qui est l'anxiété.

Chez l'adolescent

C'est un tournant difficile à négocier et pour lequel il n'existe pas de recette puisque la relation entre les parents et les enfants est ancrée depuis l'enfance.

Le recours au médicament est largement déconseillé. La consultation d'un psychologue sera sans aucun doute bien plus efficace.

Chez l'adulte

- À part les risques de tentative de suicide, qu'il faut prévenir, il n'y a rien à faire de particulier, du moins en urgence, tous les problèmes ne pouvant se résoudre que justement en dehors du cadre de l'urgence.
- En revanche, une meilleure hygiène de vie permet le plus souvent d'améliorer les choses : perdre du poids et s'abstenir d'alcool le soir pour diminuer les apnées du sommeil ; mener une vie régulière ; éviter le café après 14 h ; faire des exercices de **cohérence cardiaque** le soir ; consulter le médecin en cas de dépression ou de trouble anxiodépressif.

Causes possibles en dehors de l'urgence

Caféinisme : conséquence logique d'une intoxication par le café ; ***Dépression :*** insomnie de deuxième partie de nuit ; ***Hyperthyroïdie :*** insomnie avec agitation et sensation d'avoir toujours chaud ; ***Toxicomanie :*** dépend du toxique utilisé ; ***Troubles anxiodépressifs :*** responsable d'insomnie parfois sévère en début et en milieu de nuit, la personne ne pouvant s'endormir qu'au petit matin.

Tête, cerveau, thyroïde, hypophyse, hypothalamus, tronc cérébral, sommeil, humeur, personnalité, pensée, vigilance.

Somnolence

Une somnolence, surtout si elle est inhabituelle, doit toujours alerter, surtout chez l'enfant et la personne âgée.

Avant le coma ou la perte de connaissance, il existe un trouble un peu vague, mais très évident à repérer qui est ce qu'on appelle les troubles de la vigilance. La personne « pique du nez » en pleine journée.

Mais cette somnolence peut également survenir au décours d'autres signes comme les malaises, la gêne respiratoire, les troubles du comportement ou de la conscience.

Cette somnolence se manifeste par un accès de sommeil pouvant entraîner une chute ou une perte de connaissance.

→ Trouble de la conscience assimilable à une perte de connaissance avec chute ou malaise profond → Perte de connaissance.

→ Trouble de la conscience sans réelle perte de connaissance → Troubles de la conscience.

→ Coma → Coma.

→ Dans les autres cas, lire la suite.

Ce qui doit vous alerter

Aggravation

5

- Paralysie brutale d'un côté ou bouche de travers, ou faiblesse soudaine ou perte de la parole.
- Malaise dans un lieu avec chauffage au gaz, au fioul ou au charbon défectueux.
- Somnolence qui s'installe peu à peu à la suite d'un malaise.
- Somnolence dans laquelle la personne s'enfonce à la suite d'une gêne respiratoire majeure : la respiration se ralentit et donne faussement l'impression que la crise se calme, ce qui est au contraire un signe de gravité.
- Prise de médicaments (antidépresseurs, somnifères, anxiolytiques...).
- Cœur très lent (moins de 50/min).
- Fièvre avec maux de tête, troubles de la conscience, paralysie.
- Troubles de la conscience avec vomissements en jets et troubles visuels.
- La personne base et semble difficile à réveiller quand on la stimule.

4

- Sueurs froides, fatigue, jambes en coton.
- Cœur rapide (plus de 120/min).
- Fièvre avec maux de tête, vomissements, gêne à la lumière.
- Parole embarrassée, conscience perturbée.

3

- Insomnies importantes durant la nuit.
- Alcoolisme aigu.

Amélioration

Facteurs aggravants (augmentent d'un niveau d'urgence)

- Antécédents d'épilepsie.
- Antécédents d'accident vasculaire cérébral ou d'accident ischémique transitoire.
- Diabétique sous insuline.
- Médicaments pouvant altérer la vigilance.
- Pacemaker.
- Antécédents de tentative de suicide.

Que faire ?

- Rechercher des prises de médicament, d'alcool ou de toxiques, surtout en cas de mélanges possibles.
- Stimuler la personne.
- En cas de diabète sous insuline, et lorsque l'absence a régressé ou a diminué permettant strictement la déglutition, donner trois morceaux de sucre dilués dans un peu d'eau ou une cuillerée à soupe de confiture.
- Consulter selon le niveau d'urgence.

Causes possibles

Abcès du cerveau : signe de gravité préfigurant un coma ; ***Accident ischémique transitoire :*** *idem* ; ***Accident vasculaire cérébral :*** *idem* ; ***Alcoolisme aigu*** ; ***Choc anaphylactique :*** signe de gravité ; ***Crise d'asthme :*** signe de gravité très important au cours d'une crise d'asthme. Urgence ; ***Crise d'hystérie :*** somnolence pouvant amener à un coma résolutif spontanément. Sans gravité ; ***Encéphalite :*** signe de gravité au cours de cette infection du cerveau ; ***Encéphalopathie hépatique :*** signe de gravité ; ***Encéphalopathie hypertensive :*** *idem* ; ***Encéphalopathie respiratoire :*** *idem* ; ***Hémorragie cérébrale :*** *idem* ; ***Hémorragie méningée :*** *idem* ; ***Hypertension artérielle :*** *idem* ; ***Hypoglycémie :*** signe de gravité qui préfigure un coma hypoglycémique, surtout chez la personne diabétique sous insuline ; ***Insuffisance respiratoire aiguë :*** signe de gravité majeur ; ***Intoxication au monoxyde de carbone :*** signe de gravité avec risque d'enfoncement dans un coma très rapide. Urgence ; ***Intoxication médicamenteuse :*** très fréquent ; ***Méningite :*** signe de gravité important ; ***Overdose :*** signe de gravité avec risque d'enfoncement dans un coma très rapide. Urgence ; ***Petit mal épileptique :*** plus une absence qu'une somnolence, de durée variable, chez un enfant. Correspond à une épilepsie ; ***Problème de pacemaker :*** signe de gravité ; ***Retard de sommeil :*** somnolence inévitable ; ***Tentative de suicide*** ; ***Toxicomanie :*** dépend du produit utilisé ; ***Trouble de la conduction cardiaque :*** signe de gravité majeur ; ***Trouble du rythme cardiaque :*** signe de gravité majeur.

Tête, cerveau, thyroïde, hypophyse, hypothalamus, tronc cérébral, méninges, cœur, comportement, sommeil, humeur, personnalité, pensée, vigilance.

Chapitre 11

Problèmes localisés

Ce sont tous les problèmes qui peuvent être désignés avec la main, ou sur un schéma ou descriptibles au téléphone, mais qui ne sont pas des douleurs.

Tête

Éternuement

Les éternuements sont rarement un problème ou une cause de problème urgent.

Il peut s'agir :

- d'un début de rhume ou de rhinopharyngite ;
- d'une allergie à un pollen, notamment au printemps ;
- d'une poussière qui irrite le nasopharynx.

Que faire ?

- Mouchage.

Ce qui doit vous alerter

- L'installation d'une gêne respiratoire.
- Le visage qui gonfle.
- La langue qui gonfle.

Causes possibles

Œdème de Quincke : peut préfigurer une crise grave avec langue gonflée, démangeaisons et gêne respiratoire majeure.

Causes possibles en dehors de l'urgence

Allergie aux pollens : éternuements sans arrêt, avec souvent éruption prurigineuse ; ***Rhinopharyngite :*** nez qui coule et éternuements ; ***Rhume :*** *idem*.

Ces signes peuvent témoigner d'un début d'allergie qui peut provoquer :

- Une gêne respiratoire → Gêne respiratoire.
- Le visage qui gonfle → Visage gonflé.
- La langue qui gonfle → Gonflement de la langue.

Tête, nez, immunité, inflammation.

Excès de boissons

Quand il s'agit d'eau, on appelle cela la « polydipsie », et quand il s'agit d'alcool, on parlera plutôt d'alcoolisme !

Le fait de boire beaucoup d'eau n'est ***a priori*** pas un problème. Cependant, tout dépend de la quantité, puisqu'on boit en moyenne 1,5 l d'eau par jour. À partir de 2 ou 3 litres, ce qui entraîne forcément une émission importante d'urine, qu'on appelle la « polyurie », on se trouve devant un syndrome bien connu des médecins, la polyurie-polydipsie (soif anormale entraînant des mictions importantes), dont la cause est soit le diabète, soit le diabète insipide (déficit en une hormone appelée vasopressine, ou *Antidiuretic Hormone*, ADH).

Un excès de boissons n'est donc pas un problème en soi, mais il témoigne de quelque chose qui peut le devenir. Cela ne justifie en rien le recours aux urgences.

Ce qui doit vous alerter

Aggravation

3
- **Des boissons en grande quantité (plus de 2 à 3 litres par jour), associées à une émission d'urines en grande quantité (plus de 3 litres par jour).**
- **Phénomène récent.**
- **Surpoids chez une personne de plus de 50 ans.**

1
- **Tendance à boire beaucoup depuis toujours.**

Amélioration

Que faire ?

- Rien. Consulter selon le degré d'urgence.

Causes possibles en dehors de l'urgence

Diabète : avec émission d'urines très abondantes ; ***Diabète insipide :*** *idem* ; ***Potomanie :*** comportement sans danger… tant qu'il ne s'agit que d'eau.

Tête, cerveau, rein, fonction endocrine, équilibre hydroélectrolytique, soif.

Excès de salive

Un excès de salive n'est généralement pas une urgence. Il suffit d'en parler au médecin si cela continue.

La seule urgence dans ce domaine, c'est lorsqu'une personne est dans le coma et qu'elle bave. Dans ce cas, c'est une urgence qui témoigne d'un coma au stade 3 → Coma.

Tête, bouche, glandes salivaires.

Gêne à la lumière

La gêne à la lumière peut témoigner d'un problème sérieux si elle s'accompagne d'autres signes. Mais lorsqu'elle est isolée, sans le moindre signe, ce n'est pas une urgence.

Ce qui doit vous alerter

Aggravation

4
- **Mal à la tête avec fièvre, vomissements, mal au cou, avec ou sans petits boutons rouges sous la peau qui ne s'effacent pas à la pression.**
- **Troubles visuels avec vision floue ou déformée, ou petits éclairs devant les yeux.**
- **Un œil rouge et gonflé avec baisse de la vision.**
- **Traumatisme oculaire.**
- **Soudure à l'arc sans masque de protection.**

3

- Maux de tête, pulsatiles, d'un seul côté, violents, augmentés par le bruit, la lumière et les efforts, le tout sans fièvre.
- Yeux rouges, avec démangeaisons éventuelles et larmoiement.

Amélioration

Que faire ?

- Le mieux est de ne rien faire.
- Si les yeux vous piquent ou sont rouges des deux côtés, vous pouvez vous **mettre des gouttes dans l'œil**.

Causes possibles

Conjonctivite : yeux rouges et douleurs oculaires des deux côtés ; ***Décollement de rétine :*** gêne à la lumière avec mouches et éclairs devant les yeux, parfois vision floue et déformée ; ***Glaucome :*** douleur et rougeur d'un œil avec gêne à la lumière ; ***Méningite :*** fait partie des signes constants de la méningite avec fièvre, maux de tête, douleur de la nuque et vomissements ; ***Migraine avec aura :*** préfigure une migraine ; ***Soudure à l'arc :*** douleur insupportable des yeux à la suite d'une soudure sans masque de protection ; ***Ulcère cornéen*** : douleur de la cornée avec yeux rouges et gêne à la lumière.

Tête, œil, cornée, rétine, méninges, inflammation.

Mauvaise haleine

On se dit qu'une mauvaise haleine n'est sûrement pas une urgence. Et de fait, la plupart du temps, il ne s'agit que d'une alimentation à base de certains aliments (ail, épices, alcool...), d'une mauvaise hygiène dentaire ou du tabagisme. Mais il existe quelques cas à connaître.

Ce qui doit vous alerter

Aggravation

4

- Odeur acétonique (comme le dissolvant du vernis à ongles) chez une personne diabétique.
- Odeur fruitée de l'haleine chez une personne porteuse d'une maladie hépatique sévère (hépatite, insuffisance hépatique, cirrhose...).
- Odeur d'urines. Très rare, et seulement chez les personnes ayant une insuffisance rénale sévère.

Amélioration

Que faire ?

- Peut-être... vous laver les dents plus régulièrement et consulter votre dentiste.
- Et puis... arrêter de fumer.
- Et puis... lever le pied sur l'alcool.

Mais c'est vous qui voyez !

Causes possibles

Acidocétose pouvant préfigurer un coma acidocétosique ; ***Insuffisance hépatiqu***e : odeur fruitée de l'haleine ; ***Insuffisance rénale :*** haleine avec odeur d'urines ; ***Mauvaise hygiène dentaire*** ; ***Tabagisme.***

Tête, bouche, dents, gencives, trachée, bronches, poumons, métabolisme, fonction endocrine, foie, comportement.

Que faire ?

- Vous pouvez vous soulager avec des **bains de bouche.**
- Ne prenez aucun antibiotique ni antifongique sans avis médical.

Modification de la langue

Les modifications de la langue sont fréquentes et généralement jamais graves en urgence. Mais une langue qui change d'aspect ou de couleur peut témoigner d'un problème local, ou digestif, ou d'autres organes.

Ce qui doit vous alerter

Aggravation

4
- **Langue très gonflée, gênant l'élocution.**
- **Mal à respirer.**
- **Lèvres gonflées.**
- **Visage gonflé.**
- **Impossibilité de prononcer d'une voix normale la lettre A.**

3
- **Boutons sur le corps ou rougeur générale comme une « peau de chagrin ».**
- **Fièvre.**
- **Mal à la gorge.**

2
- Douleurs de la langue.
- Aphtes sur la langue.
- Langue recouverte d'un enduit blanchâtre.
- Langue qui démange.

Amélioration

Causes possibles

Épiglottite (rare, mais grave chez l'enfant) ; ***Glossite***, quelle qu'en soit la cause ; ***Mycose digestive :*** enduit blanc sur la langue ; ***Œdème de Quincke :*** langue gonflée avec gêne respiratoire et démangeaisons. Urgence ; ***Scarlatine :*** langue très rouge avec fièvre et rougeurs sur le corps ; ***Stress :*** chez certaines personnes, qui peuvent témoigner d'une dépression ou d'une anxiété importante.

Tête, bouche, langue, immunité, inflammation, peau, comportement, humeur, émotion.

Morsure de langue

Elle est généralement accidentelle (au cours d'une activité physique, par exemple) ou au cours du repas, et dans ce cas ne présente aucun caractère immédiat de gravité. Sauf…

Ce qui doit vous alerter

Aggravation

4
- **Vous avez remarqué avoir perdu vos urines.**
- **Vous avez fait une crise convulsive qu'on vous a décrite avec perte de connaissance et tremblements.**

3

- Morsure de langue il y a plus d'une semaine et qui ne cicatrise pas.
- Petits saignements de la langue.
- Ganglion sous la mâchoire, sous le menton.
- Petite fièvre trainante.
- Langue modifiée dans son aspect.
- Douleur de la langue depuis plus d'une semaine et qui semble s'aggraver.
- Plaie de la langue, qui semble avoir perdu de sa sensibilité.

Amélioration

Que faire ?

- Vous pouvez vous soulager avec des **bains de bouche**.
- Consulter votre dentiste ou un stomatologue si la morsure ne guérit pas au bout d'une semaine.
- Consulter votre médecin s'il semble que vous avez fait des convulsions avec pertes d'urines.

Causes possibles

Aphtose : morsures volontaires pour calmer la douleur ou la démangeaison de la langue ; ***Glossite :*** peut entraîner des morsures de langue ; ***Nervosité :*** signe possible ; ***Stress :*** signe possible ; ***Suite de crise d'épilepsie :*** signe très fréquent dû aux convulsions avec perte de connaissance.

Tête, cerveau, bouche, dents, langue, immunité, inflammation, comportement, humeur, émotion.

Nez bouché

Le nez bouché n'est en aucun cas une urgence ! Sauf si vous avez subi un traumatisme du visage.

→ Nez qui coule → Nez qui coule.
→ Traumatisme du visage → Choc.
→ Dans les autres cas, lire la suite.

Que faire ?

- **Gouttes dans le nez** ou sprays vendus en pharmacie.
- **Mouchage**.
- Prenez rendez-vous avec votre médecin.

Causes possibles et sûrement pas en urgence

Rhinopharyngite : signe quasi constant avec nez qui coule ; ***Rhume :*** *idem* ; ***Sinusite :*** *idem* ; ***Traumatisme du nez :*** nez bouché, témoin d'une lésion des cloisons nasales.

Tête, nez, sinus, pharynx.

Nez qui coule

« Il a le nez qui coule, encore une rhino ! » Cette phrase est le leitmotiv des mamans qui attendent leurs enfants à la sortie des écoles dès le mois d'octobre. Et puis, à partir du mois d'avril, on ne parle plus que d'allergies aux pollens. Et de fait, c'est le plus souvent vrai.

Et parfois, ça ne l'est pas, car tout dépend de la couleur de cet écoulement nasal et des signes d'accompagnement. Une chose est certaine, sauf en cas de traumatisme crânien touchant le visage, un écoulement nasal ne justifie en rien le recours aux urgences.

L'écoulement peut être :

- blanc ou translucide ;
- jaune ou louche ;
- verdâtre ;
- marron ;
- sanguinolent ou avec des filets de sang ;
- carrément sanglant, et on appelle cela une épistaxis.

Les signes d'accompagnement sont le plus souvent :

- une fièvre, le plus souvent modérée, mais parfois élevée chez l'enfant ;
- une toux grasse, surtout chez l'enfant ;
- des éternuements ;
- des maux de tête ;
- les yeux rouges et qui piquent ;
- un écoulement des yeux ;
- des maux de gorge.

→ Nez bouché → Nez bouché.
→ Traumatisme du visage → Choc.
→ Saignement de nez (épistaxis) → Saignement de nez.
→ Fièvre → Fièvre.
→ Éternuements → Éternuements.
→ Toux grasse → Toux.
→ Yeux rouges → Œil rouge.
→ Écoulement des yeux → Écoulement par les yeux.
→ Maux de tête → Mal à la tête.
→ Mal à la gorge → Mal à la gorge.
→ Dans les autres cas, lire la suite.

Ce qui doit vous alerter

Aggravation

2

- **Écoulement jaune accompagné de fièvre, nez bouché et maux de tête au niveau du front.**
- **Écoulement jaune qui ne guérit pas malgré les gouttes dans le nez.**
- **Démangeaisons et yeux rouges.**
- **Un écoulement de nez qui dure plus d'une semaine.**

1

- Nez qui coule, mal de gorge et fièvre.

Amélioration

Que faire ?

- **Mouchage** précédé d'une instillation de sérum physiologique ou d'un spray nasal d'eau salée.
- On peut utiliser des huiles essentielles vendues en pharmacie ou des **fumigations** qui permettent d'hydrater les voies nasales.

Causes possibles

Rhinite allergique (pollens, poussières) ; ***Rhinopharyngite*** ; ***Sinusite*** ; ***Traumatisme du nez*** ; ***Traumatisme crânien :*** signe de grande gravité, car témoigne d'une possible fracture de l'os ethmoïde.

Tête, nez, sinus, pharynx.

Ne respire plus

C'est l'urgence absolue !

1. Appelez ou faites appeler le 15 ou le 18 immédiatement.
2. En attendant qu'ils vous répondent, stimulez fortement la personne pour voir si elle se réveille.
3. Si ce n'est pas le cas, placez votre oreille contre la bouche ou le nez de la personne, et vérifiez si de l'air en sort. Si c'est le cas, ce n'est pas un arrêt respiratoire, mais une gêne respiratoire.
4. Donnez-leur précisément l'adresse ainsi que le motif « suspicion d'arrêt respiratoire » et répondez à leurs questions.
5. Suivez leurs conseils.

Que faire ?

- Si le 15 vous l'a expliquée, ou si vous êtes dans l'impossibilité de joindre les secours, vous pouvez pratiquer la **respiration artificielle**.
- Ouvrez les fenêtres, notamment s'il y a une odeur de gaz, ou un chauffage au fioul ou au gaz en activité. Si c'est le cas, traînez la personne hors de l'endroit où elle se trouve.
- Ouvrez la porte d'entrée.
- Attendez les secours.

Causes possibles

Arrêt cardiaque ; ***Crise d'asthme*** ; ***Insuffisance cardiaque*** ; ***Intoxication au gaz*** ; ***Intoxication au monoxyde de carbone*** ; ***Intoxication médicamenteuse*** ; ***Noyade*** ; ***Toxicomanie.***

Thorax, cœur, poumons, respiration, ventilation, circulation, rythme cardiaque, conduction cardiaque.

Œil rouge

Il y a une différence importante et des enjeux différents selon qu'il s'agit d'une rougeur d'un œil ou des deux yeux. Par ailleurs, quand on parle de rougeur de l'œil, on parle de rougeur du globe oculaire, c'est-à-dire ni l'orbite (le pourtour osseux de l'os) ni la paupière (supérieure et inférieure).

La rougeur :

- → Se situe sur la (ou les) paupière(s) → Problème de paupières.
- → Se situe sur l'orbite → Rougeur.
- → Est accompagnée d'une douleur oculaire → Mal aux yeux.
- → Se situe sur l'œil lui-même (ou les deux yeux), lire la suite.

Que faire ?

- Ne mettez aucun collyre dans l'œil sans avis médical.
- Si la rougeur s'accompagne de douleur de l'œil, vous pouvez prendre un **médicament contre la douleur.**

Ce qui doit vous alerter

Rougeur d'un seul œil

Aggravation

4

- Trouble visuel (diminution de l'acuité visuelle, floue ou déformée par un halo, rétrécissement du champ visuel).
- Éclairs dans le champ visuel.
- Œil rouge, dur et douloureux.
- Prise de médicaments à base d'atropine.
- Antécédents de glaucome.
- Traumatisme de l'œil.
- Plaie de l'œil.
- Douleur brutale de la tempe d'un côté avec troubles visuels.

3

- Rougeur du visage.
- Gêne à la lumière sans trouble visuel.

Amélioration

Rougeur des deux yeux

Aggravation

4

- Accompagnée d'une douleur insupportable.
- Rougeur et douleur survenues à la suite d'une exposition au soleil sans lunettes de soleil ou après une soudure à l'arc électrique sans protection par un masque agréé.
- Corps métallique dans l'œil.
- Traitement en cours par collyre à base de corticoïdes.

3

- Éternuements.
- Gêne à la lumière sans trouble visuel.
- Corps étranger non métallique dans l'œil.
- Douleurs lors du mouvement des yeux.
- Traitement anticoagulant en cours.

Amélioration

Causes possibles

L'œil est un organe très fragile. Toute lésion apparente de l'œil (boutons, ulcère, plaie...) nécessite de voir un médecin rapidement (selon le niveau d'urgence).

Conjonctivite : œil rouge et douloureux. C'est la seule cause de douleur oculaire chez l'enfant, et la cause la plus fréquente chez l'adulte ; ***Exophtalmie :*** c'est-à-dire les yeux exorbités, dont la cause est souvent un excès de fonctionnement de la thyroïde ; ***Glaucome :*** forte douleur oculaire, œil gonflé et dur, troubles visuels. C'est une véritable urgence ; ***Hémorragie***

sous-conjonctivale ; ***Herpès cornéen*** ; ***Kératite :*** douleur de l'œil, gêne à la lumière, diminution de l'acuité visuelle ; ***Névralgie faciale :*** il s'agit plus d'une douleur du visage que des yeux ; ***Ophtalmie :*** à la suite d'une exposition au soleil sans protection ; ***Suites de soudure à l'arc*** sans protection par un masque agréé ; ***Ulcère cornéen :*** douleur de la cornée avec yeux rouges et gêne à la lumière ; ***Zona ophtalmique :*** suites d'un zona ophtalmique. Nécessite une surveillance importante.

Tête, œil, cornée, nerfs crâniens, vision, inflammation.

Problèmes de cheveux

Est-il raisonnable de se rendre aux urgences pour un problème de cheveux ? Si vous trouvez une seule raison, elle sera vraiment tirée par les cheveux !

En revanche, parler à son médecin d'un problème de cheveux est tout à fait sensé, car de nombreuses maladies, souvent rares ou d'origine endocrinienne (thyroïde, surrénale, hypophyse...), peuvent se manifester, entre autres, par des problèmes de cheveux qui se modifient : couleur, texture, densité, etc.

Et puis, il y a d'autres causes qui nécessitent des soins rapides, mais pas aux urgences !

- Poux : lentes et démangeaisons.
- Teigne : perte de cheveux par plaques.

Peau, cheveux.

Problèmes dentaires

Les problèmes dentaires sont souvent douloureux, ce qui peut amener à consulter aux urgences, les douleurs pouvant être insupportables, bien que les causes ne soient généralement pas très graves.

Les douleurs dentaires peuvent néanmoins constituer des pièges, car les dents n'y sont parfois pour rien :

- Certaines douleurs dans la poitrine irradient dans le cou jusque dans la mâchoire et dans les dents.
- Des douleurs de l'oreille qui se projettent dans les dents supérieures.
- Des problèmes de larynx dont la douleur irradie dans la mâchoire inférieure avec une gêne respiratoire.
- Des angines ou des amygdalites dont la douleur se propage aux dents supérieures et aux molaires en particulier.

Mais à part ces cas assez rares, le problème est bel et bien dentaire.

Il vous semble que la douleur de départ se situe :

→ Dans la poitrine → Mal à la poitrine.

→ Dans l'oreille → Mal aux oreilles.

→ Dans la gorge → Mal à la gorge.

→ Dans le cou à côté de la pomme d'Adam → Mal au cou.

→ Sur la gencive qui est gonflée → Gonflement de la gencive.

→ Dans la bouche → Mal à la bouche.

→ Dans les dents, lire la suite.

Ce qui doit vous alerter

Aggravation

3

- **Douleur de l'angle de la mâchoire, d'un côté avec ganglion douloureux et un peu de fièvre.**
- **Douleur sur une dent avec gonflement de la gencive.**
- **Gencive gonflée avec émission d'un peu de pus.**
- **Douleur pulsatile très violente sur une dent.**
- **Ganglion devant l'oreille (tragus).**

1
- Douleur sans fièvre ni ganglions.

Amélioration

Que faire ?

- Des médicaments contre la douleur peuvent permettre de se soulager, ainsi que des bains de bouche.
- Pas de prise d'antibiotiques sans avis médical.
- Consulter en fonction du niveau d'urgence.

Causes possibles

Abcès dentaire : douleur sous une dent ; ***Parodontite :*** gencives gonflées avec souvent émission de pus ; ***Poussée de dents de sagesse :*** douloureux, avec ganglion sous la mâchoire ; ***Pulpite :*** douleur insupportable d'une dent ; ***Rage de dents :*** fréquent, sans gravité, mais difficile à soigner.

Tête, bouche, dents, gencives, langue, mastication.

Problèmes de paupières

À moins d'un traumatisme des paupières, il n'y a aucune raison de se rendre aux urgences pour un problème de paupières. Une simple consultation chez le médecin suffit.

Ce qui doit vous alerter

Aggravation

2
- Paupières gonflées.
- Un petit point blanc douloureux qui apparaît sur le bord de la paupière.
- Éruption de vésicules sur la peau.

1
- Paupières qui tombent (généralement problème ancien, donc non urgent).

Amélioration

Que faire ?

- En attendant de consulter, vous pouvez faire un bain de l'œil avec de l'eau bouillie tiède dans un verre à porto que vous renversez sur l'œil. C'est bien sûr un remède de grand-mère, mais cela peut vous soulager en attendant de voir le médecin. Mais attention, cela n'est possible que si vous n'avez aucune plaie de l'œil ! Si c'est le cas, abstenez-vous.
- N'appliquez aucune pommade, en particulier aucune contenant des corticoïdes sans un avis médical.

Causes possibles

Blépharite : paupière gonflée ; ***Herpès :*** vésicules sur la paupière. Souvent, signe annonciateur d'un herpès cornéen ; ***Traumatisme des paupières*** ; ***Zona ophtalmique*** : suites d'infection par l'herpès virus.

Tête, œil, inflammation.

Régurgitation

Les médecins appellent cela le pyrosis, et bien des femmes enceintes connaissent cette sensation, surtout en fin de grossesse. Le contenu acide de l'estomac reflue dans l'œsophage, surtout après le repas, de façon intermittente selon le volume du repas, et provoque une sensation de brûlure dans le milieu de la poitrine derrière le sternum, et qui peut causer un reflux de liquide acide et amer très désagréable. Cette sensation est particulièrement marquée lors de la flexion du tronc en avant (quand on se baisse sans s'agenouiller pour lacer ses chaussures, d'où le nom de « signe du lacet »).

Les régurgitations ne sont pas une urgence. C'est leur répétition au long des mois ou des années qui peut provoquer des lésions de l'œsophage, une ***œsophagite***, laquelle peut parfois se révéler en urgence, ce qui est très rare.

Ce qui doit vous alerter

Chez le nourrisson

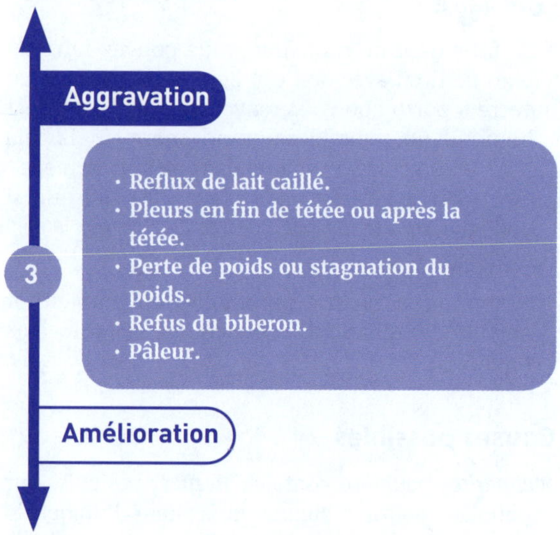

Chez l'adulte

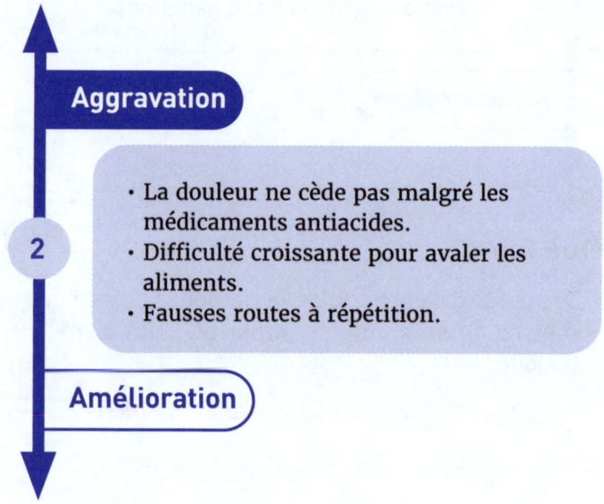

Que faire ?

Chez le nourrisson

- Remplacement du lait par du lait antireflux.
- Épaississement des repas avec des céréales de riz dès la diversification alimentaire.
- Augmenter la fréquence des repas en diminuant les quantités.
- Rot systématique en fin de tétée.
- Après la tétée, mettre l'enfant dans un siège incliné à 30°, type Baby Relax.
- Supprimer le tabagisme passif.
- Habiller l'enfant avec des vêtements amples et non serrés sur le ventre.

Chez l'adulte

- Les médicaments à base d'alginate (Gaviscon®, Gavisconell®, Topaal®) vendus librement en pharmacie sont très efficaces. Les **pansements gastriques** le sont un peu moins, mais sont d'un bon apport et sont à prendre après les repas.
- Éviter les repas copieux et lourds.
- Ne pas s'allonger la tête vers le bas.

- Éviter de se pencher trop longtemps en avant.
- Dormir en position surélevée (2 oreillers) ou en surélevant la tête du lit.
- Perdre du poids.
- Supprimer les excitants (thé, café…), l'alcool et les boissons gazeuses.
- Éviter le port de vêtements trop serrés.

Causes possibles qui ne justifient pas le recours aux urgences

Grossesse : aussi appelé pyrosis de la grossesse, avec brûlures acides qui remontent de l'estomac en raison de la pression du fœtus dans le ventre ; ***Hernie hiatale :*** *idem*, mais indépendamment de la grossesse ; ***Œsophagite :*** conséquence et complication de la hernie hiatale ; ***Reflux gastro-œsophagien :*** régurgitations chez l'enfant en raison d'une malformation.

Ventre, estomac, œsophage, diaphragme, déglutition, digestion.

Sécheresse de la bouche

La sécheresse de la bouche, si elle est isolée, ne justifie en aucun cas le recours aux urgences. SAUF que… l'association avec d'autres signes est un signe révélateur d'un problème qui peut tout à fait le justifier, la déshydratation, surtout chez l'enfant et les personnes âgées.

Ce qui doit vous alerter

Chez le nourrisson

Aggravation

4

- Apathie, somnolence.
- Amaigrissement (perte de poids supérieure à 10 %) ou stagnation du poids pendant 1 semaine chez le nourrisson.
- Fontanelle en creux.
- Convulsions, coma.
- Fièvre élevée avec vomissements et diarrhée très importante.
- Yeux secs.

3

- Perte de poids entre 5 et 10 % ou stagnation du poids depuis moins d'une semaine.
- Couches sèches ou très peu remplies.
- Soif importante.
- Diarrhée et vomissements importants, quotidiens et répétés.
- Sécheresse de la peau.
- Pleurs fréquents et inexpliqués.
- Peau sèche qui garde l'empreinte du plissement quand on la pince.
- Parfois, un peu de fièvre.

2

- Perte de poids inférieure à 5 %.
- Médicaments provoquant comme effets secondaires une sécheresse de la bouche (voir notices).
- Pas d'autres signes.

Amélioration

Chez l'adulte

Aggravation

4

- Somnolence importante.
- Troubles de la conscience, coma.
- Convulsions.
- Absence d'émission d'urines.
- Malaises.

3

- Le simple fait de boire suffit à composer les pertes d'eau. Donc toutes les circonstances dans lesquelles la personne ne peut ou n'a pas conscience qu'il faut s'hydrater (personnes âgées).
- Forte chaleur, canicule, surtout chez les personnes âgées.
- Yeux secs.
- Diminution du volume des urines.

Amélioration

Que faire ?

- Réhydratation par absorption d'eau en très petites quantités (à la petite cuillère) et de façon très répétée.
- Ne pas boire de grandes quantités d'eau, car cela peut provoquer des vomissements qui vont aggraver la déshydratation.
- Solutés de réhydratation en gel (utiles chez l'enfant et la personne âgée).

Causes possibles

Nourrisson

Coup de chaleur : lié à la température extérieure élevée ; ***Gastro-entérite prolongée :*** conséquence des vomissements avec fièvre et diarrhée ; ***Invagination intestinale aiguë :*** manque d'absorption intestinale d'eau liée à cette occlusion intestinale par invagination ; ***Sténose du pylore :*** déshydratation liée au blocage du contenu de l'estomac en raison de la sténose à sa sortie.

Adulte

Déshydratation de la personne âgée : fréquente en raison de la diminution de la sensation de soif, majorée par les effets de canicule et de surchauffe dans les d'EHPAD ; ***Effets secondaires de certains médicaments*** ; ***Fièvre élevée*** ; ***Gastro-entérite*** prolongée avec vomissements incoercibles et diarrhée ; ***Troubles majeurs de la déglutition*** qui diminuent l'apport en eau.

Tête, glandes salivaires, intestins, hydratation, déglutition, équilibre hydroélectrolytique, température du corps, intestins, estomac.

Yeux secs

Avoir les yeux secs est un symptôme fréquent qui touche près de 1 % de la population. Outre la sécheresse des yeux, on ressent une sensation de sable dans les yeux, des démangeaisons oculaires, une rougeur des yeux. Parfois, ils entrent dans le « syndrome sec » qui associe la sécheresse de la bouche, les yeux secs et la sécheresse du vagin.

Ce qui doit vous alerter

Aggravation

2

- Le port de lentilles de contact.
- Les suites d'une conjonctivite.
- Des troubles visuels.
- La prise de médicaments antiparkinsoniens, de neuroleptiques ou d'antidépresseurs, qui peuvent provoquer une sécheresse oculaire.
- Une tendance dépressive.
- La ménopause qui s'installe.
- Douleurs dorsales nécessitant un dérouillage le matin.
- Brûlures en urinant.

Amélioration

Que faire ?

- Les larmes artificielles permettent de soulager.
- Humidifier la pièce.
- Limiter le maquillage des yeux au maximum.
- Éviter les pièces climatisées.
- Consulter votre médecin.

Causes possibles en dehors de l'urgence

Dépression : effet collatéral de la dépression ; ***Effets secondaires de médicaments*** ; ***Ménopause :*** symptôme fréquent qui peut accompagner la sécheresse vaginale ; ***Suites de conjonctivite*** ; ***Syndrome de Gougerot-Sjögren***, appelé également « syndrome sec » : yeux secs, bouche sèche, sécheresse vaginale.

Tête, cerveau, œil, glandes lacrymales, humeur, comportement, règles.

Cou

Crachats

Les crachats ne sont visibles que si… on les crache. Or les femmes et les enfants, généralement, ne crachent pas, et avalent ce qui est une expectoration, c'est-à-dire des glaires émises par les voies aériennes (gorge, nez, trachée, bronches). Pourtant, leur aspect est important à repérer. Ces crachats peuvent être :

- Blancs ou translucides : ils sont dits muqueux et correspondent à une simple réaction inflammatoire de la paroi des voies respiratoires.
- Jaunes ou verdâtres : on dit qu'ils sont purulents. Ils témoignent toujours d'une infection par une bactérie.
- Blancs avec des stries jaunâtres (mucopurulents) : ils correspondent au début d'une surinfection par une bactérie, survenue à la suite d'un épisode inflammatoire quelconque.
- Blancs avec des stries rouges : ce sont des crachats hémoptoïques, donc dus à la présence de sang.
- Rouges : ils deviennent franchement hémorragiques. Cela signifie que la muqueuse des voies respiratoires est en train de saigner. On parle dans ce cas d'hémoptysie. C'est une urgence ***a priori***.
- Noirs : c'est peu fréquent et cela témoigne le plus souvent d'un infarctus pulmonaire. Les crachats ont en plus une caractéristique, celle de sentir légèrement l'ail.
- Blancs, mousseux, avec des reflets rose saumoné : ils correspondent à une souffrance pulmonaire d'origine cardiaque, l'œdème du poumon.

Ce qui doit vous alerter

Aggravation

5

- **Gêne respiratoire avec sensation d'étouffement, sueurs froides, pâleur, grésillement dans le fond de la gorge et impossibilité de respirer en position allongée.**
- **Douleur dans la poitrine.**
- **Toux sanglante.**
- **Crachats noirs avec odeur d'ail.**

4

- **Crachats hémoptoïques ou rouges.**
- **Fièvre avec crachats jaunes ou verdâtres, et gêne respiratoire.**
- **Respiration sifflante avec gêne à l'expiration.**
- **Troubles de la déglutition suivis de toux chez une personne âgée.**

2

- Toux et expectoration sans fièvre ni gêne respiratoire.
- Crachats blancs ou translucides.

Amélioration

Facteurs aggravants

- Personne âgée.
- Personne alitée.
- Phlébite.
- Opération récente.

Que faire ?

- Dans tous les cas : humidifier l'atmosphère (hygrométrie conseillée entre 60 et 80 % d'humidité), maintenir la pièce à 20 °C maximum, ne pas fumer, boire chaud et abondamment (les tisanes avec du miel sont très efficaces). Les **fumigations** sont également recommandées.
- En cas de toux sèche et gênante, vous pouvez prendre un **antitussif** vendu en pharmacie.
- En cas de toux grasse, pas d'antitussifs, mais des **mucolytiques**, vendus en pharmacie.
- En cas de toux rauque, pas d'antitussifs, mais faire de la **vapeur d'eau**, surtout chez l'enfant.
- Devant des crachats blancs : des sirops mucolytiques vendus en pharmacie permettent de les diminuer. Si cela ne cède pas en 24 heures, consulter le médecin.
- Devant des crachats mucopurulents (blancs et jaunes), purulents (jaunes) ou hémoptoïques (striés de sang ou franchement sanglants), il faut consulter le médecin sans tarder, car cela signe une maladie infectieuse vraisemblable de l'arbre respiratoire. Vous ne pouvez alors prendre **aucun antitussif**. En revanche, **les mucolytiques et les fumigations** sont un très bon moyen d'attente de la consultation.
- Devant des crachats hémorragiques ou mousseux avec sueurs et gêne respiratoire, il faut appeler le Samu ou les pompiers, car il peut s'agir d'une embolie pulmonaire ou d'un œdème aigu du poumon. La seule chose que vous avez à faire est de rester assis en attendant les secours.

Causes possibles

Asthme : peu fréquent, mais il peut arriver que soient émis de petits crachats dits « perlés » au cours de la crise ; ***Bronchite :*** expectoration consécutive à l'inflammation des bronches ; ***Bronchopneumopathie chronique obstructive*** (BPCO) : *idem*, mais de façon chronique ; ***Covid-19 :*** avec toux, fièvre, courbatures et troubles du goût et de l'odorat ; ***Embolie pulmonaire :*** peu fréquent, mais possible si l'embolie se complique d'infarctus pulmonaire. Produit des crachats noirs ou sanglants ; ***Insuffisance cardiaque :*** expectoration rosée ; ***Œdème aigu du poumon :*** *idem* ; ***Pneumonie :*** expectoration purulente avec fièvre et gêne respiratoire ; ***Pneumopathie :*** ensemble des maladies pouvant toucher les poumons et provoquant des expectorations de diverses natures ; ***Syndrome de Mendelson :*** inhalation de liquides et d'aliments liés à un trouble de la déglutition et provoquant des expectorations importantes et généralement infectées ; ***Trachéite :*** expectorations importantes dans la deuxième phase de la trachéite. Cette période peut être longue.

Cou, thorax, poumons, cœur, artères, veines, trachée, bronches, respiration, inflammation.

Hoquet

Le hoquet est dû à la contraction spasmodique du **diaphragme**. Celle-ci est provoquée par une irritation du nerf phrénique qui longe l'**œsophage**.

Que faire ?

- Gonflez vos poumons à fond, le plus longtemps possible, puis soufflez l'air le plus lentement possible. Répétez l'opération plusieurs fois. Entre deux exercices respiratoires, il ne faut ni rire, ni tousser, ni parler. Le hoquet disparaît normalement en quelques minutes.
- En cas d'échec, remplissez un verre de glaçons, puis mettez de l'eau et attendez qu'il y ait de la buée sur le verre, ce qui montre qu'elle est très froide. Puis buvez le verre le plus rapidement possible. Cela pourra vous donner une douleur des yeux passagère et sans gravité.

Ce qui doit vous alerter

Aggravation

4
- Une douleur dans la poitrine.
- Une gêne respiratoire.
- Un malaise.

3
- Un hoquet permanent pendant plus de 24 h, et qui persiste la nuit.
- Épuisement, insomnie totale.
- Une toux qui augmente aux changements de position.
- Une impression que les aliments ont du mal à passer vers l'estomac ou sont bloqués dans le milieu de la poitrine.
- Un hoquet qui revient de façon périodique.

Amélioration

Causes possibles

Généralement, la cause est un repas trop lourd ou pris trop rapidement.

Angine de poitrine : rarement ; ***Fausse route :*** fréquent ; ***Pleurésie :*** rarement ; ***Nervosité :*** fréquent.

Cou, diaphragme, cerveau, tronc cérébral, plèvre, cœur, poumons, digestion, humeur.

Modification de la voix

Une voix qui se modifie brutalement témoigne d'un problème de larynx qui peut justifier une consultation aux urgences, surtout si d'autres signes l'accompagnent : toux, gêne respiratoire, fièvre...

- Si la toux est au premier plan → Toux.
- Si la fièvre est au premier plan → Fièvre.
- Si la gêne respiratoire est au premier plan → Mal à respirer.
- Si les maux de gorge sont au premier plan → Mal à la gorge.
- Dans les autres cas, lire la suite.

Ce qui doit vous alerter

Aggravation

5

- **Gêne respiratoire avec langue et lèvres gonflées, et impossibilité de prononcer correctement la voyelle A.**
- **Voix totalement éteinte avec gêne respiratoire et sifflements.**
- **Chez l'enfant : creusement lors de l'inspiration à la base du cou, voire soulèvement des côtes lors de l'inspiration.**
- **Respiration rapide et superficielle, ou au contraire très lente avec des sifflements à l'inspiration et cyanose des lèvres.**
- **Impossibilité de prononcer plus de 10 mots d'affilée.**

4

- **Voix enrouée avec maux de gorge importants, difficulté pour avaler sa salive et un peu de fièvre.**
- **Chez l'enfant : toux rauque (comme un aboiement) avec respiration sifflante et battement des ailes du nez (dilatation des narines à l'inspiration).**
- **Gonflement des lèvres et de la langue sans gêne respiratoire.**

2

- Voix bitonale (deux sons en même temps).
- Simple enrouement (voix cassée) sans fièvre ni toux.

Amélioration

Que faire ?

Chez l'enfant

S'il a une toux rauque ou une voix éteinte, prenez-le dans vos bras et faites de la **vapeur d'eau** dans la salle de bains.

Chez l'adulte

À part les corticoïdes, qui ne sont indiqués que sur avis médical, les **fumigations** peuvent aider à améliorer les signes.

Causes possibles

Crise d'asthme sévère : voix altérée par des sifflements ; ***Épiglottite*** (rare, mais grave chez l'enfant) : voix totalement éteinte. Signe de gravité majeur, et impossibilité de dire correctement la lettre A ; ***Laryngite :*** voix rauque (comme un aboiement), voire fortement diminuée, ce qui est un signe de gravité, et gêne respiratoire majorée par la position allongée ; ***Œdème de Quincke :*** langue gonflée avec mal à respirer et démangeaisons, et impossibilité de dire correctement la lettre A.

Tête, cerveau, langue, larynx, bronches, voix, parole, cordes vocales, respiration.

Rots

Les rots, plus poliment appelés éructations, ne sont pas qu'un signe de satisfaction après un bon repas. Ils sont dus à l'accumulation d'air soit dans l'**estomac** au cours de la déglutition des aliments (aérophagie), soit dans le **côlon** au cours de leur fermentation (aérocolie).

En s'accumulant dans ces organes digestifs, le ventre gonfle, et l'air ne peut que s'évacuer par le bas (les flatulences) ou par le haut, les rots en l'occurrence.

Que faire ?

- En fait, pas grand-chose. Marcher, faire quelques exercices abdominaux.
- Par la suite, éviter tout ce qui peut donner des gaz (choux, oignons, échalotes, pois chiches, eau gazeuse…).

Ce qui doit vous alerter

Aggravation

4
- Une douleur dans la poitrine.

3
- Une constipation inhabituelle et prolongée.
- Une absence de gaz émis par l'anus.
- Des palpitations.
- Des douleurs dans le ventre.

Amélioration

Causes possibles

Aérophagie : pratiquement seul signe de ce problème dû à un excès de gaz dans l'estomac et les intestins ; ***Nervosité :*** fréquent ; ***Repas pris trop rapidement*** ou pris en parlant ; ***Repas composé d'aliments trop riches en certains aliments*** (légumes secs, choux, crudités, eau gazeuse…) ; ***Stress :*** fréquent ; ***Ulcère à l'estomac :*** signe possible en plus de la douleur de l'estomac calmée par les repas ; ***Infarctus du myocarde :*** très rarement, des rots peuvent survenir dans le cadre d'une douleur dans la poitrine qui n'est pas forcément au premier plan. Une simple gêne thoracique accompagnée d'éructation, surtout si la personne est pâle et en sueur, est alors un signe d'alerte très important pour le médecin.

Ventre, cerveau, émotion, comportement, estomac, digestion.

Toux

Symptôme très fréquent dès les premiers frimas, mais pas uniquement ! La toux peut être le témoin de problèmes touchant les voies respiratoires, mais également d'autres pathologies qui peuvent retentir sur la respiration et qui concernent le cœur, les reins, le diaphragme, l'estomac et même le pancréas. D'autres signes peuvent alors s'adjoindre à cette toux : fièvre, expectorations, gêne respiratoire, douleur dans la poitrine...

→ Si la toux fait suite à l'inhalation d'un corps étranger → **Manœuvre de Heimlich**.

→ Si la douleur dans la poitrine est au premier plan → Mal à la poitrine.

→ Si la fièvre est au premier plan → Fièvre.

→ Si la gêne respiratoire est au premier plan → Mal à respirer.

→ Dans les autres cas, lire la suite.

La toux a plusieurs modes d'expression. Elle peut être :

- sèche, ne ramenant aucune expectoration ;
- grasse, donc productive et provoquant l'émission de crachats (sauf chez les petits enfants, qui ne savent pas cracher) ;
- rauque : comme un aboiement ;
- sifflante : comme un petit pépiement d'oiseau.

Elle peut ramener des expectorations qui vont du translucide au marron et qui peuvent parfois être sanglantes ou constituées de sang pur qu'on appelle « hémoptysie ».

Cette toux peut survenir à l'effort, aux changements de position ou de façon totalement imprévisible.

Elle peut s'accompagner de fièvre, de gêne respiratoire, de sueurs froides, d'œdèmes des jambes et de tout un cortège de signes qui peuvent être des signes d'alerte.

Ce qui doit vous alerter

Aggravation

5

- **Toux sèche ou grasse, avec douleur dans la poitrine indépendante de la respiration, gêne respiratoire obligeant à respirer assis, sueurs froides, malaise et parfois cyanose du visage ou lèvres bleutées.**
- **Toux sèche avec gêne respiratoire et douleur dans la poitrine d'un côté, brutale ou progressive, et lèvres bleutées.**
- **Toux sifflante avec gêne respiratoire, impossibilité de dire 10 mots d'affilée, ou lèvres bleutées avec ou sans sueurs.**
- **Toux grasse avec sueurs froides, malaise et peau froide.**
- **Chez un enfant, respiration rapide, toux rauque avec voix éteinte ou avec un creux qui se forme à la base de son cou lors de l'inspiration.**
- **Toux avec émission de sang pur, avec gêne respiratoire, et éventuellement sueurs froides.**

4

- **Toux sèche avec douleur dans la poitrine augmentant aux changements de position, et gêne respiratoire.**
- **Toux sifflante avec gêne respiratoire, mais possibilité de dire plus de 10 mots d'affilée.**
- **Toux grasse avec fièvre et gêne respiratoire modérée.**
- **Chez un enfant de moins de 2 ans, toux sifflante ou sèche augmentant en position allongée avec fièvre.**
- **Chez un enfant, toux rauque avec voix enrouée ou conservée, et avec battement des ailes du nez.**

3

- Toux sèche avec douleur de la poitrine seulement lors des efforts de toux.
- Toux grasse par quintes, sans fièvre ni gêne respiratoire, ou bien avec un petit sifflement ou grésillement en fin d'inspiration.
- Toux avec quelques filets de sang, sans gêne respiratoire.
- Toux avec fièvre et crachats jaunes ou verts.

2

- Toux avec crachats jaunes ou verts.
- Régurgitations avec toux sifflante.

1

- Toux depuis plusieurs jours sans fièvre ni gêne respiratoire ni autres signes.

Amélioration

Causes possibles

Asthme : toux sifflante ; ***Bronchiolite :*** toux sifflante ; ***Bronchite :*** toux grasse ; ***Coqueluche :*** accès de toux impossible à arrêter, avec reprise inspiratoire très bruyante comme le chant du coq (d'où le nom « coqueluche ») ; ***Décompensation de BPCO*** (bronchopneumopathie chronique obstructive) ou d'emphysème : toux grasse chronique ; ***Embolie pulmonaire :*** toux sèche, mais inconstante ; ***Épiglottite*** (rare, mais grave chez l'enfant) : voix totalement éteinte. Signe de gravité majeur, et impossibilité de dire correctement la lettre A ; ***Hernie hiatale :*** toux due à l'irritation par les sécrétions acides de l'estomac qui refluent ; ***Infarctus du myocarde :*** signe de gravité, car témoigne d'un début d'insuffisance cardiaque ou d'œdème du poumon ; ***Laryngite :*** toux rauque ; ***Œdème aigu du poumon :*** toux grasse ou sifflante avec grésillement du fond de la gorge. Urgence ; ***Pleurésie :*** toux sèche et répétitive provoquant une douleur du thorax d'un côté et majorée par les changements de position ; ***Pneumopathie :*** maladies pulmonaires de toute sorte, généralement d'origine infectieuse, pouvant provoquer de la toux ; ***Pneumothorax :*** toux sèche avec douleur thoracique brutale d'un côté ; ***Rhinite allergique :*** toux sèche ou grasse peu productive ; ***Rhinopharyngite :*** toux grasse systématique chez l'enfant qui a le nez qui coule ; ***Rhume :*** *idem* ; ***Trachéite :*** toux sèche, douloureuse, puis grasse avec expectoration de crachats gris ou jaunâtres.

Thorax, cou, nez, larynx, langue, trachée, bronches, poumons, cœur, plèvre, estomac, inflammation, immunité.

Thorax

Cœur trop lent

Le rythme normal dépend de l'âge :

- Moins d'1 mois : 80-180 battements/min.
- 1 à 6 mois : 80-160 battements/min.
- 6 à 12 mois : 80-140 battements/min.
- 1 à 3 ans : 75-130 battements/min.
- 6 ans : 70-110 battements/min.
- 10 ans : 60-90 battements/min.
- Au-delà de 10 ans : inférieur à 100 battements/min.

En dessous de ces valeurs, on parle de bradycardie. Elle est bien tolérée s'il n'y a aucun signe associé (à part d'éventuelles palpitations), elle est mal tolérée dans le cas contraire.

Ce qui doit vous alerter

Aggravation

5

- **Porteur d'un pacemaker réglé à une certaine fréquence (généralement 60/min). Si votre pouls est inférieur à ce chiffre tel qu'il est marqué sur le carnet de votre pacemaker, c'est que celui-ci est en panne ou que la sonde est décrochée. L'appel au 15 est impératif.**
- **Douleur dans la poitrine.**
- **Trouble neurologique (paralysie d'un côté, bouche déviée d'un côté, faiblesse musculaire d'un côté, trouble de la parole, trouble de la conscience...).**
- **Chute.**
- **Gêne respiratoire.**

4

- **Sueurs froides et malaise avec parfois douleurs dans le ventre.**
- **Troubles de l'équilibre ou vertiges.**
- **Traumatisme récent avec douleurs.**

Amélioration

Que faire ?

- Allongez-vous, sauf si vous avez du mal à respirer, dans ce cas, restez en position demi-assise.
- Ne prenez aucun médicament à part votre traitement habituel.
- Vérifiez que vous avez bien pris les bonnes doses, surtout si vous avez un traitement pour l'hypertension avec des bêtabloquants (Sectral®, Betatop®, Ténormine®, Kerlone, Détensiel®, Soprol®, Célectol®, Lopressor®, Seloken®, Corgard®, Trasicor®, Viske®, Avlocardyl®, Hémipralon®, Sthasin®, Timacor®).

Causes possibles

Intoxication médicamenteuse : signe de gravité ; ***Panne de pacemaker :*** signe de gravité important qui témoigne d'une panne de pacemaker. Urgent ; ***Trouble de la conduction cardiaque :*** *idem*, mais sur une personne n'ayant pas de pacemaker ; ***Trouble du rythme cardiaque :*** *idem*.

Thorax, cœur, rythme cardiaque, conduction cardiaque.

Cœur trop rapide

Le rythme normal dépend de l'âge :

- Moins d'1 mois : 80-180 battements/min.
- 1 à 6 mois : 80-160 battements/min.
- 6 à 12 mois : 80-140 battements/min.
- 1 à 3 ans : 75-130 battements/min.
- 6 ans : 70-110 battements/min.
- 10 ans : 60-90 battements/min.
- Au-delà de 10 ans : inférieur à 100 battements/min.

Au-delà de ces valeurs, on parle de tachycardie.

Elle est bien tolérée s'il n'y a aucun signe associé (à part d'éventuelles palpitations), elle est mal tolérée dans le cas contraire.

Ce qui doit vous alerter

Aggravation

5

- Perte de connaissance.
- Gêne respiratoire, grésillement dans la gorge et cyanose ou sueurs froides.
- Douleur dans la poitrine.
- Paralysie ou faiblesse musculaire d'un côté ou bouche déviée d'un côté.
- Troubles de la sensibilité.
- Cœur irrégulier de survenue soudaine sans protection par un traitement anticoagulant ou antiagrégant.
- Trouble visuel brutal (perte de la vision d'un œil ou d'une partie du champ visuel).
- Personne porteuse d'un pacemaker.
- Perte de sang importante avec soif intense.
- Selles noires comme du charbon et malodorantes.
- Pâleur et sueurs froides récentes.
- Démangeaisons, malaise, sueurs et visage gonflé.
- Jambes gonflées et augmentation du nombre d'oreillers pour dormir.
- Prise de poids rapide (de l'ordre de 3 kg en 2 jours).
- Douleur violente et brutale dans le ventre ou dans le bas-ventre.
- Respiration très rapide (plus de 30/min).

4

- Vertiges, troubles de l'équilibre.
- Palpitations désagréables.
- Cœur irrégulier, mais avec protection par un traitement anticoagulant ou antiagrégant.
- Tachycardie qui ne cède pas avec les manœuvres vagales.
- Soif importante sans hémorragie.
- Pâleur ancienne et fatigue.
- Fièvre très élevée avec frissons et tremblements.
- Retour d'un pays où sévit le paludisme.
- Phlébite.
- Sous plâtre actuellement ou récemment opéré.
- Fièvre élevée chez un enfant ou un nourrisson.

3

- La tachycardie cède peu à peu, mais vous n'avez pas de traitement pour ce type de problème.
- Fièvre élevée mal supportée chez un adolescent ou un adulte.

2

- La tachycardie cède peu à peu et vous bénéficiez déjà d'un traitement pour ce type de problème. Parlez-en prochainement à votre médecin.
- Angoisse ou anxiété sans douleurs dans la poitrine ni gêne respiratoire.
- Soucis personnels ou familiaux.

Amélioration

Facteurs aggravants

- Personne porteuse d'un pacemaker.
- Antécédents de troubles du rythme.
- Antécédents d'accident vasculaire cérébral.
- Hypertension artérielle.
- Traumatisme violent.
- Hyperthyroïdie.
- Maladie de Basedow.
- Grossesse en cours.

Que faire ?

- Allonger la personne, sauf si elle a du mal à respirer.
- Pratiquer des ***manœuvres vagales*** ou, à défaut la ***technique de l'eau glacé***.
- Ne prendre aucun médicament autre que ceux prescrits par votre médecin.

Causes possibles

Angiocholite : cœur rapide avec malaise, douleur abdominale, pâleur, sueurs et jaunisse ; ***Choc anaphylactique :*** cœur rapide, pâleur, sueurs froides, démangeaisons ; ***Crise aiguë basedowienne :*** agitation importante, sueurs chaudes, irritabilité importante, diarrhée et cœur rapide ; ***Crise aiguë d'angoisse*** ; ***Crise d'asthme mal tolérée*** ; ***Crise de paludisme :*** avec fièvre, sueurs et tremblements ; ***Dérèglement du pacemaker :*** rare, mais grave. Très urgent ; ***Dissection aortique :*** avec douleur thoracique très vive descendant vers les reins. Grande urgence ; ***Embolie pulmonaire :*** avec cyanose, point de côté dans le dos ou la poitrine, et gêne respiratoire ; ***État de choc***, quelle qu'en soit la cause ; ***Extrasystoles :*** les extrasystoles provoquent un rythme irrégulier du cœur. Si celui-ci est rapide (supérieur à 130/min), c'est une urgence ; ***Hémorragie de toute nature :*** signe de gravité, surtout en cas de sueurs froides et de soif importante ; ***Hémorragie massive :*** *idem*. Signe de gravité important ; ***Hypertension artérielle :*** signe de gravité ; ***Hypotension artérielle :*** signe de gravité ; ***Infarctus du myocarde :*** signe de gravité ; ***Insuffisance cardiaque :*** signe de gravité ; ***Œdème pulmonaire :*** signe de gravité ; ***Perforation digestive :*** signe de gravité ; ***Rupture de grossesse extra-utérine :*** signe de gravité ; ***Septicémie :*** signe de gravité ; ***Spasmophilie :*** pas de gravité, le cœur rapide fait partie des signes habituels ; ***Suite de traumatisme violent :*** signe de gravité ; ***Trouble du rythme cardiaque :*** signe de gravité.

Tête, thorax, cerveau, cœur, bronches, poumons, aorte, artères, rythme cardiaque, conduction cardiaque, sang, coagulation du sang, intestins, grossesse, accouchement, surrénales.

Problèmes d'allaitement

L'allaitement se fait à deux ! D'un côté, la mère (si elle allaite) ou les parents (en cas d'allaitement artificiel), et de l'autre, l'enfant.

Dès les premiers jours de vie s'installent les prémisses d'une communication. Et, bien que petit, l'enfant peut déjà avoir son caractère.

L'allaitement est un moment de partage unique, qui ne dure pas très longtemps, mais qui est fondateur pour l'enfant et pour les parents. Instinctivement, l'enfant percevra les odeurs, les regards, les sourires, les gestes, ce qui produira l'attachement. C'est dire si l'allaitement est important.

- Du côté de l'enfant, il doit être changé, au sec, bien installé, en position de détente, dans une atmosphère calme et avec une lumière douce. Son nez ne doit pas être bouché et sa respiration libre.
- Du côté de la mère, les conditions extérieures sont les mêmes. En revanche, les seins peuvent être le siège de problèmes : douleurs dues à des crevasses, à un mamelon rétracté, à des seins engorgés, voire inflammatoires.
- Du côté du biberon : il suffit d'avoir une bonne marque et de suivre le mode d'emploi, avec une bonne utilisation du sens de la tétine !

→ Seins gonflés → Seins gonflés.

→ Douleur du sein → Mal aux seins.

→ Autres cas, lire la suite.

Ce qui doit vous alerter

Aggravation

4

- Fièvre avec frissons et tremblements.
- Cordon rouge sur le sein, chaud et douloureux.
- Un sein globalement gonflé, chaud et douloureux.
- Sang qui sort par le mamelon.
- Écoulement de liquide louche ou foncé par le sein.

3

- Crevasses du sein.
- Douleurs lors de la tétée.
- Absence de lait.
- Sein gonflé et douloureux, mais ni rouge ni chaud, le lait ne parvient pas à sortir et l'enfant s'énerve.
- Petite fièvre sans frissons ni tremblements.

Amélioration

Que faire ?

- Prendre une douche chaude sur les seins et tirer le lait avec un tire-lait vendu en pharmacie. Cela permettra de patienter, le temps que votre enfant… y mette un peu du sien.
- Si les engorgements sont fréquents, il faut consulter selon le niveau d'urgence.
- En cas de cordon rouge sur le sein, ne pas donner le sein, tirer le lait, le jeter et passer momentanément à l'allaitement artificiel. Puis appliquer sur le sein des pansements alcoolisés tièdes de façon à le faire dégonfler.
- En cas de fièvre, consulter selon le niveau d'urgence.
- En cas de gonflement du sein pouvant faire craindre un abcès du sein, tirer le lait, le jeter et passer momentanément à l'allaitement artificiel. Consulter selon le niveau d'urgence.
- En cas de crevasses du sein, appliquer avant la tétée, pendant 5 à 10 min, des glaçons contenus dans un sac plastique et protégé par un linge (gant de toilette). Cette application doit être faite avec précaution en le retirant régulièrement toutes les minutes de façon à éviter les gelures. L'application doit soulager la douleur. Si elle l'aggrave, arrêter l'opération. De façon à limiter les crevasses, alterner toutes les 2 minutes la tétée d'un sein à l'autre. Limiter la durée de la tétée à 15 min maximum. Au-delà, tirer votre lait avec un tire-lait et lui donner ce lait au biberon. Ne pas laisser l'enfant s'endormir sur votre sein. La tétée doit être la plus courte et efficace possible. Après la tétée, laver doucement les tétons avec de l'eau bouillie et tiède. Les sécher avec un sèche-cheveux sur position froide ou tiède. N'appliquer aucun produit ou antiseptique sur le sein, en particulier, pas d'alcool. Vous pouvez en revanche appliquer du Cicalfate® ou de l'huile d'amande douce dessus. Ne pas utiliser de tampons plastifiés, qui favoriseraient la macération. Laisser le plus possible les seins à l'air entre les tétées.

Causes possibles

Abcès du sein : écoulements de pus avec fièvre, le plus souvent à la suite d'un engorgement des seins ou d'une lymphangite du sein ; ***Crevasses du sein :*** suites de l'allaitement ; ***Engorgement des seins :*** peut arriver au cours de l'allaitement ; ***Lymphangite du sein :*** cordon rouge sur le sein au cours de l'allaitement.

Thorax, sein, lactation, allaitement, système lymphatique.

Palpitations

Les palpitations sont une sensation désagréable de sentir son cœur « exister ». Les palpitations sont indolores, mais on sent le cœur battre, que celui-ci soit rapide ou lent, ou… normal.

Le cœur est rapide si le pouls est supérieur à 100/min chez l'enfant, l'adolescent ou l'adulte, et supérieur à 130/min chez le nourrisson.

Il est lent s'il est inférieur à 50/min.

- Pouls rapide → Cœur rapide.
- Pouls lent → Cœur lent.
- Pouls normal ou irrégulier, lire la suite.

Ce qui doit vous alerter

Aggravation

5
- **Des troubles neurologiques (trouble de la vision ou de l'audition, paralysie d'un côté, bouche déviée d'un côté).**
- **Perte de connaissance.**
- **Douleur dans la poitrine.**

4
- **Une palpitation douloureuse dans la poitrine.**
- **Une sensation de cœur irrégulier.**
- **Une gêne respiratoire.**
- **Malaise, sueurs froides.**

3
- **Des sueurs chaudes, avec des troubles digestifs et une fatigue.**
- **Une fièvre élevée.**

Amélioration

Que faire ?

- Allongez-vous au calme et dans la pénombre.
- Prenez votre pouls après 5 min de repos.
- Prenez votre température.
- Faites des mouvements d'inspiration et d'expiration (**cohérence cardiaque**).
- Si votre cœur vous semble accéléré, vous pouvez faire une **manœuvre vagale**.

Causes possibles

Anémie : signe de gravité ; ***Arythmie cardiaque :*** cœur rapide et irrégulier. C'est une urgence *a priori* ; ***Caféinisme :*** conséquence d'une intoxication par le café ; ***Crise d'angoisse :*** palpitations sans gravité ; ***Émotivité :*** palpitations fréquentes ; ***Hyperthyroïdie :*** palpitations en rapport avec cette maladie ; ***Maladie de Basedow :*** palpitations en rapport avec cette maladie ; ***Spasmophilie :*** palpitations sans gravité ; ***Stress :*** fréquent ; ***Tabagisme :*** témoin d'un excès ; ***Trouble du rythme cardiaque :*** signe révélateur d'un cœur le plus souvent rapide ou irrégulier.

Tête, thorax, cerveau, cœur, bronches, poumons, aorte, artères, thyroïde, rythme cardiaque, émotion, équilibre hydroélectrolytique, comportement, conduction cardiaque, sang, coagulation du sang, intestins, grossesse, accouchement, surrénales.

Seins gonflés

Les seins gonflent et dégonflent naturellement avec le cycle menstruel, avec les variations hormonales au cours de la vie, et avec la grossesse et l'accouchement. Mais ce gonflement ne doit pas s'accompagner d'autres signes, sinon, certaines causes peuvent en être responsables.

- Une boule dans le sein, surtout si elle siège dans la partie périphérique du sein, ne doit jamais être négligée et amener à consulter immédiatement le médecin dès qu'on la découvre.

- Une rougeur du sein qui peut témoigner d'une inflammation locale.
- Un écoulement de lait, de sang, de pus ou de tout liquide : le sein doit être totalement sec en dehors de l'allaitement.
- La peau qui se rétracte et fait de petits trous en peau d'orange quand on presse dessus. Cette modification de la peau a la même valeur qu'une boule découverte dans le sein.
- La sensation d'un placard induré sur le sein, ou d'une zone d'adhérence ou d'une induration localisée de la peau : même remarque.
- Des douleurs ou un gonflement du sein avant les règles ou lors de l'instauration d'un changement de contraception. Cela témoigne d'une modification de la sécrétion hormonale.
- La présence de l'un ou l'autre de ces signes impose de consulter un médecin.

→ Seins gonflés au cours de l'allaitement → Problème d'allaitement.

→ Douleur du sein → Mal aux seins.

→ Autres cas, lire la suite.

Ce qui doit vous alerter

Aggravation

4
- **Fièvre, frisons, tremblements et un sein gonflé.**

3
- **Boutons comme de petites vésicules et rougeurs en ligne sur le sein, douloureuses avec des démangeaisons.**
- **Seins gonflés avec retard de règles.**

2
- **Écoulement de lait par les seins en dehors de l'allaitement, avec maux de tête et troubles visuels.**

Amélioration

Que faire ?

- Faire un test de grossesse.
- Consulter selon le niveau d'urgence.

Causes possibles

Abcès du sein : écoulements de pus avec fièvre, le plus souvent à la suite d'un engorgement des seins ou d'une lymphangite du sein ; ***Adénome hypophysaire :*** entraîne un écoulement de lait et éventuellement un sein gonflé ; ***Grossesse :*** gonflement normal des seins ; ***Lymphangite du sein :*** cordon rouge sur le sein qui est gonflé ; ***Mastite :*** inflammation du sein ; ***Problème de pilule :*** sans gravité ; ***Syndrome de Sheehan :*** arrêt des règles et écoulement de lait après une grossesse. Rare et dû à une nécrose de l'hypophyse ; ***Syndrome prémenstruel :*** seins gonflés entre les règles ; ***Tumeur du sein :*** découverte fortuite ; ***Zona :*** en cas d'éruption intercostale débordant sur le sein d'un seul côté.

Thorax, sein, hypophyse, règles, peau, inflammation, système lymphatique.

Membres

Articulation déboîtée

Le déboîtement articulaire est toujours une urgence… s'il s'agit bien d'un déboîtement articulaire.

Les articulations les plus susceptibles de se déboîter sont l'épaule, le coude (surtout chez l'enfant) et le genou. L'articulation de la hanche ne se luxe que pour des chocs très violents (chute d'une grande hauteur, accident de la voie publique), et les articulations de la cheville et du poignet entraînent forcément des fractures associées.

→ Pour la hanche → Choc.
→ Pour le poignet → Mal au poignet.
→ Pour la cheville → Mal à la cheville.
→ Pour les autres articulations, lire la suite.

Ce qui doit vous alerter

Aggravation

5

- **Pâleur, sueurs froides, soif, malaise, frissons.**
- **Perte de connaissance après le choc.**
- **Polytraumatisme (traumatisme du crâne de l'abdomen ou du thorax associé).**
- **Membre déformé.**
- **Chute d'une grande hauteur ou traumatisme violent (accident de la voie publique).**
- **Plaie ou hémorragie associée.**

4

- **Déboîtement sans les signes ci-dessus.**

3

- **L'enfant ne bouge plus son bras ou évite de l'utiliser.**
- **Le traumatisme est survenu en tirant l'enfant par le bras (notamment pour lui faire enjamber un obstacle ou sauter du trottoir).**

Amélioration

Que faire ?

- Ne pas bouger le blessé dans le cadre d'un polytraumatisme ou d'un accident de la voie publique.
- Appeler les secours adaptés.
- Couvrir le blessé.
- Lui donner à boire, sauf s'il y a perte de connaissance ou troubles de la déglutition.
- En cas de plaie associée saignant par jets, comprimer avec un linge propre sans faire de garrot.
- Ne surtout pas chercher à remboîter l'articulation luxée.

Causes possibles

Fracture du coude ; ***Fracture du genou*** ; ***Fracture de l'épaule*** ; ***Luxation de l'épaule*** ; ***Luxation de la rotule*** ; ***Luxation du coude*** (surtout chez l'enfant) ; ***Luxation du genou.***

Membre supérieur, membre inférieur, articulations, os, ligaments.

Blocage d'une articulation

L'articulation qui se bloque est pratiquement toujours le genou. Les blocages des autres articulations sont généralement dans le cadre d'un déboîtement (luxation).

→ Pour une articulation déboîtée → Articulation déboîtée.
→ Pour un blocage du genou, lire la suite.

Ce qui doit vous alerter

Aggravation

4
- **Le genou est bloqué en flexion sans qu'on puisse le débloquer.**
- **Douleur du genou, en particulier de l'intérieur du genou.**
- **Antécédents de problèmes de ménisque.**

3
- **Le genou se débloque spontanément. La consultation du médecin reste absolument indispensable.**

Amélioration

Que faire ?

- Rien. Consulter.

Causes possibles

Fracture méniscale : rare, mais nécessitant une intervention pour retirer le morceau de ménisque qui a bloqué le genou ; ***Luxation de la rotule :*** généralement avec des lésions du ménisque ou des ligaments du genou.

Membre supérieur, membre inférieur, articulations, os, ligaments, ménisques.

Grincement

C'est un symptôme peu fréquent et qui ne justifie en aucun cas le recours aux urgences.

Il peut s'agir :

- d'un grincement des dents au cours de la nuit (bruxisme) ;
- d'un grincement d'une articulation ;
- d'un grincement musculaire.

Ce qui doit vous alerter

Aggravation

3
- **Articulation éventuellement gonflée et un peu chaude, douloureuse lors des mouvements, avec un peu de fièvre.**
- **Dent retrouvée cassée en fin de nuit.**

Amélioration

Que faire ?

- Vous pouvez prendre éventuellement, pour une douleur articulaire, un **anti-inflammatoire**.
- Vous pouvez refroidir l'articulation avec un **glaçage**.
- Ou bien, si ça ne vous soulage pas, au contraire, réchauffer l'articulation avec une bouillotte, sauf si l'articulation est chaude.
- Les massages avec une pommade anti-inflammatoire peuvent être également utiles.
- Ce qui compte, c'est que l'une ou l'autre méthode vous soulage.
- Il faudra consulter si cela ne passe pas.
- Consulter le dentiste en cas de dent cassée.

Causes possibles en dehors de l'urgence

Bruxisme : au niveau des dents. À terme, cela peut provoquer une usure des dents ; ***Inflammation d'une articulation :*** peut provoquer ce genre de bruit lors de la mobilisation de l'articulation ; ***Tendinite :*** *idem*.

Tête, membre supérieur, membre inférieur, articulations, os, ligaments, dents, inflammation.

Membre déformé

Un membre déformé après un traumatisme est toujours une urgence.

Les membres disposant d'os très solides, toute déformation après un traumatisme doit faire évoquer une fracture. Les autres causes peuvent être un hématome sous la peau ou dans un muscle.

En dehors d'un traumatisme, la cause est le plus souvent à rechercher sous la peau ou dans un muscle.

Ce qui doit vous alerter

Suite à un traumatisme

Aggravation

5
- **Déformation d'un membre après une chute, un choc ou un accident de la voie publique.**
- **Pâleur, sueurs froides, malaise, soif, frissons.**
- **Déformation de la cuisse, de la jambe ou du bras.**
- **Plaie avec un bout d'os qui ressort.**
- **Polytraumatisme (traumatisme associé du ventre ou du thorax).**
- **Chute d'une grande hauteur ou traumatisme violent (accident de la voie publique).**
- **Plaie ou hémorragie associée.**

4
- **Déformation de l'avant-bras.**
- **Déformation d'un muscle.**

3
- **Bleu ou hématome sous la peau.**

Amélioration

Que faire ?

- Ne pas bouger le blessé dans le cadre d'un polytraumatisme ou d'un accident de la voie publique.
- Appeler les secours adaptés.
- Couvrir le blessé.
- Donner à boire sauf s'il y a perte de connaissance ou troubles de la déglutition.
- En cas de plaie associée saignant par jets, comprimer avec un linge propre sans faire de garrot.

En dehors d'un traumatisme

Aggravation

4
- **Déformation soudaine d'un membre, ou pour un traumatisme minime, chez une personne sous anticoagulants ou porteuse d'une maladie de la coagulation.**
- **Gonflement dur et douleur très importante d'un muscle.**
- **Muscle (surtout mollet ou biceps) avec un creux au milieu (rupture musculaire).**

3 • Bleu ou hématome sous la peau responsable de la déformation.

Amélioration

Facteurs aggravants

- Traitement anticoagulant.
- Traitement par statine.
- Maladie de la coagulation.
- Maladie des os de verre (Lobstein).

Causes possibles

Fracture de l'avant-bras ; ***Fracture de la cuisse*** ; ***Fracture de la jambe*** ; ***Fracture du bras*** ; ***Fracture du coude*** ; ***Fracture du genou*** ; ***Fracture du poignet*** ; ***Fracture de l'épaule*** ; ***Hématome musculaire :*** le muscle est gonflé et douloureux, qui donne un aspect déformé si l'hématome est important ; ***Hématome sous-cutané :*** gonflement sous la peau qui donne un aspect déformé si l'hématome est important ; ***Rupture musculaire :*** aspect en « coup de hache », les deux parties du muscle rompu se rétractant vers leur point d'attache ; ***Syndrome des loges :*** muscle gonflé, très douloureux et pouvant donner un aspect déformé au membre.

Membre supérieur, membre inférieur, articulations, os, ligaments, coagulation du sang, muscles.

Ventre

Bruits d'estomac

Les gargouillis et autres bruits d'estomac ne présentent pas la moindre gravité s'ils sont isolés. Tout dépend des signes d'accompagnement.

Aggravation

4
- Maux de ventre, vomissements ou nausées et constipation opiniâtre avec arrêt d'émission de gaz.
- Maux de ventre avec diarrhée très liquide couleur jus de melon, vomissements et fièvre élevée.

2
- Maux de ventre avec diarrhée très liquide, vomissements et fièvre modérée.

1
- Gargouillis ou bruits d'estomac isolés.

Amélioration

Causes possibles

Gastro-entérite : fréquent et bénin ; ***Occlusion intestinale :*** fréquent et témoin d'un blocage au niveau de l'intestin ; ***Salmonellose :*** avec diarrhées jus de melon et fièvre ; ***Typhoïde :*** sont surtout au premier plan la fièvre élevée et la diarrhée.

Ventre, intestins, côlon, inflammation.

Constipation

Être constipé de façon habituelle n'est pas une urgence. C'est un « tempérament ».

En revanche, une constipation inhabituelle, surtout si elle est « opiniâtre », c'est-à-dire prolongée sans déblocage, doit alerter, en particulier si d'autres signes s'y ajoutent.

Ce qui doit vous alerter

Chez le nourrisson et le jeune enfant

Aggravation

4
- Nourrisson qui pleure par crises qui cessent et reprennent de façon régulière, refus du biberon, régurgitation.
- Nourrisson de moins de 3 semaines qui pleure, vomit du lait caillé, qui a faim et qui maigrit, avec bouche sèche et torpeur éventuelle.

3
- Alternance de diarrhées et de constipation.
- Constipation depuis plus de 3 jours.

2
- Douleurs régulières, sans vomissements, avec selles irrégulières, dures et peu fréquentes.
- Enfant habitué à « aller sur le pot » et qui refuse.

Amélioration

Chez l'enfant et l'adulte

Aggravation

4
- Mal dans tout le ventre avec constipation inhabituelle, arrêt d'émission des gaz, ventre gonflé et ballonné, nausées avec ou sans vomissements.
- Douleur brutale d'un côté du ventre avec vomissements.
- Douleur survenue sur une boule d'apparition brutale ou connue (hernie), située au pli de l'aine ou au nombril.

3
- Douleur du rectum avant d'aller à la selle.
- Selles bloquées dans le rectum.
- Constipation depuis plus d'une semaine.

Amélioration

Facteurs aggravants

- Antécédents d'opération chirurgicale sur le ventre.
- Hémorroïdes.
- Alitement.
- Déshydratation ou boissons insuffisantes.

Que faire ?

Chez le nourrisson et l'enfant de moins de 2 ans

- Faire 1 biberon sur 2 à base de Vittel ou Hépar.
- Ajouter dans celui du matin 3 cuillères à café de jus d'orange, et dans les suivants 5 gouttes d'huile de paraffine.

- Faire boire souvent l'enfant.
- Température de la pièce à 20°, ne pas trop couvrir.
- En cas d'échec, seulement sur avis médical, et à raison d'une fois par semaine seulement, vous pouvez lui donner ***un laxatif***.

Chez l'enfant de plus de 2 ans

- Arrêt des féculents.
- Légumes verts, salade à l'huile de paraffine, crudités et fruits crus.
- Donner à boire régulièrement de l'eau froide pendant la journée.
- Mettre l'enfant systématiquement tous les jours sur le pot pendant 10 min sans le regarder ni le gronder ni s'énerver.
- En cas d'échec, seulement sur avis médical, et à raison d'une fois par semaine seulement, vous pouvez lui donner ***un laxatif***.

Chez l'adulte

- Alimentation à base de légumes verts, fibres, pain complet, fruits crus, pruneaux, céréales aux fibres, pain complet.
- À éviter : graisses, sucres, riz blanc, yaourts sucrés, chocolat, pain blanc.

Causes possibles

Encoprésie : enfant qui retient ses selles ; ***Fausses diarrhées :*** suintement de liquide par l'anus en aval d'une constipation ; ***Fécalome*** (surtout chez les personnes âgées ou alitées) : *idem* ; ***Hémorroïdes :*** peut entraîner une constipation ; ***Hernie étranglée :*** signe de gravité sur une hernie qui se modifie brutalement ; ***Invagination intestinale aiguë :*** signe de gravité ; ***Maladie des laxatifs :*** excès de laxatifs ; ***Occlusion intestinale :*** vomissements, nausées et douleurs abdominales avec arrêt des gaz ; ***Sténose du pylore du nourrisson :*** absence de selles en raison de l'absence de passage du bol alimentaire depuis l'estomac vers les intestins ; ***Volvulus de l'intestin grêle :*** torsion brutale des intestins provoquant une constipation soudaine avec fortes douleurs d'un côté du ventre. Rare, mais urgent.

Ventre, intestins, côlon, rectum, digestion.

Contractions

Les contractions sont un terme réservé à la grossesse. Il s'agit d'une sensation de dureté, de tension soudaine du bas-ventre, sensible ou douloureuse, appuyant sur la vessie, durant entre 10 et 30 secondes. Cela peut également être ressenti comme des douleurs de règles un peu fortes. Lorsque cette sensation de dureté s'arrête, la douleur cesse.

En dehors de la grossesse, on ne parle pas de contraction, mais de douleur du bas-ventre ou de douleurs pelviennes.

→ Vous n'êtes pas enceinte (ou ne pensez pas l'être) → Mal au ventre.

→ Vous perdez du sang → Hémorragie vaginale.

→ Vous êtes enceinte, lire la suite.

Ce qui doit vous alerter

Aggravation

5

- **Perte de sang ou de liquide brunâtre pour une grossesse qui n'a pas encore bénéficié d'une échographie.**
- **Contractions en fin de grossesse toutes les 10 min et se rapprochant en fréquence.**
- **Accouchement en cours (travail en cours).**
- **Hémorragie vaginale importante avec pâleur ou sueurs et soif anormale.**

4

- Perte des eaux.
- Retard de règles, seins tendus avec douleurs du bas-ventre.
- Contractions en fin de grossesse toutes les demi-heures en moyenne et se rapprochant en fréquence.
- Perte de sang soudaine avec contractions au cours d'une grossesse normale, sans pâleur ni soif anormale.
- Contractions douloureuses.
- Fièvre, pertes jaunes, brunes ou louches.
- Diminution, voire arrêt des mouvements fœtaux.

3

- Perte du bouchon muqueux (sécrétions épaisses et gélatineuses qui précèdent une éventuelle perte des eaux).
- Contractions en moyenne moins de 10 fois par jour.

2

- Contractions au cours de la grossesse en moyenne une fois par jour.
- Petits saignements (*spotting*).

1

- Contractions au cours de la grossesse de façon irrégulière et moins d'une fois par jour.

Amélioration

Que faire ?

Si le terme est inférieur à 6 mois ou si les contractions sont ponctuelles et non régulières, la femme enceinte peut s'allonger sur le dos au calme et prendre un ***antispasmodique*** pour diminuer les douleurs.

En revanche, si l'accouchement semble se rapprocher (contractions efficaces et très régulières), ne prenez aucun antispasmodique sans avis médical.

Causes possibles

Accouchement en cours ; ***Accouchement imminent :*** contractions rapprochées et régulières toutes les 5 à 10 min ; ***Accouchement prématuré :*** contractions régulières à un terme trop précoce ; ***Fausse couche :*** contractions, avec saignements et douleurs dans le ventre ; ***Grossesse extra-utérine :*** douleurs du bas-ventre qui peuvent ressembler à des contractions, pertes vaginales anormales et retard de règles ; ***Tentative d'avortement ou accouchement provoqué.***

Ventre, utérus, grossesse, accouchement, règles.

Diarrhées

Symptôme courant et banal, la diarrhée peut présenter une certaine gravité, surtout chez les nourrissons et les personnes âgées, qui sont plus exposés à des risques que les adultes en bonne santé.

Lorsque les intestins se trouvent confrontés à des aliments infectés ou indigestes, ils sécrètent aussitôt de l'eau de façon à en diminuer l'agressivité. Cette eau se mélange aux aliments en cours de digestion, et les intestins se contractent parfois douloureusement pour éliminer tout cela : c'est la diarrhée, qui est souvent accompagnée de vomissements et parfois de fièvre.

Mais parfois, les aliments sont parfaitement sains, et ce sont les intestins qui se contractent anormalement (sous l'effet d'un coup de froid ou d'une émotion par exemple). L'accélération du transit fait que toute l'eau contenue dans les selles ne peut être réabsorbée : c'est ce qu'on appelle une diarrhée motrice.

Parfois aussi, ce sont les intestins, dont la paroi est lésée (comme dans les colites, par exemple). Ils réagissent en sécrétant de l'eau : c'est une diarrhée fonctionnelle avec douleurs et sans vomissements.

Enfin, on peut être constipé avec des selles très dures comme des billes. L'intestin sécrète alors de l'eau qui accompagne l'émission des selles dures : c'est une fausse diarrhée qui doit être considérée en fait comme une constipation.

Les diarrhées peuvent faire perdre beaucoup d'eau, d'où le risque de déshydratation, surtout chez l'enfant, en particulier s'il s'y associe fièvre et vomissements.

L'alternance de diarrhée et de constipation témoigne d'un obstacle intestinal ou d'une irritation responsable d'un spasme localisé des intestins. C'est ce qui se passe dans les tumeurs des intestins, qu'elles soient bénignes ou malignes, et dans les inflammations sérieuses des intestins : ceux-ci se bloquent et provoquent une constipation, généralement douloureuse. Les intestins forcent alors sur l'obstacle ou le spasme. Les selles passent alors rapidement l'obstacle, si rapidement que l'eau ne peut être réabsorbée et qu'elles sont alors immédiatement émises sous forme de diarrhée. Puis la constipation s'installe à nouveau et le même processus se réinstalle. Ce genre de problème impose de voir un médecin et de ne pas se contenter d'un traitement antidiarrhéique ou au contraire laxatif, qui ne fera qu'envenimer la situation et masquer la cause réelle du problème.

Ce qui doit vous alerter

Aggravation

4

- **Fièvre élevée avec frissons, tremblements, diarrhée jus de melon, surtout en cas de retour d'un pays tropical.**
- **Selles sanglantes.**
- **Selles liquides avec élimination de mucus.**
- **Perte de plus de 10 % de son poids chez un enfant.**

3

- **Selles très liquides avec vomissements, sans fièvre, au retour d'un voyage.**
- **Séropositivité au VIH.**
- **Selles liquides avec vomissements et fièvre, bouche sèche, fatigue.**
- **Perte entre 5 % et 10 % de son poids chez un enfant.**
- **Diarrhée depuis plus de 3 semaines.**

2

- Diarrhée sans fièvre ni vomissements.

Amélioration

Que faire ?

Chez l'adulte

- Une fois éliminés les pièges (fausses diarrhées, début de déshydratation, diarrhée chronique due à une maladie chronique intestinale), vous pouvez agir sur le symptôme de diarrhée.

- Se réhydrater : pour cela, boire de l'eau tout simplement, à température ambiante, non gazeuse, et surtout pas glacée (cela aggrave la diarrhée). Contrairement aux idées reçues, le Coca-Cola n'a aucune action sur la diarrhée (antidiarrhéique).
- Supprimer tous les aliments qui peuvent augmenter la diarrhée (crudités, laitages, fruits crus, épices, glaces...) tant que la diarrhée persiste.
- Manger du riz très cuit, des pâtes, des féculents.
- Vous pouvez prendre des médicaments contre la diarrhée.
- Attention ! En cas de diarrhée infectieuse (diarrhée avec fièvre, le plus souvent modérée à 38°-38,5°), il est impératif de ne pas prendre de médicaments contre la diarrhée, qui ralentissent le transit (type Imodium®, Lopéramide®, Altocel®, Lopélin®, Imossel®). En effet, la prise de ce type de médicament ne ferait qu'aggraver les lésions intestinales entraînées par l'infection.
- Tout doit rentrer dans l'ordre en 2 jours. Au-delà, il faut consulter, surtout si vous revenez d'un pays tropical ou exotique.

Chez l'enfant

- Réhydratez l'enfant en lui faisant boire de l'eau. Vous pouvez également utiliser les sachets de réhydratation vendus en pharmacie.
- Supprimez le lait. Si l'enfant est encore au biberon, remplacez le lait habituel par du lait sans lactose, spécialement destiné en cas de diarrhée.
- En cas d'alimentation diversifiée, donnez-lui du riz très cuit, des pâtes, des féculents.
- Vous pouvez lui donner des médicaments contre la diarrhée.
- Tout doit rentrer dans l'ordre en deux jours. Au-delà, il faut consulter le médecin, notamment si l'enfant perd du poids, ou si la diarrhée s'accompagne de fièvre et de vomissements (risque de déshydratation).

Chez le nourrisson

- Dans 90 % des cas, la cause d'une diarrhée chez le nourrisson est banale et sans gravité. Elle est généralement due à l'alimentation et au lait en particulier : un lait mal adapté à l'âge provoquera une réaction intestinale. De la même façon, une intolérance aux protéines du lait fera réagir violemment les intestins. Autres causes fréquentes, les gastro-entérites, et d'une manière générale, la réaction aux infections virales comme les otites ou les rhinopharyngites.
- La plupart du temps, les diarrhées sont bénignes. Mais, si des vomissements et de la fièvre s'y associent, il y a un risque de déshydratation d'autant plus grand que l'enfant est jeune. La conséquence logique d'une déshydratation est généralement l'hospitalisation, à partir du moment où l'enfant a perdu plus de 5 % à 10 % de son poids normal.
- Parfois, enfin, des causes plus rares peuvent être à l'origine de diarrhées : la typhoïde est une infection intestinale rare, mais grave en l'absence de traitement. D'autres maladies comme la galactosémie congénitale et la phénylcétonurie sont des maladies génétiques qui se manifestent dès la naissance et qui imposent un traitement particulier. La maladie cœliaque est du même ordre.
- Certains signes doivent attirer l'attention : des diarrhées qui vont et qui viennent depuis plus de trois semaines peuvent témoigner d'une infection chronique, mais aussi d'une maladie des intestins (en particulier s'il y a alternance de diarrhée et constipation). De la même façon, une diarrhée au retour d'un pays chaud peut faire craindre une parasitose à soigner rapidement. Enfin, si l'on est séropositif, toute diarrhée traînante doit être vue par un médecin pour éliminer une affection opportuniste.

Causes possibles

À la suite d'un voyage

Toutes ces maladies provoquent des diarrhées plus ou moins importantes avec un accompagnement variable (sang, mucus, sérosités) et de couleur et d'odeur également variables. Une recherche de parasite est indispensable, prescrite par le médecin.

Amibiase intestinale ; ***Anguillulose*** ; ***Ankylostomose*** ; ***Bilharziose*** ; ***Cryptosporidiose*** ; ***Filarioses*** ; ***Shigellose*** ; ***Turista*** ; ***Typhoïde*** ; ***Typhus.***

En dehors d'un voyage

Colite spasmodique : douleurs d'un côté du ventre par spasmes, avec émission de gaz, et parfois nausées et diarrhées ; ***Gastro-entérite :*** nausées, diarrhée et vomissements avec fièvre ; ***Infection intestinale :*** *idem* ; ***Maladie cœliaque :*** diarrhées graisseuses ; ***Maladie de Crohn :*** diarrhées sanglantes ; ***Maladie des laxatifs :*** alternance diarrhée et constipation due à un abus de laxatifs ; ***Mycose digestive :*** diarrhées importantes qui témoignent d'une infection profonde de l'organisme par divers types possibles de champignons. Témoin généralement d'une baisse importante de l'immunité ; ***Rectocolite ulcérohémorragique :*** diarrhée avec sang dans les selles et douleurs abdominales.

Ventre, intestins, côlon, digestion, défense contre les infections, inflammation, immunité.

Hémorragie vaginale

Les pertes de sang vaginales sont un phénomène habituel et normal tant qu'il s'agit de règles survenant entre la puberté et la ménopause, de façon régulière, environ tous les 28 jours, sans douleurs ni autre signe d'accompagnement.

En dehors de cela, tout saignement vaginal nécessite de consulter.

- Entre les règles, il est anormal de perdre du sang. On appelle cela des métrorragies.
- De même, il est anormal d'avoir des règles trop abondantes. On parle alors de ménorragies.
- *A priori*, c'est simple, mais c'est parfois plus compliqué, car des pertes brunes peuvent être des pertes de sang ; des saignements à la date des règles ne sont pas forcément des règles ; des règles irrégulières peuvent faire croire que le saignement n'est pas dû aux règles. Un *spotting* (petites gouttes de sang), même s'il est minime, est anormal en dehors des règles.

→ Pertes rouges ou marron → Seins gonflés.
→ Règles anormales → Troubles des règles.
→ Autres cas, lire la suite.

Ce qui doit vous alerter

Aggravation

5

- **Hémorragie vaginale massive avec malaise, pâleur, sueurs froides, soif anormale.**
- **Hémorragie vaginale avec douleur du bas-ventre, retard de règles, seins tendus.**
- **Douleur brutale du bas-ventre avec malaise, vomissements et pertes de sang.**

4

- **Règles très abondantes ou perte de sang abondante sans malaise ni soif ni sueurs froides, mais obligeant à changer plus de 6 fois par jour de garniture.**
- **Règles faites de sang rouge avec des caillots.**
- **Hémorragie vaginale en dehors des règles avec douleurs du bas-ventre.**
- **Hémorragie vaginale modérée avec fièvre, pertes jaunes et douleurs du bas-ventre.**

3

- Pose récente de stérilet.
- Traitement anticoagulant en cours.

2

- Changement récent de pilule.
- Traitement par œstrogènes.
- Antécédents depuis toujours de règles douloureuses.

Amélioration

Que faire ?

- Rien de particulier. Consulter selon le niveau d'urgence.

Causes possibles

Abus sexuel : soupçonnables sur une perte d'appétit, des troubles du comportement, une apathie, un renfermement, des infections génitales ou urinaires à répétition, et des signes de dépression ; ***Avortement ; Fausse couche :*** douleurs du bas-ventre avec saignements vaginaux ; ***Fibrome*** (sous-muqueux) : douleur du bas-ventre ; ***Grossesse extra-utérine :*** douleur du bas-ventre avec retard de règles et pertes vaginales marron ou sanglantes. Urgence ; ***Hémosalpynx :*** saignement dû à la présence de sang dans les trompes utérines ; ***Kyste de l'ovaire :*** saignements témoins d'une complication d'un kyste de l'ovaire qui se rompt. Urgence ; ***Ménorragies :*** règles trop abondantes ; ***Pilule faiblement dosée :*** responsable de petits saignements (*spotting*) ; ***Placenta prævia :*** saignement dû à un placenta mal implanté dans l'utérus ; ***Surdosage de traitement anticoagulant :*** souvent avec saignements de nez ou de la bouche, ou sang dans les selles ; ***Syndrome intermenstruel :*** pertes de sang entre les règles avec douleurs abdominales et seins gonflés.

Ventre, vagin, utérus, ovaires, règles, coagulation du sang, grossesse, sexualité féminine, sexualité masculine.

Diminution des mouvements fœtaux

L'enfant bouge dans le ventre de sa mère dès le quatrième mois, parfois un peu avant. À partir du 6e mois, les mouvements sont régulièrement perceptibles.

Puis, dès le 8e mois, l'enfant étant dans un espace plus exigu, les mouvements se raréfient, ce qui est souvent une cause d'inquiétude.

Ce qui doit vous alerter

- L'enfant ne bouge plus depuis plusieurs jours.
- Contractions répétées.
- Pertes de sang.

Que faire ?

Consulter pour échographie.

Ventre, utérus, grossesse.

Rapport douloureux

Les rapports douloureux peuvent être douloureux pour beaucoup de raisons qui se regroupent en deux familles : les problèmes physiques qui touchent les organes génitaux et les problèmes psychiques.

Le souci est que, tant pour l'homme que pour la femme, les problèmes sont souvent intriqués.

Chez la femme, ce qu'on appelle la dyspareunie entraîne plusieurs conséquences : une diminution, voire une perte du désir qui va raréfier les sécrétions vaginales, une absence de lubrification du vagin par perte du désir, mais aussi par réflexe local, une contraction des muscles du bas-ventre (le périnée) qui entraîne un resserrement du vagin. Lorsque ce resserrement est présent à chaque acte sexuel, on appelle cela du vaginisme, qui est une réticence plus ou moins marquée à la pénétration. Cela aboutit à une disparition de l'orgasme et, finalement, du plaisir ainsi qu'une insatisfaction.

Les causes peuvent être dues à des maladies qui touchent le vagin ou l'utérus, voire la vessie.

Chez l'homme, les causes sont essentiellement dues à des maladies touchant la verge, la prostate, la vessie ou les testicules, avec un retentissement psychologique qui entretient le phénomène.

En effet, dans les rapports sexuels, les problèmes sont rarement unilatéraux, et le plus souvent partagés, la composante psychologique étant essentielle.

→ Problèmes urinaires → Troubles urinaires.

→ Troubles des règles → Troubles des règles.

→ Troubles de l'érection → Troubles de l'érection.

→ Douleur de la verge → Mal à la verge.

→ Autres cas, lire la suite.

Ce qui doit vous alerter

Chez l'homme

Aggravation

4
- Douleur brutale de la verge qui gonfle au cours d'un rapport sexuel.
- Érection très douloureuse et impossible à stopper.
- Douleur du bas-ventre et de l'anus avec brûlures urinaires, fièvre et frissons.

3
- Brûlures en urinant.
- Écoulement de liquide jaune ou louche par la verge.

2
- Rapports qui ont tendance à devenir douloureux avec le temps.

Amélioration

Chez la femme

Aggravation

5
- Douleur du bas-ventre brutale avec vomissements, pâleur, sueurs et pertes de sang.
- Douleur du bas-ventre avec pertes jaunes, fièvre, frissons et parfois tremblements.

3
- Brûlures en urinant.
- Pertes jaunes ou louches sans fièvre.

2
- Rapports qui ont tendance à devenir douloureux avec le temps.

Amélioration

Que faire ?

- Consulter en fonction du niveau d'urgence.
- Pour tous les problèmes en dehors de l'urgence, la consultation d'un sexologue sera utile.

Causes possibles

Chez l'homme

Balanite : gland gonflé et douloureux ; ***Condylomes :*** verrues douloureuses sur le gland ; ***Fracture des corps caverneux :*** au cours d'un rapport sexuel, la verge gonfle brutalement et devient très douloureuse. Urgence ; ***Infection urinaire*** ; ***Maladie de Lapeyronie :*** verge tordue, gênant les rapports sexuels ; ***Priapisme :*** érection douloureuse, incontrôlable et permanente. Urgence ; ***Prostatite :*** brûlures en urinant et douleur en position assise ; ***Urétrite :*** écoulement par la verge et brûlures en urinant.

Les conséquences d'un manque de lubrification ou de refus conscient ou inconscient d'un rapport, chez la femme.

Chez la femme

Cystite : brûlures en urinant et envie fréquente d'uriner avec sang dans les urines ; ***Fibrome utérin :*** douleurs du bas-ventre avec rapports douloureux ; ***Infection urinaire*** ; ***Kyste de l'ovaire :*** douleur du bas-ventre qui peut être majorée par les rapports sexuels ; ***Salpingite :*** douleur du bas-ventre avec saignements et pertes vaginales ; ***Suites d'accouchement :*** surtout après épisiotomie, des douleurs durant les rapports peuvent survenir à distance de l'accouchement et nécessitent une abstinence sexuelle tant qu'elles persistent ; ***Vaginisme :*** pénétration impossible en raison de la contracture douloureuse des muscles autour du vagin ; ***Vaginite*** : inflammation du vagin avec douleurs vaginales et pertes.

Ventre, vagin, utérus, ovaires, vessie, sexualité masculine, sexualité féminine, érection.

Sécheresse vaginale

La sécheresse vaginale est un phénomène courant, mais éventuellement invalidant à partir de la ménopause, ce qui peut être amélioré par un traitement hormonal substitutif prescrit par le médecin.

Entre la puberté et la ménopause, elle constitue un vrai problème, car elle peut provoquer des rapports douloureux.

Si les yeux secs et la bouche sèche y sont associés, la sécheresse vaginale peut entrer dans le cadre d'une déshydratation ou d'un « syndrome sec ».

La sécheresse vaginale ne justifie en rien le recours aux urgences.

Les sécrétions qui lubrifient le vagin en dehors de tout rapport sexuel sont produites par le col de l'utérus. Elles sont composées essentiellement de mucus, d'eau, de sels minéraux et d'anticorps. Ces sécrétions sont sous le contrôle de différents facteurs hormonaux, génétiques, médicamenteux ou psychologiques.

Au cours des rapports sexuels, et sous l'effet de l'excitation, les glandes de Bartholin vont produire des sécrétions supplémentaires qui sont plus visqueuses et permettent un meilleur glissement.

Chez la femme non ménopausée, l'abondance et la consistance de la sécrétion permettent des rapports harmonieux indispensables au plaisir

Par ailleurs, la rupture des préservatifs au cours des rapports est souvent due à cette diminution des sécrétions.

L'hydratation du vagin est donc un phénomène physiologique indispensable.

Ce qui doit vous alerter

Aggravation

1

- Démangeaisons vaginales.
- Sécheresse de la bouche et des yeux.
- Règles qui s'espacent ou qui disparaissent.

Amélioration

Que faire ?

- Proscrire les douches vaginales.
- Limiter l'hygiène intime excessive.
- En parler à votre médecin.

Causes possibles en dehors de l'urgence

Alcoolisme chronique ; ***Certaines pilules contraceptives***, qui peuvent aggraver une sécheresse existante ; ***Des médicaments*** comme certains antidépresseurs, les antihistaminiques, certains vasoconstricteurs ; ***Grossesse*** chez certaines femmes ; ***Hygiène intime excessive*** ; ***Ménopause*** ; ***Stress*** ; ***Syndrome de Gougerot-Sjögren***, appelé également « syndrome sec » : yeux secs, bouche sèche, sécheresse vaginale ; ***Tabagisme :*** parfois rendu responsable de sécheresse vaginale.

Causes possibles

Abus sexuel : soupçonnable sur une perte d'appétit, des troubles du comportement, une apathie, un renfermement, des infections génitales ou urinaires à répétition, et des signes de dépression ; ***Mycoses vaginales :*** pertes blanches avec démangeaisons.

Ventre, cerveau, vagin, comportement, règles, humeur.

Urines anormales

Les urines normales sont constituées d'eau, de sels minéraux (et particulièrement de sodium, ce qui explique que les urines sont salées) et d'urée, d'où le nom « urines ».

Mais là où ça ne va plus, c'est lorsque les urines contiennent des substances qui ne devraient pas s'y trouver :

- du sang ;
- des protéines ;
- du glucose ;
- des acides aminés ;
- des sels minéraux en excès ou en quantité insuffisante ;
- des bactéries ;
- des pigments biliaires ;
- des œufs de parasites.

Tous ces éléments peuvent se retrouver dans l'examen cytobactériologique des urines que demande le médecin dès qu'il veut savoir ce qu'elles contiennent.

→ Si vous avez un problème de miction (problème en urinant) → Troubles urinaires.

→ Dans les autres cas, lire la suite.

Ce qui doit vous alerter

Aggravation

4

- Urines rouges, sanglantes (le sang colore beaucoup, et la quantité de sang peut sembler impressionnante alors qu'elle ne l'est pas). En revanche, des urines sanglantes tous les jours peuvent entraîner une perte de sang chronique et donc une anémie.
- Urines troubles avec fièvre et frissons.
- Émission de moins de 500 cl par jour en dehors de tout effort, de fièvre ou de canicule.
- Urines rouges en fin de miction.
- Urines rouges durant la totalité de la miction.

3

- Urines mousseuses.
- Troubles urinaires à la suite d'un voyage dans un pays tropical.
- Œdème des deux jambes en fin de journée, ou marque des draps dans le dos en fin de nuit.
- Urines très abondantes (plus de 2 l par jour) avec soif excessive.
- Urines rosées.
- Urines rouges depuis plusieurs jours ou semaines avec fatigue et pâleur.

Amélioration

Facteurs aggravants

- Voyage dans un pays tropical avec marche pieds nus en rivière.
- Diabète.
- Tabagisme.
- Traitement anticoagulant.
- Traitement antibiotique.

Que faire ?

- Rien.
- Ne pas prendre d'antibiotique sans avis médical.
- Consulter selon le niveau d'urgence.

Causes possibles

Bilharziose urinaire : brûlures urinaires et diarrhées au retour d'un pays chaud ; ***Diabète :*** soif importante et émission non douloureuse d'une quantité importante d'urines ; ***Diabète insipide :*** *idem* ; ***Infection urinaire*** ; ***Insuffisance rénale :*** urines anormalement peu abondantes. Signe de gravité ; ***Protéinurie :*** urines mousseuses ; ***Syndrome néphrotique*** : *idem* ; ***Syndrome polyuropolydipsique :*** témoin d'un diabète ou d'un diabète insipide ; ***Tumeur de la vessie :*** responsable d'infections urinaires à répétition ou d'urines sanglantes ; ***Urétrite :*** écoulement par la verge ou par le vagin avec brûlures urinaires. Infection sexuellement transmissible souvent responsable.

Ventre, urines, rein, urètre, vessie, métabolisme, fonction endocrine, vésicule biliaire.

Anus

Selles anormales

Des selles normales doivent être indolores et faciles dans leur émission, non liquides et, à l'inverse, de consistance non dure, de couleur marron, et à une fréquence de 1 à 3 fois par jour, ou tous les 2 ou 3 jours, selon les « tempéraments ».

Sauf chez l'enfant allaité au sein, elles ne doivent pas être grumeleuses. Chez l'enfant et l'adulte, elles ne doivent pas être graisseuses, elles doivent être d'une couleur, d'une consistance et d'une émission normales.

Elles ne doivent pas s'accompagner d'autres signes.

→ Diarrhées ou selles liquides → Diarrhées.

→ Constipation → Constipation.

→ Selles sanglantes → Saignement dans les selles.

→ Autres cas, lire la suite.

Ce qui doit vous alerter

Aggravation

4

- Douleurs sous les côtes à droite ou au niveau de l'estomac, irradiant éventuellement dans le dos ou l'épaule droite, avec urines foncées (de couleur thé vert à porto), et selles décolorées (de blanchâtre à jaune), un peu de fièvre.
- Fièvre élevée avec frissons, peau froide, tremblements et selles décolorées.
- Douleur très violente sous les côtes à droite, irradiant éventuellement dans le dos ou l'épaule droite, obligeant à rester en position recroquevillée, avec nausées et vomissements.

4

- Douleurs de l'estomac, très violentes, à type de brûlure profonde, irradiant dans le dos ou vers la gauche, avec selles graisseuses, nausées et vomissements.
- Urines très foncées (couleur thé ou porto), avec des selles décolorées, des douleurs sous les côtes à droite, et parfois de la fièvre.
- Selles noires comme du charbon et malodorantes.
- Fatigue générale avec pâleur.
- Selles rouges ou sanglantes.

3

- Selles graisseuses.
- Selles très dures, difficiles à évacuer, avec douleur de l'anus.
- Traitement anticoagulant en cours.

2

- Selles d'odeur fétide, désagréable ou anormale.
- Fatigue, amaigrissement, perte d'appétit.
- Douleurs chroniques du ventre.
- Flatulences (pets) d'odeur très désagréable.

Amélioration

Que faire ?

- Rien de particulier. Consulter selon le niveau d'urgence.

Causes possibles

Angiocholite : selles décolorées avec fièvre, frissons et malaise ; ***Cholécystite aiguë :*** jaunisse, urines foncées, selles décolorées avec douleurs sous les côtes à droite et fièvre ; ***Colique hépatique :*** douleur sous les côtes à droite avec jaunisse ; ***Colopathie fonctionnelle*** : douleur d'un côté du ventre, avec parfois alternance de diarrhée et constipation ; ***Fécalome :*** boule de matières fécales coincée dans le rectum ; ***Gastro-entérite :*** diarrhées marron et liquides ; ***Infection intestinale :*** diarrhées marron et liquides avec fièvre ; ***Maladie cœliaque :*** selles graisseuses ; ***Pancréatite aiguë :*** selles graisseuses avec douleur du haut du ventre irradiant dans le dos ; ***Rétention biliaire :*** selles décolorées, urines foncées, démangeaisons, douleurs abdominales ; ***Ténia :*** sorte de petites nouilles blanches présentes dans les selles ; ***Traitement anticoagulant :*** avec souvent saignement du nez et de la bouche ; ***Tumeur digestive :*** rare.

Ventre, intestins, côlon, pancréas, vésicule biliaire, selles, digestion.

Suintement par l'anus

En dehors d'une perte de sang en dehors des selles ou de saignements dans les selles, avoir un suintement par l'anus ne nécessite pas un recours aux urgences.

Il peut s'agir de sang, de pertes rosées, de pertes jaunes ou marron, de suintement jaune.

Ces suintements peuvent survenir dans le cadre de poussées d'hémorroïdes ou de douleurs abdominales.

Elles peuvent survenir à la suite ou en alternance avec une constipation. Il s'agit alors d'une « fausse diarrhée », qui doit être considérée comme une constipation et non comme une diarrhée.

→ Diarrhées ou selles liquides → Diarrhées.
→ Constipation → Constipation.
→ Suintement sanglant → Saignement dans les selles.
→ Selles anormales → Selles anormales.
→ Autres cas, lire la suite.

Ce qui doit vous alerter

Aggravation

3
- Suintement de sang sans pâleur ni fatigue ni soif.
- Douleurs lors de la défécation.
- Suintement de liquide jaune ou purulent.
- Suintement rosé.
- Suintement noir.
- Fièvre.

2
- Suintement chronique sans aucun autre signe.

Amélioration

Causes possibles

Anite : inflammation de l'anus avec douleurs, suintement et démangeaisons, pouvant dégénérer en abcès de la marge anale ; ***Colite :*** douleur en cadre dans le ventre avec diarrhée ; ***Colopathie fonctionnelle :*** douleur en cadre de l'abdomen comme des spasmes sans fièvre ; ***Fausse diarrhée :*** suintements par l'anus en amont d'une zone de constipation ; ***Fécalome :*** boule de matières fécales coincées dans le rectum ; ***Fissure anale :*** douleur vive et aiguë, majorée par les évacuations de selles, avec suintement de liquide louche ; ***Fistule anale :*** douleur et pertes sérosanglantes par l'anus ; ***Gastro-entérite :*** diarrhées suivies de suintements sans gravité ; ***Hémorroïdes :*** peuvent provoquer une légère incontinence anale, responsable de suintements ; ***Infection intestinale :*** diarrhées et fièvre suivies de suintements sans gravité ; ***Rectocolite ulcérohémorragique :*** suintement de liquide sérosanglant avec diarrhée et douleurs abdominales ; ***Rectite :*** douleurs du rectum avec suintements sérosanglants ;

Suites de traitement pour anémie : suintement noir ; ***Tumeur digestive :*** suintement de sang.

Ventre, rectum, intestins, côlon, digestion, inflammation, selles.

Pets, flatulences

C'est un problème qui ne justifie ***a priori*** pas le recours aux urgences, ce qui n'empêche pas que cela puisse être désagréable, et que cela puisse témoigner d'un problème sérieux. Tout en restant poli (on peut parler de flatulences, mais c'est un peu vieillot comme terme), il faut malgré tout envisager plusieurs cas de figure :

- Pets d'odeur très désagréable, notamment soufrée.
- Pets inodores.
- « Pets foireux » qui s'accompagnent de suintement de l'anus, voire d'une petite diarrhée.
- Absence de pets !

Ce qui doit vous alerter

Chez le nourrisson

Aggravation

4

- **Refus du biberon chez l'enfant, ventre gonflé, absence de selles et d'émission de gaz.**
- **Présence de sang dans les couches.**
- **Vomissements, fièvre et diarrhée très importante.**
- **Pleurs soudains qui s'arrêtent, puis reprennent.**

Amélioration

Chez l'enfant et l'adulte

Aggravation

3

- **Douleur abdominale de tout le ventre, avec ballonnement, éructations (rots), constipation totale et absence d'émission de gaz.**
- **Fièvre avec diarrhée.**

1

- **Repas précédent avec échalotes, légumineuses, choux-fleurs, courges, potiron... (pets généralement odorants).**
- **Ballonnement sans douleurs, avec pets inodores.**
- **Excès de boissons gazeuses.**
- **Bruits intestinaux.**

Amélioration

Facteurs aggravants

- Antécédents d'intervention chirurgicale sur le ventre.

Que faire ?

- Supprimer de l'alimentation ce qui donne des gaz : légumineuses et fruits secs, tous les choux, pruneaux, poires et rhubarbes, maïs et blé, oignons et surtout échalotes.
- Privilégier céréales, pain complet, légumes cuits.
- Le charbon actif vendu en pharmacie est un bon absorbant des gaz.
- Consulter selon le degré de gravité, surtout en cas d'arrêt d'émission des gaz.

Causes possibles

Invagination intestinale aiguë du nourrisson : pleurs qui s'arrêtent et reprennent avec refus du biberon et constipation totale avec arrêt d'émission de gaz, donc de pets ; ***Occlusion intestinale aiguë :*** *idem*.

Causes possibles en dehors des urgences

Aérocolie : gaz dans les intestins ; ***Colite spasmodique :*** douleur en cadre de l'abdomen comme des spasmes sans fièvre ; ***Fermentations digestives*** ; ***Gastro-entérite :*** accompagnent souvent les diarrhées ; ***Intoxication alimentaire :*** rarement au premier plan.

Ventre, intestins, côlon, digestion, selles.

Ressources

Les numéros à connaître

- Samu : 15.
- Police : 17.
- Pompiers : 18.
- Urgences européennes : 112.
- Urgences SMS : 114.
- Sauvetage en mer : 196.
- SOS Médecins : 36 24.
- Centre antipoison : 01 40 05 48 48.
- Enfants disparus : 116 000.
- Enfance en danger : 119.
- Permanence de soins ambulatoires (médecins de garde) 116 117.
- Alerte attentat – Alerte enlèvement : 197.
- Samu social – Accueil des personnes sans abri : 115.

À noter

Des numéros d'écoute et d'information existent également :

- Femmes victimes de violence : 39 19.
- Prévention du suicide : 31 14.
- Maltraitance envers les personnes âgées et les personnes en situation de handicap : 39 77.
- Canicule info service : 0800 06 66 66.

La prise en charge des urgences

À la différence de nombreux pays, la France dispose de nombreuses solutions de secours en urgence. Mais il faut bien avoir conscience que, comme tous les pays de l'OCDE, elle manque de médecins, et que la répartition de ceux-ci est très inégale selon les territoires. Il y a donc une raréfaction de l'offre de soins qui ne s'arrangera pas avant 2030 au mieux.

Par ailleurs, en raison de la crise économique, les unités de soins se regroupent aux dépens des territoires désertifiés, ce qui aggrave cette raréfaction.

Enfin, la demande de soins augmente à cause du vieillissement de la population, de l'augmentation des maladies chroniques, du besoin croissant de la population d'être pris en charge rapidement, et de la difficulté pour les personnes en demande de soins de juger de l'urgence de la situation. Ce livre a pour but de les y aider.

Les urgences hospitalières sont donc réservées aux urgences pouvant engager le pronostic vital à très court terme ou les situations instables susceptibles de s'aggraver et nécessitant donc un diagnostic en urgence et un traitement, qu'il soit médical ou chirurgical. Les patients y sont amenés :

- soit par une ambulance de réanimation du Samu ;
- soit par une ambulance simple ;
- soit par les propres moyens de la personne.

La médecine de ville est plus destinée aux urgences stables ou n'entraînant pas le pronostic vital. Par extension, elle est destinée au suivi des patients.

Les patients sont consultés :

- soit au domicile du patient si le médecin traitant se déplace, soit, par défaut, par des associations de type SOS Médecins ;
- soit dans un cabinet médical de ville, une maison de santé pluridisciplinaire (MSP), etc.

Le parcours hospitalier aux urgences

Une fois la personne enregistrée et les éléments d'identification administratifs remplis, la personne est généralement vue par une IOA (Infirmière d'orientation et d'accueil), dont le rôle est d'évaluer l'urgence de la situation grâce à un interrogatoire et à la prise de constantes (pouls, saturation, tension, etc.).

Selon le degré d'urgence, le patient est :

- soit renvoyé en salle d'attente pour être vu par le médecin dans un délai raisonnable ;
- soit vu dans un délai rapide si son état le nécessite.

Au terme de l'examen médical, des examens sont ou non prescrits par le médecin afin d'affiner le diagnostic. Le patient sera alors :

- soit réorienté par des moyens rapides vers un centre hospitalier plus spécifique de sa pathologie ;
- soit hospitalisé pour traitement et/ou explorations complémentaires ;
- soit simplement mis en observation pendant quelques heures pour juger de l'évolution ;
- soit renvoyé vers la médecine de ville pour être pris en charge par un médecin ou chez lui avec une ordonnance.

Au sortir de l'hôpital, quel qu'ait été son parcours, il dispose d'une observation écrite qui permet de faire le lien avec son médecin.

Techniques à connaître

Massage cardiaque

Chez l'adulte et l'enfant de plus de 3 ans

Faites appeler les secours (15, 18 ou 112).

Au préalable, vérifiez que la personne ne respire pas.

- Si elle respire, elle n'est pas en arrêt cardiaque. Donc pas de massage cardiaque.
- Si elle ne respire pas, elle est en arrêt respiratoire → **Respiration artificielle**.
- Libérez ses voies respiratoires en desserrant son col et en basculant avec précaution sa tête vers l'arrière en soulevant son menton. Puis faites-lui 2 insufflations en bouche-à-bouche.
- Cherchez son pouls (au cou ou au pli de l'aine). Si vous le trouvez, la personne n'est pas en arrêt cardiaque. Si vous ne le trouvez pas, il est possible qu'elle soit en arrêt cardiaque[1], lisez la suite.

Préparation

- La personne doit être allongée sur le dos et sur un plan dur (sur le sol, pas sur un lit).
- Agenouillez-vous à côté de la victime, les deux genoux au sol.
- Posez le talon d'une de vos mains (la partie dure comprise entre la paume de la main et le poignet) au milieu de sa poitrine, de préférence nue, de façon à bien repérer le sternum. Ce doit être sur la poitrine (os dur) et non sur le ventre (muscle mou).
- Placez le talon de l'autre main au-dessus de votre première main.
- Solidarisez vos deux mains.
- Il est important de n'appuyer ni sur les côtes ni sur la partie inférieure du sternum.
- Vos épaules doivent être à l'aplomb de la poitrine de la personne.
- Vos bras doivent être tendus (pas les coudes pliés).

Puis faites le massage cardiaque

- Comprimez verticalement le sternum. La dépression doit être de l'ordre de 5 à 6 cm.
- Laissez le thorax de la personne revenir à la position initiale.
- Le rythme est de 30 compressions à 100/min. Il vous est donné soit par la chanson *Frère Jacques*, soit par la chanson *Staying Alive*.
- Après chaque compression, laissez la poitrine de la victime reprendre sa position initiale afin de permettre au sang de revenir vers le cœur. Maintenez vos mains en position sur le sternum.

---

1. Mieux vaut faire un massage cardiaque inutile que ne pas faire un massage cardiaque parce qu'on n'est pas certain que ce soit un arrêt cardiaque.

- La durée de la compression doit être égale à celle du relâchement de la pression de la poitrine.
- Effectuez 30 compressions thoraciques à une fréquence de 100 par minute, soit environ 2 compressions par seconde. Le rythme est celui de la chanson *Frère Jacques* ou *Staying Alive*.
- Pratiquez ensuite 2 insufflations par la technique du bouche-à-bouche.

Chez le nourrisson et l'enfant de moins de 3 ans

Faites appeler les secours (15, 18 ou 112).

- Si l'enfant ne respire pas, il est en arrêt respiratoire **→ Respiration artificielle**.
- Libérez ses voies respiratoires et basculez avec précaution sa tête vers l'arrière en soulevant son menton. Puis faites-lui 2 insufflations en bouche-à-bouche.
- Cherchez son pouls (au cou ou au pli de l'aine). Si vous le trouvez, c'est que l'enfant n'est pas en arrêt cardiaque. Si vous ne le trouvez pas, il est possible qu'il soit en arrêt cardiaque[2], lisez la suite.

Faites le massage cardiaque

- Allongez l'enfant ses pieds vers vous.
- Enserrez le thorax de l'enfant entre vos mains : vos pouces doivent être sur son sternum, et vos autres doigts autour de ses côtes.
- Faites des compressions avec vos pouces, à raison de 100 à 120 pulsations par minute (la chanson *Frère Jacques* est un bon modèle de rythme).

Respiration artificielle

Au préalable, vérifiez que la personne ne respire pas.

- Si elle respire, elle n'est pas en arrêt respiratoire.
- Si elle ne respire pas, libérez ses voies respiratoires (retirez le dentier s'il y en a un) en desserrant son col, en basculant avec précaution sa tête vers l'arrière et en soulevant son menton. Puis faites-lui 2 insufflations en bouche-à-bouche à titre d'essai.

Chez l'adulte et l'enfant de plus de 3 ans

- Posez une main sur son front et pincez ses narines entre votre pouce et votre index.
- De l'autre main, maintenez son menton abaissé afin que sa bouche s'ouvre.
- Inspirez normalement, penchez-vous vers la victime et couvrez entièrement sa bouche par la vôtre.
- Insufflez de l'air dans la bouche de la victime tout en vérifiant que sa poitrine se soulève.
- Rythme de chaque insufflation : une toutes les 3 à 4 secondes environ.

Chez le nourrisson jusqu'à l'âge de 3 ans

Idem, mais en mettant votre bouche à la fois sur son nez et sur sa bouche.

- Même rythme, mais ne soufflez que le tiers de votre capacité respiratoire (l'enfant a de petits poumons par rapport aux vôtres).

---

2. Mieux vaut faire un massage cardiaque inutile que ne pas faire un massage cardiaque parce qu'on n'est pas certain que ce soit un arrêt cardiaque.

Manœuvre de Heimlich (adulte et enfant de plus de 7 ans)

- Principe : expulser un corps étranger bloqué dans la gorge et qui empêche de respirer.
- Mécanisme : on exerce une pression très forte pour faire sortir de l'air depuis les poumons vers la bouche.
- À vérifier : la personne est consciente, mais ne peut plus parler et étouffe en montrant sa gorge.

Technique debout

- Placez-vous derrière la personne.
- Entourez son ventre avec vos deux bras, en passant sous les bras de la personne.
- Fermez l'un de vos poings et placez-le au creux de son estomac (au centre), et juste en dessous des dernières côtes et du sternum.
- Posez votre autre main sur la première.
- Tirez très brusquement et de toutes vos forces vos bras vers vous et vers le haut.
- Répétez l'opération 3 ou 4 fois. Le corps étranger doit avoir été éliminé ou être récupérable avec les doigts dans la bouche.
- Erreur à éviter : ne placez pas votre poing trop haut, c'est l'abdomen que vous devez comprimer, pas le thorax.

Technique allongée

- Si la personne est au sol, mettez-la sur le dos.
- Asseyez-vous sur elle au niveau de son bassin.
- Placez la paume d'une main sur son nombril et votre autre main par-dessus.
- Appuyez de toutes vos forces sur le ventre en direction de son thorax.
- Répétez l'opération 3 ou 4 fois. Le corps étranger doit avoir été éliminé ou être récupérable avec les doigts dans la bouche.

Manœuvre de Mofenson (enfant de moins de 7 ans)

- Principe : expulser un corps étranger bloqué dans la gorge et qui empêche de respirer.
- Mécanisme : on exerce une pression très forte pour faire sortir de l'air depuis les poumons vers la bouche.
- À vérifier : l'enfant est conscient, mais ne peut plus parler et étouffe.
- Faire appeler les secours (15, 18 ou 112).

Enfant de moins de 1 an

- Asseyez-vous.
- Posez le bébé à califourchon sur votre avant-bras en maintenant sa tête avec votre main. Sa tête doit être plus basse que le reste de son corps.
- Posez votre avant-bras sur votre cuisse.
- Puis donnez-lui 5 tapes dans le dos entre les omoplates avec le plat de votre autre main. La force des tapes doit être suffisante pour expulser le corps étranger, mais non traumatique.
- En cas d'échec, retournez le bébé sur le dos, enserrez son thorax avec vos deux mains, vos deux pouces sur le milieu de la poitrine, et appuyez 5 fois de suite sur son thorax.
- Recommencez l'opération tant que l'objet n'est pas sorti.
- Erreur à éviter : ne placez pas vos pouces trop bas ou votre poing trop haut, c'est le thorax que vous devez comprimer, pas l'abdomen.

- En cas d'échec, là encore, le bébé va devenir tout mou et inconscient. Il faut alors pratiquer le massage cardiaque → **Massage cardiaque**.

Enfant entre 1 an et 7 ans

À deux

- La première personne est debout et lui met la tête en bas en le pendant par les pieds.
- La deuxième personne lui donne 5 fortes tapes dans le dos.

Seul(e)

- Si vous êtes seul(e) ou s'il est trop lourd : asseyez-vous sur une chaise.
- Mettez-le à plat ventre en travers de vos genoux, sa tête en bas.
- Donnez-lui 5 tapes dans le dos avec votre main à plat.

Glaçage

- Appliquer du froid pendant 15 à 20 min sur la zone douloureuse.
- Le mieux : glaçons dans du plastique entouré d'un linge. À défaut, un sac congelé contenant des légumes (dans l'idéal, un sac de 1 kg de petits pois ou haricots verts).
- Appliquer par périodes de 5 min entrecoupées d'arrêts de 1 min pour éviter les gelures.
- Renouveler le glaçage toutes les 2 heures.

Vapeur d'eau

- Faire de la vapeur d'eau est très efficace pour améliorer les crises de laryngite, trachéite et épiglottite. Mais la technique est importante pour que ce soit efficace.
- Bouchez le mieux possible la sortie de la ventilation mécanique continue (VMC) avec un gant de toilette humide.
- Enfermez-vous dans la salle de bains avec l'enfant dans les bras pour le calmer.
- Projetez la douche chaude contre les parois froides de la baignoire ou de la douche. Cela va immédiatement provoquer de la vapeur.
- Ne faites pas couler un bain, vous allez vider votre cumulus sans faire de vapeur. C'est la douche qui marche.
- Faites-lui respirer les vapeurs pendant une demi-heure en lui parlant et en le calmant.
- Puis séchez-le et changez-le.

Manœuvre de Valsalva

C'est une technique simple qui a trois utilités :

- ralentir le cœur ;
- se déboucher les oreilles en cas de rhume ou de modification soudaine de pression (décollage en avion, plongée sous-marine, TGV dans un tunnel, etc.) ;
- diminuer parfois les acouphènes (sifflements dans les oreilles).

Le principe est simple :

- On se bouche le nez en le pinçant entre le pouce et l'index.
- On ferme la bouche en plaquant la langue contre le palais de façon que les joues ne gonflent pas.
- On souffle par le nez comme si on voulait se moucher.
- Le résultat est triple :
  - → On sent un petit déclic dans les oreilles et on a l'impression que de l'air y est entré (ce qui

est d'ailleurs le cas). Cela provoque souvent un débouchage des oreilles.

→ Cela peut également provoquer une disparition des acouphènes quand ils sont présents.

→ Le cœur se ralentit.

La raison du ralentissement du cœur est que le nerf pneumogastrique est stimulé par cette manœuvre, ce qui ralentit le rythme cardiaque.

En ce qui concerne le débouchage des oreilles, le mécanisme est différent : grâce à la pression exercée par l'air, la trompe d'Eustache qui fait communiquer le pharynx avec la caisse du tympan s'ouvre et laisse passer l'air, ce qui rééquilibre les pressions entre l'oreille moyenne et l'extérieur.

Eau glacée

L'eau glacée est une alternative à la manœuvre de Valsalva dans le seul but de ralentir le cœur lorsque celui-ci bat trop vite, ce qu'on appelle une tachycardie.

Elle n'est indiquée qu'à partir de l'âge de 15 ans.

Le principe est simple :

- Remplir de glaçons un grand verre (format verre à bière).
- Compléter avec de l'eau froide.
- Attendre que de la buée se dépose sur le verre (environ 4 à 5 min).
- Puis boire le verre d'eau d'un trait (cul sec). C'est un peu désagréable, car cela peut provoquer une douleur passagère dans les deux yeux.
- Puis s'allonger.
- Dans la plupart des cas, le cœur se ralentit et revient à la normale. La raison est que le froid, en passant dans l'œsophage, stimule le **nerf pneumogastrique** qui lui est accolé. Or le rôle de ce nerf est de ralentir le cœur de façon naturelle.

Évacuation d'un hématome sous l'ongle

- Cette manœuvre n'est conseillée que si vous n'avez pas la possibilité de consulter un professionnel de santé. La technique est simple et peut être indolore si on prend son temps. Elle concerne tous les ongles des doigts et le gros orteil.
- Prenez un trombone et dépliez-en le bout.
- Désinfectez l'ongle avec un antiseptique ou de l'alcool sur une compresse et laissez le produit s'évaporer.
- Chauffez l'extrémité du trombone avec un briquet pour le porter au rouge (pas d'inquiétude !).
- Appliquez le bout incandescent sur l'ongle au centre de l'hématome, et maintenez-le sans appuyer. L'ongle va être brûlé localement, et un trou va commencer à se former. La personne ne doit pas sentir la chaleur.
- Recommencez l'opération en chauffant avec le briquet et en appliquant le bout incandescent au même endroit, le tout sans appuyer.
- La personne ne doit à aucun moment ressentir la chaleur. Si c'est le cas, c'est que vous avez trop appuyé.
- Renouvelez l'opération autant de fois qu'il est nécessaire, toujours sans appuyer.
- Lorsque le trou va atteindre l'hématome, du sang va gicler, et la personne sera immédiatement soulagée.
- Posez un pansement sec sur l'ongle.
- La cicatrisation commencera à partir du lit de l'ongle, et au bout d'une heure, un caillot sera formé qui va obstruer le trou.
- Si l'opération a été bien menée, il n'y aura aucune infection secondaire.

Respiration dans un sac en plastique

Cette manœuvre simple sert à calmer les crises de tétanie et de spasmophilie, ainsi que les effets désagréables des crises de panique ou d'angoisse.

- Le principe est très simple : on prend un sac plastique ou, à défaut, en papier, on le gonfle et on l'applique sur la bouche, ce qui permet de respirer son propre air. La conséquence est qu'on respire son propre gaz carbonique, ce qui va acidifier le sang.
- Explication : en cas de crise de panique, la personne a tendance à respirer de façon rapide et plus ample. Résultat, son sang devient basique, ce qui entraîne diverses modifications, dont la sortie de calcium vers les tissus et une baisse du calcium dans le sang, responsable des manifestations désagréables de la crise de spasmophilie.
- En respirant son propre air dans le sac en plastique, la personne va augmenter son taux de gaz carbonique dans le sang, ce qui va acidifier celui-ci et donc amener le calcium à revenir dans le sang pour ramener la calcémie à la normale. Cela peut prendre plusieurs minutes, mais c'est radical !

Minerve artisanale

Confectionner une minerve artisanale peut vous permettre de vous soulager si vous n'avez pas la possibilité d'en acheter chez le pharmacien. Il suffit d'un journal du format *Le Monde*, Le *Figaro*, ou *Ouest-France*, etc. Prenez trois doubles pages du journal et pliez les plusieurs fois dans le sens de la longueur pour obtenir une bande d'une largeur égale à la taille de votre cou (8 cm en moyenne). Assouplissez bien la bande sur le bord d'une table, ce qui lui donnera un aspect un peu arrondi.

Vous disposez alors d'une structure rigide que vous pouvez enrouler autour de votre cou et la matelasser à l'intérieur avec du coton ou des mouchoirs. Scotchez-le tout autour de votre cou : vous avez une minerve de fortune !

Étirement

En cas de crampes, le muscle a tendance à se rétracter douloureusement. Pour faire cesser la douleur le principe est d'étirer le muscle contracté en s'opposant à sa contraction.

La plus connue est la crampe du mollet. Pour la faire céder, empoignez solidement avec vos deux mains vos orteils de la jambe où sévit la crampe, et tirez fortement pour ramener votre pied vers vous afin de le mettre en angle droit avec la jambe. Maintenez solidement la tension pendant 1 min, la crampe doit disparaître.

Il existe ainsi de nombreux exercices d'étirement selon le type de muscle à décontracter.

Cri minuté

Cette technique s'adresse à l'enfant à partir de 1 an et demi. À cet âge l'enfant s'endort en sommeil paradoxal (c'est-à-dire agité) : il pleure, et soudain il se calme et s'endort. Ce qui veut dire que le sortir du lit et le prendre dans vos bras va tout simplement... le réveiller.

Cette technique du cri minuté est une véritable négociation entamée avec l'enfant à cette période délicate où il est particulièrement difficile de le mettre au lit. Le principe consiste à lui faire comprendre que, plus il pleure, moins il vous verra dans sa chambre.

Commencez par le prendre dans vos bras. Il va cesser de pleurer. Expliquez-lui avec des mots simples que vous allez le mettre au lit et que s'il ne pleure pas vous laisserez la porte ouverte. Même à 1 an, un enfant comprend. Puis mettez-le au lit calmement, avec beaucoup de douceur et de fermeté et sans culpabiliser (pas facile !). Répétez-lui le marché. Il est à peu près certain qu'il va pleurer à nouveau.

Fermez alors la porte, et laissez-le pleurer exactement 2 min. Aux termes de ces 2 min prenez-le dans vos bras, il va se calmer. Puis remettez-le doucement au lit en répétant le marché. Fermez la porte et attendez 4 min. S'il ne s'est pas calmé, recommencez l'opération et attendez 8 min. Au total cela vous aura pris un quart d'heure. Et généralement il se sera endormi entre-temps. Si ce n'est pas le cas, il faudra vous résoudre à attendre 16 min. Et c'est là que vous pourrez évaluer sa volonté face à la vôtre. Riche d'enseignements !

Pour ceux ou celles qui pensent que cette méthode est « cruelle », ne culpabilisez pas car, à bien y réfléchir, vous en faites bien autant au cours de la journée quand votre enfant ne veut en faire qu'à sa tête !

Mouchage

Pour se moucher efficacement, il faut le faire une narine à la fois en pinçant une narine avec le pouce et en relâchant l'index par à-coups. Cette technique a plusieurs avantages : d'abord, elle envoie l'air dans une seule narine, ce qui augmente le flux d'air ; ensuite, elle évite que le blocage de l'air au niveau du nez remonte dans les deux trompes d'Eustache et donc vers l'oreille moyenne, ce qui évite que des germes y remontent et s'y développent. Un mauvais mouchage peut en effet favoriser les otites. Chez le tout-petit, dont on ne peut guère obtenir la collaboration active, on ne peut recourir qu'au mouche-bébé vendu en pharmacie, en le précédant de l'administration de gouttes dans le nez.

Gouttes dans le nez

Il en existe de très nombreuses spécialités. Mais l'administrer est une technique, car l'enfant fera tout pour y échapper. Le mieux en cas de l'absence compréhensible de non-coopération de l'enfant est d'être deux (un qui tient la tête et l'autre qui administre).

Préférez aux traditionnelles gouttes les spécialités en spray qui sont un peu sous pression et délivrent une quantité limitée de liquide, ce qui diminue l'inconfort.

Il s'agit d'un lavage du nez, donc la pulvérisation doit durer 2 secondes par narine. Mouchez bien l'enfant entre chaque narine.

Gouttes dans l'œil

Surtout jamais de collyre dans l'œil sans avis médical, l'œil est un organe fragile et certains produits donnés à mauvais escient peuvent aggraver les choses.

Il ne faut utiliser ces gouttes que si l'œil ne présente aucune plaie ni aucune lésion.

Il existe de nombreuses spécialités vendues en pharmacie (Dacudose, Optrex, Steridose…) qui sont en général de l'eau salée avec pour certains un peu d'acide borique.

Alternative de fortune et seulement si vous n'avez pas la possibilité d'en acheter : faire bouillir 1 litre d'eau avec 1 cuillère à café arasée de sel fin (cela vous fera une solution d'eau salée à 9 pour mille). Attendre patiemment que l'eau refroidisse, et la prélever dans un verre du diamètre de l'œil (les verres à liqueur sont les mieux indiqués). Posez l'œil dessus, renversez la tête en arrière et ouvrez l'œil sous l'eau si possible. Faites un bain de l'œil pendant 1 min.

Bains de bouche

Il existe diverses spécialités en vente en pharmacie (Alodont, Eludril, Givalex, Glyco-thimoline, Paroex, Prexidine, Hextril, Dentex, Betadine solution bains de bouche). Suivez les conseils du pharmacien pour le mode d'emploi.

Cohérence cardiaque

Technique très simple à utiliser en cas de stress. Le principe est de synchroniser grâce à la respiration le système sympathique et le parasympathique.

Mettez-vous en position demi-assise, le corps bien relâché. Inspirez profondément pendant 5 secondes, puis expirez pendant 5 secondes lèvres un peu serrées comme si vous souffliez dans une paille.

Répétez l'opération 6 fois de suite. La répétition de ce petit exercice 3 fois par jour diminue les effets du stress.

Fumigations

Faites bouillir ½ litre d'eau que vous verserez dans un inhalateur. Mettez le produit dans l'eau et respirez les vapeurs pendant au moins 5 min. La vapeur ne doit pas vous brûler et ne doit pas entraîner de douleur dans la gorge ou dans les poumons.

Produits vendus en pharmacie : Aromasol, Balsofulmine, Calyptol inhalant, Dolirhume aux huiles essentielles, Essence algérienne, Gomenol, Perubore, Vicks.

Si vous n'avez pas d'inhalateur mettez l'eau dans un bol, votre tête au-dessus et entourez-la avec une grande serviette. Cela vous fera une chambre d'inhalation improvisée le temps d'aller acheter un véritable inhalateur, qui lui, sera beaucoup plus efficace.

Antitussifs

Ils sont réservés aux toux sèches exclusivement (toux non sifflantes et non productives de crachats). Il existe de nombreuses spécialités vendues en pharmacie sans ordonnance (liste susceptible de varier) et qui utilisent les principes actifs suivants :

Alimamézine, Chlorphéniramine, Oxomémazine, Priméthixène, Prométazine, Oxéladine, Pentoxyvérine, codéine, dextrométhorphane, Noscapine, Pholcodine, Hélicidine, produits homéopathiques (Drosetux, Pertudoron, Stodal), Phytothérapie (Activox, Phytotux, Prospan)

Mucolytiques

Ils sont réservés aux toux grasses, donc productives de crachats. Attention, ils ne doivent jamais être associés à des antitussifs, car les mucolytiques fluidifient les glaires, et l'adjonction d'un antitussif empêcherait de les expectorer.

Il existe de nombreuses spécialités vendues en pharmacie (liste susceptible de varier) utilisant les principes actifs suivants : Acétylcystéine, diacétylcystéine, Ambroxol, Bromhexine, carbocystéine, erdostéine, guaïfénésine.

Retirer une tique

Surtout ne jamais retirer une tique avec une pince à épiler, ni en appliquant de l'alcool, de l'essence ou tout autre produit ! Pourquoi ? Parce que la tique se sentant agressée va contracter ses glandes salivaires où se trouve la borrelia, cette bactérie responsable de la maladie de Lyme et donc vous infester si elle ne l'a pas déjà fait.

Utilisez un tire-tique vendu en pharmacie, qui ressemble à un minipied-de-biche en plastic. Il faut selon la taille de la tique introduire la fente du pied-de-biche parallèlement au corps de l'animal (si vous ne vérifiez pas bien cela, cela revient au même que de la retirer avec une pince à épiler et en plus vous sentez que ça tire douloureusement sur votre peau). Une fois la tique bien prisonnière de cette fente, tournez le tire-tique entre vos doigts ce qui aura pour effet de l'extirper. Et si vous avez bien réalisé le geste, la tique est toujours vivante et se déplace.

Ne l'écrasez pas ! Enfermez-la dans un scotch transparent sur lequel vous écrirez la date, et mettez le tout au congélateur. Si la borrelia se développe ultérieurement pour donner une encéphalopathie à tiques, on pourra récupérer la bactérie dans votre morceau de scotch et tester dessus les antibiotiques les mieux adaptés.

Les médicaments d'urgence à domicile

Attention ! Conditions d'utilisation

Bien que très efficaces, ces médicaments ne constituent pas un traitement de la maladie éventuelle dont vous souffrez. Ils vous sont proposés pour vous soulager en attendant la consultation d'un médecin.

Ce ne sont pas des médicaments à aller chercher chez le pharmacien, mais d'abord à chercher dans votre pharmacie familiale pour vous soulager.

Le pharmacien est votre conseiller immédiat le plus proche. Il pourra vous fournir des médicaments sans ordonnance si vous ne parvenez pas à obtenir une consultation ou une téléconsultation auprès d'un médecin. Votre pharmacien est le seul habilité à vous délivrer des médicaments en toute sécurité. L'achat de produits sur internet est donc hautement déconseillé en raison des contrefaçons.

Ces médicaments ne sont à prendre qu'à quatre conditions :

- que votre médecin vous en ait déjà prescrit ;
- que vous n'ayez jamais fait d'allergie à l'un de ces produits ;
- que vous attendiez la venue ou la consultation du médecin ;
- que les médicaments ne soient pas périmés ;

Si ces quatre conditions sont réunies, vous pouvez en prendre uniquement parmi les spécialités ci-dessous et aux dosages indiqués.

Médicaments contre la fièvre et la douleur

Quand les prendre ?

Ces médicaments sont seulement un palliatif et non un traitement. Ils permettent de se soulager sans danger en attendant de consulter un médecin.

Il se trouve que douleur et fièvre sont soignées par les mêmes types de médicaments qui sont, en France : le paracétamol, l'ibuprofène et les aspirines.

Le problème, c'est que certaines douleurs peuvent être dues à des maladies qui provoquent de la fièvre, et que cette fièvre peut être due à des maladies qui interdisent certains médicaments contre la douleur, c'est le cas des anti-inflammatoires. C'est donc un point de vigilance que l'on peut résumer de la façon suivante :

Douleur	Fièvre	Phénomènes inflammatoires[3]	Médicament en première intention	Médicament en seconde intention	Explication
X	X	-	Paracétamol	-	L'ibuprofène est un anti-inflammatoire qui peut ouvrir la porte à une infection bactérienne et à certaines infections virales.
-	X	-	Paracétamol	-	
X	-	X	Ibuprofène	Paracétamol	L'ibuprofène diminue l'inflammation et la douleur, le paracétamol contribue à diminuer la douleur. L'association est cependant déconseillée.
-	-	X	Ibuprofène	Paracétamol	
X	-	-	Paracétamol	Ibuprofène	Le paracétamol et l'ibuprofène diminuent la douleur selon deux mécanismes différents. L'association est cependant déconseillée.

D'une manière générale, en raison de ses nombreuses contre-indications, l'aspirine, qui a été longtemps utilisée comme antidouleur et antifièvre, est de moins en moins recommandée. Elle ne peut être utilisée que de façon très ponctuelle, si on ne dispose pas de paracétamol ou d'ibuprofène, et en respectant strictement les contre-indications.

Le respect des contre-indications reste valable de toute façon pour ces trois médicaments.

Quand ne pas les prendre ?

Certains médicaments sont contre-indiqués dans certains cas. Vérifiez les notices.

Paracétamol

Insuffisance hépatique.

Ibuprofène

Suspicion de pyélonéphrite ; Suspicion de varicelle ; Suspicion d'herpès ; Allergie aux anti-inflammatoires non stéroïdiens ; Ulcère à l'estomac ; Insuffisance hépatique ; Insuffisance rénale ; Insuffisance cardiaque ; Lupus érythémateux disséminé ; Premier et troisième trimestres de la grossesse.

Notez que l'ibuprofène et les corticoïdes ont été, dans un premier temps, interdits en cas de Covid-19. Il est établi depuis juin 2023 que l'usage de ces médicaments est possible en cas de Covid-19.

Aspirine

Ulcère gastro-duodénal ou gastrite en évolution ; Allergie à l'aspirine ; Traitement anticoagulant (Sintrom®, Tromexane®, Fraxiparine®, Calciparine®…) ; Traitement par les hypoglycémiants (Glucidoral®, Diabinèse®, Daonil®, Euglucan®, Hémi-Daonil®, Miglucan®, Lutril®, Diamicron®, Glibinèse®, Minidiab®, Dolipol®, Glucinan®, Glucophage®, Stagid®, Médiator®) ; Hémophilie ; Troubles de la

3. Phénomènes inflammatoires : chaleur, rougeur et gonflement sans fièvre.

coagulation ; Asthme ; Goutte ; Insuffisance rénale ; Déficit en G6PD (maladie familiale) ; Les trois premiers mois de grossesse ; Les trois derniers mois de grossesse ; Les règles abondantes ; Les saignements, quelle qu'en soit l'origine.

Les doses dépendent du poids. De façon à ne pas vous tromper, ayez pour principe de ne jamais donner à un petit enfant des doses pour adulte.

Ibuprofène

Adulte et enfant de plus de 10 ans	Nourrisson et enfant de moins de 10 ans
Advil 200 mg comprimés	Advil 100 mg comprimés
Anadvil 200 mg comprimés	Advil enfant et nourrisson 20 mg suspension buvable
Antarène 200 mg comprimés	Antarène 100 mg comprimés
Doltaque 200 mg comprimés	Antarène enfant et nourrisson
Ergix douleur et fièvre 200 mg comprimés	Nureflex enfant nourrisson suspension
Expanfen 200 mg comprimés	
Gélufène 200 mg comprimés	
Hémagène Tailleur 200 mg comprimés	
Ibuprofène 200 (génériques)	
Intralgis 200 mg comprimés	
Nureflex 200 mg comprimés	
Nurofen 200 mg comprimés	
Nurofentabs 200 mg comprimés	
Nurofenflash 200 mg comprimés	
Solufen 200 mg comprimés	
Spédifen 200 mg comprimés	
Upfen 200 mg comprimés	

Paracétamol

Adulte et enfant de plus de 10 ans	Nourrisson et enfant de moins de 10 ans
Claradol 500 mg comprimés	Doliprane 100 mg poudre ou suppositoires
Dafalgan 500 mg comprimés, 600 mg (suppositoires) et 1 g (comprimés)	Doliprane 150 mg poudre ou suppositoires
Doliprane 500 mg et 1 g comprimés	Dolko 60 mg solution buvable
Dolipranetabs 500 mg comprimés	Dolko 80 mg solution buvable
Dolko 500 mg et 1 g comprimés	Dolko 170 mg suppositoires
Dolotec 500 mg comprimés	Efferalgan 80 mg poudre ou suppositoires
Efferalgan 500 mg et 1 g comprimés	Efferalgan 80 mg poudre ou suppositoires
Efferalganodis 500 mg comprimés	Efferalgan 150 mg poudre ou suppositoires
Expandox 500 mg comprimés	Efferalgan pédiatrique 3 % solution buvable
Géluprane 500 mg comprimés	
Panadol 500 mg comprimés	
Paracétamol (génériques)	
Paralyoc 500 mg comprimés	
Sédarène 600 mg suppositoires	

Aspirine

Adulte et enfant de plus de 10 ans	Nourrisson et enfant de moins de 10 ans
Alka Seltzer comprimés	Aspégic 100 mg poudre
Aspégic 500 mg comprimés et 1 g poudre	Aspégic 250 mg poudre
Aspirine du Rhône 500 mg	Catalgine 0,1 g poudre
Aspirine Merck 500 mg comprimés	Catalgine 0,25 g poudre
Aspirine pH 8 500 mg comprimés	

Adulte et enfant de plus de 10 ans	Nourrisson et enfant de moins de 10 ans
Aspirine Ratiopharm 500 mg comprimés	
Aspirine UPSA 500 mg comprimés	
Aspirine UPSA tamponnée	
Aspirisucre 400 mg comprimés	
Aspro 320 mg comprimés	
Aspro 500 mg comprimés	
Catalgine normale 0,5 g poudre	
Catalgine 1 g poudre	
Claragine 500 mg comprimés	

Anti-inflammatoires

Quand les prendre ?

En comprimé

Il existe de nombreuses marques d'ibuprofène. Leur rôle est anti-inflammatoire, c'est-à-dire destiné aux inflammations de toutes sortes qui se manifestent par un gonflement rouge, chaud et douloureux.

Leur emploi n'est pas indiqué en cas de fièvre.

En application locale

Ce sont des crèmes ou des gels utilisés en application locale pour toutes les douleurs inflammatoires, notamment sur les articulations.

Quand ne pas les prendre ?

En comprimés

Suspicion de pyélonéphrite ; Suspicion de varicelle ; Suspicion d'herpès ; Allergie aux anti-inflammatoires non stéroïdiens ; Ulcère à l'estomac ; Insuffisance hépatique ; Insuffisance rénale ; Insuffisance cardiaque ; Lupus érythémateux disséminé ; Premier et troisième trimestres de la grossesse.

En application locale

- Au-delà du 6e mois de grossesse.
- Allergie à la molécule (diclofénac).
- Allergie à un excipient du produit.
- Peau lésée, quelle que soit la cause, notamment les lésions creusées, suintantes, purulentes, les brûlures ou les plaies, etc.
- Enfant et adolescent de moins de 15 ans.

Comprimés

Adulte et enfant de plus de 10 ans	Nourrisson et enfant de moins de 10 ans
Advil 200 mg comprimés	Advil 100 mg comprimés
Anadvil 200 mg comprimés	Advil enfant et nourrisson 20 mg suspension buvable
Antarène 200 mg comprimés	Antarène 100 mg comprimés
Doltaque 200 mg comprimés	Antarène enfant et nourrisson
Ergix douleur et fièvre 200 mg comprimés	Nureflex enfant nourrisson suspension
Expanfen 200 mg comprimés	
Gélufène 200 mg comprimés	
Hémagène Tailleur 200 mg comprimés	
Ibuprofène 200 (Génériques)	
Intralgis 200 mg comprimés	
Nureflex 200 mg comprimés	
Nurofen 200 mg comprimés	

Adulte et enfant de plus de 10 ans	Nourrisson et enfant de moins de 10 ans
Nurofentabs 200 mg comprimés	
Nurofenflash 200 mg comprimés	
Solufen 200 mg comprimés	
Spédifen 200 mg comprimés	
Upfen 200 mg comprimés	

Applications locales

Advilgel ; Advilmed ; Algesal baume ; Algesal suractivé crème ; Antarène gel ; Cortisal ; Dextrarine phénylbutazone voie cutanée ; Flector ; Flector tissugel EP emplâtre ; Geldène ; Ketum Gé ; Niflugel ; Nurofen gel ; Percutalgine ; Profénid voie cutanée ; Reparil gel ; Voltarène emulgel ; Voltarenactigo gel ; Voltarenactigo intense gel ; Voltarenplast emplâtre

Antispasmodiques

Quand les prendre ?

Les antispasmodiques sont destinés à diminuer les douleurs abdominales lorsque celles-ci ont pour origine des spasmes digestifs.

Les différents médicaments sont les suivants :

Spasmodex ; Acticarbine ; MeteoSpasmyl ; Météoxane ; Colopriv ; Debricalm ; Débridat ; Dicétel ; Duspatalin ; Spasfon (en comprimés ou en lyoc) ; Spassirex Gé.

Quand ne pas les prendre ?

Spasmodex

Contre-indications

- Risque de rétention urinaire en cas notamment d'adénome de la prostate.
- Glaucome à angle fermé.
- Allaitement.

Attention

- Précautions nécessaires en cas d'insuffisance hépatique, insuffisance rénale ou insuffisance coronarienne, de troubles du rythme cardiaque, d'hyperthyroïdie, de bronchite chronique et de constipation.
- Ce médicament peut provoquer un glaucome aigu chez les personnes prédisposées.
- Il peut être responsable de troubles visuels.
- Informez votre médecin ou votre pharmacien si vous prenez d'autres médicaments à base d'atropiniques.
- Ce médicament est déconseillé en fin de grossesse : risque de constipation grave chez le nouveau-né. Demandez conseil à votre médecin.

Posologie

- Adulte : 1 ou 2 comprimés, 2 ou 3 fois par jour, ou 1 à 3 suppositoires par jour.
- Ne convient pas à l'enfant.

Spasfon

Attention

- Pas de problème particulier lors de l'utilisation de ce médicament pendant la grossesse à la dose préconisée. Néanmoins, ne l'utilisez pas sans avis médical.
- Médicament déconseillé pendant l'allaitement sans avis médical.

Posologie

- Adulte :
  - → Comprimé : 6 comprimés par jour.
  - → Suppositoire : 3 suppositoires par jour.
  - → Spasfon lyoc : 2 lyophilisats à 80 mg ou 1 lyophilisat à 160 mg à prendre au moment de la crise et à renouveler éventuellement en cas de

spasmes importants. Ne pas dépasser 3 lyophilisats à 160 mg par jour.

- Enfant : 1 lyophilisat à 80 mg dissous dans un verre d'eau, 2 fois par jour.

Débridat

Contre-indications

Les sachets ne doivent pas être utilisés en cas de phénylcétonurie (présence d'aspartam).

Attention

- Les suspensions buvables contiennent du sucre (saccharose) en quantité notable.
- L'effet de ce médicament pendant la grossesse est mal connu.
- Ce médicament peut être utilisé chez la femme qui allaite.

Posologie

- Adulte :
  - → 1 comprimé à 100 mg, 3 fois par jour. Dans certains cas, la posologie peut être augmentée jusqu'à 600 mg par jour, soit 6 comprimés à 100 mg ou 3 comprimés à 200 mg par jour.
  - → 1 dose de 15 ml de suspension buvable ou 1 sachet, 3 fois par jour. Dans certains cas, la posologie peut être augmentée jusqu'à 6 doses de 15 ml ou 6 sachets par jour.
- Enfant :
  - → Enfant de plus de 5 ans : 1 dose de 10 ml de suspension buvable, 3 fois par jour, ou 1 sachet, 2 fois par jour.
  - → Enfant de 1 à 5 ans : 1 dose de 5 ml de suspension buvable, 3 fois par jour.
  - → Nourrisson de 6 mois à 1 an : 1 dose de 5 ml de suspension buvable, 2 fois par jour.
  - → Nourrisson jusqu'à 6 mois : 1 dose de 2,5 ml de suspension buvable, 2 ou 3 fois par jour.
  - → Enfant et nourrisson : la dose par prise est indiquée, en fonction du poids de l'enfant, sur le piston de la mesurette graduée en kg. Par exemple, pour un enfant de 10 kg, la graduation 10 correspond à la dose à administrer, 3 fois par jour.

Dérivés nitrés

Ils sont exclusivement réservés aux personnes faisant de l'**angine de poitrine** et pour lesquelles ces médicaments ont été prescrits par un médecin avec un mode d'emploi.

Si vous avez une douleur thoracique que vous reconnaissez comme une angine de poitrine dont vous avez déjà souffert, vous pouvez en prendre. Ces médicaments sont d'action rapide et courte, et passent par voie linguale en pulvérisation sous la langue.

Il est toutefois essentiel et préférable de demander un avis médical avant de prendre ce médicament, car il peut donner des vertiges et des malaises dans certains cas.

Les médicaments en liquide se prennent à raison d'une seule pulvérisation sous la langue.

Les médicaments en comprimés se prennent en les croquant et en mettant les débris sous la langue.

Isocard solution sublinguale ; Natispray ; Nitrosalspray ; Trinitrine simple Laleuf enrobée.

Contre-indications absolues

Hypersensibilité aux dérivés nitrés ; Baisse de tension sévère, état de choc ; Traitement de fond par Sildénafil.

Contre-indications relatives

Cardiomyopathie obstructive ; Infarctus du myocarde inférieur ; Hypertension intracrânienne ; Allaitement.

Antiémétiques

Les médicaments contre les nausées et les vomissements disponibles sans ordonnance sont peu nombreux : essentiellement Vogalène et Vogalib.

D'autres médicaments sont parfois utilisés, mais dans le but de soulager le mal des transports : Mercalm, Nausicalm et Nautamine.

Les autres médicaments ne sont délivrés que sur prescription. Le célèbre Primpéran, en particulier, qui a accompagné des générations de femmes enceintes pour soulager leurs nausées, n'est disponible que sur prescription en raison de ses effets secondaires.

Vogalène et Vogalib

- Vogalib : au maximum 4 lyophilisats par jour chez l'adulte et 2 lyophilisats par jour chez l'enfant de plus de 6 ans. Le traitement ne doit pas dépasser 2 jours.
- Vogalène : il existe en gélules à 15 mg, en suppositoires sécables à 5 mg et en solution buvable à 5 % dosée en kg pour les enfants.

Contre-indications

Glaucome à angle fermé ; Rétention urinaire ; Allergie au produit ; Intolérance au gluten ; Phénylcétonurie.

Les effets secondaires sont rares (somnolence, tremblements, sécheresse de la bouche, vision floue), et ceci de façon totalement réversible.

Nausicalm

Les gélules sont réservées à l'enfant au-delà de 15 ans et à l'adulte : 1 ou 2 gélules toutes les 6 heures.

Le sirop est réservé à l'enfant de plus de 2 ans : 5 cuillères à café maximum par jour.

Contre-indications

Glaucome à angle fermé ; Rétention urinaire ; Intolérance aux antihistaminiques.

Nautamine

Réservée au mal des transports.

- Un demi-comprimé 3 fois par jour chez l'enfant de 2 à 6 ans.
- 1 comprimé 3 fois par jour entre 6 et 12 ans.
- 1 comprimé et demi 3 fois par jour chez l'enfant de plus de 12 ans et l'adulte.

Mêmes contre-indications que le Nausicalm.

Mercalm

Réservé au mal des transports et à l'enfant et à l'adulte de plus de 6 ans.

1 ou 2 comprimés par prise. Au maximum 6 comprimés par jour.

Mêmes contre-indications que le Nausicalm et la Nautamine.

Antidiarrhéiques

Les antidiarrhéiques ne peuvent être pris qu'en l'absence de fièvre. En effet, éviter l'élimination de selles infectées responsables de la fièvre va aggraver la situation et risquer de faire diffuser dans le sang le germe responsable.

Il faut surtout accompagner ces médicaments de boissons abondantes.

Antisécrétoires

Pratiquement aucune contre-indication (allergie au produit et allaitement) et facile à utiliser chez l'adulte (gélules) comme chez l'enfant (poudre orale).

Les doses et les prises doivent être rigoureusement suivies pour être efficaces.

Tiorfan ; Tiorfanor ; Tiorfast.

Argiles et protecteurs des intestins

Ils n'ont pas de contre-indication et protègent les intestins sans avoir d'action sur la motricité digestive.

Actapulgite ; Smecta ; Smectalia.

Ralentisseurs du transit sans atropine

Comprimés à 2 mg réservés à l'adulte et à l'enfant de plus de 8 ans.

Solution buvable : 1,5 mg pour 10 kg de poids.

Ils doivent être pris après la première diarrhée et après chaque diarrhée suivante, sans dépasser toutefois 6 prises par jour.

Arestal ; Diastrolib ; Ercestop ; Gastrowell lopéramide ; Imodium ; Imodium caps ; Lopéramide.

Corticoïdes en urgence

Ce médicament est uniquement sur prescription médicale. Il est destiné à diminuer, voire soigner les crises de **laryngite** en urgence chez l'enfant en attendant une consultation médicale, qui doit être systématique. Ils peuvent être donnés en complément de l'administration de **vapeur d'eau**.

Si vous vous trouvez dans l'impossibilité de consulter un médecin ou d'avoir un avis médical, vous pouvez utiliser un corticoïde à titre exceptionnel et en une seule fois.

Si vous avez des corticoïdes en goutte (Célestène) dans votre armoire à pharmacie et si on en a déjà prescrit à votre enfant pour le même problème, vous pouvez lui faire boire dans le fond d'un verre d'eau (un travers de doigt), 10 gouttes par kg de poids au moyen de la pipette (100 gouttes pour 10 kg).

Antihistaminiques

Ce sont des médicaments destinés à lutter contre les démangeaisons, principalement dues aux allergies.

Ils sont très nombreux, mais peu sont en vente libre sans ordonnance. Il s'agit de Alairgix, Cétirizine, Drill allergie, Réactine, et Zyrtecset d'une part, et de loratadine (Clarityne et DoliAllergie Loratadine), Périactine, Polaramine d'autre part.

Ils entraînent peu de somnolence, n'ont pas de contre-indication absolue, à part l'insuffisance rénale sévère et l'allergie à ces produits, et permettent de soulager les démangeaisons efficacement.

Pour tous ces médicaments, se référer à la notice pour vérifier les indications, contre-indications et doses.

Antiprurigineux

Les pommades antiprurigineuses permettent de soulager localement les démangeaisons.

Certaines crèmes ou pommades vendues sans ordonnance permettent de réduire les démangeaisons, notamment après des piqûres d'insectes :

Apaisyl gel ; Eucerin ; Cicabiafine ; Onctose hydrocortisone ; Phénergan crème ; Pruriced ; Bioderma Atoderm ; Ducray Dexyane ; Sédermyl ; Eurax.

Pour tous ces médicaments, se référer à la notice pour vérifier les indications, contre-indications et doses.

Bronchodilatateurs

Ce sont des sprays à prendre en cas de crise d'asthme. Ils sont délivrés seulement sur prescription. Le pharmacien peut vous en délivrer uniquement si vous attendez un renouvellement de prescription. N'achetez jamais de la Ventoline sur internet.

Différentes spécialités existent qui vous ont déjà été prescrites et qui utilisent comme principe actif le salbutamol :

Atrovent ; Bronchodual ; Bricanyl ; Spiriva ; Ventoline.

D'autres utilisent comme principe actif la théophylline ou l'aminophylline : Pneumogéine.

La technique de prise de ces sprays est absolument essentielle.

- Vérifiez d'abord par une pulvérisation à vide qu'il reste bien du produit dans le nébuliseur.
- Ensuite, videz vos poumons le plus possible.

- Introduisez aussitôt l'embout du spray dans votre bouche.
- Appuyez sur la détente du flacon et prenez en même temps une inspiration la plus rapide et la plus profonde possible pour que le produit pénètre dans vos bronches.
- Comptez au moins 5 secondes (10 secondes si c'est possible) en gardant l'air dans vos poumons le plus possible.
- Expirez doucement.
- Rincez-vous la bouche afin d'éliminer le produit qui aurait pu rester sur votre langue.

Si vous ne procédez pas ainsi, le produit va rester sur votre langue ou dans votre trachée, mais n'atteindra pas vos bronches. Vous aurez alors les effets secondaires sans les effets bénéfiques.

Vous pouvez renouveler l'opération au bout d'une demi-heure si cela a été sans effet. La dose maximale est de 8 bouffées par jour.

Effets secondaires sans gravité

tremblements des extrémités, cœur rapide, crampes musculaires, maux de tête.

Laxatifs

Il existe différents types de laxatifs.

Les laxatifs de lest

Ils augmentent la quantité de fibres et de substances qui ne sont pas absorbées par les intestins. La conséquence est que cela provoque un appel d'eau depuis les intestins, ce qui rend les selles plus molles et plus volumineuses. Ces laxatifs contiennent des fibres cellulosiques, comme celles existant dans certains aliments, et des mucilages, qui sont des extraits de graines.

Il n'existe aucune limite ni aucune contre-indication. Cela impose une hydratation importante, car le défaut d'apport en eau risque d'avoir un effet contraire (création de **fécalome**). L'action ne débute que 2 jours après le début du traitement.

Spécialités

Psyllium ; Psylia ; Spagulax.

Les laxatifs osmotiques

Ils appellent de l'eau en provenance des intestins, ce qui améliore l'évacuation des selles. L'action ne débute que 2 jours après le début du traitement.

Spécialités

Lactulose : Duphalac, Floralac et génériques ; Sorbitol : Sorbitol Richard et Sorbitol Delalande ; Lactitol : Importal ; Macrogol : Forlax, Transipeg ; Hydroxyde de magnésium : Chlorumagène et Magnésie San Pellegrino.

Les laxatifs lubrifiants

Le principe est différent : les selles sont enrobées par des graisses non absorbables de type paraffine.

Attention, toutefois, ces laxatifs sur le long terme peuvent entraver l'absorption de certaines vitamines (A, D, E, K). Certains laxatifs associent de la paraffine liquide à un laxatif de lest, un laxatif osmotique ou un laxatif stimulant.

Spécialités

Huile de paraffine ; Lansoÿl ; Restrical ; Melaxose ; Parapsyllium ; Transulose.

Les laxatifs stimulants

Leur rôle est d'augmenter la motricité de l'intestin. Le traitement doit être ponctuel et de courte durée (3 à 4 jours). Le risque est des désordres intestinaux, des pertes de sels minéraux, notamment potassium, et surtout, une accoutumance. Ils sont déconseillés chez la femme enceinte.

Spécialités

Agiolax ; Bisacodyl ; Contalax ; Dulcolax ; Fructines ; Jamylène ; Modane ; Pursennide ; Yerbalaxa.

Les laxatifs administrés par voie rectale

Ce sont les fameux suppositoires ou microlavements qu'on donne aux bébés constipés de façon parfois excessive. Leur utilisation doit être très ponctuelle, en raison du risque d'accoutumance provoquant à terme une sorte de « paresse intestinale ».

Ils se présentent sous la forme de suppositoires ou de microlavements. Ils provoquent l'expulsion des selles en stimulant la muqueuse rectale. Ils ne doivent pas être utilisés de façon prolongée, car ils risquent d'entraver le réflexe normal de contraction du rectum qui permet l'évacuation des selles.

Ils sont recommandés en première intention en cas de **constipation** d'origine rectale (ou constipation terminale, qui se traduit par une sensation d'obstruction anale, d'évacuation incomplète, des efforts de poussée).

Spécialités

Bébégel ; Cristal ; Dulcolax ; Eductyl ; Gel Rectopanbiline ; Microlax ; Norgalax ; Normacol lavement ; Rectopanbiline ; Suppositoires à la glycérine.

Remerciements

Tous mes remerciements aux bonnes fées qui se sont penchées sur ce livre : Aline Sibony, responsable éditoriale aux éditions First, pour sa confiance et son enthousiasme ; Alexandra Rousselle, mon éditrice, pour l'intelligence de sa relecture et le pilotage de la charte graphique ; Laura Zuilli, mon agent, Linda Laterza, kinésithérapeute et ostéopathe, pour sa relecture sur l'anatomie et le Dr Daniel Seifer pour ses conseils.

Merci à tous mes confrères de SOS Médecins qui, de près ou de loin, m'ont aidé depuis quarante ans à forger les éléments et les outils présents dans ce livre, en particulier les Drs Bruno Chaumont, Vincent Jeannerod et Jean-Paul Welhoff, avec qui j'ai pu créer le 3615 Écran santé il y a bien longtemps et qui a constitué les prémisses de cet ouvrage.

Merci à tous les patients qui nous livrent quotidiennement leurs plaintes et leurs symptômes, et aux soignants qui les accompagnent.

Sans patient, pas de médecin !

Et, enfin, merci à tous ceux qui font que notre pays puisse vivre dans une véritable démocratie sanitaire.

Index

D

E

G

H

hémorroïdes : 290, 375, 391, 497, 508
hémosalpynx : 502
hémospermie : 90, 385
hépatite : 60, 278, 322, 326, 410, 415, 417, 440

I

J

K

L

S